全国高等医药院校公共管理类专业系列教材

U0383875

病案管理学

何小菁　季国忠　主编

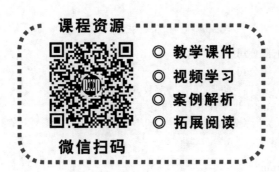

课程资源

微信扫码

◎ 教学课件
◎ 视频学习
◎ 案例解析
◎ 拓展阅读

南京大学出版社

图书在版编目(CIP)数据

病案管理学 / 何小菁，季国忠主编. --南京 ：
南京大学出版社，2024.7. -- ISBN 978 - 7 - 305 - 28279 - 9

Ⅰ. R197.323

中国国家版本馆 CIP 数据核字第 2024C7K020 号

出版发行　南京大学出版社
社　　址　南京市汉口路 22 号　　　　邮　编　210093
书　名　病案管理学
　　　　　BINGAN GUANLIXUE
主　编　何小菁　季国忠
责任编辑　甄海龙　　　　　　　　编辑热线　025 - 83592146
照　排　南京开卷文化传媒有限公司
印　刷　江苏凤凰盐城印刷有限公司
开　本　787 mm×1092 mm　1/16　印张 26.75　字数 634 千
版　次　2024 年 7 月第 1 版　2024 年 7 月第 1 次印刷
ISBN　978 - 7 - 305 - 28279 - 9
定　价　66.00 元

网　　址：http://www.njupco.com
官方微博：http://weibo.com/njupco
官方微信号：njupress
销售咨询热线：(025)83594756

编委会

前　言

　　病案管理学是关于病案管理活动规律的认识和理论总结,是医学与信息资源管理的重要组成部分,已经发展成为一门新兴的学科。随着我国医疗卫生事业和信息技术的发展,病案管理已由实体管理发展为全程管理,再升级为信息管理、知识管理、数据管理,病案管理的范式产生了根本性变革。目前,病案管理的内容仍在不断丰富,技术手段持续更新,应用场景陆续拓展,借助人工智能、知识图谱、语义网和大数据等先进技术,病案管理的颗粒度越来越细,开启了病案数据化管理的新纪元。

　　近年来,我国公立医院高质量发展不断深化,病案数据已然成为高质量发展的重要组成部分和助推剂。此外,医保支付改革(如 DRG/DIP)也对病案实体管理、信息与数据管理都提出了更新更高的要求,促使广大医院管理者、医护人员更加重视"三基三严"和"三合理一规范"政策,提升了病案内涵质量。病案信息与数据是医疗质量重要的体现与载体,不仅是居民就医、转诊、医保费用结算的主要凭证,也是医疗、科研、教学以及人类文明传承等工作顺利开展的重要基础,更是维系着人类命运共同体健康与发展的宝贵数据资源。

　　本书从"理论篇"和"实务篇"两个层面分别对病案管理进行阐释。理论篇以档案管理理论揭示病案管理的理论基础,体现了开展病案管理的理论基础及其重要性。实务篇紧紧围绕新形势下病案管理的特点及要求,严格按照有关规范和政策要求,分别从电子病历质量管理、居民健康档案、健康医疗大数据管理、国际疾病分类编码、病案管理与医保支付及其相关法律法规等方面进行阐述,能为广大医院管理者、医护人员、医疗质量管理人员、病案管理人员和医学信息化从业人员提供帮助和指导。特别是对疾病分类编码 ICD - 11进行较详细地介绍,为后续全面推广使用打下了良好的基础。

　　本书编写人员都来自教学医院和高等医药院校,具有多年的一线教学与实践经验。具体分工如下:主编何小菁、季国忠负责本书的总体规划和设计,包括结构与章节划分、知识点安排、统稿审核等;朱艳艳编写第一章、第二章、第三章和第十二章;叶茜编写第四章、第八章、第九章第一至四节;陈安琪编写第五章;魏筱静编写第六章;陆家发编写第七章;

王健编写第十章；戴卉编写第十一章；顾晓芳编写第九章第五节；李明编写第九章第六节；任耘辉负责制作教学课件以及部分案例材料的收集、整理。本书在编写过程中，得到了南京医科大学医政学院、南京医科大学附属逸夫医院、南京医科大学康达学院、江苏省卫生健康统计信息中心、江苏省中医院、上海中医药大学以及麦博（上海）健康科技有限公司、江苏曼荼罗软件股份有限公司等单位领导和老师们的大力支持，也参阅了大量的互联网中关于病案管理、医学信息的网络资源。由于有些资源的发布者并没有具体标注作者信息，在此不能一一列举，对于以上人员提供的支持与帮助表示衷心的感谢。

病案管理学是一门新兴的学科，其理论、方法、技术正在不断发展和完善。我们虽然从图书情报与档案专业中引入了一定的理论，也请教了业内的知名专家，全体编委会成员在编写过程中克服困难、坚持不懈、尽心竭力地完成了本书的编撰工作，但是限于编者的知识和经验水平，加之病案管理内涵丰富、应用广泛、发展迅速，书中难免存在疏漏、错误和不妥之处，恳请广大读者批评指正，我们将继续努力，不断修正完善此书。

编　者

2024 年 6 月

目　录

第二篇　实务篇

第一篇　理论篇

第一章　病案管理的概述

学习目标 ▶▶▶▶

● 能够清晰掌握病案的定义与种类，病历与病案的区别，可以依据病案管理的组织架构明确病案管理流程。

● 理解病案的作用，病案管理的定义、原则、作用和模式。

● 能够清楚地说出病历的定义、内容与分类，病案管理教育和学术组织以及国内外病案管理的发展趋势。

第一节　病历与病案

病案是医疗实践的真实记录，是人类社会的宝贵财富。病案管理工作是科技档案事业的重要组成部分。

一、病历

(一) 病历的定义

我国拥有悠久的人类文明史，同时拥有漫长的医学史。医学作为一种生活行为，随着人类文明的进程而发展。20 000 年前的江西万年仙人洞遗址中便出现了医食同源有关的陶器。陶器的出土，为医学的起源提供了证据。人类不是从医学产生开始就有病案的，而是在创造了记录工具——文字符号后病案才得以产生，即病案随着文字的出现而产生。文字符号本身就具有强烈的文化属性，病案就是人类文化发展的产物。病案是一种历史现象，也是人类历史的积淀物，记录着一个文明、国家或民族的历史、生活方式、思维方式、价值观念等。

有意识地记录人类医学活动，便产生了病案。病案，在古籍中称为诊籍、脉案或者医案，现代则有病史、病历、病案等。现代医学中，临床上对医疗记录最为常用的还是病历和病案这两个术语。

病历是医务人员在诊疗患者的过程中所形成的文字、符号、图表、切片等原始资料的总和,它包括门(急)诊病历和住院病历。患者接受诊疗过程中,医疗记录尚未完成,或者诊疗活动已经结束但是还未归到病案管理部门时,一般称之为病历,例如医师书写入院记录称之为写"大病历"。"病例"与"病历"虽然读音相同,但是内涵完全不同。"病例"是指某种疾病的一个例子,如某个人或其他生物患过某种疾病,就是这种疾病的病例。

按照病历记录载体不同,病历又可分为纸质病历、缩微病历、切片病历、电子病历等。除纸质病历之外,电子病历是医疗机构[①]中使用最为广泛的。病历是具有法律效力的医疗文件,是涉及医疗纠纷和诉讼的重要依据,病历书写中应特别重视相关的法律问题,如落实书写者的责任、反映患者的知情权和选择权、病历内容的真实完整和连续性、相关证据的收集等等。病历也是考核医务人员医德医风和医疗服务质量,以及等级医院评审评价、医院绩效考核和高质量发展评价的主要依据。电子病历和纸质病历具有同等效力。

(二) 病历的内容

病历内容丰富多样,它是医务人员进行问诊、体格检查、实验室及器械检查、诊断、治疗、护理等医疗活动获得有关资料,并对其进行归纳、整理、分析所形成的医疗工作记录。病历的根本属性是诊疗活动的原始记录性。病历,不仅包括病历本和病历卡,还包括对病人疾病进行诊疗活动中所产生的各种形式、内容和载体的医疗记录,例如诊疗活动中产生的各类检验检查申请单、报告单、病理切片、X光片、扫描图片等文件。病历的记录是医务人员进行正确诊断、治疗和制定预防措施的科学依据,它不仅反映着医疗质量和医疗安全水平,而且也是临床科研、教学的重要素材,更是医疗机构管理水平的真实体现。

(三) 病历的分类

病历是医务人员在医疗活动过程中形成的文字、符号、图表、影像、切片等原始记录,包括门(急)诊病历和住院病历,属于书证的一种。

1. 按就诊方式,病历分为门(急)诊病历和住院病历。根据《医疗机构病历管理规定》和《病历书写基本规范》的规定,医疗机构的病历包括门(急)诊病历和住院病历,门(急)诊病历是患者在门(急)诊诊疗过程中形成的,一般由患者自行保管;住院病历是患者在住院过程中形成的,一般由医疗机构保管。

医疗机构没有建立门(急)诊病历档案管理部门的,患者就诊的门(急)诊病历等由患者自行保管,患者有责任妥善保存,使其保持原貌及完整性,不得在病历上涂改、添加等。在特殊的专科医疗机构或者患者在门诊需要做连续诊疗的情况下,医疗机构建有门(急)诊病历档案管理部门保管患者病历。

2. 从内容上,病历资料也分为两大类,包括客观病历资料和主观病历资料。客观病历资料是客观记载患者病情、检验、治疗等情况的资料,主要包括门诊病历、住院志、体温单、医嘱单、化验单、医学影像检查资料、知情同意书、手术及麻醉记录、护理记录等。主观病历资料指医疗活动中医务人员通过对患者病情发展、治疗过程进行观察、分析、讨论提出的诊治意见等内容,反映医务人员对患者疾病发生、发展、转归,以及诊治情况的主观认

---

① 《医疗机构实施细则》医疗机构的类别:(一) 综合医院、中医医院、中西医结合医院、民族医医院、专科医院、康复医院;(二) 妇幼保健院;(三) 中心卫生院、乡(镇)卫生院、街道卫生院;(四) 疗养院;(五) 综合门诊部、专科门诊部、中医门诊部、中西医结合门诊部、民族医门诊部;(六) 诊所、中医诊所、民族医诊所、卫生所、医务室、卫生保健所、卫生站;(七) 村卫生室(所);(八) 急救中心、急救站;(九) 临床检验中心;(十) 专科疾病防治院、专科疾病防治所、专科疾病防治站;(十一) 护理院、护理站;(十二) 其他诊疗机构。

识，一般包括病程记录、上级医师查房记录、会诊记录、手术讨论记录、疑难病历讨论记录、死亡病历讨论记录等。

3. 按记录的形式，病历分为传统的纸质病历和现代的电子病历。传统的病历记录形式为纸质病历，随着信息技术的发展，电子病历应运而生。电子病历是指医务人员在医疗过程中，使用电子病历系统生成的文字、符号、图表、数字、影像等数字化信息，并能实现存储、管理、传输和重现的医疗记录。

 延伸阅读：北京协和医院病案的样式（林进在中央电视台讲解北京协和医院病案手术记录）

4. 按时间进行分类，病历分为运行病历和归档病历。运行病历是指病人尚未出院，处于书写形成阶段的病历；归档病历是指病人已经出院，病历已收集到病案管理部门，经过整理加工，装订成册时，成为病案。

5. 根据数据结构分类，病历可以分为结构化病历和不能结构化病历。结构化的电子病历是指从医学信息学的角度将以自然语言方式录入的医疗文书按照医学术语的要求进行结构化分析，并将这些语义结构最终以关系型（面向对象）结构的方式保存到数据库中。全结构化电子病历是将所有病历文本内容格式化成若干元素的组合。将医务人员从繁重的录入工作中解放出来，最大程度降低其手工操作，只需要应用人机接口即可完成病历的书写，同时通过专业化的模板设计，提高病历书写质量与精确检索效率。利用特有的自然语言结构化技术，把病历信息转化为知识，逐渐形成病历知识库，将病史、查体、化验检查结果、治疗方法和预后等病历信息整合在一起，并分析出最科学的临床路径，可以有效地提高医疗质量与诊疗水平。

不能结构化的电子病历不能称之为真正意义上的电子病历，因为这样的病历只是非结构化的文本病历，在以后医学数据的处理过程中，无法采用关系型的计算方法对病历中的各类数据进行整合计算，从而为电子病历的衍生功能，如临床路径打下一个的数据基础，也无法对病历中的医学信息做检索、统计和分析。

二、病案

（一）病案的定义

病案是病历档案的简称。我国卫生部曾于1953年将诊籍、医案、病历统称为病案，从表面字义上看，案有案卷之义，历有过程之义。病案是有关患者疾病诊疗的原始记录，是医务人员在医疗活动中采集到的过程性数据经整理完成，归于病案管理部门，由病案管理员按规定的格式和要求组织而成的。病历归档之后，由病案管理员，经过加工整理，装订成册，上架保管，成为病案。简而言之，病历归档之后称为病案。病案不仅是保证医务人员诊治患者的完整记录，而且是医疗机构总结医疗服务经验，探析医疗质量与医疗安全，促进医院运营、日常管理工作的重要信息之源。1994年上海辞书出版社出版的《档案学词典》指出，病案属于科技档案范畴，归属于专门性科技档案，是医疗卫生档案中的一个小门类。

一份合格的病案应当能够准确地回答在"什么时候",由"谁"对"谁"做了"什么"诊疗行为,是基于"为什么"的临床思维,诊疗"怎么样"等问题。具体来说,就是病案记录的内容要能够明确表达医疗的对象是谁?开医嘱的谁?执行医嘱的是谁?患者接受医疗的是什么疾病?为什么要进行这样的医疗?医疗操作是在什么地方执行?医疗活动是如何进行的?病案除了能够回答上述的问题之外,还要强调记录的完整性、及时性、准确性和一致性。一份好的、合格的病案,不仅包括病案首页、病程记录、能够支持医师诊断的内容,还应该能够证实医师所采取医疗行为的合理性。一份优秀的病案应该包含对病情的分析,以及当前国内外对该疾病的发病机制、检查手段以及医疗措施等内容的最新认识。

(二)病案的种类

1. 按照患者诊治场所,病案划分为门(急)诊病案和住院病案,其中住院病案是病案管理的主体。

(1)门(急)诊病案

我国目前大部分医疗单元未对门(急)诊病案进行管理。门(急)诊病案包括病历首页和病历记录。病历首页内容应当包括患者姓名、性别、出生年月日、民族、婚姻状况、职业、工作单位、住址、药物过敏史等项目。病历记录分为初诊病历记录和复诊病历记录。复诊病历记录书写内容应当包括就诊时间、科别、主诉、病史、必要的体格检查和辅助检查结果、诊断、治疗处理意见和医师签名等。病历记录应当由接诊医师在患者就诊时及时完成。急诊病历书写就诊时间应当具体到分钟。急诊的留观记录是急诊病历中记录病情较重的患者的诊疗内容,主要记录患者因病情需要留院观察期间的诊疗行为,重点记录观察期间病情变化和诊疗措施,记录简明扼要,并注明患者去向。门(急)诊诊疗过程中,如果出现抢救危重患者时,应当书写抢救记录。门(急)诊抢救记录书写内容及要求按照住院病历抢救记录书写内容及要求执行。

(2)住院病案

住院病案内容包括住院病历首页、入院记录、病程记录、手术同意书、麻醉同意书、输血治疗知情同意书、特殊检查(特殊治疗)同意书、病危(重)通知书、医嘱单、辅助检查报告单、体温单、医学影像检查资料、病理资料等。住院病案的信息量较大,资料较完整。通常的病案,主要就是指住院病案,病案管理主要所指的也是对住院病案的管理。

2. 除了可以按照病历的分类划分病案之外,按照收治医疗机构各类可以将病案分为综合医院病案和专科医院病案。专科医院的疾病谱相对狭窄,病案相对集中,因此专科医院病案相对综合医院更有特色,这也利于加深病案管理的深度和精度。

根据病历的发展历史可分为,甲骨病案、金文病案、缣帛病案、简牍病案、石刻病案、纸质病案和电子病历等。

按照特定的主题可以将病案分为教学病案、科研病案、历史病案、随访病案等。

国外也有将病案分为一般医院病案和流动性医院病案的,例如汽车医院病案、飞机医院病案等。

三、病历与病案的区别

首先,就其定义来讲,病历是尚在医疗过程中的医疗记录,病案是指完成或暂时完成的医疗活动的医疗记录。由此可见,病历是病案的前身,病案是归了档的病历,是病历进行科学规范管理的必然归宿。其次,在管理上,依据《医疗机构病历管理规定》和《病历书写规范》,病历管理包括各种病历资料的建立、书写、收集、整理、鉴定、保管和应用等环节。病历书写是指医务人员通过问诊、查体、辅助检查等医疗活动获得有关资料,进行归纳、分析整理形成医疗记录的行为,其基本原则是客观、真实、准确、及时、完善。在管理特点上,病历相对具有开放性、过程性,未成套是病历的主要属性,从病历的建立到形成,各种表格、报告、记录是由不同科室不同人员在不同时间、不同地点共同协作完成,医务人员在查房、会诊、救治及护理时可随时查阅使用;病历也具有实时性、限时性和动态进行性,相关记录必须在规定的时间内完成,动态、实时记录;另外由于病人在诊疗过程中的医疗信息大多具有阶段性和相对不确定性,诊疗方案需要随时调整、充实和巩固。

　　病案的本质属性是原始记录性。病案一般是指医务人员在各种医疗活动中直接形成的各种形式的具有保存价值的原始诊疗记录。原始记录性是病案的本质属性。病案的原始记录性与内容的真实性,表现为病案一旦归档,内容无法变动。病案从产生之时到今之所见,没有被改动过,一直保持着它原本的模样。病案管理还具有相对封闭性和成套性的属性,病案集中存储在病案库房,有专人管理,有严格的查阅、提取、复印复制和出入登记保管制度。病案原始性,按照信息的特征和机能,可以将病案分为原始病案信息和加工病案信息。原始病案信息是指用数字和文字对诊疗活动所做的最初的记载,对原始病案信息进行不同的加工处理,可形成病案加工信息,如人类命运共同体疾病谱,全球疾病和有关健康问题的国际统计信息。病案与图书、资料等其他信息相比,具有显著的原始性特征。病案的原始性,使它具备了其他健康信息无法替代的证据作用。

四、病案的作用

(一) 医疗方面

　　正因为病案的原始记录性,具有历史再现性,所以病案才具有凭证价值的重要属性。病案在医疗上的作用主要是备忘,没有一个医师可以永久地、详细地记住一个患者的健康历史状况。医院的设置可以没有某一个临床专科,甚至只有一个临床专科也可以从事医疗服务,但是没有病案就无法进行正常的医疗活动,它不仅会使得参与医疗服务的医务人员对患者反复提出相同的问题,而且还可能会对患者采用相同的检查,从而导致过度医疗、浪费医疗资源,甚至造成错误医疗的行为,同时也会使得医疗纠纷越来越多。

　　病案是医务人员脑外记忆的重要载体,结绳记事与刻契记事,主要目的在于帮助人们巩固、回忆、提示脑内记忆的有关内容,起到信守、备忘的作用。病案,是在人类社会进入脑外人工符号记忆即产生文字的历史阶段。病案作为一种物质载体能把医务人员脑载体中的观念型信息物化或外化成物质型信息,使人类得以突破时空局限而长期保存和传递,医疗技术与诊治水平才得以进步和发展。病案是医务人员对疾病诊断持续治疗的依据,病案可以维系医疗团体内或者医疗机构之间的信息传递,成为医务人员工作的桥梁和纽带。病案的备忘功能使医务人员在短时间内便可以复习和掌握病人的病史,包括家族史、既往史、近期用药史、医疗史、药物过敏史等重要信息,它对于病人的病情判断和制订诊疗计划至关重要,可以协助医务人员对本次的医疗做出正确的诊断和治疗判断。

（二）科研方面

病案是医务人员与科研人员进行学术研究的重要材料,也是对医务人员业务水平考核的重要原始依据。病案在科研方面的作用主要是利用病案的备考功能,病案可以用于临床研究和流行病学研究。临床研究主要是对案例的研究,即个案或者多个案例研究,流行病学研究则是对案例的相关性进行研究。不管是临床研究还是流行病学研究,都是建立在病案数据的基础上,通过对病案数据的统计分析,比较观察病例之间的特殊性、关联性以了解疾病的发生和发展规律,找出最佳的预防方案和治疗方案。病案提供最原始的数据,通过充分发挥病案的备考作用,提取相关材料信息,最终应用于各项研究。

（三）教学方面

病案在教学方面的作用主要也是利用病案的备考功能,每一种疾病的临床表现都不可能完全相同,在不同的年龄,根据不同的体质会有不同的身体反应。在教学过程中,教科书使用的是较为典型的临床病例,其特点是典型的症状、体征以及治疗方案,这些典型的病例不仅对学生起到针对性的教学目的,同时也可以用于培训临床医生。在临床的实际工作中,不典型的病例很常见,因此病案的多样性让病案成为活的教材,它的优点在于它的实践性,能够记录医务人员对疾病的认识、辨析、治疗的成功或者失败的过程。

（四）医院管理方面

随着医疗机构科学化、精细化管理的发展,病案已经成为医疗机构管理者的重要数据来源以及管理依据。病案在医疗机构管理方面的作用同样也是利用病案的备考功能,病案中包含了大量的人力、物力、财力等信息,通过对病案的深加工,可以掌握医院的医疗质量与医疗安全水平,依据病案数据可以对医疗机构的运营实施科学管理。通过分析病案数据变化,可以发现医疗机构管理过程中的问题,及时调整医疗机构运营策略,实现医疗机构的战略目标。同时,病案在医疗机构重点专科建设、等级医院评审、公立医院绩效考核中也发挥着重要作用。如2020年7月,国家卫生健康委发布的《关于2018年度全国三级公立医院绩效考核国家监测分析有关情况的通报》指出,当年有2.6亿份住院病案首页数据应用于三级公立医院绩效考核。

（五）等级医院评审

医院评审中,要用数据作为度量衡,医院资源配置、质量、安全、绩效、DRGs核心指标、单病种质控、重点医疗技术质控等指标都纳入了日常数据监测,医院管理者要用数据驱动等级医院评审工作的落地,而对于部分数据的来源,主要是平时上传的病案材料,等级医院评审所涉及的指标主要来源于国家医疗质量管理与控制信息网(NCIS)、全国医院质量监测系统(HQMS)、各省级相关数据收集系统等,病案数据的质量决定着采集指标的质量。

随着病案在医院管理中的作用越来越多,其作用方法以及实践应用方面还有许多有待研究的课题,在医院评审中,病案首页信息已经全部被采纳,成为医院评审的重要依据。

（六）医疗付费

病案在医疗付费方面的作用主要是利用病案的凭证功能,随着我国医疗的不断改革,各类医疗保险制度也在不断地进行改变,因此病案的凭证作用变得越来越显著。如果医嘱里记录了抢救记录和抢救费,那么病程记录必须有抢救记录来证实抢救的存在。如果医嘱中收了胸片检查费,那么病案中就必须有胸片的检查报告单,否则就视为未执行该条医嘱拒付检查费。这无形中对病案提出了严格的要求,病案的记录必须保证完整性和一致性,一切以记录为依据进行医疗付费。

随着相关疾病诊断分组(diagnosis related groups,DRGs)和基于大数据的区域点数法总额预算和按病种分值付费(Big Data Diagnosis-Intervention Packet,DIP)在我国逐渐开展,病案在医疗付费方面的作用更加突出,DRGs 和 DIP 的重要数据来源于病案,因此,病案的质量对医保支付改革意义重大。同时,DRGs 和 DIP 的实施对病案管理也带来了深刻的变革和影响。

(七) 法律方面

病案的保留可以服务于病人、医师以及其他医务工作者。作为法律文件,病案应具有充足的资料鉴别病人、评判诊断、保证治疗和结果的质量。

病人是医院的医疗服务对象,在医疗过程中极其容易出现医疗意外、医疗事故,从而产生医疗纠纷和法律事件。病案中,有许多患者或者家属签字文件,例如入院须知、手术同意书、病危病重通知书等。这些具有病人或家属签字的知情同意书等文件赋予医务人员某种权力,具有一定的法律作用。除了患者及家属签字的文件之外,病案的本身也是具有法律意义的文件,它记录了医务人员对患者的整个诊治过程,一旦发生纠纷,患者向法庭起诉医院时,病案则是一份重要的证据,可以提供医务人员在诊治过程中"无过错"的证据。如果病案记录不完整、不规范、不准确或者有修改等,医疗机构在法庭上可能被动,如果提供不出病案,结果将更为严重。除了守信功能外,医疗纠纷和法律依据的作用还涉及病案的备考功能,它可以证实医疗活动是否具有真实性。

(八) 卫生职称晋升

2021 年 8 月,人力资源社会保障部、国家卫生健康委、国家中医药局联合印发的《关于深化卫生专业技术人员职称制度改革的指导意见》中明确规定:将门诊工作时间、收治病人数量、手术数量等作为职称申报条件;将诊疗疾病覆盖范围、开展手术或操作的覆盖范围、单病种诊疗例数、平均住院日、次均费用、并发症发生例数等作为重要指标,科学准确评价临床医生的执业能力和水平;强化病案作为评价载体,采取随机抽取与个人提供相结合的方式,通过一定数量的病案加强对临床医生执业能力的评价;探索引入患者对医生的评价指标。将病案首页作为评价载体,从中提取出能够反映临床工作数量和质量的内容,一方面解决了以往临床工作难量化的问题,另一方面能够真正体现卫生行业的专业性和技术性,对破除以往卫生技术人员评价的"四唯"倾向找到落脚点,助力实现"把医生还给临床,把护士还给病人"导向,服务人民群众健康,服务健康中国战略。

病案首页数据作为职称晋升的重要衡量标准之一,其重要性不言而喻。

(九) 历史的作用

病案是人类诊疗活动的历史记录,病案工作是社会主义卫生健康事业的重要组成部分,在卫生健康事业的传承发展中起着重要作用。病案就是一代代中华儿女认识疾病、促进健康的记录,是人类医疗实践最真实最直接最原始的记录,是生动记录医学经验的载体,是极其珍贵的卫生健康文化资源宝库。利用好、挖掘好病案资源,用病案讲好卫生健康事业发展故事,形成了一大批有高度、有深度、有温度、具有广泛传播力和影响力的档案文化精品。

(十)舆情辨伪的作用

随着互联网的不断发展壮大,人人都会有网络方面的接触,因而网络舆论也在不断发展,网络的迅速快捷等优势,再加上网上的匿名制和无规则性,导致网络舆论的影响愈发强大。中国网民已成为世界上一个庞大的网络群体。以即时、互动为特点的网络传播方式,更为公众表达民意、参与经济社会及政治生活,提供了一个方便快捷的舆论平台。网络的发展使民众的舆论监督更直接、更有效。网络以其公众性、开放性、互动性以及多元性,强化了舆论监督的力量。网络舆论监督的优越性促进了民众参与监督的广度、深度和强度,作为舆论监督的新形式,网络舆论监督在社会主义民主政治建设中,发挥了不可小视的推动作用,但是凡事有利必定有弊。通过病案内容可以辨明真相,如 2023 年 8 月,一封由 9 名医务人员签名的举报湘雅三医院呼吸与危重症医学科主任孟某的举报信在网上流传。该举报信中提及住院号为 810407 的病案,主治医师实施支气管镜检查及肺活检术应具备三级手术资质才可操作,但是通过查阅手术分级目录,该操作只是一级操作,由此可知网络信息与事实不符,有夸大嫌疑。

第二节　病案管理的基本范畴

一、病案管理的定义

病案管理(medical record management)不仅是指对病案物理性质的管理,即对纸质病案资料的收集、整理、装订、编号、归档和提供等工作程序,还包括对病案更高阶段的管理,包括对病案记录内容的深加工,从病案资料中提取有价值的信息,并进行科学的管理,如建立较为完整的索引系统,对病案中的有关资料进行分类加工、分析统计,对资料的质量进行监控,向医务人员、医院管理者以及其他信息的使用人员提供高质量的卫生信息服务。随着现代化和信息化进程的不断发展,病案管理工作是在确保信息完整准确的基础上,深层次提炼与加工病案信息,分析总结后为临床专科发展、医院管理、医药改革等提供反馈。

二、病案管理的原则

病案管理遵循统一领导、分级管理的档案管理总原则,维护病案完整与安全,便于医疗机构和社会各方面的利用。病案作为科技档案管理的主要门类,有其特殊性,病案管理工作过程中,还应遵循以下原则。

(一)成套性原则

一份病案,就是一套完整的诊疗过程的真实记录。病案记录医务人员诊治患者的全部过程,包括病史采集、体格检查、实验室检查、影像学检查、病理学检查、诊断与鉴别诊断以及治疗与随访等内容。通过这些步骤,医务人员可以全面掌握患者的病情,做出准确的诊断，并制定科学的治疗方案，以期达到最佳的治疗效果。这一完整的诊疗过程反映了医务人员与疾病抗争的临床思维，自成逻辑体系，病案管理应遵循病案的成套性，使病案能够真实、客观地反映诊疗全过程。

（二）复杂性原则

病案的复杂性体现了医学的专业性。医务人员通过问诊、查体、检查、诊断、治疗、护理等医疗活动获得有关资料，并进行归纳、分析、整理形成病历，经归档之后成为病案。病案具有医学专业性，体现在病案管理过程中，需要病案管理人员不仅要掌握专业的档案管理知识，能够对病案进行科学、规范地收集、整理、鉴定、保管和利用等工作，更重要的是还要具备专业的医学基础知识，使其在病案管理工作过程中能够及时与医务人员进行沟通交流，完成病案管理的重要工作，如疾病编码、病案质控、数据统计等。病案管理工作需要病案管理人员是既掌握医学专业知识又掌握档案管理和信息管理知识的复合型人才。

（三）时效性原则

病案在完成的过程中，记录不同的医疗活动都有明确的时间规定。病案管理过程中，病历书写时限要求是重要的工作依据。如患者入院后由经治医师或值班医师书写的第一次病程记录，应当在患者入院 8 小时内完成。交接班医师于接班后 24 小时内完成交接班记录。患者转入后，转入科室医师于 24 小时内完成转入记录。手术者应当在术后 24 小时内完成手术记录。经治医师对于死亡患者，应当在患者死亡后 24 小时内完成死亡记录。抢救记录未能及时书写的，有关医务人员应当在抢救结束后 6 小时内据实补记，并加以注明。另外，还有病案首页 24 小时内完成率、出院患者病历 2 日归档率等病案管理统计指标等，都对病案管理时效提出了明确的要求。

（四）规范性原则

病案管理需要遵循明确的规范——《病历书写规范》。病案的排列应当严格按照以下顺序装订保存：住院病案首页、入院记录、病程记录、术前讨论记录、手术同意书、麻醉同意书、麻醉术前访视记录、手术安全核查记录、手术清点记录、麻醉记录、手术记录、麻醉术后访视记录、术后病程记录、出院记录、死亡记录、死亡病例讨论记录、输血治疗知情同意书、特殊检查（特殊治疗）同意书、会诊记录、病危（重）通知书、病理资料、辅助检查报告单、医学影像检查资料、体温单、医嘱单、病重（病危）患者护理记录。病案管理的规范性与诊疗行为的科学性具有相关性，体现了医务人员的临床思维与诊疗规范。

（五）隐私性原则

病案管理应当严格保护患者隐私，禁止以非医疗、教学、研究目的泄露患者的病历。隐私是公民与公共利益无关的个人私生活秘密，它所包括的内容，就是私人信息、私人活动和私人空间。隐私权是公民的人格权，它包括这样几种权能：一是隐私隐瞒权，公民对自己的隐私有权隐瞒，使其不为所知；二是隐私利用权，权利人可以利用自己的隐私，满足自己在精神上物质上的需要；三是隐私支配权，支配自己的隐私，准许或者不准许他人知悉或者利用自己的隐私；四是隐私维护权，当自己的隐私被泄露或者被侵害的时候，有权寻求司法保护。在病历中详细记载患者的隐私，病案管理中，任何人不得将患者隐私作为茶余饭后的谈资，不得泄露患者的隐私。未经患者许可、授权，任何人不得将其疾病及相关隐私信息传播给他人。未经患者允许,病案管理部门不准任何无关人员参与其病案的讨论或会诊。病案管理部门应妥善保管病案,不得让无关人员翻阅,更不能丢失;未经患者许可、授权,不得允许他人复印患者的病历资料;涉及公检法工作时例外。

(六) 全程性原则

病案管理从患者办理入院手续时要进行质量控制,如患者社会信息的核对,联系方式的确认等。病案全程性管理,是结合三级医师查房核心制度展开的,体现为病案四级质控体系。第一级质控工作,主要是指诊治患者的主治医师需对住院医师书写病历的科学性、逻辑性和严谨性等方面实行质量控制。这一环节是病案管理的第一个步骤,也是患者的主治医师重要的、必须履行的日常工作之一,住院医师病案质量的优劣与主治医师的指导有着最直接的关系。指导、督促住院医师按标准完成每一份住院病案,是主治医师的工作职责。第二级质控工作,主要是负责患者的高级职称医师、科主任有选择地检查住院医师的病历、病程记录,尤其对危重症、急症、疑难病症、抢救和单病种病历进行重点检查。并且通过病历检查,审核主治医师对住院医师病案质量控制的结果。第三级质控工作,病案管理部门专职病案质量医师负责终末质量环节。病案质量检查专职医师由主治以上职称人员担任。负责检查每日出院的全部病案质量,按照病案质量检查标准进行审核,如病案内容是否完整,排列顺序是否正确,病案书写、各级医师签字是否清楚,有无多处涂改等。第四级质控工作,主要由病案管理委员会指定相关部门对病案质控环节管理、终末管理的监督执行和质量控制。如定期(每月、每季)委派高级别的临床医师对第一级至第三级检查完成的出院病案和正在住院的病历进行抽查,发现问题及时反馈,以便提升病案质量。

三、病案管理的作用

病案具有诊疗过程的历史再现性,使其具有查考价值。病案作为人类与疾病抗争的记忆和把握人类命运共同体卫生健康事业发展规律的关键所在,病案的存在是人类文明史上的一项无形的宝贵财富,因此病案管理工作是维护历史真实面貌、促进人类健康的重要的、伟大的事业,使每一次疾病抗争瞬间变为永恒,为我们研究历史现象、人类健康、公共卫生,准确掌握历史发展规律,服务人类社会发展,促进人类命运共同体健康提供了坚实的基础。

(一) 担当人类卫生健康的记忆中枢

病案是人类医学史记忆的传承,是人类医学社会实践活动的原始记录,也是人类对诊疗记忆的依赖,具有极高的权威性。作为人类医学诊疗活动的原始记录,病案"不加修饰"地记载了发生过的各种诊疗活动、救治事件,生动地反映了各种诊疗历史经验与现象。当人们为一个卫生健康事件,甚至是一件历史事件争论不休的时候,最有说服力的就是病案,能够帮助我们找到真实的医学记忆,辨别演绎的真伪,判断"当时"的文明的程度。如1941年,日军731部队和南京"荣"字第1644部队密切配合,在我国湖南常德地区投撒鼠疫菌。活体实验作为日军的另一大暴行,日军的细菌战野蛮地用中国战俘和平民进行活体实验。日本多次抵赖,但当时的湖南常德和南京多地的大量鼠疫疾病病案提供了强有力的日军罪行证据。又如2020年全球流行的新型冠状病毒肺炎,通过一份份病案可以清晰回忆起当年疾病发生发展情况和与疾病抗争的历程。人类自懂得做标记(文字图案的最早出现)以来,就想着要为后来者留下点什么,试图让后来者明白他们在做什么、要做什么,有什么经验可承,有什么教训当鉴,为我们留下了向上可追溯的记忆。

(二)挖掘人类卫生健康的智慧源泉

病案是人类卫生健康结果和智慧结晶,是人类通过病案的点滴追寻医学发展的依据,是点燃医学灵感的星星之火,是照亮人类卫生健康的熠熠之灯,更为人类命运共同体点亮卫生健康发展之路,提供人类卫生健康前行的动力。研究人类卫生健康发展的客观规律,总结正反两个方面的经验教训,借鉴前人的医学智慧成果,都离不开病案的支撑。病案记录了医疗机构的医疗质量与医疗安全的全貌,反映了医疗机构的诊疗技术、医疗服务能力、运营状况和发展脉络,病案的真实性和准确性为医疗机构管理者提供了重要的决策依据。一家医疗机构的病案好比一个家族的家谱,病案一旦消失,这家医疗机构的历史也将无从追寻。而今,病案已发展成一门学科——病案管理学,并在医学类院校中开设。

(三)担当人类社会发展的重要保证

病案虽然不能直接促进人类社会经济发展和社会进步,但是通过病案管理对历史诊疗、卫生健康事件的数据积累和分析,为未来的社会发展和疾病抗争提供宝贵的信息和经验借鉴,间接地为社会提供源源不竭的生产力。此外,病案还可以作为医学科学研究的基础,对于原研药技术创新和文化创作都有着不可替代的价值。《黄帝内经》《临证指南医案》《丁甘仁医案》《青囊琐探》《医学衷中参西录》《何世英医案》等中医医案对中医理论的不断发展起着重要作用。中医医案的价值和意义不在于现代西医药研究方法意义上的科学,它是中医学术临床传承的重要形式。章太炎言:"中医之功,医案最著。"盖中医医案之用,在于供学者、临床医家学习。从古至今,中医治病救人、有效服务临床的责任没有变,临床、教育、科研应该有合理的分工和主要研究方向,病案的重要性,不应该被忽视。通过一份份病案,可以服务于人类治疗疾病、维持身体健康、预防疾病、促进生长发育、提高免疫力等,保持政治和社会稳定,促进人类命运共同体健康发展。

(四)提供医疗机构宝贵的基础信息

在医院管理方面,包括决策依据、医院评审、医院运营、绩效考核、质量评价、分级授权、人力资源等方面都需要病案管理为其提供真实可靠的病案信息。病案是医院的宝贵信息,不仅是各类医疗统计数据的可靠依据,而且是医疗质量管理工作的重要反映,因此病案管理的作用是延伸病案信息管理作用。对病案的规范化管理,可以反映出医疗机构的工作效率、医疗质量、医疗水平、各部门各环节的管理水平,也是评价医务人员工作质量、考核医务人员绩效质量的依据。医疗质量是医院的生命,病案记录是医疗质量的有效反映。加强病案管理,有助于提高医疗质量。抓好病案质量管理就抓住了医疗活动和医疗质量的关键,病案是纲,以纲带目,就可以带动整个医疗质量的提高。加强病案管理,为医院管理与决策提供参考依据。病案首页反映了最基础最重要的医疗信息,提供了各临床科室的医疗质量指标。对病案首页的医疗信息进行统计,可以为医院行政管理部门制定医疗管理制度、设立管理目标及实施具体管理措施提供有效依据。加强病案管理,减少医疗纠纷。随着法律的不断完善和人们维权意识的提高,病案作为解决医疗纠纷的一个重要依据越来越被人们所重视,一份合格、严谨的病历可以真实、客观、全面地反映医院对患者的诊疗、护理过程,从而减少医疗纠纷的发生。

综上所述,病案管理是一项重要的基础性、支撑性工作,它在人类卫生健康领域中各个层面都有积极的影响,无论是在医疗机构管理还是人类命运共同体的社会发展中,都具有不可替代的地位和价值。随着社会的发展,病案的使用不仅仅局限于医疗、教学、科研、法律、保险、社会保障等方面在促进人类命运共同体卫生健康事业发展方面也扮演越来越重要的角色。因此,医疗机构应高度重视病案管理,不断提高管理水平,合理利用病案,以提高医院的综合管理水平,更好地为社会服务。

四、病案管理的模式

从1921年北京协和医院建立病案室集中统一保管病案以来,病案管理模式的发展历程大致可分为四个模式阶段:实体管理、全程管理、信息管理和数据管理等四个模式。

(一) 实体管理

1. 病案实体管理模式定义

1921年北京协和医院建立病案室,在病案的实体管理模式下,早期以北京协和医院为代表的一批教会医院建立了病案管理的相关制度。在接受档案管理、图书管理相关理论的基础上,医疗机构开始科学地对病案实体进行管理。病案的实体管理模式是指对病案物理性质的管理模式,即对纸质病历建立了一套完整的管理方法,从收集、整理、装订、保管和检索利用等环节组成的病案管理模式。

2. 病案实体管理模式环节

病案实体管理工作以静态保存入库、病案内容与纸质实体合一性的病案为主。随着病案实体管理实践不断推进,病案管理者不断总结经验,逐渐形成病案管理的系统流程,借鉴档案工作的6环节论,发展为收集、点收、整理、立卷、归档、编目、统计、保管和利用9个环节。

3. 病案实体管理模式任务

自1921年北京协和医院建立病案室对病案进行集中统一管理的随后61年时间,病案管理的主要任务是通过对病案实体进行科学管理实现管好病案。此阶段,各病案室的主要工作围绕收集、整理、鉴定、保管和供应等内容开展。这些工作环节是病案实体管理模式的重要内容,对于病案实体管理具有十分重要的意义。

实体管理模式(图1-1),主要是为医疗机构内部诊疗业务、科学研究等提供实体病案,体现为病案的备查、备考和凭证作用。病案实体管理内容主要是通过终末形式质量控制环节管理病案,无法对病案的形成过程进行有效的管理。病案实体管理虽然对病案信息进行了初级加工,但是仅限于对病案外在的特征和简单的内容进行管理。随着病案信息内容质量需求不断提升,客观上需要病案管理部门走出病案室,从终末质量控制向病历运行阶段进行全程管理。

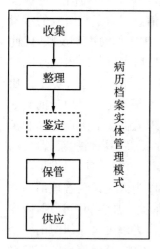

图1-1　病案实体管理模式

4. 病案实体管理模式的特点

病案实体管理模式的主要特点是人工手工化管理,其工作内容主要是对病案的纸质实体原件的管理、控制和保存,主要表现为以下几个方面的特点。

一是病案室集中统一管理。病案室负责医疗机构各临床科室病案的管理工作,建立病案管理制度,包括病案的整理、装订、检查、保管、供应及各项资料的索引、登记、编目等工作,按时搜集和整理各项工作资料,并通过分析及时提出报告,以作医疗、管理、教学和研究工作的参考。病案管理虽然伴随着医疗行为产生,经历了漫长的历史发展阶段,但是直至 1921 年,档案管理理论与实践经验不断向病案管理领域渗透、漫延,才使得病案管理发展史上第一个病案室出现,使病案管理的内容逐渐明确、具体、固化,成为一个边界清晰的管理体系。《管理医士暂行规则》《管理医师暂行条例》和《西医条件》对病案都有详细规定,要求医师以治疗簿的形式,记录病人的社会信息和诊疗信息,并且规定了病案的保管年限。这些规定都为病案实体管理提供了实践基础。

病案实体管理模式的标志性的事件是北京协和医院成立中国病案管理历史中第一个管理机构——病案室。北京协和医院的病案室不仅是作为一个病案管理的部门,更是标志着病案实体管理有了明确的组织保障。正是有了病案室这一组织架构,病案管理走上了正规发展的道路,无论是医院微观层面,还是政府宏观层面,对病案管理越发重视,病案成为医院的"一宝"。

二是实体管理各环节之间紧密联系。病案实体管理的对象是以纸质载体为主的病案,主要包括收集、整理、鉴定、保管和供应等环节。由于鉴定环节在其他环节中都会出现,因此除了鉴定环节之外,其他四个环节是前后紧密联系,前一个环节的工作内容是下一个环节的工作基础,前后之间具有逻辑关系。

三是形成一套病案管理系统。政府部门加强对病案的管理,对病案管理工作建章立制,调节其工作中的矛盾,并进行约束、管理,使病案管理更加规范、有效。因此,病案室的建立,无疑为我国医疗机构病案实体管理提供了开创性的历史阶段,更是为病案管理指明了管理的方向,明确了病案管理的技术和方法。病案室中的病案管理员通过开展病案管理工作,形成一套病案管理系统,如,一号集中制、两号集中制、两号分开制等不同的病案号编制方法,以病人信息为关键词建立了姓名主索引、疾病分类系统、手术分类系统、病案号系统,为系统科学地编目、索引和登记工作提供基础。

四是病案实体是主要的管理对象。为了科学管理病案实体,在病案实体管理模式下已经对病案实体管理本身进行质量评价。如 1979 年苏南行署卫生局对当时苏州地县医院进行了一轮病案质量分析,从病案的完整性、准确性、及时性和整洁性等四个方面对病案质量进行评价。显然,无论是完整性和准确性,还是及时性和整洁性,都是从病案的实体质量的角度进行评价的。当时已经开始以评价指标的方式对于病案管理提出了相关的要求。如,完整性指标强调的是病历实体资料齐全程度,及时性指标中强调入院记录是否在规定时间内书写完成。通过这些评价指标不难发现,病案管理经过约 60 年的发展,病案实体管理模式的内生动力是保证病案实体的可及性、完整性。

5. 病案实体管理模式的不足

病案实体管理模式下的收集、整理、鉴定、保管和供应等五个环节,相互联系,形成比较科学、系统的管理体系,为混沌的病案管理指明了工作的内容和管理的流程。病案实体管理模式下,病案管理的对象需要收集至病案管理部门,对其进行妥善的保管。显然,这种病案实体管理模式属于事后控制,且对于病案管理专业人员的要求也不会太高。病案实体管理模式下,病案管理部门只能对收集归档的病案进行控制,但是无法对诊断治疗、检验检查和护理服务等过程中的病案内涵质量进行超前控制。病案实体管理模式中无法依靠自有的管理手段,解决病历阶段形成与积累的各类问题进行指导、监督和检查。这些问题主要表现为:

一是病案生成过程中的不足。医务人员在书写病案时,字迹潦草,自创字体,造成在病案实体阶段产生大量的"天书"病案现象;病案书写过程中,医务人员虽然字迹清楚,但是随意简化的医学术语,缩略规范的书写形式,任意简化诊断名称,造成疾病名称、手术名称不规范;医务人员没有规范化培训就上岗书写病历,造成病历材料缺失,选择主要诊断与病历内容不符,在死亡病历中缺失死亡记录、施行抢救的病历中缺失抢救记录,手术名称不填写完整等等。以上种种情况造成病案质量不高,吉林医科大学于 1964 年专门编写《病案书写手册》告知医师病案的重要性,病案中的各项记录应该要达到相关的标准,甚至对于书写的工作都作出了具体的要求。但是在病历运行过程中,病案书写是否达到要求,是否有专门的组织机构对其进行考核,《病案书写手册》中均没有明确的阐述。在此情形下,病案的书写质量不尽人意。

二是病案收集方面的不足。病案实体管理模式下,收集病案工作主要由病案管理部门的收集人员采取每天到各病区收集,或者由各病区的办公护士送至病案管理部门。虽然也有医疗机构制定了一系列的病案收集制度,实现了专人收集病历、催收病案管理制度,但是由于病历管理与病案管理脱节,经常出现病历延迟归档的情况。如病人已经办理出院手续,收集人员按照出院名单到病区收集时,病人在院期间的病历仍然没有完成,由于病案管理部门无权干涉医务人员的临床业务,结果造成原本应该在规定时间收集的病案无法及时收集,甚至会出现病人经过诊断治疗、检验检查和护理服务等若干天后,病情已经得到改善,准予出院,病人都已经办理离院手续,而原本应该在病人入院 8 小时内便应该完成的入院记录还没有完成。另外,在收集病历的过程中,虽然有点收环节,但是由于收集人员缺乏系统医学知识,无法熟练地判断病历是否完整,支持诊断的检验检查报告是否完整,手术病人的病理检查是否齐全,对于病程记录是否客观真实地记录诊断治疗、检验检查和护理服务过程,以及是否有无需归档的材料归入病历,这些内容对病案的完整性、规范性直接带来挑战。再者,随着我国经济水平与医疗水平的提升,医疗业务量快速增长与医疗业务人员不足之间的矛盾,迫使一些医疗机构在诊断治疗、检验检查和护理服务过程中使用进修生、实习生协助医务人员违规书写病历,加之没有得到高年资医师的指导与审核,造成病历质量欠佳。病历虽然能够及时收集到病案管理部门,但是病历书写主体不符合相关规范要求,那么这份病案则是一份缺陷病案。

三是病案管理水平的不足。病案实体管理模式下,大部分病案管理员缺失病案管理专业教育,病案管理专门人才匮乏,绝大部分的病案管理员没有经过专业的病案管理教育与培训。这种情形势必造成病案管理员只能将工作重心放置于病案实体管理。当时,全国病案管理教育工作仅限于北京协和医院的非学历教育。1954 年至 1961 年北京协和医院病案科向全国分批次培训 60 人,服务于中国人民解放军各军区及各军兵种总医院和铁道部所有中心医院。1963 年北京协和医院病案科选择护校学生,进行为期一年病案科专业学习,学生毕业之后作为病案管理专业人员分配到医院工作。针对病案管理员的培训班最早的是由中华医学会北京分会医院管理学会病案学组筹备组于 1984 年 4 月开设的病案管理培训班。我国病案管理专业教育始于 1985 年北京崇文区卫生学校,20 世纪 90 年代初上海、河南、湖北等地开展 2～2.5 年制的中专教育,为我国培养了第一批病案管理人员。在此之前,我国的病案管理人员由于缺乏专业教育与培训,掌握病案管理专业技能方面明显不足,对当时我国病案管理水平与管理手段产生不利影响。除了北京协和医院和一些部队医院,其他医疗机构的病案管理部门无法实现病案内涵质量管理。

在病案实体管理阶段,一方面病案数量增长迅速,另一方面病案管理人员严重不足且信息技术渗透不明显。在此背景下,医疗机构管理者无法对病案管理人员提出过高的要求,也看不到病案管理所带来的效益。缺乏管理者的重视与专业的病案管理员,在收集、整理、鉴定、保管和供应等一系列的病案管理工作之中,病案管理工作注重病案的形式质量控制,而忽视了病案的内涵质量控制。病案实体管理模式下,病案虽然有较为完好的病案体系,但是病案管理内涵并不能够得到真实的反映,再加之检索手段落后,造成病案利用效率低下。

四是病案供应过程中的矛盾难以调和。病案实体管理模式下,在供应过程中会造成病案被篡改的现象。在实体管理模式下,医务人员与病案管理员之间的认识是不一致的。在病案的保管和提供利用过程中,病案的管理者与医务人员的出发点不同,病案管理员需要确保病案的安全、不被篡改,而医务人员在诊治再次入院病人的过程中,出于诊疗的目的会在病案上不经意地涂改、作标记,而且复诊医务人员并不会都与原诊断治疗的医务人员为同一人,使得病案供应过程中安全性得不到保证。甚至有的医务人员,出于个人原因,篡改、出具伪证等,破坏病案的原始性和真实性。病案管理员与医务人员之间的矛盾,客观上要求病案管理需要加强病案的内涵质量控制。

五是内涵的管理与利用信息是病案管理的发展方向。病案实体管理阶段近 60 年的时间里,不断对病案管理经验进行总结形成病案管理理论体系,从收集、整理、鉴定、保管和供应等环节,形成病案室工作制度,不断完善病案管理办法。病案实体管理模式下,病案管理的起点是将病历收集到病案管理部门。病案实体管理模式环节,虽然可以对病案实体进行较为有效的管理,尤其是在编制疾病目录索引和手术目录索引为后续的病案利用方面具有十分重要的意义。但是病案实体管理模式下无法对运行病历进行有效控制,加之存在医疗机构管理层无法看到病案管理产生实际的经济效益,病案专业管理人员素质不强等原因,阻碍了病案实体管理模式的深入发展。

(二) 全程管理

1. 病案全程管理模式定义

经过改革开放之后,我国医疗卫生事业强劲发展。1982 年卫生部从国家层面第一次颁布《全国医院工作条例》和《全国省地市综合性医院病案管理工作基本要求》分别从医院管理和病案管理两个层次对病案管理提出更高的要求。尤其是《全国省地市综合性医院病案管理工作基本要求》,将全程管理的理念运用于病案管理。将病案管理职能前移到诊断治疗、检验检查和护理服务等病历运行阶段。病案管理从实体管理超前到临床业务阶段,写好病历纳入病案管理范畴,标志着病案档案管理正式进入全程管理模式阶段,规划、指导、监督和协助等成为病案管理内容(图1-2)。

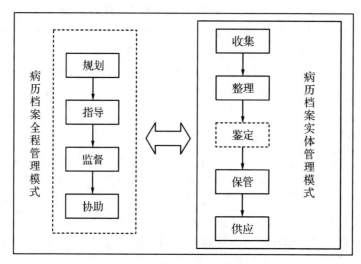

图 1-2　病案全程管理模式

常兰会与黄夏基[1]等已经开始从法学观点出发论述关于病案的全程管理模式。他们认为,作为一种全新的病案管理模式,病案管理可以从病历形成阶段对病案实施超前管理;通过病案管理提前介入病历运行阶段,利用法律手段、行政手段等调节病案管理不同阶段的主要矛盾,进而可以有效地提升病案管理质量。通过制定与病案相关的法律,从国家法律的层面调节病案管理过程中出现的各类矛盾,规范病案管理行为,使医务人员在医疗机构形成学习法律法规的氛围,并形成依法约束医疗行为的自觉性,进而可以实现病案的完整性、系统性和真实性。从此可以发现,当时学者已经开始从病案全程管理的角度思考,利用法律手段调整病案管理,而且将病案管理的主体范围开始指引向病案管理的形成主体——医务人员。这从理论上,为病案管理全程管理奠定了基础。

2. 病案全程管理模式的主要特点

一是《全国医院工作条例》《全国省地市综合性医院病案管理工作基本要求》将"写好病历"纳入病案管理的范畴,标志着病案档案管理正式进入全程管理模式阶段。事实上,自20世纪80年代开始就陆续有学者开始研究病案全程管理。蒋建成[2]从中医的角度讨论提出病案的质量源于医务人员。医务人员的病案书写质量,不仅是医疗实践的记录,而且利于今后做经验总结,充实临床教学内容,开展科研提供资料,以及能够为行政和政法部门提供决策依据。蒋建成虽然没有明确提出利用全程管理来指导病案管理,但是其文章的立意非常明确,即要求医务人员加强病历书写质量,为后续病案质量提供保证,这已经具有全程管理的理念。另外,有学者提出,加强病历运行阶段的控制能够提升病案的质

---

①　常兰会,黄夏基.论前端控制思想在病历档案管理中的运用[J].山西档案,2009(1):44-47.
②　蒋建成.怎样写好中医病历[J].高等中医教育研究,1986(1):62-63.

量。贾葆鹏[①]则从单纯性肥胖病这一种具体疾病的诊断、疗效评定标准及病历书写要求探讨病历如何书写才能有效保证病案质量。吴惠春、张小敏、叶兆汛[②]从档案管理的角度论述病历书写过程对于提升病案质量的重要意义。曾昭耆[③]则从收集病人病史的角度，认为医务人员应该在患者入院时便要详细采集他们的疾病史、家族史等内容，并提出采取什么样的书写要求确保采集到的内容能够在病历中得到有效的体现。李延沂、江群[④]研究在病历运行过程中，通过病历质量专项检查，能够及时发现医务人员在病历书写过程中的问题，使其及时得到纠正，确保最终病案内涵质量。

二是病案全程管理提升病案内涵质量。病历书写的内涵质量，反映着临床医师的业务水平、素质及责任心。医务人员在书写病历时具有责任心和实事求是的态度是完全必要的。医疗卫生行政管理部门重视病案内涵质量。针对病案书写质量，医政管理、医疗服务管理等行政管理部门发布了一系列法律、法规、核心制度、规范、标准等，从病案产生的源头加以控制。可以看出，为了提升病案质量，无论是微观层面的病案管理实践者，还是宏观层面的国家层面卫生行政管理部门，都在利用全程管理理论作为管理病案的行动纲领，客观上要求从源头对病案进行全程管理。

三是病案全程管理成为替代病案实体管理的一种工作模式。针对病案全程管理，常兰会与黄夏基还论述病案实体管理模式中的不足，并提出，需要将病案管理超前至制定病案表格、书写质量等规范和确定病案载体材料等——针对各类的医疗业务制定相应的病历表格标准，如病程记录、手术记录、医嘱单、护理单、出院记录等，根据通用性与特殊性原则，选择特定的制作材料和格式。最后他们得出结论，为了保证病案内涵质量，需要利用前端控制的理论，病案管理部门的管理流程要前移至设计病历表格之始，管理各类病案使用的表单要由病案管理部门主导，临床各业务科室参与。虽然常兰会与黄夏基从全程管理理论的角度，对病案实施全程管理进行了初步探讨，但是并没有对病案全程管理进行系统论述。

病案管理部门作为一个医疗机构的职能管理部门，在对病案实体管理的基础之上，发现归档到病案管理部门的病案的许多质量问题。一方面是由于医务人员没有按照医疗业务规范书写病历；另一方面是因为医务人员在执业生涯中对于病历书写的基本要求理解不透，掌握不全。而对于以上两个方面存在的问题，如果病案管理员能够在病历产生、运行全过程中加以适当的控制，便可以提高终末病案的实体质量和内涵质量。基于医疗质量管理与病案管理的实践需要，以及全程管理理论在医疗卫生领域不断深入应用，使得病案全程管理成为替代病案实体管理的一种工作模式。

四是病案全程管理模式由被动管理开始向主动控制转化。病案全程管理模式形成一种基于全程管理理论的管理方式，即主张病案管理应介入至病历运行阶段，需要关注病人在院期间病历产生过程，以及病历归档之后的全部业务流程。病案管理部门要在实体管理模式的基础之上，于病案归档之前的整个诊断治疗、检验检查和护理服务过程

---

① 贾葆鹏.单纯性肥胖病的诊断、疗效评定标准及病历书写要求(第三次修订稿)[J].北京医学,1993(3):191-192.

② 吴惠春,张小敏,叶兆汛.病历档案书写材料之我见[J].浙江档案,1996(8):37.

③ 曾昭耆.重视病史采集和病历书写[J].中国医师杂志,1999(10):5-7.

④ 李延沂,江群.实行病历质量检查 提高病案书写质量[J].四川省卫生管理干部学院学报,2000(3):235.

中,通过规划、指导、监督和协助等手段提升病案内涵质量,确保病案质量有效提升。为了提升病历运行阶段质量,卫生部2002年5月15日,专门发布《病历书写规范(试行)》并于当年9月1日正式执行。自此,各医疗机构开始依据《病历书写规范(试行)》的内容,从全程管理的角度,将病案管理超前至病历生成阶段。通过加强病历运行阶段管理,确保病历书写质量,提升病历形成效率,提高病案内涵质量。同时,各医疗机构开始结合《病历书写规范(试行)》中的病历管理内容,制订病案管理工作原则、程序、职责等方面的内容,确保病案管理有规可依,从病历产生便对可能最终影响病案质量的行为进行前端控制。

3. 病案全程管理模式的不足

病案全程管理模式下,虽然通过关注病历产生与运行阶段,一定程度上解决了病案实体管理模式下的病案内涵质量控制不足的困境,但是随着医疗业务量的增长,病案管理部门如果仍然按照人工对病案进行全程管理显然力不从心。另外,病案管理部门针对日益增长的病案信息需求,需要找寻有效的举措来满足这种需求。信息技术不断向医疗卫生领域渗透,病案全程管理模式下,已经开始尝试基于计算机代替病案手工管理病案,但是这种以模拟手工作业流程为主要形式的管理手段是低级的、分散的。随着医疗机构信息化进程不断推进,利用计算机管理病案成为一种可能。但是病案全程管理模式下,利用计算机设计的病案管理系统并没有再造病案管理流程,而是主要是以计算机代替部分病案管理过程中的某些环节,且病案管理系统与医疗机构的其他计算机系统无法实现互联互通,病案信息无法互联互通、实时共享。这种病案管理的结果是产生了大量的信息孤岛,一个医疗机构内业务系统之间的病案信息无法互联互通。

(三) 信息管理

1. 病案信息管理模式定义

2002年全国卫生信息化工作会议通过《全国卫生信息化发展规划纲要2003—2010年》,同年卫生部印发《医院信息系统基本功能规范》,为病案信息管理开创了新时代。病案信息管理借助于电子病历系统,成为深化卫生改革、卫生事业发展以及病案管理的必然要求。随着我国医疗卫生事业不断发展,病案数量也随之猛增,医疗、教学、科研和社会利用等都对病案信息管理提出了更高的要求。病案全程管理模式关注病案内涵为主的管理内容,但是仅关注全程管理病案已经不能适应新阶段的快速、及时响应病案信息需求;另外由于缺乏系统规划,以前所建的病案与医院信息系统之间造成病案信息孤岛,客观上需要寻求新的管理方法和信息技术改善病案信息孤岛的窘境。通过电子病历系统建好病案,便成为病案管理工作的新任务。病案管理需要在原有模式基础上,寻求新的解决方案。利用电子病历系统建好病案,可以为临床医疗服务、医院管理和社会各界快速、及时提供病案信息服务。同时,借助电子病历系统,提高对运行病历和归档病案的管理效率,既可以满足病案实体管理要求又实现病案全程管理需求,病案信息管理模式需求便成了应然之举。由此,病案管理从注重实体管理、流程管理,进入以注重电子病案信息内容的信息管理模式(图1-3)。

2. 病案信息管理模式的特点

一是病案信息管理模式丰富病案管理内涵。病案信息管理从病案的本质属性出

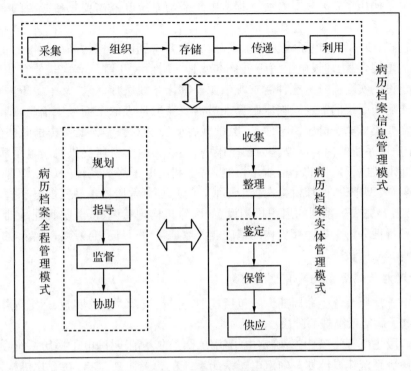

图 1-3　病案信息管理模式

发,突破对实体病案的认识,将病案看作是实体与信息的统一体,而且着重强调从病案信息的采集、组织、存储、传递、利用等过程。按照管理的对象分为狭义的病案信息管理与广义的病案信息管理。狭义的病案信息管理是指在病案实体管理的基础之上,对病案信息内容进行深加工,从病案中采集出有价值的信息、经过存储、传递,向特定的信息用户提供服务的过程。广义的病案管理不仅对病案信息进行管理,而且还对涉及病案信息及其管理活动的所有要素进行管理。病案信息管理从注重实体管理、全程管理,到以注重病案信息的管理模式。将病案信息作为病案管理的重要内容,丰富了病案管理的内涵。

二是病案信息管理模式是病案信息化的直接结果。病案作为医疗机构中各项医疗业务的基础,医疗机构的管理者开始对病案的作用越来越重视,开始加强病案管理工作的信息化。病案信息化结果是实现了病案载体与病案信息内容可分离,突破了病案利用的物理距离与空间局限性,使病案实体概念得以弱化,可以对病案信息内容直接进行管理。

三是数据库是电子病案信息的主要存储形式。数据库是按照事先确定的数据结构、数据字典、数据流等要求增加、删除和修改等管理数据的仓库。数据管理不仅可以管理,而且还可以转变成用户管理数据的方式。数据库技术已经成为医疗机构进行科学研究和决策管理的重要技术手段。研究表明,基于关系数据库开发的电子病历系统仍然在我国医疗机构中占主流地位[①]。

---

① 宇文姝丽·杨小平.电子病历存储模式研究[J].医学信息学杂志,2011(3):7-12.

四是电子病历系统开发是系统工程。电子病历系统开发需要具备必要的基础条件。开发电子病历系统会涉及医疗机构的各个部门,是一个复杂的系统工程,为了顺利建设电子病历系统,需要在筹建电子病历系统之前,首先要得到医疗机构高层领导的重视,尤其是一把手的重视,因为建设电子病历系统本就是"一把手"工程。其次是要有明确的电子病历系统建设的实际需求。这种需求既来源于临床一线医疗活动,又来源于医疗机构外部对于电子病历系统的需求。临床医务人员需要获取病人的全面健康信息,刺激了电子病历系统需要集成电子健康档案信息;医学教育研究者对教学科研数据的收集与应用需求,使电子病历系统的内容不仅是为临床服务,还要为教学科研提供科研电子病历;医务部门为了实现对电子病历的全程质量控制,需要利用电子病历系统的质控管理功能。再者,按照诺兰模型理论,医疗机构在处于初装、蔓延、控制等阶段不易实现电子病历系统建设。最后,需要完成一系列的组织机构设置、医疗机构现状调查、医院管理基础工作以及人财物的可行性分析。如医疗机构的基础业务数据量:每日门(急)诊量,出入院病人的数量,病床使用率、周转率等。

3. 开发电子病历系统具有生命周期

开发电子病历系统生命周期一般包括规划、分析、设计、测试、实施、运维等几个阶段。

(1)电子病历系统规划阶段

规划阶段主要有三项任务:确定电子病历系统的边界、明确电子病历系统项目需求、制定电子病历系统建设计划。确定电子病历系统的边界主要是指,在医疗机构发展战略的框架下,成立由"一把手"负责的电子病历系统建设管理组织,并将电子病历系统建设战略与医疗机构发展战略相衔接。成立医疗机构的电子病历筹建委员会,由一把手院长负责,可以对医疗机构行使一定的机构调整、人员调动、设备调配、制定规章制度以及一定的资金使用权力。典型的做法可以利用战略转移法,将医疗机构的战略集中与电子病历系统相关的战略进行有效转化,为电子病历系统建设提供决策保障。明确电子病历系统项目需求,即在识别和选择开发电子病历系统战略的前提下,定义电子病历系统建设项目的范围,并且编制电子病历系统建设项目范围说明书。制定电子病历系统项目建设计划,可利用关键日期表、关键线路法、甘特图和计划评审技术等方法制定一个详细的电子病历系统项目建设计划,明确电子病历系统建设的时间、工作安排,以便医疗机构配置资源与绩效考核。

(2)电子病历系统分析阶段

医疗机构一旦将电子病历系统建设作为本单位的发展战略之后,则进入了电子病历系统分析阶段。电子病历系统分析阶段主要是包括两项任务:收集临床业务需求和对需求进行排序。收集临床业务需求,因为业务需求是电子病历系统建设的根本出发点,因此让医务人员提供其详细的临床业务功能需求。需要说明的是由于医务人员并不是电子病历系统的专业开发人员,他们提出的需求可能计算机专业背景的开发人员很难理解,有时还会曲解医务人员的临床业务功能需求。因此,具有医学背景的医学信息学专业人才能够与医务人员进行有效沟通,掌握其临床业务功能需求。临床业务功能需求确定之后,则需要将它们按照轻重缓急进行排序,并进行可行性分析。

(3)电子病历系统设计阶段

系统设计阶段的主要任务:设计技术框架和建立电子病历系统模型。设计技术框架是指确定电子病历系统运行所需的服务器、交换机、路由器、计算机、打印机等硬件,操作系统、数据库管理系统,以及通信设备等组成的技术框架。建立电子病历系统模型是指利用专业的绘图工具描述电子病历系统建设过程,包括对电脑屏幕、报告、软件和数据库等事件的描述。

(4) 电子病历系统开发阶段

系统开发阶段的主要任务:建立技术框架和建立数据库与编程。该阶段核心任务是完成电子病历系统由逻辑模型转为物理模型。建立技术框架是指购买电子病历系统运行所需的各类软件、硬件和其他必需的设备,搭建电子病历系统运行的平台。并利用此平台,建立支持电子病历系统的数据库和编写电子病历系统所需要的各类软件代码。

(5) 电子病历系统测试阶段

系统测试阶段的主要任务:编写测试条件和实施系统测试。模拟电子病历系统运行环境,从病人入院、病程记录、护理记录、各项检验检查报告单、医嘱下发与执行、电子病历质量控制与归档,等等,每一个步骤的测试条件与结果都要进行详细的描述。电子病历系统测试者将执行每项测试条件,并将设想结果与实际结果进行比对。为了确保电子病历系统的成功,所有的测试条件都必须经过测试。实际测试时,可以单元测试,如护理单元测试、医疗单元测试、医技单元测试等独立单元的测试;也可以系统测试,如以上几个独立的系统之间病人的数据能否共享,病人的检验检查报告是否能够自动传输,医嘱下发与执行是否能够连贯等。

(6) 电子病历系统实施阶段

系统实施阶段的主要任务:编写用户说明书和培训用户。电子病历系统的使用者最终还是医务人员,安装完成电子病历系统之后,必须向医疗机构提供一套完整的该电子病历系统的用户说明书。但是并不是所有的医务人员可以通过该用户说明书完成相应的操作,因此,还需要对医务人员进行电子病历系统操作培训。如果一个医疗机构在开发新的电子病历系统之前已经存在老的电子病历系统,那么在实施阶段还需要掌握新电子病历系统与老电子病历系统之间的切换与衔接。有并行实施、直接实施、引导实施和分段实施四种方法可供选择。

(7) 电子病历系统运维阶段

系统运维阶段的主要任务:设立电子病历系统运维应急小组和提供支持电子病历系统变化环境。电子病历系统运维应急小组主要对于电子病历系统用户的临床业务功能新需求和新问题做出响应,并提供可行应对方案。提供支持电子病历系统变化环境是指当医疗机构业务的改变、外部环境的改变时,电子病历系统应急小组要对环境变化做出快速反应,评估内外部环境变化给电子病历系统带来的影响,并做出应对之策[1]。

4. 电子病历系统建设项目管理

医疗机构在定义电子病历系统需求时,一方面由于本身专业知识技能所限,其提交的开发需求目标不明确,任务边界模糊,使得电子病历系统开发团队较难理解。另一方面由于医疗机构在电子病历系统开发过程中新需求不断被激发,新增很多需求,导致电子病历

---

① ［美］斯蒂芬·哈格,等著.信息时代的管理信息系统(第6版)［M］.严建援,等译.北京:机械工业出版社,2007:228-235.

系统程序、界面以及相关文档经常需要更改,造成电子病历系统开发进度、所需费用也随之变化;由于临时激发的需求对原有程序造成了应激性的更改,给未来电子病历系统的正常运行带来了潜在的危险,这些危险可能会在电子病历系统正式上线运行之后才爆发出来。电子病历系统开发是一项复杂的系统工程,必须采用项目管理的思想、方法来对其进行全局性的思考,通过合理的计划安排对电子病历系统开发进行最优化的控制。电子病历系统建设项目管理具体包括:信息管理、范围管理、时间管理、费用管理、质量管理、绩效管理和风险管理等。

第一,信息管理。是指对电子病历系统开发的计划编制、实施、变更等过程涉及的相关人力、物力和财力等资源进行综合调整和控制,确保电子病历系统开发工作顺利完成。

第二,范围管理。电子病历系统建设范围是根据电子病历系统的目标,以及经电子病历系统建设管理组织审定与批准的电子病历系统开发工作确定的。

第三,时间管理。根据电子病历系统建设范围确定工作内容,并将这些内容进行分解成具体的活动、完成所需时间,按照先后顺序编制进度计划。

第四,费用管理。确定电子病历系统建设在资金预算范围内完成。控制电子病历系统开发过程中的每个环节成本,实现对总开发项目的控制。一般公立医疗机构的电子病历系统开发建设是一个大型的项目,需要通过公开招标,整个建设过程基本可以在预算范围内完成。

第五,质量管理。为了确保开发的电子病历系统符合医疗机构的开发目标而对整个开发过程执行质量要求和标准规范等进行控制与检查等。

第六,绩效管理。通过开发电子病历系统的各类人员参与绩效计划制定、绩效辅导沟通、考核评价、结果应用和目标提升的持续循环过程,使电子病历系统开发质量能够得到持续提升。

第七,风险管理。通过对电子病历系统开发过程中的风险识别、分析,并制定应对之策、控制,使电子病历系统开发的风险隐患得到有效避免或最大限度降低风险带来的损失[1]。

除了可以利用项目管理手段对电子病历系统开发进行管理之外,还可以利用软件质量控制理论、软件质量检验理论、全面质量管理理论和信息系统生命周期理论对电子病历系统开发进行管理。无论是采用哪种管理方法对开发电子病历系统进行管理,其目标是一致的,即利用有限的人力、物力和财力等资源,成功开发电子病历系统。

5. 病案信息管理模式的不足

美国信息管理学者马夏德和霍顿认为信息管理的发展会经历物的控制、自动化技术的管理、信息资源的管理和知识的管理等几个阶段。从前文分析可知,病案实体管理更多的是侧重于对病案纸质实物的控制;而全程管理则是将病案管理的业务范围延伸到病人接受诊断治疗、检验检查和护理服务等医疗行为之中;信息管理则侧重于利用现代信息技术建立电子病历系统,将病案管理的要求融于电子病历系统之中,实现对病案的信息资源进行管理,并且将病案全程管理的内容通过电子病历系统得以实现。虽然

① 安红昌,甘任初,倪晓茹.信息系统项目管理研究[J].计算机工程与设计,2005(3):619-622.

电子病案已经利用元数据进行著录标引，但是对于电子病案数据（本教材中，如果不特殊说明，病案数据即指电子病案数据）管理而言，电子病案还存在以下情况会影响到电子病案管理效果：

一是非结构化和结构化混合组织。电子病案信息组织是一种非结构化和结构化混合的格式，如病程记录本身具有结构化特征：时间、病情变化、检查结果、临床意义、上级医师查房意见、会诊意见、医师分析等内容具有一定的结构性，但是每个结构部分的具体内容则是以自由文本的形式展现。如南京医科大学附属逸夫医院住院号为 6 370 的某头颅外伤病人入院第 15 日病程记录："日期：2017 年 1 月 30 日 9:15，今日查房，病人一般情况良好，神志清楚，精神可，头痛头晕较前好转，饮食二便尚可。查体：血压 115/75 mmHg，发育正常，营养良好，意识清晰，卧床，查体合作。心肺腹检查未及明显异常体征。神经系统查体：GCS 评分 15 分，神志清楚，查体配合。双侧瞳孔等大等圆，对光反射灵敏，四肢肌力张力未及明显异常，生理反射存在，病理反射未引出。病人复查头颅 CT 提示：较前片（2017 - 01 - 20 14:00）比：1. 右侧颞叶脑挫伤，较前有吸收；2. 两侧硬膜下（外）出血，较前有吸收；蛛网膜下腔出血，较前基本吸收；3. 左侧颞骨骨折；余大致相仿；4. 鼻旁窦炎变。今日查房，病人一般情况尚可，复查头颅 CT 示颅内症状较前有所好转，病人目前一般情况较前好转，继续予监测生命体征，维持当前药物治疗。"此病程记录中，不同线形的下划线部分体现出一定的结构性，而每一个部分内容则都是非结构性的自由文本。

二是检测的指标不固定。电子病案中的记录内容会根据不同的疾病种类、疾病复杂程度、患病时间长短而出现不同的检测指标。如呼吸内科与消化内科的体格检查的指标便大相径庭。另外还会根据病人住院时间的长短造成电子病案的变异结构。如上述病程记录中便没有出现上级医师查房意见。最后，即便在同一专科疾病的电子病案中，也会根据病例特点会存在不同的检测指标。如精神科、康复科等专科病情稳定的病人的电子病案，则又有另外规定的病程记录。

三是电子病案的内容多少不一。综合性医疗机构的电子病案以综合性疾病为主，以南京医科大学附属逸夫医院住院号 1480 为例，该份电子病案首页的出院诊断中包括 1 个主要诊断，7 个其他诊断。以住院号 6370 为例，该份电子病案首页的出院诊断中包括 1 个主要诊断，11 个其他诊断。不同科别的电子病案的内容书写要求也不同，神经外科的体格检查只需要与一般入院记录相同即可，而骨科电子病案中对体格检查有明确的原则与次序。其中检查次序中除常规的"视、触、叩、听"查体之外，还包括专科的望、触、动、量和其他特殊的理学检查。在量诊中，还需要测量肢体长度、肢体周径、肢体轴线、关节活动范围、肌力测量、感觉消失区测定、腱反射检查、植物神经检查等 8 项内容。

四是语义隐含。一方面表现在电子病案文本结构中隐含着语义，如入院记录中的现病史部分，便包含了发病情况、主要症状、伴随症状、发病以来的诊治经过及结果、发病以来的简要记录（寒热、饮食、睡眠、情志、二便、体重等）；出院记录中包含病人的基本信息、入院检查、入院后检查及给予的治疗、医嘱和出院诊断等语义。另一方面语义隐含在电子病案的各部分的关联之中，如病因、症状、治疗和疗效之间的语义关系。还有就是表现为疾病诊断、临床检验结果与症状的因果关系。住院号 1480 号病人 2017 年 2 月 15 日某主任医师查房记录中病人一般情况可,无胸闷气喘,无咳嗽咳痰,无腹痛腹泻,食纳佳,睡眠可,二便正常。查体:神志清,精神可,全身浅表淋巴结未及肿大,巩膜轻度黄染,胸廓无畸形,双肺呼吸音清,未闻及干湿罗音及胸膜摩擦音。叩诊心界扩大,心率 64 次/分,律齐,心尖区 3/6 级收缩期杂音。腹平软,中腹部见陈旧性手术瘢痕,无压痛及反跳痛,肝肾区无叩痛,移动性浊音阴性,肠鸣音 4 次/分。双下肢无水肿。血常规+CRP:血小板计数:92* 10^9/L;超敏 C 反应蛋白:45 mg/L;生化全套:直接胆红素:5.60 umol/L;肌酐:166.00 umol/L。该主任医师结合以上症状与检验检查数据得出结论:结肠癌根治术后,化疗后复发Ⅳ期(肝、双肺)。

　　随着电子病历系统的不断深化发展,基于元数据、数据元语义的病案数据将会越来越受到重视。将电子病案中的数据有效地转换为病案知识,理应成为病案管理研究的内容。黄遵玲通过研究医疗数据在电子病历系统与临床试验数据库之间转换的可行性,利用电子病历的病史模块数据和 CDISC(Clinical Data Interchange Standards Consortium, CDISC)标准之间进行映射处理,实现电子病历数据与临床试验数据库转换。病案数据的信息属性、知识属性是病案数据管理的基础。对病案数据进行深入分析,有利于对电子病案的疾病特征进行解析,自动抽取电子病案的属性值与电子病案的数据库结构、建立本体模型、构建各疾病的电子病历本体知识库和知识元语义推理模型,并且为利用本体模型进行语义推理提供基础。浦东旭运用词向量技术和深度学习理论处理肝脏电子病历数据,借用图像数据的思想,定长矩阵表示电子病历数据,并结合 LeNet 模型提出 PeNet 网络模型和 Yoon 网络模型,设计基于文本语义分析的智能肝病辅助诊疗系统,用于辅助诊断和数据共享。

　　在病案信息管理模式下,已经出现对病案数据管理零星的非系统性的研究,在病案数据管理模式下,需要逐渐清晰病案管理研究对象,需要进一步将病案研究的对象从信息层面细化至数据层面,利用云计算、大数据管理、移动通信和人工智能等技术,从病案数据中抽取的各类型知识将作为病案数据管理的主要内容。

(四) 数据管理

1. 病案数据管理模式定义

　　随着 2016 年全国卫生与健康大会召开,以及《"健康中国 2030"规划纲要》颁布,如何"用好病案"便成为病案管理部门需要解答的新问题。健康管理要求病案跨医疗机构共享。利用病案的主体将不再局限于一个医疗机构、一个病人,而是需要将病案信息纳入人口健康信息平台;病案的形式也不断拓展,由文本向图形、影像、音频、视频、多媒体、传感信号,从单系统数据向大数据转换,并且出现从一个医疗机构向多个医疗机构转换;病案数据为全生命周期的预防、治疗、康复和自主健康管理一体化的健康管理提供信息服务。健康医疗大数据应用,给病案管理带来了新的内容,需要从数据管理的角度思考病案管理。病案数据不断丰富,病案管理精细至数据层面,病案数据管理的结果将会不断提升病案的知识价值。病案数据管理一方面会将管理的对象向组成病案信息的数据转移;另一方面会提升病案管理结果的价值,通过病案知识生产,充分挖掘病案的价值(图 1-4)。

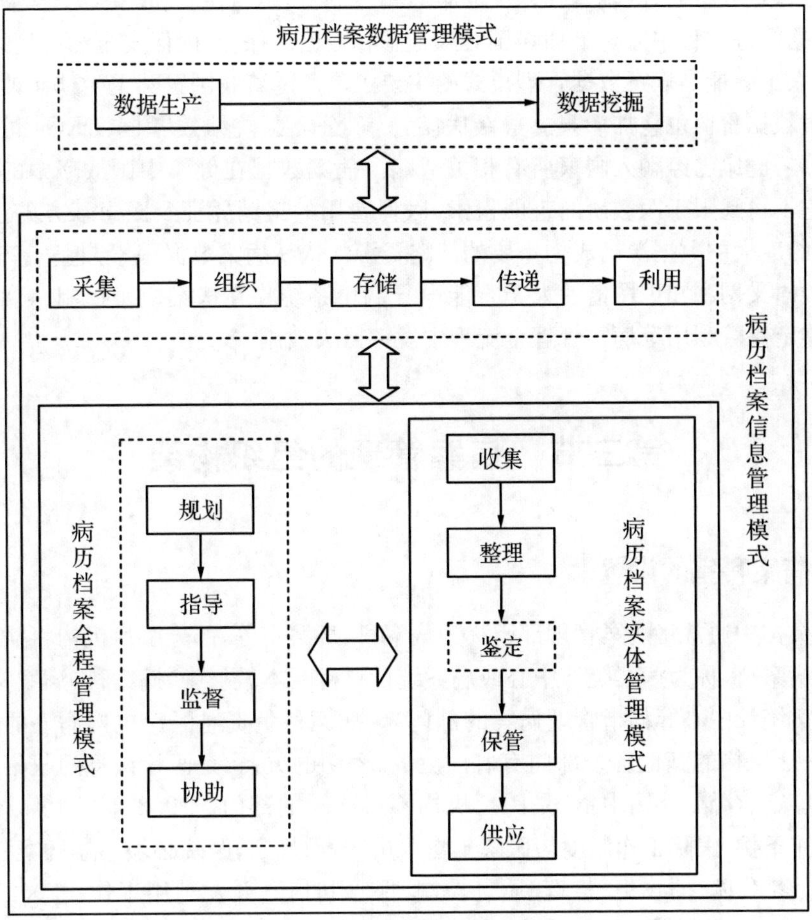

图 1-4 病案数据管理模式

2. 病案数据管理模式的特点

一是信息技术的发展为病案数据管理提供技术基础。云计算、大数据管理、移动通信技术和人工智能等信息技术在病案管理部门的应用,使病案数据管理成为可能,将病案信息管理模式推向病案数据管理模式。

二是服务于健康管理是主要目的。生产病案数据,并使之有效地转换为病案知识服务于居民健康管理,便是病案数据管理模式的重要工作内容。病案数据管理模式之前,病案的管理主要利用的是本医疗机构的病案,无法实现跨医疗机构对同一居民的病案进行整合。在病案数据管理模式中,病案管理已经从单个的非系统性的研究,向纵深、多元发展,并逐渐清晰病案数据管理的生产与数据挖掘,服务于居民全生命周期健康管理。

三是病案数据管理对象的颗粒度更加细化。病案管理逐渐从信息层面进一步细化至数据层面,每个病案数据元都成为病案数据管理的对象。利用电子病历元数据,从病案数据中抽取的各类型知识,服务于居民健康管理是病案数据管理的主要过程。

四是病案数据管理属于大批量数据管理。病案数据管理模式实质是基于病案数据对病案进行大数据管理,通过对标准的、规范化的病案大批量数据进行管理进而挖掘病案知识,为医疗、教学、科研、医院管理以及健康监测、疾病预防与控制和健康促进等提供服务。大批量数据管理过程中需要更加强调对病人隐私数据的保护,确保安全利用病案数据。

四是人工智能是病案数据管理模式的主要工具。随着我国医药卫生体制改革的逐步推进,病案数据价值也愈加彰显。等级医院评审、公立医院绩效考核、DRGs 付费和医院高质量发展,健康已经融入国家所有相关战略。病案数据在健康中国战略中的地位将越来越高,它不再局限于医教研的查阅检索、医保费用的报销凭证及医患双方的法律文书,它所承载的庞大的数据源已成为重要的战略资源。依托病案数据积累,通过基于大数据、医学本体、语义网和知识图谱的人工智能电子病历系统将在病案质量控制、疾病编码、数据统计、鉴定保管利用等病案管理全流程中发挥巨大效用。

第三节　病案管理的组织构架

一、病案科室的设置

医疗机构中通常将病案管理部门称为病案科、病案室等,部分医疗机构将病案统计职责也归于病案科,称为病案统计中心或病案统计科(注:本教材中,病案科、病案室、病案统计科或病案统计中心等均指管理病案的部门)。病案科负责对医疗机构病人的病案进行管理,与医疗机构的其他各个部门有着广泛的、密切的关系,是医疗信息的收集、整理、加工、质控、鉴定、存储、反馈中枢,是医疗机构不可或缺的部门。1982 年卫生部颁发的《全国医院工作条例、医院工作制度与医院工作人员职责》规定,医院必须建立病案科,负责全院病案(门诊、住院)的收集、整理、质量控制、保管和信息开发利用工作。2002 年 4 月 4 日国务院颁发的《医疗事故处理条例》第八条明确规定:医疗机构应当按照国务院卫生行政部门的规定要求,书写并妥善保管病历资料。2002 年 8 月 2 日卫生部、国家中医药管理局颁发的《医疗机构病历管理规定》第三条进一步规定:医疗机构应建立病历管理制度,设置专门部门或者配备专(兼)职人员,具体负责本机构病历和病案的保存与管理工作。2009 年 12 月 26 日颁发的《中华人民共和国侵权责任法》第六十一条指出,医疗机构及其医务人员应当按照规定填写并妥善保管住院志、医嘱单、检验报告、手术及麻醉记录、病理资料、护理记录、医疗费用等病历资料。《医疗机构病历管理规定(2013 版)》第五条规定:医疗机构应当建立健全病历管理制度,设置病案管理部门或者配备专(兼)职人员,负责病历和病案的管理工作。

(一)病案科领导体制与机构设置

病案管理涉及医疗、教学、科研、管理、法律、财务等各方面的业务范围。病案管理有其专业的理论和技能,是一个既负有专业管理职责,又有一定行政管理职能的科室。我国医疗机构中病案科的组织隶属关系不统一,如医务科(部、处)、信息中心、后勤部等。从病案服务于医疗质量与安全,医疗机构将病案科归入医疗管理部门较为普遍。根据我国的现状和卫生部医院评审文件的有关规定,初级医疗机构的病案科应当隶属于主管医疗工作的部门。二级以上医院病案管理科室应当隶属医院医疗业务院长直接领导。在美国,病案科直属院长领导,有的病案科主任还兼任院长助理,与我国的二级以上病案管理科室设置较为一致。随着病案数据管理工具智能化,病案数据在医院运营管理、绩效管理、等级医院评审、高质量发展、DRGs/DIP 支付等过程中,发挥的作用也越来越大,医疗机构对于病案科的依赖也将越来越高,病案科作为一个独立设置的科室将会成为常态。

(二) 病案科工作环境条件

1. 以人为中心的服务

病案科位置的选择应当符合医疗活动。实体管理模式下,病案科应当靠近医疗服务区,以便将病案能够及时送达就诊地点,有利于患者就诊。随着信息技术在病案管理部门的深入应用,医疗服务区的医务人员可以通过电子病历系统调阅患者的既往诊疗信息,使得病案科的位置与医疗服务区的近距离要求已经大大降低。

病案科的所有设施、设备是否与医疗机构的医疗业务相匹配,各岗位工作条件如何,所有配备是否符合病案管理的需求会影响到病案管理工作的效率。随着人们对自身保健意识的加强以及医疗保险的不断改革,患者为了医疗转诊、医保费用报销、掌握自身疾病状况,患者复印病历的数量成倍增加,每日接待复印者络绎不绝,病案科已成为医院接待患者的一个重要窗口。为了实现人性化管理,病案科应为等待复印病历者提供较大较敞亮的接待室,配备高性能的复印机,能及时高效地为患者复印病历,并配有座椅,在明显处张贴有关复印病历的规定和流程。

2. 科室设置

(1) 主任办公室。病案科主任应有相对独立的办公室,病案科如果设置副主任,可合并在一个办公室。

(2) 科室员工办公室。科内成员需要有独立的办公处所,每个人最少应有 6 m^2 的工作空间。

(3) 病案阅览室。病案科应设有医务人员讨论、分析、阅览病案的空间 1~2 间,总面积 25~50 m^2。

(4) 对外接待室。为接待查询或者复印病历的人员,需要有 30 m^2 以上的宽敞明亮并且对话方便的接待室和休息室。

(5) 病案库房。随着病案数量的不断增加,对病案库房的空间要求越来越高,病案科工作间至少应有储存 5 年以上常用病案的空间,超过 5 年的常用病案要有贮存病案的第二库房。根据实际测算,纸质病案每 1 000 份就需要占用库房面积 10~12 m^2。病案库房按照其使用情况可分为活跃病案库和非活跃病案库,即常用病案库房和不常用病案库房。一般 100~500 床位的医院活跃病案库房面积需不少于 150~300 m^2,501~1 000 床位以上的医院病案库房面积不少于 500~1 000 m^2。按照《档案馆建筑设计规范》的要求,病案库房的楼面均布活荷载应为 5 kN/m^2。采用密集架时,不应小于 12 kN/m^2,或按实际需要确定。除此之外,医疗机构还应配置适宜安全保存病案、符合国家有关规定的专门库房,配备防火、防盗、防水、防光、防尘、防有害气体、防有害生物以及温湿度调控等必要的设施设备。

(6) 病案电子设备的贮存和维护 随着病案管理信息化程度的不断发展,病案科电子设备不断地增加,硬件器材的维护,电子产品的贮存等都需要保存的空间和适宜的设施。

3. 科室职责

（1）严格贯彻执行国家以及卫生健康行政管理部门颁发的有关法律、法规、标准等，收集、整理、鉴定、保管病案；积极组织医务人员学习病案管理相关法律、法规，加强病案全程管理，持续提升病案形式与内涵质量。

（2）制定、执行本单位病案管理工作的各项规章制度，制定病案管理部门的岗位责任与工作流程，规范和约束工作人员的行为，营造良好的工作环境。负责病案资料的收集、整理、鉴定、归档、保管、利用、疾病分类编码、病案质量监控等。

（3）确定病案管理岗位，明确各岗位职责，包括工种名称、工作内容、工作范围、工作要求、工作目标及标准，工作之间的相互联系。明确病案管理工作与其他工作的衔接、科室之间的协作，从而帮助每个岗位的工作人员完成本职工作。

（4）参与医院管理信息网络的设计与建设，打造功能完整信息准确的软件，推进电子病历的建设和质量监管。负责医疗机构的各项医疗记录表格的管理、审定，严格掌握新表格制定的审核，保障医疗工作的顺利进行，避免表格的重复印刷造成资源的浪费。

（5）紧密配合国家医药卫生体制改革，积极探索人工智能技术在病案管理中的应用，提高疾病分类编码质量，提供准确的病案数据。为医疗、教学、科研和社会各方面合理需求等提供病案利用服务。做好各类病案数据统计工作，分析、提供各类病案统计报表，提供领导决策服务，参与医疗机构医疗质量管理、绩效考核、评审评价、DRGs/DIP运营，促进医疗机构高质量发展。

（6）严格执行各项法律法规，不徇私情，保护患者的隐私以及病案和信息的安全，恪守职业道德。对病案管理人员进行专业化培训，积极开展继续教育，不断更新知识库，提高病案管理人员的整体素质和业务水平，不断培养病案管理人员以适应人类命运共同体健康对于病案数据质量的高要求。

二、病案委员会的组织和职责

中华医院管理学会设计的医院评审文件要求各医院建立病案委员会（或称为"病案管理委员会"），它是医院内部组织机构之一。病案书写质量反映着医疗机构的医疗质量安全和管理水平。病历书写与病案管理涉及医院的全部医务人员，如何写好病历，全面完整地收集和管理病案，这不单纯是行政管理工作，更需要专业人员的技能。为了协助行政部门做好工作，二级以上医疗机构应当设立病案委员会（图1-5），作为学术组织监督和指导病历书写和病案管理工作，提高医疗质量安全和医疗机构的管理水平。

（一）病案委员会的组织

1. 病案委员会由医院院长、临床科室、护理、医技、相关职能部门的专家以及病案科主任组成，成员不宜过多。

2. 病案委员会应定期召开会议，每年至少一次，讨论有关病案书写和病案管理中存在的问题，形成决议报院领导批准后成为医院工作的决定，会议要有记录。

3. 病案科（室）主任为委员会的委员兼秘书，负责执行委员会的决定。病案科（室）为委员会的办事机构。

4. 有关病案及管理的重大问题，病案科（室）主任可随时提醒委员会主任召开委员会议。

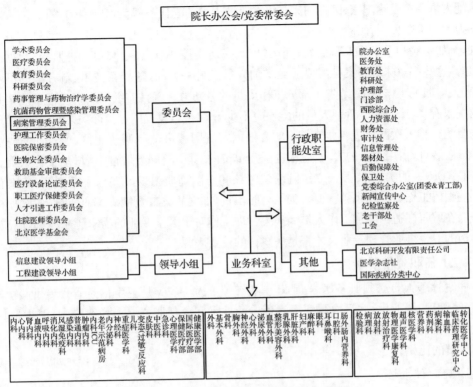

图 1-5　某医疗机构设置的病案管理委员会

5. 病案科(室)主任定期向委员会做工作报告。

(二) 病案委员会的职责

1. 调查了解病案书写、病案管理存在的问题,提出解决方案。

2. 定期听取病案科(室)对病案管理情况的报告。

3. 建议、制定有关病案管理的规章制度,监督病案管理制度及医院决议的实施情况。

4. 审议医院有关病案信息管理工作的变更、改革,形成决议报领导审批。

5. 审批、申报新制定的病案表格,监控病案记录内容、项目、格式的设置,提出表格印刷、式样的要求。

6. 组织病案书写及有关事项的教育培训,指导临床医师书写病案,遵守病案管理的有关规定。

7. 检查及考核病案的书写质量,对当事人提出奖惩意见。

8. 协调和加强病案科(室)与各科间的关系,推进相互间的密切协作。

9. 定期向院领导汇报病案委员会工作。

三、病案科室的人员编制

(一) 人员的配备

根据医疗机构的实际情况来确定科室人员的编制数量,一般来说,具有医疗、教学、科研任务的医疗机构人员编制要多于一般的单纯医疗单位,同时也应根据病案储存数量的多少来调配人员。在发达国家,医院病床与病案管理人员的配比一般为(10~15):1。随着医学科学技术的不断发展,医院信息化建设推进,病案数量大幅度增加。因此,病案科业务不断增加,例如疾病和手术的 ICD 编码、病历复印、病历质控、临床路径与单病种监控、数据统计上报等,这些都意味着病案科需要适当增加人员。另一方面,随着新技术、新方法的不断涌现,大大增加了工作效率,节省了部分工作人员的劳动力。就目前纸质病案与电子病案共存的情况来看,病床与病案管理人员的配比应不少于 50:1,设置门(急)诊病案的,病案管理人员与日均诊疗人次配比应不少于 1:300,根据客观因素可适当调整比例。病案的查找、复印、整理、装订,占用大量的人力,应根据医疗单位的实际工作量情况酌情增加工作人员。另外,随着 DRGs 的实施,以及公立医院绩效考核和医院高质量发展要求不断提高,病案首页的疾病编码工作变得越来越重要。为了与时俱进,加强病案首页疾病编码质量,各医疗机构也应当在编码岗适当增加工作人员。病案管理工作对于医学专业的需求越来越高,高质量、高学历的卫生事业管理专业人才将是病案科的重要来源。

(二) 任职资格要求

病案管理人员必须具备医学背景,具有专业的资质,应是卫生信息管理专业(医学信息、病案管理)毕业生,并且取得病案管理专业技术职务任职资格。病案科中,卫生信息管理专业人员的构成比应不少于 70%,非专业人员应小于 30%,并逐步提升卫生信息管理专业人员的比例。

1. 病案科主任

病案科主任应具有较高的本专业基础理论知识、专业知识、实践技能,在本专业至少从事时间为 5 年,积累一定的工作经验,有较高的职业操守,不断进取,掌握国内外的卫生信息发展,具有较强的责任心,能及时发现病案存在的问题并制定方针进行改进,注重培养下级人员。科主任必须有较强的管理能力,对本科室的管理进行不断的探索,建立高效率的病案服务工作,合理组织科室各项工作;加大人才的培养,给予科室成员正确的工作指导;协调好各部门之间的工作。

(1) 三级医院病案科主任:由卫生信息管理专业毕业生和硕士研究生以上学历、具有本专业高级职称者担任。

(2) 二级医院病案科主任:由有卫生信息管理专业学历、具有中级以上技术职务任职资格者担任;非病案信息管理专业人员,取得中级以上技术职务任职资格者,需经病案管理培训取得专业岗位资格后担任。

(3) 社区及基层医疗单位病案科主任:由具有卫生信息管理专业及技术职务任职资格者担任。

2. 病案管理员

从事病案管理的工作人员应掌握本专业的基础理论知识、专业知识以及实践技能,要有崇高的职业道德,能吃苦耐劳,及时了解国内外卫生信息管理的发展方向,有较高的责任心,认真执行科室内的各项规章制度,不断摸索和创新。卫健委规定,具有卫生信息管理专业毕业生和大专以上学历的人员,根据在本专业领域工作的年限和业绩,通过考评、考试,获得技士、技师、主管技师和高级技术职称,可以从事病案管理中信息的收集、整理、编目、统计等专业技术工作和科室领导工作。

　　疾病编码人员作为特殊工种的病案管理员,疾病分类和手术操作分类能力是其专项技术性的体现。疾病编码人员不仅要掌握病案管理相关的专业知识,还要掌握基础医学、临床疾病及医疗操作知识,掌握国际疾病分类和我国卫健委规定的有关疾病分类编码规则,熟悉医学术语,通过参加相关中国医院协会病案管理专业委员会的权威编码培训,及时掌握分类编码的动态,准确分析病案记录进行正确的疾病及手术编码工作。

　　一个合格的编码员,不仅是要通过编码资格考试,更重要的是要经过几年的实战历练才能达标。

　　目前我国病案管理专业的教育尚不普遍,多数编码员的临床知识比较匮乏,缺乏正确编码的能力,这对当下正在逐步开展的医疗改革带来了一定的影响。随着国家公立医院绩效考核力度的不断加大以及DRGs的逐步开展,对病案编码员的考验越来越强,为提高病案科编码员的整体水平,很多单位明确规定编码员必须持有中国医院协会病案管理专业委员会"国际疾病分类编码技能水平考试"证书上岗,疾病分类编码水平因此有了大幅度的提高。由于疾病编码员要求较高,中国医院协会病案管理专业委员会培训力量有限,每年新增合格的疾病编码员数量对于现有医疗机构需求仍然存在巨大的缺口。现在借助人工智能的疾病编码机器人已经成为现实,借助于人工智能的疾病编码机器人可以有效地改变疾病编码员急缺的矛盾,为医疗机构提供高质量的编码决策服务。

　　3. 病案管理专业技术工人

　　病案管理专业技术工人是指从事一般病案管理的工作人员。他们需要掌握最基本的病案管理知识和技能。病案管理工人分为初级病案员、中级病案员、高级病案员三个等级,经考试合格者可晋升,取得专业技术工人资格证者方可持证上岗。目前来看,这一规定并没有得到广泛实施,绝大多数病案管理员和门诊挂号的工作人员在没有经过考核的情况下从事该项工作。随着信息化进程的不断加快,此类人员也会不断被信息化、智能化产品替代。

四、病案科室的管理方法

(一) 计划与落实

1. 计划

　　(1) 确定目标并选择行动方向。这一过程中首先要考虑的是目标问题。要达到什么样的目标,为了什么目的,采取了什么行动,并设想怎样去完成。

　　(2) 思考目标实现的条件。提出一个关于未来预期环境的设想以及在这个环境中要达到的目标。例如:为了完善病案控制系统,提高质控质量,根据现有的条件,对示踪系统的选择以及管理采取什么方法,达到什么样的目标应作全面的考虑。

　　(3) 设计分级目标的方案。如果已经确定的目标是一个较为高级的目标,那就要考虑是否能一次性地达标,同时要充分预计每个影响达标的因素。达到既定目标,选择替换行动方案,并根据影响达标的因素鉴定替换行动方案的可行性,从而达到最终的目的。例如:目标是使病案管理工作全部实现电子计算机化,实现"无纸化病案",其目标是能够存储大量的信息,能快速、准确地进行检索。影响这一目标实现的因素,首先是工作人员的专业水平和业务能力,第二是选择设备的质量。因此在为实现"电子计算机化的病案管理"这一目标时,所设计的行动方案必须是能够解决影响目标实现的因素,并能够通过替换行动方案进一步排除干扰因素,从而达到最终的既定目标。

(4) 将计划变成行动的必要活动。将计划交给科室内的工作人员进行讨论,使大家都参与到实现目标的活动中来,分享各自对计划的意见,调动工作人员的积极性,为计划付诸行动。这一步骤是病案科负责人为达到既定目标必须努力去做的,只有全体工作人员共同努力,才能实现最终的目标。

(5) 检查评估目标实施的结果。目标是否达到? 为什么没有达到? 这一过程要以批判的态度去执行。检查、评估是为达到目标所实施的反馈活动。通过这种反馈活动可以找到偏离目标的程度,掌握实施的计划有无效果,能否满足目标要求。

2. 计划的落实

计划一旦形成,病案科负责人就需要采取相应措施去完成计划,为了实现计划的目标,应根据病案科室的实际需求去确定目标。因此,病案科室负责人制定计划时应该做到:

(1) 该计划是病案科室切实需要的、可能达到的目标。

(2) 检查现有环境并提前预知可能影响目标实现的因素。

(3) 从最初制定以及设想的角度去评价行动方案,经过仔细的思考后,选择适宜的行动方案。

(4) 落实计划,检查计划在实施过程中的进展程度。

(5) 随着科学技术的不断发展,必须不断更新技术,尤其是电子计算机在医疗卫生领域中的应用。

(6) 从是否达到科室目标、是否有成效的角度评价已经实施的计划,并在各层次制定计划,为工作人员提供相应指导,不断增强目标意识,使他们能够积极主动帮助病案科室负责人处理各种变化,并且促进其他管理功能的顺利进行。这一过程不仅要靠病案科室负责人自己的能力,还要依赖全体工作人员的共同努力,这是管理过程中不可或缺的一部分。

(7) 计划实施结束后,要经过验收、评价结果、总结经验和教训,对实施者进行表扬和相应奖励,以此调动大家的积极性,完成下一个计划。

(二) 工作设计

工作设计包含特殊的工作内容及工作方法,即明确描述工作岗位。它用于工作岗位与科室内每个人的工作关系中。

1. 集合工作单元

在科室内,每个工作岗位应集合成工作单元,科室内的各工作单元也必然合乎逻辑地结合起来,形成一个全面的组织框架。然而科室内的个人工作方案和工作单元以及整体框架也必定受到医院内或社区环境的影响,它包括:

(1) 领导体制的影响。如领导的管理水平、业务能力、专业程度等。

(2) 医院机构设置的影响。如机构是否完善、合理,是否能够相互协调,是否有病案委员会及其职能是否能发挥。

(3) 物质资源的影响。资源是否丰厚,设备是否先进,职工待遇是否较高。

(4) 工作环境、条件的影响。如病案科室的位置是否利于开展工作,各岗位工作条件的好坏,工作中所使用的工具是否齐备,以及现代化设备在病案管理中的应用程度等。

2. 组织工作

病案科室负责人在组织病案工作、进行工作设计时应记住以下几点：

（1）规定岗位职责

科室每个工作岗位都应规定岗位职责，并在此基础上使其日臻完善。

（2）改进工作满意度

如何引导工作人员做好枯燥乏味的、不满意的工作，应是病案科室负责人关心的事情。工作满意度是一个极为复杂的课题，任何过分简单的解释或解决均无济于事。有许多可变因素能帮助负责人确定做或不做某一项特殊工作，它能够改善工作人员对所从事工作的满意度。

3. 与工作有关的可变因素

一个暂时模式说明可变因素对工作满意度有明显的影响，它包括以下 10 个方面：

（1）多样性

包括工具、设备、活动及工作场所的条件。

（2）自治权

它是指工作人员从事工作的独立性及所受限制的程度。

（3）相互影响

是指工作人员之间的关系，其影响所涉及范围（人数）及类型（工作人员的层次、性格、人格等）。

（4）知识与技能

从达到熟练工作水平所需时间上反映出工作人员的知识与技能。

（5）责任

它能够体现履行职责和执行规章制度的情况，并且能够反映监督执行的严密程度，以及出现错误后所付出的代价。

（6）工作价值

工作人员往往从个人工作对整体工作产生的作用上去衡量自己的价值，并可从中获得对工作的满意感。

（7）反馈

工作人员能否不断得到领导的反馈信息是很重要的。及时表扬和善意批评会使其感受到被重视。

（8）报酬

这是对工作人员工作质量的肯定，它包括工资、奖金及其他附加利益。

（9）工作条件

指自然工作环境对工作人员的影响。

（10）周期

指完成一项工作所需的时间。单调、枯燥、冗长的工作会影响工作人员情绪，从而产生厌烦心理。

病案科室负责人应掌握上述 10 种可变因素，并尽可能在自己的权力范围内和能力所及的情况下不断进行调整、改变，以期将不利因素变为有利因素，加强工作人员对工作的满意度,更好地开展工作。

4. 工作人员之间的差异

对于领导者来说,主要的困难是如何改变因工作人员的差别而产生的工作满意度差异。能力、背景及社会条件的差别使工作人员产生不同类型的心理需要,而且每个工作人员会从工作中寻找出特殊的回报。这些差异可以使某个人对某种工作有厌烦、重复、平淡的感觉,但也可能使另一个人感到满意。因此在使用增加满意度的方法时,不仅要考虑工作条件和结构,也要考虑个人的需要。病案科室负责人应了解其工作人员的差异和不同心理需要,做出恰当的工作安排,并在条件允许的情况下,尽可能缩小差别。例如:为工作人员提供深造的机会,给他们接受继续教育的机会,使其不断学到新的工作技能,工作人员之间的差异反映在如下几个方面:

(1) 能力的差异

一些能把工作做好的工作人员常常会从工作中获得满意感。但需要科室负责人为他们提供充分发挥其全部才能的机会,使其大显身手。不能充分体现能力和发挥其作用是不满意的根源,这样人才将会流失,工作将会受到严重的影响,即使短时间内没有产生明显的影响,但迟早会出现负面影响。

(2) 态度和人事适应的差异

能够很好调节自身情绪的工作人员对自己的工作容易产生满足感。但是,如果对工作不满意是由人际关系引起的,即使改变工作设计或工作环境也不可能大幅度地提高满意度。这样的人也可能通过单位调动解决其人际关系。病案科室负责人在选择工作人员时应对其有所了解,了解他与周围人的关系,与周围人的接触是否随和、融洽。紧张的人际关系妨碍正常工作。

(3) 平衡承受的差异

在工作中,工作人员对经济和心理方面报酬的公平感是很重要的。经济报酬体现多劳多得,体现知识、技能的差异,应与其工作质量和工作价值相适应。心理方面的报酬是对工作人员工作质量的肯定,对其所付出的努力给予良好的评价及赋予应有的荣誉,这两方面报酬包括工作人员自己的要求以及从工作中得到的报酬。尤为重要的是,这些报酬要被工作人员看作是公平的,否则有效的工作分配及工作人员的工作搭配所产生的满意感和利益,可能会因报酬不公平而大幅度抵消。

(4) 职业自豪感的差异

工作人员可能从其职业声望或工作单位的声誉中得到满足感。他们的满足感往往来自朋友或熟人对其工作单位的声望以及自己工作业绩的高度认同,即使其所从事的工作贡献不大,仍然有职业的自豪感。一份研究表明,职业声望对满意的影响比工作的自治权、权威或收入的影响更大。即使工作单位缺乏这样的声誉,作为科室负责人也应该有能力使其员工找到自己的位置,感到自身存在的价值,并使员工有一种职业和单位选择的正确感,这样才能使其在自己的工作岗位上努力奋斗。

5. 工作内容丰富的满意度

工作内容丰富主要指工作的扩展度,它包含增加工作人员的自治权和责任感,并且使其在更大范围内参与决策。通过更多地参与计划、指导和控制,为员工更多地提供发挥知识和才能的机会。丰富的工作内容还包括赋予一个工作组自我管理和增进交流的更大权力,使工作人员明确好的行为能够得到认可,并且可以对个人和组织的目标做出贡献。因而丰富工作内容最主要的贡献是使工作更有意义,使工作人员更有责任感,更加了解自己的努力成果。

上述内容可供病案科室负责人参考,以便在工作设计中进行周密思考和细致安排。

(三) 工作手册

病案科(室)工作手册包含了组织结构、工作流程、岗位职责(描述)、操作程序及规章制度。它的目的是使员工全面了解病案科(室)的有关规章制度、工作要求、责任及工作标准,时刻对照并自律个人行为。

1. 组织结构图

组织结构图(图1-6和图1-7)是用以表示形成组织结构的最常用的方法,表明部门或岗位之间的位置及其关系。

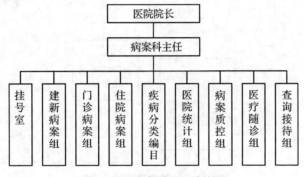

图1-6　病案科组织结构图

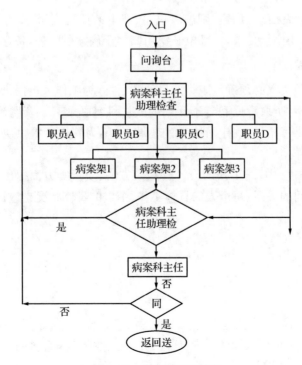

图1-7　病案科组织流程

2. 工作流程图

病案科(室)工作流程图是反映各工作环节及流通路径的图表(图1-8),随着工作的改革及发展,流通路径可能会产生新的变化,因此它应当不断更新。工作流程图可以标明有问题的环节,使管理者对其重点一目了然。

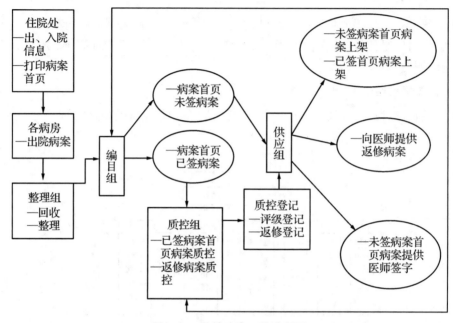

图1-8 住院病案工作流程图

说明:如真正实现无纸化病案,则患者信息、产生的住院病历/入院记录、护理记录均为数字化,按电子病历归档目录,全部电子病历归档于病案科(室),备存、再利用、共享。

3. 岗位职责(描述)

病案科(室)的负责人必须确定工作的目的和目标,为工作人员提供指导,他必须是一个好的领导者,一个肯听取意见和善于计划的人。科室必须有一套明确的规定和全面程序。规定为决策提供了指导,确定了决策的领域,但不为管理者提供决策。因此,规定在决策过程中起辅助作用。

在岗位职责(描述)中,对工作的设计、内容、方法、质量等方面提出要求,对每个人的工作与他人工作之间的关系、每个人的具体工作、个人的身体状况也应详细描述。

例:岗位职责

(1) 部门:病案科(室)

(2) 岗位名称:主任

岗位编码:

执行日期:

(3) 工作概要:病案科主任是专门负责病案信息系统管理,并使之符合医疗、行政、医学伦理以及医疗保健的合法要求的各项规定;并且管理所有病案科的工作人员。

(4) 请示上报:主管院长。

（5）工作职责

① 病案科（室）基础设施（基本场所、基本设备、现代设备）、基础业务、基本管理的建设即制定病案管理各项规章制度。

② 病案科（室）的人事管理，协调病案科的各项工作，配备病案管理人员，与副主任分管各项业务工作。

③ 评估病案科（室）各项工作，建立有关的标准及技术，必要时做出适当的修正。

④ 建立并发展病案服务系统，分析、评估病案及检索系统，协助医院完成各项服务的研究工作，使之达到医院的目标和标准。

⑤ 运用掌握的病案管理专业理论知识和医学基础知识，指导病案人员进行业务学习，建立健全病案质量管理，提高管理水平，提高病案的使用率，确保医院宏观调控和科学管理的实施。

⑥ 树立病案管理超前意识，把握发展趋势的预算和判断，采用现实的科学管理方法，促进病案管理工作的迅速发展。

⑦ 支持临床研究及临床流行病学的研究，承接并完成病案研究项目。

⑧ 参加社会工作，积极参与中国医院协会病案管理专业委员会的各种活动。

⑨ 选择订购相关的设备和物品。

⑩ 负责安全防火防盗及监督工作。

（6）工作标准：督促检查各项病案科工作的服务质量，并使之不断提高。

（7）资历要求：病案管理相关专业大学本科及以上学历。

（8）工作经验：具有人事管理经验，丰富的病案专业及医学知识来满足医、教、研、管的要求，具有高水平的组织、管理、评估能力。

（9）工作态度：以给予您真诚、信心和爱为宗旨，自觉合作，情绪稳定，乐于助人，勇于创新。

（10）工作联系：与本科室成员、医务人员、行政人员、护士和辅助科室人员、患者及其家属、法律部门、政府部门以及其他医疗机构相接触。

（11）体能要求：需要具有健康的身体、充沛的精力、持久的干劲来管理科室工作。

① 工作岗位描述：包括岗位的名称、工作人员负责的部门、工作的级别、工资的等级、工作功能间的相互关系、主要的工作目标、主要管理人员的责任、完成任务的标准等。功能关系，是指某个工作人员与某科工作的联系，如病案人员到病房收取出院病案，要与病房的护士、医师联系，这种联系即构成了一种功能关系。

② 对具体工作人员要求的描述：在安排具体工作时对工作人员的要求，完成不同的工作应考虑每个人的特征、能力，以便做出恰当、合理的安排，包括名称、年龄、性别、资格类型、经验、健康状况等，在工作手册形成后，病案科（室）负责人在安排工作时应注意排除可能影响工作的因素，注意发挥个人的特点，选择最合适的人员。

③ 包含的内容：具体工作的描述，如病案的保留期限、丢失病案的解决办法、避免病案丢失的措施等；各岗位的职责；各项工作的任务及要求；病案管理的规章制度，如工作人员守则、病案借阅制度等；各项工作的操作步骤。

手册中的任何规定不是一成不变的，应注意出现的问题和做必要的修改。病案科（室）负责人在修改某项规定时，要考虑工作人员是否愿意接受以及怎样使他们接受改变，必要时可进行学习和在职训练，使其能够接受。对改变的要求，应层层向下交代，使工作人员认真听取改变的要求。病案科(室)负责人一定要注意改变的效果,要定期改进岗位职责(描述)。记住,不论什么条件下,工作都要有计划,并切实按计划要求去做。

4. 操作程序

操作程序是为完成一项任务设计的一系列相关步骤。病案科(室)负责人的责任是设计科室的工作程序,并在科室内提出工作任务的标准。

(1) 设计要求:每个操作程序都必须仔细设计,做到高效、省时、省力。

(2) 确定操作程序

① 确定所有步骤:确定一个操作程序的所有步骤,并用最低的消耗完成这一程序。

② 确定最佳顺序:确定完成操作程序中各步骤的最佳顺序。

③ 检查操作程序:检查操作程序是否在其他操作程序变化时受到影响。

④ 试用程序:在程序付诸实施之前,对其进行检验,即试用阶段。

⑤ 程序评估:程序在应用几周后应评估。所有的工作程序应写出书面材料,便于工作人员学习及参照执行,并应定期修订,以去掉不必要的内容,保证操作程序符合设计要求。

5. 规章制度

病案科(室)的规章制度包括医院为全体员工制定的制度,也包括病案科(室)内部制定的制度。应包括:

(1) 病案科(室)管理制度;

(2) 病案科(室)主任任职资格管理制度;

(3) 修改病案中患者姓名管理制度;

(4) 出院病案收集制度;

(5) 防火安全制度;

(6) 病案复印制度;

(7) 病案借阅制度;

(8) 病案表格审核与印刷制度;

(9) 病案整理及排列顺序规定;

(10) 建立新病案的规定;

(11) 病案科(室)合并号及改号规定;

(12) 提供出生证明书的有关规定;

(13) 病案科(室)奖惩规定;

(14) 疾病诊断检索规定。

第四节　病案管理的学科建设

一、病案管理教育

(一) 中国病案管理教育

我国现代病案管理开始于 1921 年北京协和医院病案室。新中国成立初期,病案管理员的培训一直采用师带徒的形式培养病案管理人员，没有专门的病案专业学历教育。在20世纪50年代病案管理的非正规教育开始出现，北京协和医院王贤星教授为全军军区总医院、全国铁路中心医院培训病案人员。卫生部举办的第一个全国病案管理培训班是由北京大学人民医院的李铭主任举办。1964—1965年两年间，北京协和医院采用护校三年级的学生至病案室接受系统性的病案专业教育，共培养了12名学生来丰富科室工作。1981年卫生部委托北京协和医院病案科为全国开展一期病案管理学习班。从此病案专业的培训班开始不断发展、壮大。1985年，北京市崇文区卫生学校举办了第一个有正规学历教育的中专病案班，学生均为已经步入工作的各类人员，学制为30个月。之后，全国病案中等专业教育院校逐渐增加，招收的学员为中等专业毕业生，学制为3～4年。1986年病案信息管理课程在一些大学本科课程有所引入，例如同济医科大学的图书管理系、湖南湘雅医科大学医学信息学专业等教学大纲中都设置了病案管理学相关的课程。20世纪90年代中期，病案培训班成为继续教育的手段，参加者被授予继续教育学分，学分分为一级学分和二级学分。对于晋升中高级职称的人员，要求其每年必须要有继续教育25学分。

1993年病案信息管理专业列入《中华人民共和国普通中等专业学校专业目录》。全国第一个医疗信息管理大专班在2000年于首都医科大学燕京医学院开办，之后又有江苏、湖北等几个省设立了卫生信息管理与信息系统大专班。2001年北京卫生学校开办了第一个高等职业病案信息管理班，为适应医院现代化信息化发展的需求，2002年首都医科大学在北京市崇文区卫生学校开办病案信息管理成人大专教育。2005年北京大学医学网络学院在北京崇文区卫生学校联合开办卫生信息管理专升本教育。

（二）国外病案管理教育

国外病案管理专业教育始于医疗机构。1935年，美国在4所大型医院中开展了病案管理专业教育，其中明尼苏达州的圣·玛丽医院是第一所授予病案学士学位的医院。1994年，统计表明约有230所大学或者学院培养卫生信息管理人员，其中约50所授学士学位，180所授副学士学位（相当于我国的大专毕业文凭）。2005年，美国卫生信息管理学会提出将硕士研究生教育作为病案管理专业的基础教育，并鼓励病案管理员重返学校学习。美国现在将病案管理学拓展为健康信息学或健康信息管理学、生物医学信息学等相关学科，以病案数据赋能健康为导向，激励病案管理员引领人类健康和医疗保健。

澳大利亚于1949年开始病案管理学相关培训事宜，以讲习班的形式对具有一定从业经验的病案管理员进行短期培训。1956年，澳大利亚首个病案管理教育学校在新南威尔士州的阿尔弗雷德亲王医院创建，提供为期3年的全日制专业教育。1992年，澳大利亚成立了国家卫生信息管理学会，对于促进本国病案管理专业教育起了很大作用。

除以上两个国家之外，英国、德国、加拿大、韩国等发达国家也都开展了病案管理学的学士和硕士学位教育。

（三）继续教育

现代医学科学的新理论、新知识、新技术和新方法的不断涌现，知识更新周期缩短，如何使病案管理人员适应医学事业的发展，继续教育显得尤为重要。如果没有优质高效的管理队伍，是难以造就出高水平的人才和成果的。为了做好病案管理工作，提高管理人员的个人素质和管理水平，必须加强病案管理人员的继续教育。

1. 病案管理人员的继续教育内容设置

(1) 补充专业知识，提高业务能力

专业知识和业务能力是服务的基础，也是必备的素质。随着新技术的不断出现和应用，内科和外科的界限也越来越模糊，这就要求管理人员要加强学习本专业相关知识，与医学发展同步。因此，病案管理人员应针对工作中出现的新问题制定相应的继续教育规划，采用学习—提高—再学习的循环方式，培养敏锐的观察力和综合判断思维能力，拓宽知识面和思路，提高业务能力。

(2) 加强人文素质教育

医学科学的发展趋势，一方面是越来越依靠人文科学的发展；另一方面是医学越来越多地干预人类的衣、食、主、行等社会生活，是医学社会化。医学在发展中遇到或出现的诸多社会问题，例如医院的经济利益和社会责任发生冲突时，当人们对卫生资源配置不公提出批评时，当医患关系紧张乃至发生医疗纠纷时，病案管理人员不得不借助相关的人文社会科学来解决问题。

(3) 注重统计能力的培养，提升科研水平

医院要实行科学化管理，避免主观决策所造成的偏倚，必须借助统计信息作为指导工作的依据。及时、准确的统计信息是医院实现科学化管理的基础和保障。随着病案信息在医院管理和决策中的作用越来越强，对病案管理人员职业技能的要求也变得越来越高，要掌握统计思维的基本思想，建立统计学观念，从不确定性、危险和推断的角度去思考问题，从而建立统计思维的方式方法，提高统计分析问题的能力。在科研时要进行全面的统计学设计，解释统计学结果，这样才能使研究结果更具有科学性、更加真实可靠。

2. 病案管理人员继续教育的途径和方法

(1) 多层次、阶段性原则

由于接受教育者在知识结构、技术职称、工作经验以及年龄上的不同，知识起点不同，在课程设置上就应当将档次拉开，按照不同层次设置课程，分级教学。根据当前的具体情况，建议应分初、中、高级三个层次设置课程，教学对象分别为新的工作人员、取得中级资格的病案管理人员和具有高级资格的病案管理人员。重视不同发展阶段的共性以及特性，体现不同层次的内在联系和需求。

(2) 拓宽病案管理人员继续教育的途径

利用半脱产、脱产、短期培训的方式组织管理人员进行集中轮训，扩大国内外交流的机会。应用多媒体技术、网络技术和虚拟现实技术，集中优势资源，创造多种学习情境，这样既可以解决培训教师不足和水平参差不齐的问题，又可以不受时间和地点的限制，为自主学习提供了便利条件。另外，加强病案管理人员撰写论文的积极性，这不仅有助于病案管理人员将平时工作心得、体会去伪存真，去粗取精，从实践上升到理论，而且通过阅读文献获得前人及学者的有效经验来提高自身水平。

(3) 健全继续教育体系，完善实施细则

病案管理继续教育应开设病案管理人员资格证培训和辅导，中国医院协会执行行业管理职能，由病案管理专业委员会设立病案管理专业资格考试。目前所进行的国际疾病分类(ICD-10)手术操作分类(ICD-9-CM-3)应用能力培训班是很好的参照。但是病案管

理不应是只有编码的工作,应设置综合性的水平认证。笔者认为可以引入"注册制度",每年可以通过继续教育的学分和发表文章的篇数以及刊物等级综合评分。探索制定完善的制度和细则,这对全面提高人才知识层面有着非常好的促进作用。

总之,病案管理继续教育是对在职的技术人才进行知识技能的补充、更新和拓展,完善知识结构,开发创新性思维和创造力的追加教育。不论采取哪些培训方法或者学习哪些课程,应侧重于效果和目的。继续教育工作关键在于如何发挥作用、改变观念、提升工作能力。要实现病案管理队伍专业化和素质最优化,就必须开展全方位的继续教育。

二、病案管理学术组织

(一) 中国医院协会病案管理专业委员会

中国医院协会病案管理专业委员会(简称:病案专业委员会)于 1988 年成立,它的前身是中华医学会北京分会医院管理学会建立的病案管理学组。目前全国各省均有委员代表。除全国委员外,还有青年委员作为学会发展的梯队。部分也建立有省级组织,如北京、天津、上海、河北、黑龙江、辽宁、江苏、江西、福建、山东、湖南、广东、广西、四川、云南、陕西、宁夏、新疆等。除省级学会外,一些市还建立了市级的病案学术组织,如江苏省无锡市(如图 1 - 9)。

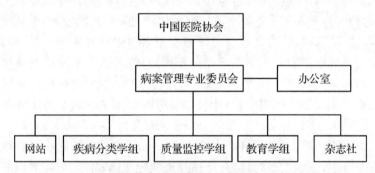

图 1 - 9　中国医院协会病案管理专业委员会目前的组织结构

(二) 国际病案组织联合会

国际上,第一个病案学术组织成立于 1928 年,即北美病案管理学会。出于地域的原因,一些加拿大人也参加了这个以美国人为主的组织。直到 1942 年,加拿大病案学会才从中独立出来。由于受到第二次世界大战的影响,英国病案学会在 1948 年才成立。1949 年澳大利亚的两个州组成了学会,1952 年成立了全国性学会。第一届国际病案学会于 1952 年在英国召开,当时有 9 个国家参加。国际病案学会会议每 4 年召开一次,直到 1968 年正式成立了国际病案组织联合会(International Federation of Health Record Organizations, IFHRO)。除了世界性的会议外,还召开了一些地区性的学术会议,如欧洲病案学术会议每两年召开一次。2004 年在美国召开的第 14 届会议上决定以后改为每三年召开一次学术会议。1992 年,我国病案学会以中华病案学会(Chinese Medical Record Association, CMRA)的名义加入了国际病案组织联合会,成为该组织第 18 个会员国。国际病案组织联合会现已更名为国际医疗信息管理联盟(The International Federation of Health Information Management Associations, IFHIMA)。

第五节　病案管理的发展

一、国内病案管理发展回顾

医学发展史与病案发展史的轨迹是齐头并进的,有了医学,用文字记录诊疗过程便有了病案。远古时代医药传说有"神农尝百草,伏羲制九针"。伏羲使用画八卦的方法记事,从那时起,人们开始用草药和针具治病。在远古时期,除传说外,由于尚无文字,反映医学发展的遗迹是石刻,或刻录在山洞石壁,或刻录在墓门、墓壁上。

我国医学档案起源时间尚不清楚,已知我国最早的医学文字记录可以追溯到 3500 年前的商代。根据考古,商王朝后期都城遗址,位于河南省安阳市西北郊洹河两岸,又名殷墟,面积约有 24 平方公里。根据文献记载,自盘庚迁都于此至纣王亡国,整个商代的后期以此为都。1899 年,在河南安阳出土了大量的甲骨文,出土的商代甲骨文记录了打仗、祭祀、出巡等情况。

比甲骨文晚些时间的是简牍,单一竹片为"简",多片编连为"策"。单一木片为"牍",较为狭的版叫"木简",许多版、牍相连为"函"。我国先后在湖南长沙,湖北江陵、云梦,山东临沂,西北敦煌等地发现了大量的秦、汉简册档案。2001 年考古学者发现 1 200 多块战国时期的简牍,破译了许多千古之谜。1977 年在安徽阜阳双古堆第二代汝阴侯夏侯灶墓出土了汉简。夏侯灶卒于公元前 165 年,故《万物》的竹简抄本年代在西汉初年。据竹简出现的"越"、"竹离"等春秋时期才有的地名,考证《万物》的撰写时代可能是战国时期或春秋时代。2012 年 7 月,成都天回镇老官山汉墓三号墓出土了 930 支共计两万余字的医学竹简。

帛是丝织品,作为书写材料几乎与简册并行。1973 年 12 月长沙马王堆 3 号西汉墓出土约 29 件 12 万字,该墓入葬时间为公元前 168 年。根据书体、避讳字和帛书上出现的纪年内容,专家推定为秦末至西汉初抄写。还出土有古代医书《足臂十一脉灸经》《阴阳十一脉灸经》甲本、《脉法》《阴阳脉死候》《五十二病方》等为迄今发现的较早古医书。

纸张产生于西汉,纸张病案至今仍为医疗记录的主要载体。我国在病案中使用缩影胶片、胶卷是在 20 世纪 80 年代初期。在 20 世纪 90 年代的中期,光盘作为医学记录载体出现,同时,医学记录的某一部分采用电子形式也出现。

中国病案管理的历史最早可以追溯到商朝的甲骨文。殷商时期的甲骨档案中就已经出现了"疾首""疾止""疾舌""疾上""前疾""疾身"等文字记录;在《周礼》一书中也有病案方面的记载。汉代出现了完整的病案,当时的医学家淳于意在《史记·扁鹊仓公引传》上记录了他的 25 例具有相对稳定结构的病案,称为"诊籍",其中 10 例死亡病历,真实地记录了有关疾病诊疗情况,是后世病案的鼻祖,也是我国医务人员有意识地明确记录病案的最早文献记载。

中国现代医院的历史可以追溯到 19 世纪初期,大多是西方传教士来华建立的。一般认为最早的现代病案管理开始于北京协和医院 1921 年建立的病案室。虽然北京协和医院的前身——北京施医院的医疗记录是 1861 年开始的,但是当时没有专职的病案管理员,只是简单汇集,没有索引和管理。中国还有其他医院建立早于 1921 年,也都是只有记录没有管理。

1921 年北京协和医院开创了现代病案管理的篇章。在开院的同时就建立了病案室,组建了比较完善的管理系统,建立有患者姓名索引系统、疾病分类系统、手术分类系统、病案编号系统、患者入出院登记等。1922 年 3 月建立了病案管理委员会,这推动着北京协和医院病案管理工作的开展。

二、外国病案管理发展回顾

外国的病案史同中国一样很久远,最早可以追溯到旧石器时代。在西班牙旧石器时代的山洞墙壁上,发现一环钻和手指截断的侧面图,这大约在公元前 25000 年所作。传说同样也是记录历史的一种方法。在埃及,传说在古埃及时代的透特是医学之神,文字的创作者。他被描述为人身朱鹭鸟头,他著写了 36～42 本书,其中有 6 本是医书,涉及人体、疾病、疗病的器械、药物和眼病。这些书是应当地僧侣所著,由于透特是文字之父,僧侣们请他指正,这些书也归功于他。在埃及历史上,另一个半神半人的医学家是 Imhotep,他生活在金字塔时代。Imhotep 被认为是 Edwin Smith 纸草(一种纸莎草制成的纸)的发明者,纸草是在 19 世纪由 Edwin Smith 发现。纸草是公元前 1600 年抄写的,长 4.57 m,宽 0.33 m,两面共记录了 48 例外科病历。每一本病历的书写都有固定的格式:标题(描述疾病情况)、检查、诊断和治疗。对每一病例,他都指出要还是不要进行治疗。

在现代医院病案管理历史上,世界上公认的第一个病案室是在美国波士顿的麻省综合医院。该院建立于 1821 年 9 月 3 日,自建院之日起,就保存了完整的临床记录,并对所有病例进行编目,1893 年将编目转为卡片目录。1870—1893 年期间,在图书馆管理员的帮助下,该院病案室编制了各类编目索引。1897 年底,该院正式聘用了一位图书管理员专职从事病案管理工作,做索引卡片。因此,人类的第一个医院病案室就被认为是建于 1897 年。第一位病案管理员是 Mrs Grace Whiting Myers,她是北美病案管理协会的第一任主席和美国病案协会的荣誉主席(1859—1957 年)。

三、病案管理的发展趋势

(一) 病案资本赋能更加突显

随着数据社会的来临,病案管理发展进程中,病案数据要素化的作用将更加凸显,病案数据将成为一个国家的战略资源的重要组成部分。数据管理是未来病案管理的重要方向。

通常人们对病案"价值"认识比较局限,但是人类命运共同体概念的提出,让新时代病案的重要性在不断提升。病案数据的外延和内涵的重要性都在提升,病案不仅是每个人生命周期内重要的数据,"生物技术医学与人文社会医学"病案,成为人类命运共同体维系健康、促进健康、社会高质量发展、不可或缺的"数据资产"。病案是"数据资产",为人类命运共同体拥有和控制,不仅可以为一个地区、一个国家,而且可以为人类命运共同体带来现实经济利益、社会效益。通过病案数据统计分析,微观上可以顺应医保 DRG/DIP

支付制度,用于医疗服务能力评价及成本分析、医院绩效考核和等级医院评审,促进提升价值医疗效益,为医院带来未来经济利益,宏观上更是提升全人类命运共同体健康的重要法宝,通过病案数据处理,可以得到最佳的诊疗方案、最适合的健康生活方式,真正做到少得病、不得病。病案不再是传统意义上的"病案",病案管理员应当树立"数据资产"的观念,把病案当作促进人类命运共同体健康"资本",赋能人类健康。

病案数据要素化,强调病案数据资产化甚至资本化,脱敏病案数据进入资本市场,其所有权、持有权、加工使用权、运营权和收益权等如何治理,都将进入病案管理的范畴。

(二) 智能管理手段更加普及

病案智能管理,一方面表现为人工智能的深入应用,主要用于智能疾病编码、智能质控、智能监管等,另一方面表现为病案实体管理,主要用于智能库房管理。

人工智能(AI)技术在病案管理中的应用,将极大地推动病案管理工作,疾病分类编码将更加精准,病案质量控制将更加高效,不断提升病案质量管理的科学化、精细化水平和病案内涵质量。高质量的病案数据也为智能监管提供了可能。智能监管可以主要运用于卫生健康行政管理部门与医疗机构两个方面。卫生健康行政管理部门可依据智能技术实现智能监督,即人工智能、自然语言处理、云计算、知识图谱、大数据分析、机器学习、数据挖掘等对组织机构业务流程、电子档案生命周期管理、法规遵从、医疗质量与医疗安全等方面进行全方位、多层次监督。医疗机构管理者,通过数字驾驶舱(Digital Cockpit)或数字孪生技术对病案全生命周期中涉及的关键指标提供可视化综合监测,辅助管理者直观掌控运行态势并进行管理。另外,多模态 AI 技术高速发展,文生图、文生视频能力未来在病案管理的应用将成为可能,在传统文字的基础上增添"AI+绘图、AI+视频"功能,将成为病案管理的新范式。

智能病案库房管理场景可体现为智能库房、智能监测、可信管理、智能存储、智能安防等。有机集成智能柜架、温湿度监测调控、空气质量控制、消防、安防等设施设备,并实现设备控制和档案管理自动化、智能化的库房,将成为病案库房的常态。运用物联网、智能感知和无损检测等技术,针对实体病案流转、存放和健康状态及影响因素进行全面量化分析并自动化智能化采取措施,实现病案的智能化保管。在数字病案资源形成、流转、管理过程中,综合运用生物特征识别、云存储、区块链等技术为数字病案资源管理提供安全可信的数据共享和流转环境,并提供数据鉴权、追溯、审计等能力,实现安全可信管理。以数字病案资源为管理对象,运用大数据、云存储等技术控制存储备份设施设备并自动实施电子病案数据存储、备份、恢复、迁移等工作。智能存储应当根据组织机构具体情况确定存储、备份、迁移策略,并通过自动化、智能化的方式予以执行。病案库房周边通过传感器、计算机视觉、生物特征识别等技术实现建筑智能化安全防护,通过安装烟雾探测器、温度传感器、火灾报警器并通过新一代信息技术实现智能化消防。

(三) 智慧应用场景更加丰富

随着人工智能(Artificial Intelligence,AI)、区块链(Block Chain)、云计算(Cloud Computing)、大数据(Big Data)、边缘计算(Edge Computing)、雾计算(Fog computing)、新一代通信技术(5G、6G)、物联网(Internet of Things,IoT)、数字孪生(Digital Twin)、元宇宙(Metaverse)等数字技术在病案管理领域的应用,智慧病案管理将成为常态。运用自

然语言技术将病案资源数据化,运用知识图谱等大规模语义网络整合病案数据,帮助机器理解病案数据、解释卫生健康现象、知识推理;运用机器学习技术对病案数据进行挖掘和分析,识别是否有异常数据、涉密、隐私等特殊标记数据;通过机器学习算法进行深度分析,定位病案数据质量原因,提升病案数据质量管理能力等。借助智慧病案数据可以实现日常保健智能应答、健康管理精准服务、诊疗过程辅助决策、医学进展数字展陈、社会记忆数字编研等。

　　数字化医疗将成为未来医学的主流,人工智能辅助医疗、远程医疗、互联网医疗、个性化医疗等前沿医学技术将被原始记录于病案之中。届时,病案管理内容也将随之不断丰富,病案数据应用也将更加广泛,病案管理技术也将进入一个快速发展的阶段,这些都需要病案管理员具有前瞻性,以积极、乐观的心态迎接新时代的到来。

 思考练习题

1. 病历与病案的区别。
2. 病案管理范式。
3. 未来病案的应用场景。

第二章 病案管理理论与方法

第一节 病案管理的基础理论

理论是科学的主体,没有理论的科学是不存在的,病案管理也不例外。病案管理理论是指导病案管理的科学依据,病案管理理论的发展,对推动我国病案管理工作将产生积极的作用。病案管理是一个众多的相互作用、相互依赖、相互关联、相互制约的因素所构成的多层次、全方位、统一协调的复杂网络,是一个系统工程。病案管理的基本理论内容十分丰富,本章主要将病案管理的基本理论概括为档案价值理论、文件生命周期理论、管理信息理论、质量持续改进理论、数据统计理论和人际关系理论等。

一、档案价值理论

(一) 档案价值的形态

病案作为档案门类中的一个属种,病案管理依据的首要理论是档案价值理论。

档案价值形态是指档案价值的具体表现形式。研究档案的价值形态,对于正确理解和把握病案价值、科学地鉴定病案的价值,乃至完善档案价值理论体系都有重要的理论和实践意义。

价值理论是关于事物之间价值关系的运动与变化规律的科学。人对于客观世界的认识分为两大类:一是关于客观世界各种事物的属性与本质及运动规律的认识;二是关于客观世界各种事物对于人类的生存与发展的意义(即价值)的认识。前者就是一般的科学理论,后者就是价值理论。价值理论是人类的科学理论体系中的重要组成部分。由于"对于人类的生存与发展的意义"本身也是事物的一种特殊属性,因此,价值理论也是一种特殊的科学理论。从不同的角度剖析和划分,档案价值具有不同的表现形式。

1. 凭证价值和情报价值

根据档案价值实现领域和效果的不同,可分为凭证价值和情报价值。

档案是历史的真凭实据,这种特性构成了档案的基本价值之一——凭证价值。档案的凭证价值是档案不同于其他各种资料的最基本的特点。档案是确凿的原始材料和历史记录,它可以成为查考、研究和处理问题的依据,认定法律权利、义务与责任的证据,以及政治斗争、外交斗争和教育人民的工具。

档案有凭证价值,是由档案形成过程及结果的内容和形式特点决定的。首先,从档案的内容上看,它是从当时实践过程中直接使用的文件转化而来的,并非事后为使用而另行编制的,因此,它客观地记录了以往的历史情况,是令人信服的历史证据。正如恩格斯所说:"对于事态的真相,现在不能提出文件来作证据。只有在事件本身成为历史陈迹的时候,这些证据才会出现。"作为历史的陈迹档案,具有无可置疑的证据作用。例如,我国保存的历史档案雄辩地证明了自元朝以来中央政府一直对西藏实施了有效的管辖,西藏是中国领土不可分割的组成部分,从而有力地驳斥和打击了少数分裂分子和某些国家策划的"西藏独立"的阴谋活动。其次,从档案的形式特征看,文件保留着真实的历史标记。有些文件的全文是当事人亲笔手稿;不少文件上留有负责人和有关人员的亲笔签署或批示;很多文件上盖有机关或个人的印信;还有一些是原来形象的照片、录像和原声的录音。电子文件的形式特征有的可以存在于文件之中,如将电子化的手写签名嵌入文件,有的则以元数据的方式记录下来,如文件起草者、修改者、发件人、收件人等。这些原始标记和原始数据成为档案原始性、真实性的印记。社会实践的原始记录即为档案。

档案是事实、知识和经验的记录,它的这种可靠的、广泛的特征,构成了档案的又一基本价值——情报价值。档案记录了历史活动的事实和经过,它记录了人们在各种活动中的思维过程,所以它能给人以具有联系的、系统的、广泛的情报信息。档案的这种情报价值,体现在不同层次的档案集合体中。首先体现在一个档案管理机构中,以及国家档案馆库房的档案中,比如,从有关第一个五年计划至第十个五年计划的大量档案中,可以提供关于我国经济和社会发展的历史过程和反映许多规律性的信息。其次,体现在一定数量文件的单元组合中,比如,有关某一工作或案件的若干档案,可以提供该事件始末的历史记忆。再次,体现在同一文件的不同稿本或同一稿本的修改墨迹中,比如从某一份文件的历次文稿中,可以提供讨论研究与认识变化过程的详细信息。档案的情报价值在病案中也比比皆是。如,有着"一部协和史,半部中国医学史"美誉的北京协和医院,一个世纪以来,400 余万册病案为人们提供着该院接诊过数以百计的中国首例乃至世界首例的疑难重症患者光辉史实,也见证了中国现代医学的发展提升以及新中国医疗卫生事业的沧桑巨变。

档案和报纸、杂志、书籍、文章等等,都可作为情报资料来参考,其情报价值和参考作用各有所长。而档案作为信息资源,其主要的特点在于它的原始性和可靠性。我国语言文字学和文献学专家沈兼士先生称档案是"未掺过水的史料"。在日常行政业务工作、科学研究、生产活动以及政治和军事活动中,没有或者不去查考档案不仅不利于工作的开展,有时甚至酿成差错。病案作为重要的科技档案,是更宝贵的医学专业资料,是制订卫生健康政策不可缺少的参考依据。

2. 现实价值和长远价值

根据档案的价值实现时间的不同,可分为现实价值和长远价值,即现行价值和非现行价值。

档案的现实价值又称为现行价值,是指档案对现实的社会实践活动所具有的有用性。档案现实价值的主体包括档案形成单位和其他单位,社会实践及活动包括生产建筑、行政管理、文化艺术、外交军事、科学研究和医学实践等等。档案的长远价值又称为非现行价值,是指档案价值的时效性可扩展到遥远的未来,在相当长的时间中能够满足社会各方面利用者需要的性质。无论是现实价值还是长远价值,都包括凭证价值和情报价值两种不同形态。对于具体的档案而言,有的具有现实价值与长远价值的统一性,有的则侧重或仅有其中某一方面。如有些档案只在现实工作中具有行政有效性和法律凭证性。时过境迁就会失效;有些档案现实作用并不显著,却可能在未来成为重要的史料。

关于档案的现实价值和长远价值,在党和国家早期档案工作实践中就已经体现出来了。1931年,党中央起草了《文件处置办法》,周恩来在这个文件上亲笔批示"试办下,看可否便当。"这个文件的最后写道:"如可能,当然最理想的是每种两份,一份在阅,一份入库,备交将来(我们天下)之党史委员会。"新中国成立之后,周总理一再强调,档案和档案工作要"为今天,也为未来服务"。

对档案的现实价值比较容易认识和把握,因为档案价值的主体——利用者及其需求是现实的,档案可以满足这些需求的属性比较容易判断;而全面、准确地认识和把握档案的长远价值则难度较大,因为人们难以准确预测和估量未来的利用者对现今档案的利用需求,或者说哪些档案可以满足那些无法准确预测的未来需求。因此,国内外一些档案学者反对预测利用者需求为前提确定档案的长远价值,主张用所反映的机构职能活动的档案反映该机构的主要历史面貌,不仅可以与现实的需求构成档案的现实价值,也易于满足未来利用者的档案需求,从而构成档案的长远价值。认识档案现实价值和长远价值的联系和区别,有利于我们全面把握档案的价值,不以一时或短期的利益率论价值,树立为子孙后代保持档案财富、保留社会记忆的历史责任感。

3. 第一价值和第二价值

根据档案价值主体的不同,可分成对于形成者的价值和对于社会的价值,即第一价值和第二价值。

文件的双重价值学说是由美国著名档案学家谢伦伯格提出来的。文件的第一价值是文件对其形成机关的价值,它是文件的原始价值,包括行政管理价值、法律价值、财务价值和执行价值;文件的第二价值是文件对其他机关和个人利用者的价值,又称从属价值或档案价值,包括证据价值和情报价值。根据谢伦伯格的文件双重价值理论,病案的第一价值主要体现在病历的形成阶段,主要包括病历的建立、运行、收集、整理阶段,在这些阶段,病历主要是为医务人员在诊治患者的医疗服务。归档后形成的病案体现第二价值,主要用于社会服务,如服务患者利用、医保付费、临床教学、文化传承,以及为特殊场合的司法机构的事务等。

谢伦伯格的文件第一价值和第二价值,在我国被发展为档案第一价值和第二价值。两者虽然没有太多区别,但是文件第一价值也会含有第二价值,且一定条件下会急剧增大，但一般不居主导地位，这仍然使得现行文件有必要以一定形式集中起来由一个机构管理，以便将可以对外公布的部分提供出去，为整个社会服务，然而现行文件原形成者和原接受者仍保有某种程度的管理控制权。

在我国，文件归档即将转化为档案，机关档案室保管的档案大多开始于半现行期，有的甚至还处于现行期就归档了。而在美国，通常在文件进入非现行期移交档案馆保存后才转化为档案，因此，档案在文件生命周期中的阶段比我国要短一些。我国档案价值主体与谢伦伯格所论述的文件价值主体比较接近，文件双重价值学说对于我国研究档案价值具有可借鉴性。为表示与谢伦伯格文件双重价值的区别，这里以档案价值关系的不同主体来表述。档案对于其形成者所具有的价值类似于文件的第一价值，其价值主体是档案形成者；档案对于社会所具有的价值类似于文件的第二价值，其价值主体是非档案形成者。两种价值主体的划分体现了档案具有对机关的作用和对社会的作用的双重性及过渡性。在我国，档案对于形成者价值的实现一般是在档案室阶段，而对于形成者之外的社会价值的实现主要是在档案馆阶段。据此，我国《机关档案工作条例》和《档案馆工作通则》规定：省级以上机关应将档案在本机关保存 20 年左右；省辖市（州、盟）和县级以下机关应将档案在本机关保存 10 年左右，再向有关档案馆移交。划分档案对于形成者的价值和对于社会的价值，有助于我们把握档案发挥作用的规律性，使档案既为其形成单位服务，又能为社会利用，提高档案的社会效益。

病案作为医疗机构诊治患者的特殊文件，《医疗机构病历管理规定》明确医疗机构负责保管病案，并将出院病案的保管期限确定为 30 年。病案在医疗机构保管 30 年之后，医疗机构并不会和科技档案一样移交到专业档案馆，其原因是患者在生命存续期间，到医疗机构接受诊治并无规律性，最后一次接受诊疗时间无法确定，因此医疗机构并不会因为患者的病案保存时间超过了保管期限而将其移交或销毁。在此情形下，病案的第一价值与第二价值都是由医疗机构的档案管理部门负责提供。

（二）档案价值的体现

各个国家、各类社会组织和个人之所以世世代代保存档案，传给后人，是因为档案具有其他事物不可替代的价值和作用。在档案学和档案工作术语中，档案的价值和作用经常被作为基本等同的概念理解和使用，但从严格的科学意义上看，这两个概念既有联系，又有差别。

档案价值是指档案对国家、社会组织或个人的有用性。它是主体（档案利用者及其利用需求）与客体（各不同时代产生的各种类型、载体、内容的档案）之间的关系范畴。档案价值作为一种关系，是主体需要和客体属性的统一和结合。主体的需要是构成档案价值的前提条件，而客体的属性是构成价值的客观基础。当客体属性满足主体需求时便形成价值关系，两者都不能单独决定档案的价值。

档案价值关系在社会活动中的具体体现就是档案的作用，档案的作用通常是指档案对人们所从事的社会实践活动的影响。从关系属性而言，二者都属于主客体之间的关系范畴，但价值有较高的抽象性，作用则是比较具体的。也就是说，"价值"通常是从总体上、一般意义上表示档案的有益性、有用性，而"作用"往往是从具体的、个别的意义上表述档案的有益性、有用性，可以看作是价值的体现和扩展。一般来说，价值具有比较稳定的特征,而作用则可以根据社会的发展、需求的变化呈现出多种形式。此外,价值一般是指档案所发挥的积极作用,即主体需求对客观属性的肯定,而作用则可以包括正、负两个方面。因此,进行理论讨论时,还是应该将二者区别开来,分别进行论述。档案作用问题可以属于档案价值理论学的研究范畴,但二者的涵义、特征是有差异的。

这里所讲的档案价值基于哲学价值概念,是指从各种具体的价值形态和价值现象中抽象、概括出来的一般的、普遍的价值。经济学中的劳动价值指的是人的劳动创造的劳动产品的价值,主要限制在商品的范围之内,是一种交换价值。

档案价值是档案学中的重要理论问题,它涉及档案价值的一般概念、档案价值的结构形态、档案价值的评价标准和方法、实现档案价值的规律性等一系列的问题。搞清楚这些问题,是理解档案和档案管理活动的前提。

二、文件生命周期理论

生命周期是"一个个体从出生到死亡所经历的各个时期"。文件从其形成到最后销毁或作为档案永久保存,经历了一个完整的生命运动过程,研究文件这一发展变化过程及规律的理论被称为文件生命周期理论。文件生命周期理论主要研究文件属性与人的主体行为之间的联系,揭示文件运动过程所经历各个阶段中的种种变化及其所具有的诸多特点和规律。为了科学管理病案,尤其是电子病案,就需要运用文件生命周期理论的前端控制思想,这也是文件生命周期理论对病案管理指导价值的集中反映。文件生命周期理论的整体性和联系性思想是病案全过程管理的理论基础。

(一) 文件生命周期理论的基本内容

虽然各国文件和档案管理体制的不同,决定了各国学者对文件生命周期阶段划分的不同,但各国档案学者对文件生命周期理论理解上存在的共识,则构成了文件生命周期理论的基本内容,主要可概括为三点:第一,文件从其形成到最终销毁或永久保存,是一个完整的运动过程;第二,由于文件价值形态的变化,这一完整过程可划分为若干阶段;第三,文件在每一个阶段因其特定的价值形态而与服务对象、保存场所、管理形式之间存在一种内在的对应关系。它们也可以称为文件生命周期理论的三个基本点。

(二) 文件生命周期理论与病案管理

病案全程管理原则和前端控制原则的依据和基础是文件生命周期理论。文件生命周期理论的实质是"文件从其孕育形成、产生、发展到销毁或永久保存是一个完整的生命过程"。病案作为一个生命体,从病历产生到转换成为病案经历了现行文件阶段、半现行文件和非现行文件阶段三个过程。病案作为文件的一种重要形式,也有自己的生命周期。病案与文件生命周期理论相结合也可以概括为:病历→未归档病历→病案。这三种医学文件分别对应于现行文件、半现行文件和非现行文件。因此,把文件生命周期理论运用到病案的管理之中,可以正确把握病案形成过程中的特殊规律,将前端管理思想用于病案的整个生命周期,进而科学管理病案。

(三) 文件生命周期理论的理论意义和实践价值

1. 文件生命周期理论准确地揭示了文件运动的整体性和内在联系,为文件的全过程管理奠定了理论基础。

　　文件生命周期理论表明,病案从最初产生病历到最终销毁或至病案室永久保存是一个连续发展的完整运动过程,这一整体过程尽管由于病历价值形态的变化而表现出明显的阶段性,但各阶段之间存在紧密联系。这种联系表现为病历从现行医疗文书过渡到病案始终保持"三不变":一是各阶段文件的记录内容始终相同,没有变化;二是各阶段文件的物质形态完全相同,物质载体和记录手段没有变化;三是各阶段文件的基本属性相同,始终是一种原始性信息。以上共性表明,各阶段诊疗文件虽具有各自不同的价值形态,但这只是同一事物的不同发展阶段。它启示着病案管理者必须尊重文件运动的这种整体性与内在联系,对文件的完整运动过程实施全面和系统的管理,以使各阶段的文件都得到恰当有效的控制。因此,文件生命周期理论为病案的全过程管理奠定了坚实的理论基础。

　　2. 文件生命周期理论准确地揭示了文件运动的阶段变化,为文件的阶段式管理提供了实践原则。

　　文件生命周期理论准确地揭示了文件整体运动过程的阶段性变化,指明各阶段的文件由于价值形态的变化而在服务对象、保管场所和管理方式等方面表现出明显的差异。它要求人们必须尊重各阶段文件的区别,针对其价值形态的变化,对文件整体运动过程实施阶段式管理,从而为不同阶段文件找到最适宜的保管场所和管理方法。中外文件管理实践已充分证明了文件生命周期理论的科学性,特别是国外近几十年来,普遍流行的文件中心就是对文件生命周期理论应用的最佳例证。

　　文件生命周期理论通过揭示文件运动阶段性的客观存在,启示人们针对文件的不同特点进行分阶段管理是一种必然结果。各国在同一阶段文件的管理上,虽然保管机构的名称、设置形式、隶属关系等方面千差万别,但其性质和基本功能始终是"万变不离其宗"。因此,文件生命周期理论为文件的阶段式提供了实践原则。

　　3. 文件生命周期理论准确地揭示了文件运动过程的前后衔接和各阶段的相互影响,为实现从现行病历到病案的一体化管理,为病案管理部门或档案管理员对病案进行前端控制提供了理论依据和实践指导。

　　文件生命周期理论表明,从病历到病案是个连续统一、前后衔接的运动过程。它要求人们必须把从病历到病案的管理看成是一个系统工程,采取统一的工作制度、程序和方法来控制各有特点却始终相互关联和前后衔接的整体过程。换言之,就是不能将病历管理和病案管理视为各自独立、互不关联的两个系统,而应使这两个管理系统从组织制度、管理方式到工作程序都实现真正的交融和统一。特别需要指出的是,仅仅着眼于现行和半现行阶段的一体化管理还不够全面,只有对病历从产生到病案科的运转流程实现全面控制和统一管理,才是真正具备了一体化管理的科学涵义。

　　文件生命周期理论还表明,病历的管理质量直接决定着病案管理的成败。它要求病案管理部门必须积极进行文件前端控制,从而确保病案自身的管理质量,避免重复劳动。事实上,病案管理部门对病案实行前端控制,本身就是文档一体化管理的实现途径和重要体现,可以消除病历管理不善而导致病案管理部门得不到完整病案的弊端,也可以避免病历质量低劣而导致病案工作者重新整理的不必要浪费。特别是随着电子病历的涌现,强调病案管理部门对电子病历实行前端控制更具特别意义。

　　文件生命周期理论正是通过揭示文件运动过程的前后衔接和相互影响的内在规律,启示我们重视对文件从产生直至最终进行的全方位管理,促使病案管理部门大胆地发挥对病历管理的正面影响,确保病案管理的超前性、延续性和科学性。因此,文件生命周期理论为从病历到病案的一体化管理、为病案管理部门对病案进行前端控制提供了有力的理论支持和实践指导。

三、信息管理理论

(一)信息管理定义

信息是一组有意义的事实或数据,是事物的存在状态和运动属性的表现形式。"事物"泛指人类社会、思维活动和自然界一切可能的对象。"存在方式"指事物的内部结构和外部联系。"运动"泛指一切意义上的变化,包括机械的、物理的、化学的、生物的、思维的和社会的运动。"运动状态"是指事物在时间和空间上变化所展示的特征、态势和规律。信息一般经由两种方式从信息产生者向信息利用者传递。一种是由信息产生者直接流向信息利用者,称为非正规信息流;另一种是信息在信息系统的控制下流向信息利用者,称为正规信息流。

随着信息技术的飞速发展及广泛应用,社会正在经历一场深刻的变化。20 世纪 90 年代以来,信息已成为支撑社会经济发展的继物质和能量之后的重要资源,它正在改变着社会资源的配置方式,改变着人们的价值观念及工作与生活方式。信息管理(Information Management,IM)是人类综合采用技术的、经济的、政策的、法律的和人文的方法和手段以便对信息流(包括非正规信息流和正规信息流)进行科学的计划、组织、领导、控制,以提高信息利用效率、最大限度地实现信息效用价值为目的的一种活动。

信息管理是实现信息资源的合理开发与有效利用的过程。它既包括微观上对信息内容的管理——信息的收集、整理、鉴定、保管和利用等,又包括宏观上通过法律、规范和制度等形式,用法律、行政和经济等手段对信息机构和信息系统的管理。通过制定完善的信息管理法律、规范和制度,采用现代化的信息技术,确保信息系统有效运转。信息管理既有静态管理,又有动态管理,但更重要的是动态管理。它既要保证信息的完整状态,还要保证信息系统在"信息输入—信息加工—信息输出"的循环中正常运行。

(二)信息管理的对象

信息管理的对象主要包括信息资源和信息活动。

信息生产者、信息、信息技术三个要素形成一个有机整体——信息资源,是构成任何一个信息系统的基本要素,是信息管理的研究对象之一。信息管理的根本目的是控制信息流向,实现信息的效用与价值。但是,信息并不都是资源,要使其成为资源并实现其效用和价值,就必须借助"人"的智力和信息技术等手段。因此,"人"是控制信息资源、协调信息活动的主体,是主体要素,而信息的收集、存储、传递、处理和利用等信息活动过程都离不开信息技术的支持。信息技术包括收集、整理、鉴定、保管和利用信息的软件和硬件。没有信息技术的强有力作用,要实现有效的信息管理是不可能的。由于信息活动本质上是为了生产、传递和利用信息资源,信息资源是信息活动的对象与结果之一。

信息活动是指人类社会围绕信息资源的形成、传递和利用而开展的管理活动与服务活动。信息资源的形成阶段以信息的产生、记录、收集、传递、存储、处理等活动为特征,目的是形成可以利用的信息资源。信息资源的开发利用阶段以信息资源的传递、检索、分析、选择、吸收、评价、利用等活动为特征,目的是实现信息资源的价值,达到信息管理的目的。单纯地对信息资源进行管理而忽略与信息资源紧密联系的信息活动,是不全面的。

从信息论的角度来看,整个病案管理过程是通过计划、组织、领导和控制等职能,对病案进行收集、整理、鉴定、保管和利用的过程。有序化的病案信息、高质量的病案数据,是病案管理的基础内容,通过提供高质量的病案信息、病案数据,不仅可以服务于医疗机构的运营管理,还可以服务于医学教研和社会利用。更重要的是,高质量的病案管理可以为一个国家制定卫生健康政策,乃至为人类命运共同体实现高质量发展都具有十分重要的意义。

(三) 信息管理的要求

1. 及时性

信息管理的及时性是指,通过信息管理活动能够灵敏、迅速、及时地为各类利用主体提供信息。这里包括两个方面:一方面,要及时地发现和收集信息。信息纷繁复杂,瞬息万变,有些信息稍纵即逝,无法追忆。因此信息管理必须最迅速、最敏捷地反映出工作的进程和动态,并适时地记录下已发生的情况和问题。另一方面要及时传递信息。信息只有传输到需求者才能发挥作用,并且具有强烈的时效性。因此,信息管理需要迅速、有效的手段将有用信息提供给需要的人,才能使其成为计划、组织、决策、指挥和控制等管理活动的依据。

2. 准确性

信息不仅要求及时,而且必须准确。只有准确的信息,才能使决策者做出正确的判断。失真甚至错误的信息,不但不能对管理工作起到指导作用,相反还会导致管理工作的失误。为保证信息准确,首先要求原始、可靠。只有可靠的原始信息才能加工出准确的信息。信息管理者在收集、整理、鉴定、保管原始材料时,必须坚持实事求是的态度,严格按照标准,克服主观随意性,对原始材料认真加以核实,使其能够准确反映实际情况。其次是保持信息的统一性和唯一性。诊疗过程,环环相扣,形成一个相对独立的生态系统,这个系统中各要素之间既相互联系又相互制约,反映系统中各环节活动的信息有着严密的相关性。所以,系统中许多信息能够在不同的管理活动中共同享用,这就要求系统内的信息应具有统一性和唯一性。因此,在收集、整理、鉴定和保管信息时,要注意信息的统一。如病案管理中,针对患者的信息的收集,需要做到一次采集,多处利用,确保患者基本信息准确无误。

(四) 信息管理理论的主要研究内容

一是研究如何建立灵活敏捷的管理信息系统,以及收集和加工整理信息的方式、方法和技术等;二是研究如何提供决策所需的信息,即辅助决策的信息的构成及其可靠性问题;三是根据信息传递规律确定组织结构中信息管理部门的设置原则。信息流动是组织的一个基本特征,又是组织有序的量度,要使信息在组织中能够完整、可靠、及时地接受、传递和变换,必须根据信息运动的规律来建立和变革组织。四是研究反馈信息和控制的关系,以及如何建立可靠的、高效的信息反馈系统,确保能够进行及时而有效的控制。五是研究组织内部信息流通中对于人际关系、组织士气等的影响,以便加强信息沟通,增强组织的凝聚力,改善上下级之间的关系和各部门之间的关系,提高领导决策的科学性和增强职工群众的参与感,激励组织士气。

简单地说,信息管理就是主体对信息资源和信息活动的管理。信息管理论的产生,一方面促进了信息论原理的普遍化,拓宽了信息论在病案管理领域的应用范围;另一方面增进了管理理论的科学化,使病案管理的原理和原则有了更坚实的科学基础,丰富了管理理论的内容。

四、质量持续改进理论

质量持续改进理论(PDCA 循环)是美国质量管理专家沃特·阿曼德·休哈特(Walter A. Shewhart)首先提出的,由戴明采纳、宣传,获得普及,所以又称戴明环。全面质量管理的思想基础和方法依据就是 PDCA 循环。PDCA 循环的含义是将质量管理分为四个阶段,即 Plan(计划)、Do(执行)、Check(检查)和 Act(处理)。在质量管理活动中,要求把各项工作按照作出计划、计划实施、检查实施效果,然后将成功的纳入标准,不成功的留待下一循环去解决。PDCA 循环管理法在质量管理场景中得到广泛推广。

(一)计划阶段

计划阶段强调的是对现状的把握和发现问题的意识、能力,发现问题是解决问题的第一步,是分析问题的条件。在制定计划之前应当认真分析现状,可以通过组织品管圈的形式,通过专家座谈、访谈和头脑风暴等形式找出存在的质量问题并分析产生质量问题的各种原因或者影响因素,进而确定影响质量的主要因素,制定出有针对性的改进计划。

找准问题后分析产生问题的原因至关重要,运用头脑风暴法等多种集思广益的科学方法,把导致问题产生的所有原因统统找出来。明确了研究活动的主题后,需要设定一个活动目标,也就是规定活动所要做到的内容和达到的标准。目标可以是定性+定量化的,能够用数量来表示的指标要尽可能量化,不能用数量来表示的指标也要明确。目标是用来衡量实验效果的指标,所以设定应该有依据,要通过充分的现状调查和比较来获得。筛选出所需要的最佳方案,统计质量工具能够发挥较好的作用。正交试验设计法、矩阵图都是进行多方案设计中效率高、效果好的工具方法。方案制订之后,需要对实施步骤具体化,使用过程决策程序图或流程图,逐一制定对策,明确回答出方案中的"5W1H"即:为什么制定该措施(Why)、达到什么目标(What)、在何处执行(Where)、由谁负责完成(Who)、什么时间完成(When)、如何完成(How)。

(二)执行阶段

执行阶段即按照预定的计划、标准,根据已知的内外部信息,设计出具体的行动方法、方案,进行布局,再根据设计方案和布局,进行具体操作,努力实现预期目标的过程。

针对设计出的具体行动方法、方案,进行布局,采取有效的行动;产品的质量、能耗等是设计出来的,通过对组织内外部信息的利用和处理,作出设计和决策,是当代组织最重要的核心能力。设计和决策水平决定了组织执行力。对策制定完成后就进入了实验、验证阶段也就是执行的阶段。在这一阶段除了按计划和方案实施外,还必须对过程进行测量,确保工作能够按计划进度实施。同时建立起数据采集,收集起过程的原始记录和数据等项目文档。

（三）检查阶段

检查阶段即把实际工作结果与预期目标对比，检查在执行过程中的落实情况。确认实施方案是否达到了目标，可通过效果检查，检查验证、评估效果。"下属只做你检查的工作，不做你希望的工作"IBM 的前 CEO 郭士纳的这句话将检查验证、评估效果的重要性一语道破。方案是否有效、目标是否完成，需要进行效果检查后才能得出结论。将采取的对策进行确认后，对采集到的证据进行总结分析，把完成情况同目标值进行比较，看是否达到了预定的目标。如果没有出现预期的结果时，应该确认是否严格按照计划实施对策，如果是，就意味着对策失败，那就要重新进行最佳方案的确定。

（四）处理阶段

处理阶段是 PDCA 循环的关键。因为处理阶段就是解决存在问题、总结经验和吸取教训的阶段。该阶段的重点又在于修订标准，包括技术标准和管理制度。没有标准化和制度化，就不可能使 PDCA 循环转动向前。

多轮嵌套、持续改进，是 PDCA 循环的核心要求。可以使医院机构病案管理思想方法和工作步骤更加条理化、系统化、图像化和科学化。一是大环套小环、小环保大环、推动大循环。PDCA 循环作为质量管理的基本方法，不仅适用于医疗机构，也适用于医疗机构的医疗、护理、医技和病案管理等。病案管理部门根据医疗机构的战略目标，通过 PDCA 循环，层层循环，形成大环套小环，小环里面又套更小的环。大环是小环的母体和依据，小环是大环的分解和保证。临床科室、病案管理部门和医疗质量管理的多个小环都围绕着医疗机构医疗质量提升和医疗安全的总目标朝着同一方向转动。通过循环把医疗机构的各项医疗质量管理工作有机地联系起来，彼此协同，互相促进。二是不断前进、不断提高。PDCA 循环就像爬楼梯一样，一个循环运转结束，病案质量就会提高一步，然后再制定下一个循环，再运转、再提高，不断前进，不断提高。三是螺旋式上升。PDCA 循环不是在同一水平上循环，每循环一次，就解决一部分问题，取得一部分成果，工作就前进一步，水平就进步一步。每通过一次 PDCA 循环，都要进行总结，提出新目标，再进行第二次 PDCA 循环，使病案质量治理的水平向上推升。PDCA 每循环一次，病案管理水平和治理水平均更进一步。

病案质量管理可以利用 PDCA 循环，重要的是全员参与全过程的管理。全员参与，在病案质量实施的每一个环节，都要动员每一位医务人员主动参与。包括制定计划、目标、标准；在检查阶段，针对病案责任医务人员，应尽量让其参与，明确检查目的，掌握检查过程，了解检查结果；在总结阶段要求全员参与，共同发现病案质量管理中的问题，找出解决问题的方法，不断分析改进，达到提高病案质量的目的。

五、数据统计理论

病案统计工作从主要围绕病案管理工作向围绕医疗业务过程转移，不断向与患者疾病诊断和治疗过程相关渗透，从病案管理业务量统计、科室完成病案工作的质量与效益，向包括诊断治疗、检查检验和护理服务等内容，如住院统计、科室统计、疾病分类和手术分类统计、医疗质量统计等。统计理论是指通过利用概率论建立数学模型、收集所观察系统的数据，进行量化的分析、总结，并进而进行推断和预测，为相关决策提供依据和参考。病案统计是指运用统计学的理论与方法，对病案中的各类信息进行观察、分析、推断，以全局的观点、客观的数据反映医疗机构的各项医疗业务工作效率、质量、效益，进而阐明医疗机构中各个临床业务科室之间相互关系及其客观规律的一项智能工作。

(一) 统计学基本概念

1. 什么是统计学

统计学是关于数据的一门学问，所有收集而来的数据都需要经过整理分析才能得出结论，这就是统计学利用数据解决实际问题的全过程。同一个数据可以使用不同的方法进行分析会得出不同的结论，不同的数据使用同一种方法进行分析也可以得出不同的结论。如天气预报，不同的预报机构预报结果不尽相同。而且，由统计分析得出的结论往往还具有不确定性，因为其描述的往往是某件事情发生的机会，可以用概率来衡量。如天气预报中的降水概率，如果降水概率高达 90%，那很可能会下雨，如果降水概率为 5%，则大家会认为几乎不会下雨。但实际情况到底下不下雨，只能等到预报的那一天真正到来才知道。

统计学所关注的是大量可重复事物现象数量特征。这是因为在某些领域中，有些理论很难像数学公式或定理那样进行确定性的描述。例如，父母身高比较高，一般人都会认为其孩子身高也会比较高。但是当你去观测某一对父母及其小孩的身高时，你会发现，有些身高比较高的父母，其孩子身高并不高。所以说，身高具有一定的随机性，这种随机性可能跟人的基因、生活环境、后天饮食、生活习惯等各方面的因素都有关系。但是，从总体上来说，身高比较高的父母，其孩子身高持有比较高的趋势，该规律早已被英国著名生物学家兼统计学家高尔顿（Francis Galton，1822—1911 年）于 1855 年通过试验数据所证实。一个人的身高可能高矮程度不同，这是随机的。但是从总体上来说，平均身高的稳定性说明了随机之中存在规律，这种规律就是统计规律。所以，可以更进一步地说，统计学也是一门找出统计规律的学问。

2. 数据类型

(1) 数值型数据（numerical data）：以数字作为主要特征，并且这些数字具有明确的数值含义，能够进行运算并且能测量具体大小和差异。

(2) 非数值型数据（non-numeric data）：以事物现象的属性或类别为主要特征。这类数据最大的特点是它只能反映现象的属性特点，而不能刻画出数据的差异。

(3) 观测数据（observational data）：对客观现象进行实地观测所取得的数据，在数据取得过程中一般没有人为的控制和条件约束。在社会经济问题研究中，观测是取得数据最主要的方法，很多社会经济问题不适合应用实验的方法，只能通过实际调查得到数据，用各种调查方法得到的数据都属于观测数据。例如，2020 年我国的 GDP、年末人口数据等。

(4) 实验数据（experimental data）：一般是在科学实验环境下取得的数据。在实验中，实验环境是受到疗效测试、农作物品试验等。

(5) 横截面数据（cross-section data）：在同一时间节点上或同一段时间内所收集的数据，描述多个观测对象在相同一段时间内或相同时间节点上的表现。例如：2020 年我国各省、自治区、直辖市的 GDP 等。

3. 数据描述

有了数据之后，就可以运用统计分析方法，包括相关分析、回归分析、时间序列分析等，对其进行分析。统计分析数据的方法大体可以分为描述统计（descriptive statistics）和推断统计（inferential statistics）两大类。描述统计是研究数据搜集、处理、描述及可视化的统计学方法，其内容包括如何取得研究所需要的数据，如何用图表形式对数据进行处理和展示，如何通过对数据的综合与分析，得出所关心的数据特征。推断统计则是研究如何利用样本数据来推断总体特征的统计学方法，包括参数估计（estimation）和假设检验（hypothesis test）两大类。在本书"第五章病案信息统计与报告"章节对统计分析方法进行了详细展开，本节将不再进行阐述。

4. 统计指数

指数（index）有广义和狭义之分。从广义上讲，凡是表明社会经济现象总体数量变动的相对数都是指数。狭义上讲，统计指数（statistical index）是表明复杂社会经济现象总体数量综合变动的相对数。所谓复杂社会经济现象总体是指那些由于各部分性质不同而在研究数量特征时不能直接进行加总或对比的总体。例如，要反映市场上猪肉、鸡肉和菜花等三种商品的综合变动情况，我们不能把1斤猪肉和1斤鸡肉以及1斤菜花直接相加，因为它们是不同的商品，加总起来毫无意义。因此，由不同的产品或者商品所组成的总体便是一个复杂总体，要反映复杂总体数量的综合变动便不能简单地采用一般相对数的方法，而应当有专门的、特殊的方法。统计指数就是反映复杂总体数量综合变动的一类方法。利用统计指数的原理和方法，通过编制实物量指数、价值量指数等，可以反映不同产品或商品的实物量、价值等综合变动情况。

广义的统计指数与狭义的统计指数在实际中均得到较为广泛的应用。从指数理论和方法上看，统计指数所研究的主要是狭义指数。根据指数反映对象范围的不同，分为个体指数和综合指数。个体指数（individual index）是表明某单一要素构成现象变动的相对数。综合指数（composite index）是表明多种要素构成现象的综合变动的相对数，是统计指数的最主要形式；按照指数所表明的经济指标性质的不同，分为数量指数和质量指数。数量指数（quantity index）也称物量指数，是表明总体单位数量、规模等数量变动的相对数，如产量指数、销售量指数、职工人数指数等即为数量指数。质量指数（quality index）是表明总体单位水平、工作质量等质量变动的相对数，如价格指数、单位成本指数、劳动生产率指数等即为质量指数。此外，相关统计指数还有拉氏指数、帕氏指数、居民消费价格指数、股票价格指数等。

六、人际关系理论

人际交往与沟通是一门学问。社会不是抽象的，而是由具体的人及其相互之间的交往编织起来的。美国心理学家沙特·斯坦利曾经做过这样一试验：他以每小时15元的酬金聘人待在一个房间里，这个小房间与世隔绝，没有报纸，没有电话，不准写信，也不让其他人进入。试验结果是一个人在小房间只待了不到两个小时就出来了，另一个人待了八天。这个待了八天的人出来以后说："如果让我在里面多待一分钟，我就要发疯了。"这个实验充分地验证了作为社会性的人，离不开与别人的交往。就像吃饭、睡觉一样，人际交往也是人的一种需求，良好的人际关系是人生存和发展的基础条件。人际关系是人们在交往过程中建立起来的人与人之间的心理和社会的关系。人际关系具有强烈的情感色彩，这与其他社会关系层面的政治关系、法律关系等有一定的区别。

20世纪20年代美国哈佛大学心理学家梅奥等人进行了著名的霍桑试验，梅奥原籍澳大利亚的美国行为科学家，是人际关系理论的创始人。在美国西方电器公司霍桑工厂进行的长达九年的试验研究——霍桑试验，真正揭开了作为组织中的人的行为研究的序幕。

霍桑试验的研究结果否定了传统管理理论的对于人的假设，表明了工人不是被动的、孤立的个体，他们的行为不仅仅受工资的刺激，影响生产效率的最重要因素不是待遇和工作条件，而是工作中的人际关系。因此梅奥提出了自己的观点：① 工人是"社会人"而不是"经济人"。梅奥认为，人们的行为并不单纯出自追求金钱的动机，还有社会方面、心理方面，即追求人与人之间友谊、安全感、归属感和受人尊重等，而后者更为重要，因此不能单纯从技术和物质条件着眼，而必须首先从社会心理方面考虑合理的组织与管理。② 企业中存在着非正式组织。企业中除了存在着古典管理理论所研究的为了实现企业目标而明确规定成员相互关系和职责范围的正式组织外，还存在着非正式组织。这种非正式组织的作用在于维护其成员的共同利益，使之免受其内部个别成员的疏忽或外部人员的干涉所造成的损失。为此非正式组织中有自己的核心人物和领袖，大家共同遵循的观念、价值标准、行为准则和道德规范等。梅奥指出，非正式组织与正式组织有重大差别，在正式组织中，以效率逻辑为其行为规范；而在非正式组织中，则以感情逻辑为其行为规范。如果管理人员只是根据效率逻辑管理，而忽略工人的感情逻辑，必然会引起冲突，影响企业生产率的提高和目标的实现。因此管理当局必须重视非正式组织的作用，注意在正式组织的效率逻辑与非正式组织的感情逻辑之间保持平衡，以便管理人员与工人之间能够充分协作。③ 新的领导能力在于提高工人的满意度。在决定劳动生产率的诸因素中，置于首位的因素是工人的满意度，而生产条件、工资报酬只是第二位的。职工的满意度越高，其士气就越高，从而生产效率就越高。高的满意度来源于工人个人需求的有效满足，不仅包括物质需求，还包括精神需求。

霍桑试验对古典管理理论进行了大胆的突破，第一次把管理研究的重点从工作上和物的因素上转移到人的因素上来，不仅在理论上对古典管理理论做了修正和补充，开辟了管理研究的新理论，还为现代行为科学的发展奠定了基础，而且对管理实践产生了深远的影响。

（一）人才是组织发展的动力之源

人、财、物是企业经营管理必不可少的三大要素，而人力又是其中最为活跃、最富有创造力的因素。即便有最先进的技术设备、最完备的物质资料，没有了人的准确而全力的投入，所有的一切将毫无意义。对于人的有效管理不仅是高效利用现有物质资源的前提，而且是一切创新的最基本条件。尤其是在高科技迅猛发展的现代社会，创新是企业生存和发展的唯一途径。而创新是人才的专利，优秀的人才是组织最重要的资产。谁更有效地开发和利用了人力资源，谁就有可能在日益激烈的市场竞争中立于不败之地。

病案管理离不开人,以人为本是解决病案管理难题的关键,但是人的创造力是有条件的,是以其能动性为前提的。硬性而机械式的管理,只能抹杀其才能。"只有满意的员工才是有生产力的员工",富有生产力的员工才是组织真正的人才,才是组织发展的动力之源。因此,病案管理部门的管理者既要做到令领导满意、患者满意,更要做到令员工满意。针对不同的员工、不同层次的需求分别对待。要细心分析他们的思想,掌握他们的真正需要:不仅要有必要的物质需求满足,还要有更深层次的社会需求的满足,即受到尊重,受到重视,能够体现自我的存在价值,从而激发员工的工作热情,更大程度发挥其主观能动性和创造性。

(二) 有效沟通是管理中的艺术方法

管理是讲究艺术的,对人的管理更是如此。新一代的管理者更应认识到这一点。那种高谈阔论、教训下属、以自我为中心的领导方式已不适用了。早在霍桑访谈实验中,梅奥已注意到亲善的沟通方式,不仅可以了解到员工的需求,更可以改善上下级之间的关系,从而使员工更加自愿地努力工作。倾听是一种有效的沟通方式,具有成熟智慧的管理者会认为倾听别人的意见比表现自己渊博的知识更重要。他要善于帮助和启发他人表达出自己的思想和感情,不主动发表自己的观点,善于聆听别人的意见,激发他们的创造性的思维这样不仅可以促使员工增强对管理者的信任感,还可以使管理者从中获取有用的信息,更有效地组织工作。适时地赞美别人也是管理中极为有效的手段。人际关系的建立不仅体现在管理者与员工之间,更体现在每一位员工之间。在病案管理中,领导需要与员工建立良好的交流机制,员工与员工之间更需要形成一种良好的工作氛围和交流环境,"与人为善"的管理方式,不仅有助于营造和谐的工作气氛,而且可以提高员工的满意度,使其能继续坚持不懈地为实现企业目标而努力。

(三) 寻求效率逻辑与感情逻辑之间的动态平衡

发现非正式组织的存在是梅奥人际关系理论的重要贡献,作为病案管理部门的管理者,也应对此有所重视。员工不是作为一个孤立的个体而存在,而是生活在集体中的一员,他们的行为很大程度上是受到集体中其他个体的影响。怎样消除非正式组织施加于员工身上的负面影响也是当代管理者必须正视的一个问题。只有个人、集体、医疗机构三方的利益保持均衡时,才能最大限度地发挥个人的潜能。培养共同的价值观,创造积极向上的组织文化是协调好组织内部各利益群体关系,发挥组织协同效应和增加企业凝聚力最有效的途径。

总之,管理不仅是对物质生产力的管理,更重要的是对有思想、有感情的人的管理。人的价值是无法估量的,是社会上最宝贵的资源,是生产力中最耀眼的明珠。最大限度地开发人力资源将成为现代组织前进的主旋律,"重视人、尊重人和理解人"的管理思维模式也需要在病案管理实践中灵活应用,以推动病案管理事业的高质量发展。

第二节　病案管理的基本原理

原理是指某种客观事物的实质及运动的基本规律。管理的原理是对管理工作的实质进行科学分析总结而形成的基本原理,它是现实管理现象的抽象,是对各项管理制度和管理方法的高度综合与概括,因而对一切管理活动具有普遍的指导意义,对病案管理也不例外。管理原理是实现管理现象的一种抽象,是大量管理实践经验的升华,它指导一切管理的行为。研究病案管理原理的意义如下:

一是有助于提高病案管理工作的科学性,避免盲目性。管理原理是不可违背的管理的基本规律。实践证明,凡是遵循这些原理的管理,都是成功的管理;反之,都是失败的记录。例如,很多企业存在管理混乱、职工积极性不能充分发挥、企业经济效益很差甚至大量亏损的情况。出现这种后果,其原因虽然复杂,但认真分析一下,都是与违背管理原理分不开的。认识病案管理原理之后,实践就有了指南,建立病案管理组织、进行病案管理决策、制定病案管理规章制度等就有了科学依据。

二是有助于掌握病案管理的基本规律。病案管理工作虽然错综复杂、千头万绪、千变万化,但万变不离其宗,各类管理工作都具有共同的基本规律,管理者只要掌握了这些基本规律,面对任何纷繁杂乱的局面都可胸有成竹,管理得井井有条。在现实生活中,许多管理者是通过自己的管理实践,经历漫长的积累过程,才逐渐领悟到管理的基本规律。通过学习病案管理原理,将能加速病案管理者掌握管理基本规律的过程,使管理者更快地形成自己的管理哲学,以应付瞬息万变的世界。

三是有助于迅速找到解决管理问题的途径和手段。依据组织的实际情况,建立科学合理的病案管理制度、方式与方法,使管理行为制度化、规范化,使管理的许多常规性工作有章可循,有规可依。这样领导者就可从事务堆中摆脱出来,集中精力进行对例外事项的管理,即使领导者更换,系统运作仍可照常顺利进行。

管理的基本原理包括系统原理、人本原理、责任原理、效益原理等,也是病案管理需要遵循的基本规律。

一、系统原理

系统是由若干相互联系、相互作用的部分组成,在一定的环境中具有特定功能的有机整体,社会组织都是由人、物、信息组成的系统,管理都是对系统的管理,没有系统,就没有管理。系统原理不仅为认识管理的本质和方法提供新的视角,而且它所提供的观点和方法广泛渗透到相关的原理之中,从某种程度上来说,在管理原理的有机体系中起着统率的作用,它主要有以下几项要点:

(一) 整体性原理

整体性原理指系统要素之间的相互关系及要素与系统之间的关系以整体为主进行协调,局部服从整体,使整体效果为最优。实际上就是从整体着眼,部分着手,统筹考虑,各方协调,达到整体的最优化。

从系统目的的整体性来说,局部与整体存在着复杂的联系和交叉效应。大多数情况下,局部与整体是一致的。对局部有利的事对整体也是有利的,对整体有利的事对局部也有利。但有时,局部认为是有利的事,从整体上来看并不一定就是有利的,甚至是有害的。有时,局部的利越大,整体的弊反而越多。因此,当局部和整体发生矛盾时,局部利益必须服从整体利益。病案质量管理同样讲究的是全员参与全过程的管理,每一个局部与整体都存在着复杂的联系和交叉效应,一个系统如果重局部,轻全局,尤其是局部之间不协调,这种情况下虽然子系统的功能较好,但是不利于达到整体的目的,效果当然不会好;相反,如果子系统的效益低一些,但是彼此互相促进,有利于达到整体的目的,那么效果自然一定是好的。在病案管理过程中,每一个环节都至关重要,每一个环节都需要与其他环节做好协调沟通,发现问题及时采取有效措施进行改进,这样才能共同促进病案管理整体的水平。

从系统功能的整体性来说,系统的功能不等于要素功能的简单相加,而是往往要大于各个部分功能的总和,即整体大于各个孤立部分的总和。这里的"大于",不仅数量上大,而且指在各个部分组成一个系统后,产生了总体的功能,即系统的功能。这种总体功能的产生是一种质变,它的功能大大超过了各个部分功能的总和。因此,系统要素的功能必须服从系统整体的功能,否则,就要削弱整体功能,从而失去了系统功能。

(二)动态性原理

系统作为一个运动着的有机体,其稳定状态是相对的,运动状态则是绝对的。系统不仅作为一个功能实体而存在,而且作为一种运动而存在。系统内部的联系就是一种运动,系统与环境的相互作用也是一种运动。系统的功能是时间的函数,因为不论是系统要素的状态和功能,还是环境的状态或联系的状态都是在变化的,运动是系统的生命。医院在社会集体中,是经济系统中的子系统,为了适应外部社会经济系统的需要,必须不断完善和改变自己的功能,不断更新自身的管理方法,而医院内部的各个子系统的功能及相互关系也必须随之相应地发生变化。同样,病案管理也可以看成一个系统,而病案管理中的每个环节相当于病案管理这个系统的子系统,每个子系统都需要为了适应整体系统的需要而不断做出改善。系统就是在这种不断变化的动态过程中生存和发展的,因此,任何企业的管理都具有很强的时限性。

掌握系统的动态原理,研究系统的动态规律,使我们能预见系统的发展趋势,观念超前,减少偏差,掌握主动,使系统向期望的目标发展。

(三)开放性原理

封闭系统因受热力学第二定律作用,其熵将逐渐增大,活力逐渐减少。严格地说,完全封闭的系统是不能存在的。实际上,不存在一个与外部环境完全没有物质、能量、信息交换的系统。任何有机系统都是耗散结构系统,系统与外界不断交流物质、能量和信息,才能维持期生存;并且只有当系统从外部获得的能量大于系统内部消耗失散的能量时,系统才能克服熵而不断发展壮大。所以,对外开放是系统的生命。在管理工作中,任何视图把本系统封闭起来与外界隔绝的做法,都会导致失败。明智的管理者应当从开放性原理出发,充分估计到外部对本系统的种种影响,努力从开放中扩大本系统从外部吸入的物质、能量和信息。病案管理需要不断地从外部环境中汲取科学的管理方法和手段,通过与他院的沟通交流,分享彼此的管理策略,取其精华,掌握完善的病案管理途径,使得病案管理的发展不断壮大。

(四)环境适应性原理

系统不是孤立存在的,它要与周围事物发生各种联系。这些与系统发生联系的周围事物的全体,就是系统的环境,环境也是一个更高级的大系统。如果系统与环境进行物质、能量和信息的交流，能够保持最佳适应状态，则说明这是一个活力的理想系统。

系统对环境的适应并不都是被动的，也有能动的，那就是改善环境。环境可以施加作用和影响于系统，系统也可施加作用和影响于环境。例如，构成社会系统的人类具有改造环境的能力，没有条件可以创造条件。这种能动地适应和改造环境的可能性，受到人类掌握科学技术（包括组织管理）知识和经济力量的制约。管理者既要看到能动地改变环境的可能，又要看到自己的局限，才能做出科学的决策，保证组织的可持续发展。

二、人本原理

世界上一切科学技术的进步，一切物质财富的创造，一切社会生产力的发展，一切社会经济系统的运行，都离不开人的努力、人的劳动与人的管理，并且都是为了造福人类，促进人的全面发展。人本原理就是以人为主体的管理思想，这是管理理论发展的主要特点。

人本原理主要包括下述主要观点：职工是企业的主体；职工参与是有效管理的关键；使人性得到最完美的发展是现代管理的核心；服务于人是管理的根本目的。

（一）职工是企业的主体

劳动是企业经营的基本要素之一，劳动者是创造价值的主体。人们对提供劳动服务的劳动者在企业生产经营中的作用是逐步认识的，这个认识过程大体上经历三个阶段。

1. 要素研究阶段

对劳动力在生产过程中的作用研究是随着以机器大生产为主要标志的现代企业的出现而开始的。但在早期，这种研究基本上限于把劳动者视为生产过程中的一种不可缺少的要素。比如，管理科学的奠基人泰罗的全部管理理论和研究工作的目的，都是致力于挖掘作为机器附属物的劳动的潜能。他仔细研究工人操作的每个动作，精心设计出最合理的操作程序，要求所有工人严格地执行，而不要自己再去创造和革新。他坚信，工人只要按照规范程序去作业，就能实现最高的劳动生产率，从而获得最多的劳动报酬。这样对工人和企业双方都有利。泰罗之后的几十年中，所有对劳动和劳动力的研究大多未摆脱这种把人视作机器附属物的基本观点和方法。

2. 行为研究阶段

人的行为是由动机决定的，而动机又取决于需要。劳动者的需要是多方面的，经济需要只是其基本内容之一。所以，他们强调管理者要从多方面去激励劳动者的劳动热情，引导他们的行为，使其符合企业的要求，这一阶段认识有其科学合理的一面，但其基本点仍然是把劳动者作为管理的客体。

3. 主体研究阶段

20世纪70年代以来，随着日本经济的崛起，人们通过对日本成功企业的经验剖析，进一步认识到职工在企业生产经营活动中的重要作用，逐渐形成了以人为主体的管理思想。中国管理学家蒋一苇在20世纪80年代末发表了著名论文《职工主体论》，明确提出"职工是社会主义企业的主体"的观点，从而把职工在企业经营活动中地位和作用的认识提到一个新的高度。根据这种观点，职工是企业的主体，而非客体；企业管理既是对人的管理，也是为人的管理。当下，病案室的各项管理工作主要是依靠人去经营，通过管理思想的不断刷新和创新,构建越来越先进的管理思想,制定出更加与时俱进的管理制度。一个企业经营的目的,绝对不是单纯的商品生产,而是为包括企业职工在内的人的社会发展服务的。

(二) 有效管理的关键是职工参与

实现有效管理有两条完全不同的途径。

1. 高度集权、从严治厂,依靠严格的管理和铁的纪律,重奖重罚,使得企业目标统一,行动一致,从而实现较高的工作效率。

2. 适度分权、民主治厂,依靠科学管理和职工参与,使个人利益与企业利益紧密结合,是企业全体职工的命运共同体。

两条途径的根本不同之处在于,前者把企业职工视作管理上的客体,职工处在被动被管的地位;后者把企业职工视作管理的主体,使职工处于主动地参与管理的地位。当企业职工受到饥饿和失业的威胁时,或受到政治与社会的压力时,前一种管理方法可能是有效的;而当职工经济上已比较富裕,基本生活已得到保证,就业和流动比较容易,政治和社会环境比较宽松时,后一种方法就必然更为合理、更为有效。

实现有效管理的关键就是职工参与,依靠科学管理和职工参与,适度分权,使个人利益和企业利益紧密结合。人作为管理的主体,要使人处于主动参与管理的地位。影响企业发展的因素有很多,但归纳起来无非是天时、地利、人和。"人和"最为宝贵,有了"人和",才能去争取和利用"天时";有了"人和",才有可能去逐步完善和充分发挥"地利"。如果没有"人和",经营者与劳动者纠纷不断、企业领导内部、上下级之间、各部门之间遇事互相扯皮、遇责互相推诿、遇利互相争夺,则再好的外部环境也将错过,再好的内部条件也将耗尽,失败将是必然的结果。病案管理需要依靠人,同时病案管理也为人服务。在病案管理工作中,每个岗位的工作人员需要团结一致、互相学习,建立良好的工作环境和学习氛围。对于窗口复印等对外工作岗位,病案管理人员要做到有耐心,牢记自身的岗位职责,更好服务于患者。同时,在谋求个人发展的过程中,通过将自身利益与病案管理整体利益相结合,不断促进病案管理的发展,从而使病案管理更好为人服务。尊重人、依靠人、发展人、为了人是人本原理的基本内容和特点,管理者需要牢牢记住,管理的终极目标是为了人类美好的未来。

(三) 现代管理的核心是使人走向完美

人之初是性本善还是性本恶?这个问题已经争论了许多世纪。这个争论,不论在古今中外的伦理思想中,还是在现代管理学的研究中,都得到了不同程度的反映。这两种相互对立的观点都可在社会生活中找到支持或反对的论据与事例。这个事实本身就表明,世界上并不存在绝对善或者恶的人性,人性是受后天环境影响而形成的,因而也是可以塑造和改变的。

不同的时代,人性都不可避免地打上历史的烙印。在封建社会,超经济的人身依附成为人性中最普遍的现象。君臣之间、官民之间、夫妇之间、父子之间、主仆之间……几乎无不以人身依附作为建立正常关系的准则,并且以是否完全遵守这一准则作为评价人性是否完美的标准。一切管理都建立在一方无条件服从另一方的基础之上。资本主义摧毁了这种封建的人身依附关系,建立了以人的利己本性为基础的商品经济关系。资本家拥有资本,劳动者拥有自己的劳动力,人们都是"平等"的"商品"所有者,都是为了利己通过市场进行"自由"的交换和买卖,相互讨价还价,然后成交、签订合同。因此,"利己"和"守信"就成为人际关系和人性是否完美的基本准则,一切管理活动也都建立在这一准则之上。

今天的中国特色社会主义尚处于初级阶段,社会生产力尚不发达,人们的物质生活尚不富裕,传统的思想意识尚有较大影响,有些企业为了追求高额利润其行为甚至更"资本主义化",因此,管理所面临的人性状况极为复杂。有专门利他的奉献精神,也有专门利己的个人主义;有自由平等的民主要求,也有官贵民贱的等级观念。这就是中国管理界所面临的挑战,管理者要在这个挑战的过程中,引导和促进人性的发展。

事实上,任何管理者都会在管理过程中影响下属人性的发展。同时,管理者行为本身又是管理者人性的反映。只有管理者的人性达到比较完美的境界,才能使企业职工的人性得到完美的全面发展,而职工队伍的状况又是企业成功的关键。在多元文化的时代,在多样化的组织中,实施每一项管理措施、制度、方法时,不仅要看到其取得的经济效果,而且要从尊重人出发考虑对人精神的影响。

(四)管理是为人服务的

我们说管理是以人为主体的,是为人服务的,是为了实现人的全面发展,这个"人"当然不仅包括企业内部、参与企业生产经营活动的人(虽然大多数情况下,这类人是管理学研究的主要对象),而且包括存在于企业外部的、企业通过提供产品为之服务的用户。

为社会生产和提供某种物质产品,是企业存在的主要理由。在我国传统的计划经济体制下,企业是根据国家指令性计划来组织产品生产的。据此生产出来的产品交由国家有关部门统一销售。企业不需要研究社会和用户的要求。因此,执行上级指令成为企业活动的主要任务,服务于行政主管部门成为企业管理明显的或隐含的宗旨。在市场经济条件下,市场需求的特点及发展趋势逐渐取代国家指令性计划,成为企业组织生产经营活动的主要依据,市场是否欢迎企业的产品成为企业能否继续生存、企业经营能否成功的主要因素。病案管理中,病案管理人员为广大患者人群提供人性化服务,病案管理人员每天都需要和大量的病案利用者接触,其服务态度将会对病案利用者的情绪变化、医院形象等产生直接影响。所以,在接待客户时,应站在患者立场为患者考虑,充分尊重患者的隐私和知情权。平等对待患者,增强患者的信任感,要明白患者不能以高低划分,要以平等的态度接待每一位患者,增强患者的信任感,坚决不可以貌取人,尤其是对待下岗工人、老年人、农民等文化水平有限的群体,一定要积极主动询问,以热情饱满的态度向患者提供服务。同时,在实际工作中要严格规范文明用语行为,对任何患者而言,都不希望病案管理者以冷若冰霜的态度对待自己。站在人性化立场来说,和蔼可亲、以礼相待的服务可以使患者感受到温馨和惬意,同时也拉近了病案管理人员和患者之间的距离,在接待来访患者时,病案管理人员应增强主动服务意识,面带笑容,文明用语,主动帮助需要办理业务的患者。

综上所述,尊重人、依靠人、发展人、为了人是人本原理的基本内容和特点。管理者要牢牢记住,管理的终极目标是为了人类的未来更加美好。

三、责任原理

管理是追求效益和效率的过程。在这个过程中,要挖掘人的潜能,就必须在合理分工的基础上明确规定这些部门和个人必须完成的工作任务和必须承担的相应责任。

（一）明确每个人的职责

挖掘人的潜能的最好的办法是明确每个人的职责。

职责不是抽象的概念，而是在数量、质量、时间、效益等方面有严格规定的行为规范。一般来说，分工明确，职责也会明确，但两者的对应关系并不这样简单，这是因为分工一般只是对工作范围做了形式上的划分，至于工作的数量、质量、完成时间、效益等要求，分工本身还不能完全体现出来，因此，必须在分工的基础上，对每个人的职责做出明确的规定。

1. 职责界限要清楚。在实际工作中，工作职位离实体成果越近，职责越容易明确；工作职位离实体成果越远，职责越容易模糊。应按照与实体成果联系的密切程度，划分出直接责任与间接责任、实时责任与事后责任。在病案管理中，每一个岗位需要制定明确的工作描述，包括工作名称、工作人员负责的部门工作、主要的工作目标、完成工作的标准、工作功能间的相互关系，用以明确岗位职责、工作范围、与其他工作的衔接、科室间的协作，有利于每个工作人员完成本职工作。同时，病案管理不是一个人的事情，也不是一个部门的事情，是需要多部门共同努力、共同参与来进行全面质量管理，明确的职责分配可以使各项工作更加保质保量。

2. 职责中要包括横向联系的内容。在规定某个岗位工作职责的同时，必须规定同其他单位、个人协同配合的要求，才能提高组织整体的功效。

3. 职责一定要落实到个人，只有这样，才能做到事事有人负责。没有分工的共同负责，实际上是职责不清、无人负责，其结果必然管理混乱、效率低下。

（二）职位设计和权限委授要合理

1. 权限

明确了职责，就要授予相应的权力。实际任何管理都要借助于一定的权力。管理总离不开人、财、物的使用。如果没有一定的人权、物权、财权，任何人都不可能对任何工作实行真正的管理。职责和权限虽然很难从数量上画等号，但有责无权，责大权小，许多事情都得请示上级，由上级决策、上级批准，当上级过多地对下级分内的工作发指示、作批示的时候，实际上等于宣告此事下级不必完全负责。所以，明智的上级必须克制自己的权力欲，要把下级完成职责所必需的权限全部委授给下级，由他去独立决策，自己只在必要的时候给予适当的帮助和支持即可。

2. 利益

权限的合理委授只是完全负责所需的必要条件之一。完全负责就意味着责任者要承担全部风险。任何管理者在承担风险时，都不由自主地要对风险与收益进行权衡，然后才决定是否值得去承担这种风险。之所以有上级放权下级反而不要，是因为风险和收益不对称，没有足够的利益可图。当然，这种利益不仅是指物质利益，也包括精神上的满足感。

3. 能力

能力是完全负责的关键因素。管理是一门科学，也是一门艺术。管理者既要有生产、技术、经济、社会、管理、心理等方面的科学知识，又需要有处理人际关系的组织才能，还要有一定的实践经验。科学知识、组织才能和实践经验这三者构成管理能力。在一定时期，每个人的时间和精力是有限的，管理能力也是有限的，并且每个人的能力各不相同。因此,每个人所能承担的职责也是不一样的。职责和权限、利益、能力之间的关系或许应该遵循等边三角形定理。职责、权限、利益是三角形的三个边,它们是相等的,能力是等边三角形的高,根据具体情况,它可以略小于职责。这样,负责者会感受到工作带来的挑战性,避免骄傲自大、自以为是,从而能够促进管理者更加感恩和谦卑,更加尊重群众,更加自觉地学习新知识,注意发挥智囊的作用,使用权力也会更加慎重,获得利益时还会产生更大的动力,努力把自己的工作做更好。但是,能力也不可过小,以免形成"挑不起"职责的后果。

(三) 奖惩要分明、公正、及时

人无完人,但都是在进取的。对每个人的工作表现以及绩效给予公平公正、及时的奖惩,有助于提高人的积极性,挖掘每个人的潜力,从而不断提高管理成效,引导每个人的行为朝着组织需要的方向变化。

对每个人进行公正的奖惩,要求以准确的考核为前提。若考核不细致或者不准确,奖惩就难以做到恰如其分。因此,首先要对工作绩效的考核标准明确。有成绩有贡献的员工,要及时予以肯定和相应奖励,使他们的积极行为能够得以维持下去。奖励分为物质奖励和精神奖励,两者都是必不可少的。如果人的工作成果长期被埋没,就会使其挫伤积极性,过时的奖赏将会失去其意义。同时,及时、公正的惩罚也是管理工作中必不可少的。惩罚虽然会引起人的挫折感,可能在一定程度上影响人的工作热情,但是惩罚的真正意义是在于"杀一儆百",通过惩罚少数人来教育多数人,从而强化管理的权威。惩罚也可以及时制止这些人的不良行为,以免造成更大的损失。

在病案管理工作中,为了做到严格奖惩,必须建立健全的组织奖惩制度,规范每位病案管理者的行为,使奖惩工作尽可能地规范化、制度化,实现奖惩的公平公正和及时。

四、效益原理

效益是管理的重要目的,是管理的永恒主题,管理是对效益的不断追求。

管理活动要以提高效益为核心,追求效益的不断提高,应该成为管理活动的中心和一切管理工作的出发点。实际工作中,管理效益的直接形态是通过经济效益而得到表现的,管理系统是一个人造系统,它是通过管理主体的劳动按一定顺序排列的多方面、多层次的有机系统。尽管其中有纷繁复杂的因素相交织,但每种因素均通过管理主体的劳动而活化,并对整个管理运动产生着影响。管理不仅要追求效益,更要追求长期稳定的高效益,病案管理需要不断进行探索、不断更新技术和方法,要以新理念、新品种、高质量迎接新的挑战。

影响管理效益的因素有很多,其中主题管理思想正确占有相当重要的地位。在现代化管理中,采用先进的科学方法和手段,建立合理的管理机构和规章制度无疑是非常必要的。但更重要的是一个管理系统高级主管所选取的战略,这是更加带有全局性的问题。实际上,日常的管理只解决如何"正确地做事",战略才告诉我们怎样"做正确的事"。企业如果经营战略错了,局部的东西再好也毫无意义。实际上,管理效益总是与组织的战略联系在一起。局部效益必须与全局效益保持一致,全局效益是一个比局部效益更为重要的问题,如果全局效益很差,局部效益提高就难以持久。当然,局部效益是全局效益的基础,没有局部效益的提高,全局效益的提高就难以实现。局部效益与全局效益是统一的,有时又是矛盾的。因此,当局部效益与全局效益发生冲突时,管理就必须做到局部服从于全局。

管理应追求长期稳定的高效益。企业时刻处于激烈的竞争中,如果企业只满足于眼前的经济效益水平,而不以新理念、新品种、高质量迎接新的挑战,就会随时有落伍甚至有被淘汰的危险。所以,管理者必须有远见卓识和创新精神,要有前瞻性,不能只追求当前经济效益,不肯加大研究与开发投入,不肯花时间和成本去提高职工的技术水平和文化道德素养,必然损害今后的经济效益。

第三节 病案管理的基本方法

管理的方法是在管理活动中为实现管理目标、保证管理活动顺利进行所采取的具体方案和措施。管理的原理必须通过管理方法才能在管理实践中发挥作用,管理方法是管理理论、原理的自然延伸和具体化、实际化,是管理原理指导管理活动的必要中介和桥梁,是实现管理目标的途径和手段,它的作用是一切管理理论、原理本身无法替代的。

管理的方法一般可分为管理的法律方法、管理的行政方法、管理的经济方法、管理的教育方法和管理的技术方法,这是管理方法的一个完整体系,该管理体系在病案管理中也同样发挥着重要作用。

一、行政方法

行政方法的实质是通过行政组织中的职务和职位来进行管理。它特别强调职责、职权、职位,而并非个人的能力或特权。任何部门、单位总要建立起若干行政机构来进行管理。它们都有着严格的职责和权限范围。行政方法是实现管理功能的一个重要手段,但只有正确运用它,不断克服其局限性,才能发挥它应有的作用。

(一)管理者必须充分认识行政方法的本质是服务

服务是行政的根本目的,这是由管理的实质、生产的社会化以及市场经济的基本特征所决定的。没有行政方法的管理,同样达不到服务的目的,服务是为基层、为生产和科研第一线、为全体员工服务。病案管理科也是服务型科室,病案服务于临床、患者等,正确利用管理的行政方法,能迅速有力地贯彻上级的方针和政策,因此,准确应用管理的行政方法,必须加强各级领导的重视和认识,加强各职位对岗位职责的履行意识,增强管理的权威性,使各部门密切配合,不断调整部门之间的相互关系。

(二)行政方法的管理效果为领导者水平所制约

因为它更多的是人治,而不是法治。管理效果基本上取决于领导者的指挥艺术和心理素质,取决于领导者和执行者的知识、能力。

(三)信息在运用行政方法过程中至关重要

首先,领导者驾驭全局、统一指挥,必须及时获取组织内外部有用的信息,才能做出正确决策,避免指挥失误。其次,上级要把行政命令、规定或指示迅速而准确地下达,还要把收集到的各种反馈信息和预测信息发送给下级领导层,供下级决策时使用,下级经过整改后,将执行效果总结归纳然后反馈给上级领导,形成一个 PDCA 循环。总之,行政方法要有一个灵敏、有效的信息管理系统。

（四）行政方法的运用借助了职位的权力

对行政下属来说有较强的约束力，较少遇到下属的抵制，这种特点可能使上级在使用行政方法时忽视下属的正确意见和合理的要求。所以，不可单纯依靠行政方法，而要在客观规律的基础上，把行政方法和管理的其他方法，特别是经济方法有机地结合在一起。

二、经济方法

经济方法是根据客观经济规律，运用各种经济手段，调节不同经济主体之间的关系，以获取较高的经济效益与社会效益的管理方法。经济方法与其他方法一样，必须正确运用才能充分发挥其价值。

（一）要注意将经济方法和教育等方法有机结合起来

人们除了物质需要以外，还有更多的精神和社会方面的需要。在现代生产力迅速发展的条件下，物质利益的刺激作用将逐步减弱，人们更需要接受教育以提高知识水平和思想修养。随着病案管理的新理论、新知识、新技术和新方法的不断涌现，如何使病案管理人员适应医学事业的发展，继续教育显得尤为重要，病案管理人员需要不断接受继续教育，不断更新知识库。再者，如果单纯运用经济方法，易导致讨价还价、"一切向钱看"的不良倾向，易助长本位主义、个人主义思想。

（二）要注意经济方法的综合运用和不断完善

既要发挥各种经济杠杆各自的作用，更要重视整体上的协调配合。如果忽视综合运用，孤立地运用单一杠杆，往往不能取得预期效果。

（三）不要迷信重奖重罚的作用，防止以罚代管的倾向

奖励和惩罚的目的是引导企业员工的行为。奖惩的力度越大，对员工产生的激励或威慑作用也就越大。但是根据经济学的边际效用原理，其有效性会随着奖惩力度的不断增加而降低，奖惩措施本身的"成本"却会不断增加。所以，要谨慎运用重奖重罚，不能以罚代管。

三、技术方法

技术的进步直接导致管理手段的现代化。对于当今社会的各种类型组织的管理者，要想在日益复杂和多变的环境中对组织中包括人力资源在内的各种资源进行有效的协调，以维持、巩固和增强组织的活力，单凭传统管理手段是远远不够的。实践已经并将继续证明，有效的管理离不开技术，尽管不同的管理者，尤其是组织中不同层次的管理者，对技术的依赖程度可能不一样。管理者要想正确运用技术方法，必须注意以下几个方面：

（一）技术不是万能的，并不能解决一切问题

例如，信息技术辅助病案进行管理，分析存在的问题，但是对于发现的问题该采取何种方式进行改进，信息系统无法回答，这就需要管理者不断去探索。同时，技术具有一定的局限性和适用范围，管理者不能否定技术的重要性，也不能盲目迷信技术。

（二）管理者在解决管理问题时，不能仅依靠技术方法

需要把各种管理方法结合起来使用。管理方法不仅要与时俱进，更需要结合自身的

情况。

（三）管理者使用技术方法有一定的前提

即他本人必须努力学习新技术的应用方法，知道技术的价值所在和局限所在，并在可能的情况下，多向组织外的技术专家请教，弥补本身的不足。

四、法律方法

法律是由国家制定或认可的，以国家强制力保证实施的行为规则的总和，依法治国已成为实现中国梦的基本策略。法律方法是指国家根据广大人民群众的根本利益，通过各种法律、法令、条例和司法、仲裁工作，调整社会经济的总体活动和各企业、单位在微观活动中所发生的各种关系，以保证和促进社会经济发展的管理方法。

病人到医院求医，医务人员在诊疗工作中根据国家规定书写医疗记录形成病历，病历归档以后形成病案。医疗机构应依据国家有关法律法规进行管理，包括对病案的形成、收集、整理、鉴定、保存、利用、质检、统计等实施的一系列方法手段。近年来，随着我国社会经济发展，医学健康知识的普及，公民法律意识和经济意识不断增强，医疗纠纷的种类和数量呈现明显的上升趋势，医疗纠纷逐渐成为社会焦点和法律热点。法律、法规一经制定就要强制执行，通过法律的方法，规范临床医生的诊疗行为，规范医院的管理制度，及时排除各种不利因素的影响，调节管理因素之间的关系，使管理活动纳入规范化、制度化的轨道。

五、教育方法

管理离不开对管理对象进行教育，管理最重要的任务是提高人的素质，充分调动人的积极性、创造性。人的素质是在社会实践和教育中逐步发展、成熟起来的。通过教育，不断提高医务人员和患者的思想品德素质、文化知识素质、专业水平素质，实现人的全面发展是管理工作的重要任务。因此，全面提高人的素质，对组织成员不断进行培养教育，就必然成为管理者实现管理目标过程中必不可少的方法。

通过案例教学、培训宣传、媒体传播等教育方法与手段，不仅可以使病案管理人员的专业素质和技能水平稳步提升，通过由医学院校、专业协会、医疗机构等提供专业继续教育，使病案管理人员学习和掌握病案管理前沿知识和技能；还可以有效更新医务人员临床诊疗思维，促进临床实践指南的应用，促进多学科合作，改善患者安全和质量，提高病历书写专业技能；还可以使患者理解掌握利用病案信息的流程，促进其利用病案进行自身的健康管理与保险业务等；还可以使社会利用者掌握病案利用规范，促进社会利用者合法、合规利用病案。

 思考练习题

1. 价值理论在病案管理中的应用。
2. 病案管理的基本原理。
3. 不同的方法在病案管理中的具体应用。

第三章　病案管理要求

第一节　病案的格式与内容

一、门(急)诊病历的格式与内容

(一) 门(急)诊病历的内容

门(急)诊病历内容包括门(急)诊病历首页、门(急)诊手册封面、病历记录、化验单(检验报告)、医学影像检查资料等。门(急)诊病历记录分为初诊病历记录和复诊病历记录。随着医院信息化程度的提升,门(急)诊病历逐渐由纸质形式向电子病历形式转变,但是其主要记录内容相对固定,主要包括以下内容。

1. 门诊病历封面应设有姓名、性别、出生年月、民族、婚姻、职业、住址、工作单位、药物过敏史、身份证号及门诊病历编号等项目并认真填写完整;每次就诊均应填写就诊日期(年、月、日)和就诊科别。

2. 使用通用门诊病历时,就诊医院应在紧接上次门诊记录下空白处盖上"××年××月××日××医院××科门诊"蓝色章,章内空白处由接诊医师填写。

3. 儿科患者、意识障碍患者、创伤患者及精神病患者就诊须写明陪伴者姓名及与患者的关系,必要时写明陪伴者工作单位、住址和联系电话。

4. 患者在其他医院所做检查或检验,应注明该医院名称及检查或检验项目、报告单号、日期和结果。

5. 初步诊断、诊断、医师签名写于右下方。如需上级医师审核签名,则签在署名医师左侧并划斜线相隔,如×××/×××。医师应签全名,字迹应清楚易认。处理措施写在左半侧。

6. 法定传染病,应注明疫情报告情况。

7. 开具疾病诊断证明及休息证明应记录在病历中。

8. 门诊患者住院须填写住院证。

9. 门诊病历、住院证可用蓝黑墨水、碳素墨水书写,字迹应清楚易认。

10. 门(急)诊初诊、复诊病历。

(二) 书写门(急)诊病历的要求

1. 门诊初诊

(1) 主诉:主要症状(或体征)及持续时间。

(2) 病史:现病史要重点突出(包括本次患病的起病日期、主要症状、伴随症状、体征、他院诊治情况及疗效),并简要叙述与本次疾病有关的过去史、个人史及家族史(不需列题)。

(3) 体检:一般情况,重点记录阳性体征及有助于鉴别诊断的阴性体征。

(4) 实验室检查、器械检查或会诊记录。

(5) 初步诊断:需写出本次就诊的初步诊断。如暂不能明确,可写"××症状或体征原因待查",也可在疑诊病名后面加"?",并尽可能注明复诊应注意的事项。

(6) 处理措施:

① 处方及治疗方法记录应分行列出。药品应记录药名、剂量、总量、用法。

② 进一步检查措施或建议。

③ 法定传染病应注明疫情报告情况。

④ 休息方式及期限;收住院病人写明收住院科室。

(7) 医师签名:字迹应清楚易认。

2. 门诊复诊

(1) 主诉:可写"×××疾病复诊"或书写主诉。

(2) 现病史:主要描述上次诊治后的病情变化和治疗反应,不可只用"病情同前"字样来代替现病史。

(3) 体检:着重记录原来阳性体征的变化和新发现的阳性体征。

(4) 需补充的实验室或器械检查项目。

(5) 在同一医疗机构内三次不能确诊的患者,接诊医生应请上级医师或相关科室会诊,上级医师或会诊医师应写明会诊意见及会诊日期和时间并签名。

(6) 诊断:对上次已确定的诊断及补充的新诊断一并写出。

(7) 处理措施:要求同初诊。

(8) 持通用门诊病历变更就诊医院、就诊科别或与前次不同病种的复诊患者,应视作初诊患者并按初诊病历要求书写病历。

注:门诊放疗、化疗及血液透析等病历书写按相关专科规范执行。

3. 急诊初诊和复诊病历

急诊患者应注明就诊时间(年、月、日、时、分),时间按 24 小时制记录。其余内容同门诊初诊、复诊病历。急危重症患者必须记录患者体温、脉搏、呼吸、血压、意识状态、诊断和抢救措施。

4. 急诊观察病历

对收入急诊观察室的患者，应书写观察病历，并书写出医院观察室记录。抢救危重患者时，应当书写抢救记录。门（急）诊抢救记录书写内容及要求按照住院病历抢救记录书写内容及要求执行。抢救无效的死亡病例，要记录抢救经过，参加抢救人员姓名、职称或职务，死亡日期及时间，死亡诊断等。

急诊观察病历应包括以下主要内容：体温单、医嘱单、急诊观察病历、急诊观察病程记录、出医院观察室记录等。

二、住院病案的格式与内容

（一）住院病历

1. 一般项目

姓名，性别，年龄（填写实足年龄或出生年、月，不可以"儿""成"代替），婚姻状况，出生地（写明省、市、县），民族，职业，工作单位，住址（城市应写明省、市、区、街道、楼、单元，农村应具体到村、组），供史者（注明与患者的关系），入院日期（急危重症患者应注明至时、分），记录日期、时间。

2. 主诉

患者就诊最主要的原因，包括症状（或体征）及其持续时间。主诉多于一项者，则按发生的先后次序列出，并记录每个症状的持续时间。主诉要简明精炼，除特殊情况外，一般不宜用诊断或检查结果代替症状。主诉应能导致第一诊断，原则上不得超过 20 个字。

3. 现病史

围绕主诉进行描述。主要内容应包括以下十个方面的内容：（1）起病情况：患病时间、发病缓急、前驱症状、可能的病因和诱因。（2）主要症状的特点：应包括主要症状的部位、性质、持续时间及程度。（3）病情的发展与演变：包括起病后病情是持续性还是间歇性发作，是进行性加重还是逐渐好转，缓解或加重的因素等。（4）伴随症状：各种伴随症状出现的时间、特点及其演变过程，各伴随症状之间，特别是与主要症状之间的相互关系。（5）记录与鉴别诊断有关的阴性资料。（6）诊疗经过：何时、何处就诊，做过何种检查，诊断何病，经过何种治疗，药物剂量及效果。（7）一般情况：目前的食欲、大小便、精神、体力、睡眠等情况。（8）凡与现病直接有关的病史，虽年代久远亦应包括在内。（9）若患者存在两个以上不相关的未愈疾病时，虽与本次疾病无紧密关系，但仍需治疗的其他疾病情况，可在现病史后另起一段予以记录。（10）凡意外事件或可能涉及法律责任的伤害事故，应详细客观记录，不得主观臆测。

4. 既往史

既往史是指患者过去的健康和疾病情况。内容包括：一般健康状况及疾病史，传染病史，手术、外伤史，输血史，食物或药物及其他过敏史，预防接种史，过去健康状况及疾病的系统回顾。各个临床专科，还需要结合专科特点，有针对性地掌握专科既往史。如：

（1）呼吸系统：慢性咳嗽、咳痰、呼吸困难、咯血、低热、盗汗、与肺结核患者密切接触史等。

（2）循环系统：心悸、气急、咯血、发绀、心前区痛、晕厥、水肿及高血压、动脉硬化、心脏疾病、风湿热病史等。

（3）消化系统：慢性腹胀、腹痛、嗳气、反酸、呕血、便血、黄疸和慢性腹泻、便秘史等。

（4）泌尿系统：尿频、尿急、尿痛、排尿不畅或淋沥，尿色（洗肉水样或酱油色），清浊度，水肿，肾毒性药物应用史，铅、汞化学毒物接触或中毒史，以及下疳、淋病、梅毒等性病史。

（5）造血系统：头晕，乏力，皮肤或黏膜瘀点、瘀斑、紫癜、血肿，反复鼻衄，牙龈出血，骨骼痛，化学药品、工业毒物、放射性物质接触史等。

（6）内分泌系统及代谢：畏寒、怕热、多汗、食欲异常、烦渴、多饮、多尿、头痛、视力障碍、肌肉震颤，以及性格、体重、皮肤、毛发和第二性征改变史等。

（7）神经系统：头痛、失眠或嗜睡、意识障碍、晕厥、痉挛、瘫痪、视力障碍、感觉及运动异常、性格改变、记忆力和智力减退史等。

（8）肌肉骨骼系统：关节肿痛，运动障碍，肢体麻木、痉挛、萎缩，瘫痪史等。

5. 个人史

个人史是指一个人从出生到死亡的整个经历。它包括个人的家庭背景、教育经历、职业发展、感情生活、社交关系等方面。个人史是个人在时间和空间中的信息，反映了患者生活的多样性和复杂性。通过对个人史的问诊，医务人员可以更好地掌握患者生活的各个方面，并从中获得深入的诊疗依据，为后续开展人文医学诊疗提供宝贵信息。个人史可包括但是不仅限于以下几个方面：（1）出生地及居留地；（2）有无日本血吸虫病疫水接触史，有无去过其他地方病或传染病流行地区及其接触情况。（3）生活习惯及嗜好：有无嗜好（烟、酒、常用药品、麻醉毒品）及其用量和年限。（4）职业和工作条件：有无工业毒物、粉尘、放射性物质接触史。（5）冶游史：有无婚外性行为，有无患过下疳、淋病、梅毒等性病史。（6）家庭生活等状况。

6. 婚育史、月经史

婚育史、月经史主要包括：（1）结婚年龄、配偶健康状况、性生活情况等。（2）初潮年龄（行经期天数/月经周期天数）＊末次月经时间（或绝经年龄），以及月经量、颜色，有无血块、痛经、白带等情况。（3）生育情况按下列顺序写明：足月分娩数－早产数－流产或人流数－存活数。计划生育措施。

7. 家族史

家族史主要包括：（1）父母、兄弟、姐妹及子女的健康状况，有无患有与患者同样的疾病；如已死亡，应记录死亡原因及年龄。（2）家族中有无结核、肝炎、性病等传染性疾病。（3）有无家族性遗传疾病，如糖尿病、血友病。

8. 体格检查

体格检查主要是指医务人员对患者身体形态结构和机能发展水平进行检测和计量，西医医师一般按照视、触、叩、听的顺序，而中医采取四诊八纲的辨证顺序（四诊八纲指中医通过望、问、闻、切四诊手段，诊察病情，以及运用阴、阳、表、里、寒、热、虚、实八个纲领对病情进行归纳分析和辨别的方法。)。以综合医院为例,体格检查主要依据以下格式和项目。

体格检查

体温 ℃　脉搏 次/分　呼吸 次/分　血压/mmHg

【一般状况】

发育(正常、不良、超常),营养(良好、中等、不良、肥胖、恶病质),神志(清晰、淡漠、模糊、嗜睡、谵妄、昏迷),体位(自主、被动、强迫),面容与表情(安静,忧虑,烦躁,痛苦,急、慢性病容或特殊病容),检查能否合作。

【皮肤、黏膜】

颜色(正常、潮红、苍白、发绀、黄染、色素沉着),温度,湿度,弹性,有无水肿、皮疹、瘀点、紫癜、皮下结节、肿块、蜘蛛痣、肝掌、溃疡和瘢痕,毛发的生长及分布。

【淋巴结】

全身或局部淋巴结有无肿大(部位、大小、数目、硬度、活动度或粘连情况,局部皮肤有无红肿、波动、压痛、瘘管、瘢痕等)。

【头部及其器官】

头颅:大小,形状,有无肿块、压痛、瘢痕,头发(量、色泽、分布)。

眼:眉毛(脱落、稀疏),睫毛(倒睫),眼睑(水肿、运动、下垂),眼球(凸出、凹陷、运动、斜视、震颤),结膜(充血、水肿、苍白、出血、滤泡),巩膜(黄染),角膜(云翳、白斑、软化、溃疡、瘢痕、反射、色素环),瞳孔(大小、形态、对称或不对称、对光反射及调节与辐辏反射)。

耳:有无畸形、分泌物、乳突压痛,听力。

鼻:有无畸形、鼻翼扇动、分泌物、出血、阻塞,有无鼻中隔偏曲或穿孔、有无鼻窦压痛。

口腔:气味,有无张口呼吸,唇(畸形、颜色、疱疹、皲裂、溃疡、色素沉着),牙(龋齿、缺齿、义齿、残根,注明位置右、左,斑釉牙),牙龈(色泽、肿胀、溃疡、溢脓、出血、铅线),舌(形态、舌质、舌苔、溃疡、运动、震颤、偏斜),颊黏膜(发疹、出血点、溃疡、色素沉着),咽(色泽、分泌物、反射、悬雍垂位置),扁桃体(大小、充血、分泌物、假膜),喉(发音清晰、嘶哑、喘鸣、失音)。

【颈部】

对称,有无抵抗、强直,有无颈静脉怒张及肝颈静脉回流征、颈动脉异常搏动,气管位置,甲状腺(大小、硬度、压痛、结节、震颤、血管杂音)。

【胸部】

胸廓(对称,畸形,有无局部隆起或塌陷、压痛),呼吸(频率、节律、深度),乳房(大小,乳头,有无红肿、压痛和肿块),胸壁有无静脉曲张、皮下气肿等。

肺:

视诊　呼吸运动(两侧对比),呼吸类型,有无肋间隙增宽或变窄。

触诊　呼吸活动度,语颤(两侧对比),有无胸膜摩擦感、皮下捻发感等。

叩诊　叩诊音(清音、过清音、浊音、实音、鼓音及其部位),肺下界及肺下界移动度。

听诊　呼吸音(性质、强弱、异常呼吸音及其部位),有无干、湿性啰音和胸膜摩擦音;语音传导(增强、减弱、消失)等。

心:

视诊　心前区隆起,心尖搏动或心脏搏动位置、范围和强度。

触诊　心尖搏动的性质及位置,有无震颤(部位、期间)和摩擦感。

叩诊　心脏左、右浊音界用左、右第二、第三、第四、第五肋间距前正中线的距离(cm)表示。须注明左锁骨中线距前正中线的距离(cm).

听诊　心率,心律,心音的强弱,P2 和 A2 强度的比较,有无心音分裂、额外心音、杂音(部位、性质、收缩期或舒张期或连续性、强度、传导方向以及与运动、体位和呼吸的关系;收缩期杂音强度用六级分法,如描述 3 级收缩期杂音,应写作"3/6 级收缩期杂音";舒张期杂音分为轻、中、重三度)和心包摩擦音等。

桡动脉:脉搏频率,节律(规则、不规则、脉搏短绌),有无奇脉和交替脉等,搏动强度,动脉壁弹性、紧张度。

周围血管:有无毛细血管搏动、枪击音、Duroziez 双重杂音、水冲脉和动脉异常搏动。

【腹部】

腹围(腹水或腹部包块等疾病时测量)。

视诊　形状(对称、平坦、膨隆、凹陷),呼吸运动,胃肠蠕动波,有无皮疹、色素、条纹、瘢痕、腹壁静脉曲张及其血流方向,疝和局部隆起(器官或包块)的部位、大小、轮廓,腹部体毛。

触诊　腹壁紧张度,有无压痛、反跳痛、液波震颤、肿块(部位、大小、形状、硬度、压痛、移动度、表面情况、搏动)。

肝脏:大小(右叶以右锁骨中线肋下缘、左叶以前正中线剑突下至肝下缘多少厘米表示),质地(Ⅰ度:软;Ⅱ度:韧;Ⅲ度:硬),表面(光滑度),边缘,有无结节、压痛和搏动等。

胆囊:大小,形态,有无压痛,Murphy 征。

脾脏:大小,质地,表面,边缘,移动度,有无压痛、摩擦感,脾脏明显肿大时以三线测量法表示。

肾脏:大小、形状、硬度、移动度、有无压痛。

膀胱:膀胱、肾及输尿管压痛点。

叩诊　肝上界在第几肋间,肝浊音界(缩小、消失),肝区叩击痛,有无移动性浊音、高度鼓音、肾区叩击痛等。

听诊　肠鸣音(正常、增强、减弱、消失、金属音),有无振水音和血管杂音等。

【肛门、直肠】

视病情需要检查。有无痔疮、肛裂、脱肛、肛瘘。直肠指诊(括约肌紧张度,有无狭窄、肿块、触痛、指套染血;前列腺大小、硬度,有无结节及压痛等)。

【肛门、直肠】

根据病情需要作相应检查。

男性:包皮,阴囊,睾丸,附睾,精索,有无发育畸形、溃疡、肿块、静脉曲张、鞘膜积液等。

女性:参见妇科检查。检查时必须有女医护人员在场,必要时请妇科医生检查。

【脊柱】

活动度,有无畸形(侧凸、前凸、后凸)、压痛和叩击痛等。

【四肢】

有无畸形,杵状指(趾),静脉曲张,有无骨折及关节红肿、疼痛、压痛、积液、脱臼、强直、畸形,有无水肿、肌肉萎缩、肌张力变化或肢体瘫痪等。

【神经反射】

生理反射:浅反射(角膜反射、腹壁反射、提睾反射)。

深反射(肱二头肌、肱三头肌及膝腱、跟腱反射)。

病理反射:Babinski 征、Oppenheim 征、Gordon 征、Chaddock 征、Hoffmann 征。

脑膜刺激征:颈强直、Kernig 征、Brudzinski 征。

必要时做运动、感觉等及神经系统其他特殊检查。

9. 专科情况

应当根据专科需要记录专科特殊情况。在涉及重大疾病或需要特殊治疗的情况下,医务人员会将相关的专科情况记录在病历中,有助于全面了解患者的健康状况、诊断和治疗过程,为日后的诊疗决策提供参考,专科情况包括患者就诊的专科科室、医师的诊断意见、针对该专科疾病的检查结果、治疗方案等,通过记录专科情况,医务人员可以更好地跟踪和管理患者的病情,提供更精确和个性化的治疗。

10. 实验室及器械检查

记录与诊断相关的实验室及器械检查结果及检查日期,包括患者入院后 24 小时内应完成的检查结果,如血、尿、粪常规和其他有关实验室检查,X 线、心电图、超声波、肺功能、内镜、CT、血管造影、放射性核素等检查。

如系在其他医院所作的检查,应注明该医院名称及检查日期。

11. 摘要

简明扼要综述病史要点,体格检查,实验室及器械检查的重要阳性和阴性发现,提示诊断和鉴别诊断的依据。内容以不超过 300 字为宜。

12. 诊断

诊断名称应确切,分清主次,顺序排列,主要疾病在前,次要疾病在后,并发病并列于有关主病之后,伴发病排列在最后。诊断应尽可能包括病因诊断、病理解剖部位和功能诊断。对一时难以肯定诊断的疾病,可在病名后加"?"。一时既查不清病因、也难以判定在形态和功能方面改变的疾病,可暂以某症状待诊或待查,并应在其下注明一两个可能性较大或待排除疾病的病名,如"发热待查,肠结核?"。

13. 初步诊断

住院医师或以下医师书写的住院病历,入院时的诊断一律写"初步诊断"。初步诊断写在住院病历或入院病历末页中线右侧,并签名。

14. 入院诊断

住院后主治及以上医师第一次检查患者所确定的诊断为"入院诊断",入院诊断写在初步诊断的下方,并注明日期;如住院病历或入院记录系主治医师书写,则可直接写"入院诊断",而不写"初步诊断"。入院诊断与初步诊断相同时,上级医师只需在病历上签名,则初步诊断即被视为入院诊断,不需重复书写入院诊断。

15. 修正诊断

凡以症状待诊的诊断以及初步诊断、入院诊断不完善或不符合,上级医师(含主治及以上医师)必须用红笔做出"修正诊断",修正诊断写在住院病历或入院记录末页中线左侧,并注明日期,修正医师签名。修正诊断必须与出院记录、死亡记录、病案首页一致。

住院过程中增加新诊断或转入科对转出科原诊断的修正,不宜在住院病历、入院记录上作增补或修正,只在转入记录、出院记录、病案首页上书写,同时于病程记录中写明其依据。

(二) 入院记录

入院记录由住院医师(或床位医师)书写,其内容要求原则上与住院病历相同,但应简明扼要,重点突出。格式及内容如下:

入院记录

姓名:	职业:
性别:	工作单位:
年龄:	住址:
婚姻:	供史者(与患者关系):
出生地:	入院日期:
民族:	记录日期:

主诉:系指促使患者就诊的最主要原因,包括主要症状(或体征)及持续时间。

现病史:系指患者本次疾病的发生、演变、诊疗等方面的详细情况(按时间顺序书写)。内容包括发病情况、主要症状特点及其发展变化情况、伴随症状、发病后诊疗经过及结果、睡眠、饮食等一般情况的变化,以及与鉴别诊断有关的阳性或阴性资料。

与本次患病虽无紧密关系,但确需治疗的其他疾病情况,可在现病史后另起一段予以记录。

既往史:记录患者过去的健康和疾病情况,包括既往一般健康状况、疾病史、传染病史、预防接种史、手术史、外伤史、输血史、药物过敏史等。

个人史:

婚育史、月经史:

家族史:

体格检查

体温:____℃　脉搏:____次/分　呼吸:____次/分　血压:____/mmHg

按系统循序进行书写,包括:一般情况,皮肤黏膜,全身浅表淋巴结,头部及其器官,颈部,胸部(胸廓、肺、心、血管),腹部(肝、脾等),直肠肛门,外生殖器,脊柱,四肢,神经系统。

专科情况(在居中位置另立专行)

实验室及器械检查

记录与诊断相关的实验室和器械检查及其结果,写明检查日期。如系在其他医院所做检查,应注明医院名称及检查日期。

初步诊断:

医师签名:

＊入院记录初步诊断、入院诊断、修正诊断书写要求同住院病历。

(三) 再次住院病历

(1) 患者因旧病复发而再次住院,由实习医师、进修医师或低年资住院医师书写再住院病历,高年资医师书写再入院记录。如,实习医师书写"第×次住院病历",住院医师书写"第×次入院记录"。

(2)两次以上住院患者,应先注明为第几次住院,并将前几次住院时间、诊断、治疗概况、出院后至再入院期间的经过等,按次序扼要记录于现病史的首段,然后重点记录此次入院的原因及病征。如无新情况,其他病史内容可从略。

(3)如因新患疾病而再次住院,须按住院病历或入院记录的要求书写,并将以前住院情况记入既往史或系统回顾中。既往史、个人史、家族史可以从略,只补充新的情况,但需注明"参阅前病历"及前次病历的住院号。

(4)如果一个患者的病案是合并保管共用一个病案号的,那么该患者再次入院后,可将上次病案调出,置于现病历之后用于本次诊疗。

(四)24小时内出入院记录或24小时内入院死亡记录

1.入院不足24小时出院的患者,可以书写24小时内入、出院记录。仍需如实记录病程记录,其内容包括:姓名、性别、年龄、婚姻、出生地、民族、职业、工作单位、住址、供史者(与患者关系)、入院时间、记录时间、主诉、入院情况(简要的病史及体检)、相关实验室及器械检查记录、入院诊断、诊治经过、出院时间、出院情况、出院诊断、出院医嘱、医师签全名等。

2.入院24小时死亡的患者,可以书写24小时内入院死亡记录。仍需如实记录病程记录,其内容包括:姓名、性别、年龄、婚姻、出生地、民族、职业、工作单位、住址、供史者(与患者关系)、入院时间、记录时间、主诉、入院情况(简要的病史及体检)、相关实验室及器械检查记录、入院诊断、诊治经过(抢救经过)、死亡时间、死亡原因、死亡诊断、医师签全名等。

(五)日间病房病历

1.日间病房病历书写标准参照《病历书写规范》的基本规则和要求执行。

2.入院后,在手术(治疗)前完成入院首次病程录,做好各项准备并签署日间病房知情同意书、手术(治疗)知情同意书及麻醉知情同意书(局部浸润麻醉除外)。非患者本人签署的知情同意书按《病历书写规范》要求执行。

3.手术(操作)记录、麻醉记录以及术后病程记录要当班完成。对于病情变化情况要及时在病程记录中如实记录。

4.出院时完善"日间病房入、出院记录",由主治及以上医师审签。

5.病情变化需要继续住院治疗的收住入院,按住院要求书写入院记录,日间病房所有医疗文件归入住院病历中。

6.患者门诊做的各种术前检查、检验单要保存在日间病房病历中。

三、中医科病案格式与内容

(一)门诊病历

【主诉】要求同西医病历。

【现病史】要求同西医病历。

【既往史】要求同西医病历。

【体格检查】要求同西医病历。同时必须记录中医四诊情况：舌苔、脉象，以及望、闻、问、切四诊合参获得的资料。

【辅助检查】记录就诊时已获得的有关检查、检验结果。

【初步诊断】

中医诊断：疾病诊断

　　　　　　证候诊断

西医诊断：要求同西医病历。

【诊疗措施】

1. 中医治疗　××××法

（1）中成药名称、剂量、用法、时间等。

（2）非药物治疗方法（如针灸、推拿等）。

2. 西医诊疗方案

其他检查、检验项目及治疗措施。

药物名称、剂量、用法、时间等。

3. 有创检查须签署知情同意书。操作要有记录。重要病情要有交代病情的记录及患者或家属的意见，必要时须有患者或家属的签字认可。

4. 饮食起居宜忌、护理原则、随诊及复诊要求等。

5. 开具疾病诊断及休息证明应记录在病历中。

　　　　　　　　　　　　　　　　　　　　　　　　　医师签名：

（二）住院病历

【一般项目】同西医病历，增加"发病节气"一项。发病节气指急性疾病发病或慢性疾病急性发作时的节气。如慢性疾病并无明显急性发作，则记录入院时发病节气。

【主诉】要求同西医病历。

【现病史】叙述患者本次疾病的发生、演变、诊疗等方面的详细情况，应当按时间顺序书写，并结合中医问诊，记录目前情况。内容包括发病情况、主要症状特点及其发展变化情况、伴随症状、发病后诊疗经过及结果、睡眠和饮食等一般情况的变化，以及与鉴别诊断有关的阳性或阴性资料等。

1. 发病情况：要求同西医病历。

2. 主要症状特点及其发展变化情况：要求同西医病历。

3. 伴随症状：要求同西医病历。

4. 发病以来诊治经过及结果：要求同西医病历。

5. 发病以来一般情况：结合十问简要记录患者发病后的寒热、饮食、睡眠、情志、二便、体重等情况。

与本次疾病虽无紧密关系，但仍需治疗的其他疾病情况，可在现病史后另起一段予以记录。

【既往史】要求同西医病历。

【个人史】要求同西医病历。

【婚育史、月经史】要求同西医病历（女性患者要记录经带胎产情况）。

【家族史】要求同西医病历。

【望、闻、切诊】记录神色、形态、语声、气息、舌象、脉象等。

体格检查

要求同西医病历。

专科情况

要求同西医病历。

辅助检查

指采集病史时已获得的本院及外院的重要检查、检验结果。×年×月×日×医院（检查号），结果。

初步诊断：

中医诊断：疾病诊断：包括主要疾病和其他疾病。

　　　　　证候诊断：包括相兼证候。

西医诊断：包括主要疾病和其他疾病。

试用期（实习）医师（签名）：

住院医师（签名）：

主治医师（签名）：

如有修正诊断及补充诊断，书写要求同西医病历。

（三）入院病历

【一般项目】同西医病历，增加"发病节气"一项。

【主诉】要求同西医病历。

【现病史】要求同住院病历。

（1）发病情况：要求同西医病历。

（2）主要症状特点及其发展变化情况：要求同西医病历。

（3）伴随症状：要求同西医病历。

（4）发病以来诊治经过及结果：要求同西医病历。

（5）发病以来一般情况：结合十问简要记录患者发病后的寒热、饮食、睡眠、情志、二便、体重等情况。

与本次疾病虽无紧密关系、但仍需治疗的其他疾病情况，可在现病史后另起一段予以记录。

【既往史】要求同西医病历。

【个人史】要求同西医病历。

【婚育史、月经史】要求同西医病历（女性患者要记录经带胎产情况）。

【家族史】要求同西医病历。

【望、闻、切诊】记录神色、形态、语声、气息、舌象、脉象等。

体格检查

要求同西医病历。

专科检查

要求同西医病历。

辅助检查

指采集病史时已获得的本院及外院的重要检查结果。

×年×月×日×医院(检查号),结果。

初步诊断:

中医诊断:疾病诊断:包括主要疾病和其他疾病。

证候诊断:当有2种以上中医疾病诊断时,中医证候诊断只写中医疾病第一诊断证候。

西医诊断:要求同西医病历。

住院医师(签名):

主治医师(签名):

如有修正诊断及补充诊断,书写要求同西医病历。

(四) 针灸专科病历

1. 专科检查:本专科检查的重点是神经系统、运动系统等的检查。四诊中应补充体表压痛点;辩证依据中应有经络辨证内容。

2. 治法:治则治法中要说明治疗原则、处方选穴、穴方意义。针刺要详细记录补泻方法、留针时间、疗程间隔;刺血疗法要有出血量的要求;灸法要说明艾灸种类、施灸时间、施灸壮数;电针要说明选择的波型、频率、刺激强度;穴位注射要说明药物剂量(可根据患者具体情况加以重点描述)。

(五) 病程记录及其他记录

首次病程记录

首次病程记录书写基本要求同西医病历。中医病历首次病程记录的内容

包括:一般项目、现病史、有关体检、病例特点、拟诊讨论(诊断依据及鉴别诊断)、诊疗计划等。

1. ×年×月×日×时×分

姓名、性别、年龄,因×××症状,××时间,以"××"病,于×年×月×日×时×分经门诊(急诊或由×医院)收(转)入院。

2. 病例特点

(1) 病史

(2) 查体

(3) 辅助检查

应当在对病史、四诊情况、体格检查和辅助检查进行全面分析、归纳和整理后写出本病例特征,包括阳性发现和具有鉴别诊断意义的阴性症状和体征等。要求语言精练、重点突出、特点鲜明。

3. 拟诊讨论(诊断依据及鉴别诊断)

根据病例特点,提出初步诊断和诊断依据;对诊断不明的写出鉴别诊断并进行分析;并对下一步诊治措施进行分析。诊断依据包括中医辨病辩证依据与西医诊断依据,鉴别诊断包括中医鉴别诊断与西医鉴别诊断。

（1）中医辨病辩证依据及鉴别诊断：中医疾病、症候诊断的依据。针对主病总结归纳四诊资料。对病因、病机、病位、病性、病势演变进行分析，得出辩证结论。

（2）西医诊断依据及鉴别诊断：书写要求同西医病历。

4. 初步诊断

中医诊断：包括疾病诊断和证候诊断，中医疾病诊断写主要疾病诊断。当有 2 种以上中医疾病诊断时，中医证候诊断只写中医疾病第一诊断证候。

西医诊断：书写要求同西医病历。

5. 诊疗计划

提出具体的检查、中西医治疗措施及中医调护等主要的治疗方案，以及为明确诊断需要做的各种检查治疗，依本次疾病的特点制定相应的方案。要有针对性，要写具体内容，不得过于简单。

（1）拟查项目。

（2）治疗：列出西医治疗原则、药物及有关内容；中医的治法、方药，需体现理、法、方、药的一致性。汤药每行四味，右下角注明剂量，右上角注明特殊用法、煎服法及注意事项。

（3）对调摄、护理、生活起居中宜忌的具体要求。

日常病程记录

日常病程记录基本要求同西医病历，同时应反映四诊情况及治法、方药变化及其变化依据等。

主治医师首次查房记录基本要求同西医病历，应包括中医理法方药分析。

疑难病例讨论记录基本要求同西医病历。应有中医内容。

出院记录

出院记录一般书写内容及要求同西医病历。应包括中医疾病诊断和证型诊断。

（六）中医住院病案首页及部分项目填写说明

中医住院病案首页应当按照《国家中医药管理局关于修订中医住院病案首页的通知》（国中医药医政发〔2011〕54 号）的规定书写。具体填写要求见《中医住院病案首页部分项目填写说明》。

四、住院病案首页部分项目填写说明

住院病案首页（简称：病案首页）的所有信息均应逐项认真填写，做到有空必填，如栏目中没有可写内容的，须用"－"表示。无手术、操作项目，只在手术、操作名称项下的第一个空栏中划"－"；无转科者，只在转入科别的空栏中划"－"；以此类推。

（一）基本要求

1. 凡本次修订的病案首页与前一版病案首页相同的项目，未就项目填写内容进行说明的，仍按照《卫生部关于修订下发住院病案首页的通知》（卫医发〔2001〕286 号）执行。

2. 签名部分可由相应医师、护士、编码员手写签名或使用可靠的电子签名。

3. 凡栏目中有"□"的，应当在"□"内填写适当阿拉伯数字。栏目中没有可填写内容的，填写"－"。如：联系人没有电话，在电话处填写"－"。

4. 疾病编码：指患者所罹患疾病的标准编码。目前按照全国统一的 ICD-10 编码执行。

5. 病案首页背面中空白部分留给各省级卫生行政部门结合医院级别类别增加具体项目。

(二)部分项目填写说明

1. "医疗机构"指患者住院诊疗所在的医疗机构名称，按照《医疗机构执业许可证》登记的机构名称填写。组织机构代码目前按照 WS218—2002 卫生机构(组织)分类与代码标准填写，代码由 8 位本体代码、连字符和 1 位检验码组成。

2. 医疗付费方式分为：1. 城镇职工基本医疗保险；2. 城镇居民基本医疗保险；3. 新型农村合作医疗；4. 贫困救助；5. 商业医疗保险；6. 全公费；7. 全自费；8. 其他社会保险；9. 其他。应当根据患者付费方式在"□"内填写相应阿拉伯数字。其他社会保险指生育保险、工伤保险、农民工保险等。

3. 健康卡号：在已统一发放"中华人民共和国居民健康卡"的地区填写健康卡号码，尚未发放"健康卡"的地区填写"就医卡号"等患者识别码或暂不填写。

4. "第 N 次住院"指患者在本医疗机构住院诊治的次数。

5. 病案号：指本医疗机构为患者住院病案设置的唯一性编码。原则上，同一患者在同一医疗机构多次住院应当使用同一病案号。

6. 年龄：指患者的实足年龄，为患者出生后按照日历计算的历法年龄。年龄满 1 周岁的，以实足年龄的相应整数填写；年龄不足 1 周岁的，按照实足年龄的月龄填写，以分数形式表示：分数的整数部分代表实足月龄，分数部分分母为 30，分子为不足 1 个月的天数，如"215/30 月"代表患儿实足年龄为 2 个月又 15 天。

7. 从出生到 28 天为新生儿期。出生日为第 0 天。产妇病历应当填写"新生儿出生体重"；新生儿期住院的患儿应当填写"新生儿出生体重"、"新生儿入院体重"。新生儿出生体重指患儿出生后第一小时内第一次称得的重量，要求精确到 10 克；新生儿入院体重指患儿入院时称得的重量，要求精确到 10 克。

8. 出生地：指患者出生时所在地点。

9. 籍贯：指患者祖居地或原籍。

10. 身份证号：除无身份证者外，住院患者入院时必须如实填写身份证号；暂时无法采集者，医师应嘱患者在住院期间查清并补填；如因其他特殊情况确无法采集者(如遗失等)，则须在"身份证号"项中注明无法采集的具体原因。除无身份证号或因其他特殊情况无法采集者外，住院患者入院时要如实填写 18 位身份证号。

11. 职业：按照国家标准《个人基本信息分类与代码》(GB/T2261.4)要求填写，共 13 种职业：11. 国家公务员、13. 专业技术人员、17. 职员、21. 企业管理人员、24. 工人、27. 农民、31. 学生、37. 现役军人、51. 自由职业者、54. 个体经营者、70. 无业人员、80. 退(离)休人员、90. 其他。根据患者情况，填写职业名称，如：职员。

12. 婚姻：指患者在住院时的婚姻状态。可分为：1. 未婚；2. 已婚；3. 丧偶；4. 离婚；9. 其他。应当根据患者婚姻状态在"□"内填写相应阿拉伯数字。

13. 现住址：指患者来院前近期的常住地址。

14. 户口地址:指患者户籍登记所在地址,按户口所在地填写。填写应具体,包括省、市、县、街(路、巷、弄、公寓、小区……)、门牌号、幢、单元、室或乡(镇)、村、组等。

15. 工作单位及地址:指患者在就诊前的工作单位及地址。

16. 联系人"关系":指联系人与患者之间的关系,参照《家庭关系代码》国家标准(GB/T4761)填写:1. 配偶,2. 子,3. 女,4. 孙子、孙女或外孙子、外孙女,5. 父母,6. 祖父母或外祖父母,7. 兄、弟、姐、妹,8/9. 其他。根据联系人与患者实际关系情况填写,如:孙子。对于非家庭关系人员,统一使用"其他",并可附加说明,如:同事。

17. 入院途径:指患者收治入院治疗的来源,经由本院急诊、门诊诊疗后入院,或经由其他医疗机构诊治后转诊入院,或其他途径入院。

18. 转科科别:如果超过一次以上的转科,用"→"转接表示。

19. 实际住院天数:入院日与出院日只计算一天,例如:2011 年 6 月 12 日入院,2011 年 6 月 15 日出院,计住院天数为 3 天。

20. 门(急)诊诊断:指患者在住院前,由门(急)诊接诊医师在住院证上填写的门(急)诊诊断。

21. 出院诊断:指患者出院时,临床医师根据患者所做的各项检查、治疗、转归以及门(急)诊诊断、手术情况、病理诊断等综合分析得出的最终诊断。

(1) 主要诊断

① 主要诊断只可填写一个疾病。

② 指患者住院过程中对身体健康危害最大、花费医疗资源最多、住院时间最长的疾病诊断。即选择本次重点治疗的疾病。外科的主要诊断指患者住院接受手术进行治疗的疾病。

③ 选择特异性的特指疾病,指明疾病的具体情况。

④ 经检查已确定病因及病变部位的诊断,不可使用症状诊断,应将症状与病因合并书写。

⑤ 产科的主要诊断是指产科的主要并发症或伴随疾病。如确无主要并发症或伴随疾病,又不可归类于 ICD-10 第十五章其他情况被记录时,按 ICD-10 080-084 要求填写。如选择"单胎顺产"作主要诊断(详细情况参见 ICD-10 第十五章)。

(2) 其他诊断:除主要诊断及医院感染名称(诊断)外的其他诊断,包括并发症和合并症。

22. 入院病情:指对患者入院时病情评估情况。将"出院诊断"与入院病情进行比较,按照"出院诊断"在患者入院时是否已具有,分为:1. 有;2. 临床未确定;3. 情况不明;4. 无。根据患者具体情况,在每一出院诊断后填写相应的阿拉伯数字。

(1) 有:对应本出院诊断在入院时就已明确。例如,患者因"乳腺癌"入院治疗,入院前已经钼靶、针吸细胞学检查明确诊断为"乳腺癌",术后经病理亦诊断为乳腺癌。

(2) 临床未确定:对应本出院诊断在入院时临床未确定,或入院时该诊断为可疑诊断。例如:患者因"乳腺恶性肿瘤不除外""乳腺癌?"或"乳腺肿物"入院治疗,因缺少病理结果,肿物性质未确定,出院时有病理诊断明确为乳腺癌或乳腺纤维瘤。

(3) 情况不明:对应本出院诊断在入院时情况不明。例如:乙型病毒性肝炎的窗口期、社区获得性肺炎的潜伏期,因患者入院时处于窗口期或潜伏期,故入院时未能考虑此诊断或主观上未能明确此诊断。

（4）无：在住院期间新发生的，入院时明确无对应本出院诊断的诊断条目。例如：患者出现围术期心肌梗死。

23. 损伤、中毒的外部原因：指造成损伤的外部原因及引起中毒的物质，如：意外触电、房屋着火、公路上汽车翻车、误服农药。不可以笼统填写车祸、外伤等。应当填写损伤、中毒的标准编码。

24. 病理诊断：指各种活检、细胞学检查及尸检的诊断，包括术中冰冻的病理结果。病理号：填写病理标本编号。

25. 药物过敏：指患者在本次住院治疗以及既往就诊过程中，明确的药物过敏史，并填写引发过敏反应的具体药物，如：青霉素。过敏药物需用红笔填写具体的药物品称；如无过敏药物应在该栏目中写"无"，不得用划"—"表示。

26. 死亡患者尸检：指对死亡患者的机体进行剖验，以明确死亡原因。非死亡患者应当在"□"内填写"—"。

27. 血型：指在本次住院期间进行血型检查明确，或既往病历资料能够明确的患者血型。根据患者实际情况填写相应的阿拉伯数字：1. A；2. B；3. O；4. AB；5. 不详；6. 未查。如果患者无既往血型资料，本次住院也未进行血型检查，则按照"6. 未查"填写。"Rh"根据患者血型检查结果填写。

28. 签名

（1）医师签名要能体现三级医师负责制。三级医师指住院医师、主治医师和具有副主任医师以上专业技术职务任职资格的医师。在三级医院中，病案首页中"科主任"栏签名可以由病区负责医师代签，其他级别的医院必须由科主任亲自签名，如有特殊情况，可以指定主管病区的负责医师代签。

（2）责任护士：指在已开展责任制护理的科室，负责本患者整体护理的责任护士。

（3）编码员：指负责病案编目的分类人员。

（4）质控医师：指对病案终末质量进行检查的医师。

（5）病案质量：由各科指定的质控医师按"江苏省住院病历质量评定标准（2013 版）"检查后判定填写并签名。

（6）质控护士：指对病案终末质量进行检查的护士。

（7）质控日期：由质控医师填写。

29. 手术及操作编码：目前按照全国统一的 ICD-9-CM-3 编码执行。

表格中第一行应当填写本次住院的主要手术和操作编码。

30. 手术级别：指按照《医疗技术临床应用管理办法》（卫医政发〔2009〕18 号）要求建立手术分级管理制度。根据风险性和难易程度不同，手术分为四级，填写相应手术级别对应的阿拉伯数字：

（1）一级手术（代码为 1）：指风险较低、过程简单、技术难度低的普通手术；

（2）二级手术（代码为 2）：指有一定风险、过程复杂程度一般、有一定技术难度的手术；

（3）三级手术（代码为 3）：指风险较高、过程较复杂、难度较大的手术；

（4）四级手术（代码为 4）：指风险高、过程复杂、难度大的重大手术。

31. 手术及操作名称:指手术及非手术操作(包括诊断及治疗性操作,如介入操作)名称。表格中第一行应当填写本次住院的主要手术和操作名称。

32. 切口愈合等级,按以下要求填写:

切口分组	切口类别/愈合等级	内涵
0类切口		有手术,但体表无切口或腔镜手术切口
Ⅰ类切口	Ⅰ/甲	无菌切口/切口愈合良好
	Ⅰ/乙	无菌切口/切口愈合欠佳
	Ⅰ/丙	无菌切口/切口化脓
	Ⅰ/其他	无菌切口/出院时切口愈合情况不确定
Ⅱ类切口	Ⅱ/甲	沾染切口/切口愈合良好
	Ⅱ/乙	沾染切口/切口愈合欠佳
	Ⅱ/丙	沾染切口/切口化脓
	Ⅱ/其他	沾染切口/出院时切口愈合情况不确定
Ⅲ类切口	Ⅲ/甲	感染切口/切口愈合良好
	Ⅲ/乙	感染切口/切口愈合欠佳
	Ⅲ/丙	感染切口/切口化脓
	Ⅲ/其他	感染切口/出院时切口愈合情况不确定

(1) 0类切口:指经人体自然腔道进行的手术以及经皮腔镜手术,如经胃腹腔镜手术、经脐单孔腹腔镜手术等。

Ⅰ类切口:指无菌切口,即非创伤性、无感染的切口。手术遵循无菌操作原则,未进入呼吸道、消化道、泌尿道、生殖腔道和咽喉部的手术切口。

Ⅱ类切口:指有可能被污染的手术切口。如进入呼吸道、消化道、泌尿道、生殖腔道,但并无内容物溢出的手术切口,某些部位皮肤不易彻底灭菌的切口(阴囊、会阴部手术等)以及重新切开新近愈合的切口。

Ⅲ类切口:指污染切口,即邻近感染区或组织直接暴露于感染物的切口,包括新鲜开放性创伤的切口、有明显内容物溢出的消化道手术切口、与口腔通连的手术切口(如唇裂、腭裂手术等)。在判定切口类别有困难时,一般宜定下一类,如不能确定为"Ⅰ"类者可定为"Ⅱ"类。

(2) 愈合等级"其他":指出院时切口未达到拆线时间,切口未拆线或无需拆线,愈合情况尚未明确的状态。

33. 麻醉方式:指为患者进行手术、操作时使用的麻醉方法,如全麻、局麻、硬膜外麻等。麻醉医师:由填写"住院病案首页"的医师代填,以"麻醉记录"单为依据。

34. 离院方式:指患者本次住院出院的方式,填写相应的阿拉伯数字。主要包括:

(1) 医嘱离院(代码为1):指患者本次治疗结束后,按照医嘱要求出院,回到住地进一步康复等情况。

(2) 医嘱转院(代码为2):指医疗机构根据诊疗需要,将患者转往相应医疗机构进一步诊治,用于统计"双向转诊"开展情况。如果接收患者的医疗机构明确,需要填写转入医疗机构的名称。

(3) 医嘱转社区卫生服务机构/乡镇卫生院(代码为3):指医疗机构根据患者诊疗情况,将患者转往相应社区卫生服务机构进一步诊疗、康复,用于统计"双向转诊"开展情况。如果接收患者的社区卫生服务机构明确,需要填写社区卫生服务机构/乡镇卫生院名称。

(4) 非医嘱离院(代码为4):指患者未按照医嘱要求而自动离院,如:患者疾病需要住院治疗,但患者出于个人原因要求出院,此种出院并非由医务人员根据患者病情决定,属于非医嘱离院。

(5) 死亡(代码为5):指患者在住院期间死亡。

(6) 其他(代码为9):指除上述5种出院去向之外的其他情况。

35. 是否有出院31天内再住院计划:指患者本次住院出院后31天内是否有诊疗需要再住院安排。如果有再住院计划,则需要填写目的,如:进行二次手术。

36. 颅脑损伤患者昏迷时间:指颅脑损伤的患者昏迷的时间合计,按照入院前、入院后分别统计,间断昏迷的填写各段昏迷时间的总和。只有颅脑损伤的患者需要填写昏迷时间。

37. 住院费用:总费用指患者住院期间发生的与诊疗有关的所有费用之和,凡可由医院信息系统提供住院费用清单的,住院病案首页中可不填写。已实现城镇职工、城镇居民基本医疗保险或新农合即时结报的地区,应当填写"自付金额"。

住院费用共包括以下10个费用类型:

(1) 综合医疗服务类:各科室共同使用的医疗服务项目发生的费用。

一般医疗服务费:包括诊查费、床位费、会诊费、营养咨询等费用。

一般治疗操作费:包括注射、清创、换药、导尿、吸氧、抢救、重症监护等费用。

护理费:患者住院期间等级护理费用及专项护理费用。

其他费用:病房取暖费、病房空调费、救护车使用费、尸体料理费等。

(2) 诊断类:用于诊断的医疗服务项目发生的费用。

病理诊断费:患者住院期间进行病理学有关检查项目费用。

实验室诊断费:患者住院期间进行各项实验室检验费用。

影像学诊断费:患者住院期间进行透视、造影、CT、磁共振检查、B超检查、核素扫描、PET等影像学检查费用。

临床诊断项目费:临床科室开展的其他用于诊断的各种检查项目费用。包括有关内镜检查、肛门指诊、视力检测等项目费用。

(3) 治疗类

非手术治疗项目费:临床利用无创手段进行治疗的项目产生的费用,包括高压氧舱、血液净化、精神治疗、临床物理治疗等。临床物理治疗指临床利用光、电、热等外界物理因素进行治疗的项目产生的费用,如放射治疗、放射性核素治疗、聚焦超声治疗等项目产生的费用。

手术治疗费:临床利用有创手段进行治疗的项目产生的费用,包括麻醉费及各种介入、孕产、手术治疗等费用。

(4) 康复类:对患者进行康复治疗产生的费用,包括康复评定和治疗。

（5）中医类：利用中医手段进行治疗产生的费用。

（6）西药类：包括有机化学药品、无机化学药品和生物制品费用。

西药费：患者住院期间使用西药所产生的费用。

抗菌药物费用：患者住院期间使用抗菌药物所产生的费用，包含于"西药费"中。

（7）中药类：包括中成药和中草药费用。

中成药费：患者住院期间使用中成药所产生的费用。中成药是以中草药为原料，经制剂加工制成各种不同剂型的中药制品。

中草药费：患者住院期间使用中草药所产生的费用。中草药主要由植物药（根、茎叶、果）、动物药（内脏、皮、骨、器官等）和矿物药组成。

（8）血液和血液制品类

血费：患者住院期间使用临床用血所产生的费用，包括输注全血、红细胞、血小板、白细胞、血浆的费用。医疗机构对患者临床用血的收费包括血站供应价格、配血费和储血费。

白蛋白类制品费：患者住院期间使用白蛋白的费用。

球蛋白类制品费：患者住院期间使用球蛋白的费用。

凝血因子类制品费：患者住院期间使用凝血因子的费用。

细胞因子类制品费：患者住院期间使用细胞因子的费用。

（9）耗材类：当地卫生、物价管理部门允许单独收费的耗材。按照医疗服务项目所属类别对一次性医用耗材进行分类。"诊断类"操作项目中使用的耗材均归入"检查用一次性医用材料费"；除"手术治疗"外的其他治疗和康复项目（包括"非手术治疗""临床物理治疗""康复""中医治疗"）中使用的耗材均列入"治疗用一次性医用材料费"；"手术治疗"操作项目中使用的耗材均归入"手术用一次性医用材料费"。

检查用一次性医用材料费：患者住院期间检查检验所使用的一次性医用材料费用。

治疗用一次性医用材料费：患者住院期间治疗所使用的一次性医用材料费用。

手术用一次性医用材料费：患者住院期间进行手术、介入操作时所使用的一次性医用材料费用。

（10）其他类

其他费：患者住院期间未能归入以上各类的费用总和。

38. 主要诊断治疗转归

（1）治愈：指疾病经治疗后症状消失，功能完全恢复或功能只受到轻微的损害。

（2）好转：指疾病经治疗后，症状减轻，功能有所改善。

（3）未愈：指疾病经治疗后病情无明显变化或恶化。

39. 诊断符合情况

（1）符合：指主要诊断完全相符或基本符合（存在明显的相符或相似之处）。当所列主要诊断与相比较的前三项诊断其中之一相符时计为符合。

（2）不符合：指主要诊断与相比较的前三项诊断不相符。

（3）不确定：指疑诊或以症状、体征、检查发现代替诊断，因而无法做出判别。

（4）临床与病理：临床指出院诊断。出院诊断与病理诊断符合判定标准如下：

① 出院主要诊断为肿瘤，无论病理诊断为良性或恶性，均视为符合。

② 出院主要诊断为炎症,无论病理诊断是特异性感染或非特异性感染,均视为符合。

③ 病理诊断与出院诊断前三项诊断其中之一相符,计为符合。

④ 病理报告未作诊断结论,但其描述与出院诊断前三项诊断相关,为不肯定。

40. 抢救情况

抢救:指对具有生命危险(生命体征不平稳)患者的抢救。

抢救次数及抢救成功标准:

(1) 对于危重患者的连续抢救使其病情得到缓解,按一次抢救成功计算。

(2) 经抢救的患者,病情平稳 24 小时以上再次出现危重情况需要进行抢救,按第二次抢救计算。

(3) 如果患者有数次抢救,最后一次抢救无效而死亡,则前几次抢救计为抢救成功,最后一次为抢救失败。

(4) 慢性消耗性疾病患者的临终前救护,不按抢救计算。

(5) 危重病的诊断和抢救成功标准参照《江苏省急危重病诊断标准和抢救成功标准》执行。

(6) 每一次抢救均应在病程记录中有抢救记录,无记录者不按抢救计算。

41. 临床路径管理

新入院病人首次病程记录中予以说明是否符合临床路径管理,病人出院后根据病人在院期间的治疗情况给予评价,在相应的"□"内填写相应阿拉伯数字。

42. 中医住院病案首页填写按中医药局规定执行。

五、病程及其他记录书写格式与内容

(一) 病程记录

病程记录的书写应另起一页,并在横线居中位置标明"病程记录"。

1. 病程记录是指继住院病历或入院记录(也称"大病历")后,经治医师对患者病情诊疗过程所进行的连续性记录。内容包括患者的病情变化、重要的检查结果及临床意义、上级医师查房意见、会诊意见、医师分析讨论意见、所采取的诊疗措施及效果、医嘱更改及理由、向患者及其近亲属告知的重要事项等。

2. 首次病程记录指患者入院后由经治医师或值班医师书写的第一次病程记录(不需列题),应当在患者入院后 8 小时内完成,注明书写时间(应注明年、月、日、时、分)。首次病程记录的内容包括病例特点、拟诊讨论(入院诊断、诊断依据及鉴别诊断)、诊疗计划等。

(1) 病例特点:应当在对主诉、病史、体格检查和辅助检查进行全面分析、归纳和整理后罗列出本病例特征,包括阳性发现和具有鉴别诊断意义的阴性症状和体征等。

(2) 拟诊讨论(初步/入院诊断、诊断依据及鉴别诊断):根据病例特点,针对初步/入院诊断逐一列出相关的诊断依据;对诊断不明的写出鉴别诊断并进行分析;对下一步诊治措施进行分析。

(3) 诊疗计划:病情评估,提出具体的检查及治疗措施安排。诊疗过程中应注意的事项和对可能出现问题的防范措施。诊疗计划要有针对性,要有具体的治疗方案。对诊断明确,没有严重合并症,能够按医疗机构规定临床路径设计流程和预计时间完成诊疗项目的患者写明是否入组临床路径。经治医师或值班医师完成首次病程记录书写后 24 小时内,须有主治及以上医师审阅并签名。

3. 日常病程记录是指对患者住院期间诊疗过程的经常性、连续性记录。书写日常病程记录时,首先标明记录时间,另起一行记录具体内容。新入院病人应连续记录 3 天病程记录(含首次病程录)。对病危患者应当根据病情变化随时书写病程记录,每天至少一次,记录时间应当具体到分钟。对病重患者,至少 2 天记录一次病程记录。对病情稳定的患者,至少 3 天记录一次病程记录。对精神科、康复科等专科病情稳定的患者,按照其专科管理相关规定的要求记录病程记录。

4. 病程记录由经治医师书写为主,也可以由实习医务人员或试用期医务人员书写,但应有经治医师签名,上级医师必须有计划地进行检查,做必要备改和补充并审阅签字。

5. 病程记录内容应确切,重点突出,有分析、有综合、有判断。具体内容如下:

(1) 患者自觉症状,心理活动、睡眠、饮食等情况的变化,新症状的出现及体征的改变,并发症的发生等。

(2) 对现病史或其他方面的补充资料。

(3) 对病情、预后、主要治疗反应和预见,今后(近、远期)的诊疗计划。

(4) 实验室、器械检查的结果及分析判断,诊疗操作的经过情况,特殊治疗的效果及反应或疗程小结,重要医嘱的更改及事由。

(5) 他科会诊意见和执行情况。

(6) 患者或其近亲属及有关人员的反映及要求,向患者或其近亲属、代理人、关系人等介绍病情的谈话要点(必要时可请其签字)。

(7) 诊断的确定、补充或原诊断的修正依据。

(8) 对住院时间较长的患者,应每月作阶段小结。阶段小结紧接病程记录,并在横行适中位置标明"阶段小结"。阶段小结的内容包括小结日期、入院日期、患者姓名、性别、年龄、主诉、入院情况、入院诊断、诊治经过、目前诊断、目前情况、诊疗计划、医师签名。交(接)班记录、转科记录可代替阶段小结。

对住院时间超过 30 天的患者,每隔 30 天应有科主任或副主任主持的以科室为单位的大查房,参加人员应为全科或全病区医师、护士长及相关人员,重点内容应对患者目前诊断、治疗效果、医疗风险及预后等进行分析,并评价治疗措施是否合理,以利于患者下一步治疗方案的修订。记录方式可以在病程记录中续写,在病程记录居中位置写"科室大查房记录",也可以在阶段小结的"诊治经过"中记录上述科室大查房相关内容,同时应在病程记录居中位置写明"阶段小结及科室大查房记录",但阶段小结不可以替代以科室为单位的大查房。

(9) 抢救病例的抢救记录:抢救记录不另立专页,但要在横行适中位置标明"抢救记录"。抢救病例是指患者生命体征不平稳具有生命危险,需立即进行抢救者。抢救记录系指患者病情危重,采取抢救措施时所做的记录。抢救记录由经治医师书写、主治医师或主治以上医师审签。因抢救急危患者,未能及时书写病历的,有关医务人员应当在抢救结束后 6 小时内据实补记,并加以注明。内容包括危重病名称、主要病情、抢救起始时间、抢救措施、抢救结果、参加抢救的医务人员姓名及职称(职务)。详细记录患者初始生命状态和抢救过程和向患者及其近亲属告知的重要事项等相关资料。

（10）输血记录：病人需要输血时，由经治医师告知患者或其近亲属、法定代理人、关系人可能出现的并发症及医疗风险，与患方签署输血治疗知情同意书。经治医师填写输血申请单，交叉配血单粘贴在病历专用纸中归档。应在病程记录中记录患者输血情况，如输血指征、拟输血成分、输血前有关检查结果、输血风险及可能产生的不良后果，记载有无输血反应，患者在手术中有输血者应在手术记录中注明已输血量等输血执行情况。患者用血后应有输注效果评价的记录。

出院后门诊回访需要输血的患者必须记录其是否有院外输血及应用血液制品史。

（11）有创诊疗操作记录：是指在临床诊疗活动过程中进行的各种诊断、治疗性操作术（如胸腔穿刺、腹腔穿刺、各种内镜诊疗操作等）的记录。应当在操作完成后由操作者即刻书写。内容包括操作名称、操作时间、操作步骤、结果及患者一般情况，操作过程是否顺利，有无不良反应，术后注意事项及是否向患者说明，操作医师签名。《江苏省手术分级管理目录》（最新版）所列为手术者，仍按照手术管理制度书写相关记录。

（12）疑难、术前、死亡病例讨论记录。

（13）病程经过中的其他各项记录，如上级医师查房记录、手术前小结、手术记录、手术后记录、交班记录和接班记录、会诊记录、转科记录和接收记录、死亡记录、出院记录等。

（14）法定传染病的疫情报告情况。

（15）重要的实验室检查结果或辅助检查结果报告单在病人出院前尚未回报时，经治医师须在患者出院前的医患沟通时告知患方，并详细记录患方的有效联系方式。待检验检查结果回报后，经治医师须将检验检查结果报告单粘贴在病历中。如其结果导致必须改变患者出院诊断或对患者的后续治疗有影响时，经治医师须在最后一次病程录后按照接收报告的实时日期据实补记修改诊断或修改后续治疗方案的依据以及通知患方的具体情况。同时，经治医师按照第二章中修正诊断等相关要求修改住院病历或入院记录、出院记录、病案首页等，以利于患者随访及后续治疗。应用电子病历的医疗机构须按照其医疗机构相关管理规定如实修改电子文档，原先已打印的住院病案首页及出院记录纸质版仍应保存在归档病历中，以维护医患双方的权益。

（16）活体器官移植临床应用管理文书须符合原卫生部医管司发 2012 年 124 号文件内容的相关管理规定：具备活体器官移植资质的医院在开展活体器官移植手术前，需严格审查程序，认真填写活体器官移植临床应用管理文书，并将医院人体器官移植技术临床应用与伦理委员会活体器官移植伦理审查意见书、省（区、市）卫计委活体器官移植加盖公章后的批复回复意见表等医疗文书并入病历归档保存。对管理文书涉及签字的部分均应以本人或代理人签字为准。

（17）临床路径管理记录：根据原卫生部 2009 年关于印发《临床路径管理指导原则（试行）》的通知要求，经治医师在患者入院完成病情评估后，对满足诊断明确，没有严重的合并症，能够按照医疗机构临床路径设计流程和预计时间完成诊疗项目等条件的患者应当列入临床路径管理，与患者充分沟通后签署临床路径入组知情同意书归入病历档案中保存，并在首次病程录中予以说明。当患者出现以下情况之一时，应当退出临床路径：① 在实施临床路径的过程中，患者出现了严重的并发症，需要改变原治疗方案的；② 在实施临床路径的过程中，患者要求出院、转院或改变治疗方式而需退出临床路径的；③ 发现患者因诊断有误而进入临床路径的;④ 其他严重影响临床路径实施的情况。临床路径的变异是指患者在接受诊疗服务的过程中,出现偏离临床路径程序或在根据临床路径接受诊疗过程中出现偏差的现象。当出现变异时,经治医师应当及时将变异情况记录在病程记录或医师版临床路径表中,记录应当真实、准确、简明。经治医师应当与个案管理员交换意见,共同分析变异原因并制订处理措施,及时向实施小组报告变异原因和处理措施,并与科室相关人员交换意见,提出解决或修正变异的方法,按照医疗机构的要求做好临床路径实施的记录、临床路径表的填写、患者退出临床路径的记录等,并在患者出院时将实施临床路径的情况记录在病案首页中(临床路径表单可由该医疗机构指定的部门负责保管)。

(18)同级医疗机构检验检查结果互认记录:各医疗机构应当互认当地卫生健康行政部门确定的互认项目,内容包括医学检验结果和医学影像检查资料。如临床生化、免疫、微生物、血液和体液等临床检验中结果相对稳定、费用较高的项目。医学影像检查中根据客观检查结果(胶片、打印图像)出具报告的项目。包括普通放射摄片(含 CR、DR)、CT、MRI、核医学成像(PET、SPECT)等。只要患者能提供同级医疗机构医学检验和医学影像检查结果报告单,其检查部位正确完整、图像清晰的客观检查胶片、图像资料,原则上有关医院间应相互认可。认可医院的经治医师需对患者提供的被认可医院出具的检查资料进行阅读、分析、诊断,必要时请本院医师会诊并出具会诊报告。医学影像检查、电生理检查中需根据检查过程中的动态观察出具诊断报告的,或诊断报告与检查过程密切相关的项目,包括放射造影检查(含 DSA)、超声检查、脑血流图、心电图、动态心电图、脑电图、肌电图等。由于此类检查影响因素较多,对其结果是否认可由接诊的临床医师确定,如检查结果符合诊断资料的质量要求,一般不再复查。经治医师应将患者提供的被认可医院出具的检验检查结果报告单复印件留存在病历中,并在住院病历或入院记录的实验室及器械检查栏目下记录检查日期、医院名称及其结果。有下列情形之一者可不列入互认范围或不受互认限制:

① 因病情变化,已有的检验、检查结果难以提供参考价值的(如与疾病诊断不符合等);

② 检验、检查结果在疾病发展过程中变化幅度较大的;

③ 检验、检查项目意义重大的(如手术等重大医疗措施前);

④ 检验、检查结果与病情明显不符的;

⑤ 急诊、急救等抢救生命的紧急状态下;

⑥ 患者或其亲属要求做进一步检查的。需再行检验、检查的项目,应向病人或其亲属明确说明,征得其知情同意。

(19)病情评估记录:经治医师应对患者全面情况进行评估,包括病情轻重、缓急、营养状况等做出正确的评估和诊断,参照疾病诊治标准、规范,以制定出合理、有效、经济的治疗方案,并将可能出现的并发症、预后判断告知患者或者其授权委托人。新入院患者、转科患者初次病情评估应由具有法定资质的经治医师完成;手术患者、病情出现变化的危重症患者、非计划再次手术以及治疗效果不佳的患者等应进行病情再评估。手术患者应在手术前评估;病情出现变化的危重症患者应随时对其进行病情再评估;出院患者应在出院前进行评估。住院过程中的患者病情再评估应由主治及以上职称的医师完成。病情评估记录格式可以在病程记录中续写。内容包括:主要病史、阳性体征、重要实验室及器械检查结果、目前诊断及其依据、治疗效果、病情评估结果等。手术患者手术前病情评估可在术前小结中记录或在术前讨论记录中体现。出院前病情评估内容书写于出院前病程记录中,评估内容应包括患者出院前状况、治疗效果等。上级医师查房记录中能够反映出对患者的病情评估内容者,可以不再另行书写病情评估记录。

(二)上级医师查房记录

1. 上级医师查房记录系指上级医师在查房时对患者病情、诊断、鉴别诊断、当前治疗措施疗效的分析及下一步诊疗意见的记录,应在查房后及时完成。

2. 书写上级医师查房记录时,应在记录日期后,注明上级医师的姓名及职称。

3. 下级医师应如实记录上级医师的查房情况,尽量避免书写上级医师"同意诊断、治疗"等无实质内容的记录。记录内容应包括对病史和体征的补充、诊断依据、鉴别诊断的分析和诊疗计划。

4. 主治医师首次查房的记录至少应于患者入院 48 小时内完成;主治医师常规查房记录间隔时间视病情和诊治情况确定;对疑难、危重抢救病例必须及时有科主任或具有副主任医师以上专业技术职务任职资格医师查房的记录。

5. 上级医师的查房记录必须由查房医师审阅并签名。

(三)交(接)班记录

1. 交(接)班记录系指患者经治医师发生变更之际,交班医师和接班医师分别对患者病情及诊疗情况进行简要总结的记录。交班记录应当在交班前由交班医师书写完成;接班记录应当由接班医师于接班后 24 小时内完成。

2. 交班记录紧接病程记录书写,接班记录紧接交班记录书写,不另立专页,但需在横行适中位置标明"交班记录"或"接班记录"字样。交(接)班记录的内容包括入院日期、交班或接班日期、患者姓名、性别、年龄、主诉、入院情况、入院诊断、诊疗经过、目前情况、目前诊断、交班注意事项或接班诊疗计划、医师签名等。

3. 交班记录应简明扼要地记录患者的主要病情、诊断治疗经过、手术患者的手术方式和术中发现,计划进行而尚未实施的诊疗操作、特殊检查和手术,患者目前诊断,主要病情和存在问题,今后的诊疗意见、解决方法和其他注意事项。

4. 接班记录应在复习病历及有关资料的基础上,再重点询问和体格检查,力求简明扼要,避免过多重复。着重书写今后的诊断、治疗的具体计划和注意事项。

5. 对入院 3 天内的病例可不书写"交班记录",但接班医师应在接班后 24 小时内书写较详细的病程记录。

(四)会诊申请和会诊记录

1. 会诊记录系指患者在住院期间需要其他科医师或者其他医疗机构协助诊疗时,分别由申请医师和会诊医师书写的记录。申请会诊记录内容包括简要病史、体征、重要实验室和器械检查资料、拟诊疾病诊断、申请会诊的理由和目的。会诊单的书写应简明扼要。紧急会诊应在申请单右上角书写"急"字处并画圈。

2. 会诊申请内容由经治医师书写,主治医师审签,院外会诊需经科主任或主任医师审签并经医务处(科)备案。

3. 会诊单记录内容应包括会诊日期及时间、会诊医师对病史及体征的补充,对病情的分析、诊断和进一步检查治疗的意见,会诊医师签名。

4. 单科或单人的会诊记录由会诊医师将会诊意见直接书写在会诊单上。

5. 多科或多人的会诊记录由经治医师负责整理,详细书写于病程记录上,不另立专页,但要在横线适中位置标明"会诊记录"字样。会诊记录内容包括会诊意见、会诊医师姓名、职称、所在的科别或者医疗机构名称、会诊时间等,主持人审核签名。申请会诊科室的医师应在会诊当日的病程记录中记录会诊意见执行情况。

6. 常规会诊意见记录应当由会诊医师在会诊申请发出后 48 小时内完成,急会诊时会诊医师应当在会诊申请发出后 10 分钟内到场,并在会诊结束后即刻完成会诊记录。

(五) 转出(入)记录

1. 转出(入)记录系指患者住院期间需转科时,经转入科室会诊并同意接收后,由转出科室和转入科室经治医师分别书写的记录。

2. 转出记录应由转出科室经治医师在患者转出科室前书写完成(紧急情况下除外)。转出记录不另立专页,仅在横行适中位置标明"转出记录"。转出记录的内容包括入院日期、转出日期、患者姓名、性别、年龄、主诉、入院情况、入院诊断、诊疗经过、目前情况、目前诊断、转科目的,提请接收科室注意的事项。转出记录需经主治医师审签。

3. 转入记录由转入科室医师于患者转入后及时书写,最迟不超过 24 小时。另立专页,并在横行适中位置标明"转入记录"。转入记录内容包括入院日期,转入日期,患者姓名、性别、年龄,转入前病情,转入原因,转入本科后的问诊、体检及重要检查结果,转入后的诊断、病情评估及治疗计划。

4. 转入科室如修正原诊断或增加新诊断,不需在住院病历或入院记录上修改,只在转入记录、出院(死亡)记录、病案首页上书写即可。

(六) 病例讨论记录

病例讨论记录包括疑难病例讨论记录、术前讨论记录、死亡病例讨论记录;除死亡病例讨论记录外,其他各项讨论记录不另立专页,仅在横行适中位置标明"疑难(术前)病例讨论记录"(电子病历中各项讨论记录也可另立专页)。各种病例讨论记录由经治医师负责整理后及时书写。

1. 疑难病例讨论记录

(1) 疑难病例讨论的概述

医疗机构及临床科室应当明确疑难病例的范围,包括但不限于出现以下情形的患者:没有明确诊断或诊疗方案难以确定、疾病在应有明确疗效的周期内未能达到预期疗效、非计划再次住院和非计划再次手术、出现可能危及生命或造成器官功能严重损害的并发症等。疑难病例均应由科室或医疗管理部门组织开展讨论。讨论原则上应由科主任主持,全科人员参加。必要时邀请相关科室人员或机构外人员参加。

医疗机构应统一疑难病例讨论记录的格式和模板。讨论内容应专册记录,主持人需审核并签字。讨论的结论应当记入病历。参加疑难病例讨论成员中应当至少有 2 人具有主治及以上专业技术职务任职资格。

疑难病例讨论由科主任或具有副主任医师以上专业技术任职资格的医师主持,为解决疑难病例所需要的诊疗能力或医疗设备条件,超出本科室或本医疗机构的诊疗范围或能力范围,应邀请相关科室或医疗机构外人员参加疑难病例讨论,确保能够为患者制定相对全面的诊疗方案。

(2) 疑难病例的识别标准

尽早识别疑难病例是落实疑难病例讨论制度的前提条件,应从院、科两级层面明确疑难病例的识别标准。

医疗机构应根据本机构诊疗范围及医疗技术水平,明确本医疗机构疑难病例识别的基本指征,并要求全体医务人员知晓。识别疑难病例的基本指征,至少应包括以下情形。① 明确的诊断或诊疗方案难以确定。② 疾病在应有明确疗效的周期内未能达到预期疗效。③ 非计划再次住院和非计划再次手术。④ 出现可能危及生命或造成器官功能严重损害的并发症等。临床科室应当在本医疗机构疑难病例识别基本指征范围的基础上,根据专业学科特点和诊疗常规,进一步细化、明确本科室的疑难病例识别标准。

(3) 疑难病例讨论的记录

疑难病例讨论记录系指对一周内确诊困难或经常规治疗后疗效不显著甚至病情进展恶化的病例讨论的记录。疑难病例讨论记录内容应包括但不限于患者基本信息,讨论时间、地点、参加人(其他科室人员应注明学科、职称)、主持人、记录人,讨论过程中各发言人发言要点,讨论结论(主要是指后续诊疗方案),主持人审核签字。

2. 术前讨论记录

(1) 术前讨论的概述

术前讨论是指手术前在上级医师主持下,对拟实施手术方式和术中可能出现的问题及应对措施所做的讨论。讨论内容包括但不限于术前准备情况、手术指征、手术方案、可能出现的意外及防范措施。进行术前讨论是医疗机构和医务人员的基本义务,体现审慎、严谨、科学的态度,是围手术期管理的关键环节之一,也是保障手术患者医疗质量安全的重要举措。需要进行住院手术的患者,病情较为复杂或有一定的风险,术前讨论可集思广益,帮助术者明确手术指征和方案,从而降低手术风险和并发症的发生率,保障患者安全。本要点明确不需术前讨论的仅限于紧急抢救生命的急诊手术,其他急诊手术均应完成术前讨论。住院患者的术前讨论同样应包括日间手术,在医学影像下的介入诊疗、内镜下的手术等有创操作或手术。

门诊手术患者的术前讨论形式,由参加门诊手术的医师及相关人员在术前共同进行讨论,讨论地点和方式不限。原则上在门诊病历上清楚记录诊断、手术适应证和禁忌证、手术方式、麻醉方式、注意事项等内容。术前讨论过程中,术者听取和接受其他医师的建议和意见,有助于查漏补缺,消除思维惯性或盲区,形成合理的手术方案,降低手术风险。

(2) 术前讨论的形式

医疗机构根据本院手术规模及手术医师业务能力,可以有手术组讨论、医师团队讨论、病区内讨论和全科讨论等术前讨论模式。手术组讨论,是指计划参与该手术的医师及相关成员参加的术前讨论。医师团队讨论,是指医疗机构授权的医疗组全体成员(包括主诊医师带组的全体成员,主任医师/副主任医师或医疗组长带组的全体成员等)参加的术前讨论。病区内讨论,是指在由同一科室的两个或以上医师团队组成的病房管理相对区域内所有医疗团队参加的讨论。全科讨论,是指本科室全体成员参与的讨论。

（3）术前讨论的内容

术前讨论的内容包括但不限于以下几项：患者术前病情及承受能力评估（包括但不限于生理、心理和家庭、社会因素）；临床诊断和诊断依据；手术指征与禁忌证、拟行术式及替代治疗方案；手术风险评估；术中、术后注意事项，可能出现的风险及应对措施；术前准备情况；是否需要分次完成手术；围手术期护理具体要求；麻醉方式与麻醉风险等。

（4）四级手术术前多学科讨论

术前讨论是保障手术质量和患者安全的重要措施，根据《医疗纠纷预防与处理条例》第十四条规定，开展手术、特殊检查、特殊治疗等具有较高医疗风险的诊疗活动，医疗机构应当提前预备应对方案，主动防范突发风险。

四级手术具备风险高、过程复杂、难度大、资源消耗多或涉及重大伦理风险等属性，《医疗机构手术分级管理办法》第二十二条指出，医疗机构应当建立四级手术术前多学科讨论制度，实施每例四级手术前，应对患者承受能力、手术指征与禁忌证、拟行术式及替代治疗方案、预期效果、手术风险评估和处置预案等组织多学科讨论，确定手术方案。

对基础状况差或诊断不明的患者，术前 多学科讨论可增加与诊断相关的医技科室、涉及患者重要器官功能不全治疗的临床科室、涉及围手术期管理的相关科室等共同制定围手术期管理方案，并将手术安全保障措施，如重大手术审批、术后监测方案等要求纳入，提高手术质量，保障患者安全。多学科讨论原则上应采取线下方式进行。

（5）术前讨论的结论

术前讨论的结论包括：临床诊断、手术指征、拟行术式、麻醉方式、术中术后可能出现的风险及应对措施；特殊的术前准备内容；术中、术后应当充分注意的事项等。术前讨论结论可以以病程记录、术前小结等形式体现，并在患者进入手术室前完成。术前讨论时间和记录时间不一致时，应记录实际讨论时间。

术前讨论内容、结论均应记入病历。

3. 死亡病例讨论记录

（1）死亡病例讨论的概述

为全面梳理诊疗过程、总结和积累诊疗经验、不断提升诊疗服务水平，对医疗机构内死亡病例的死亡原因、死亡诊断、诊疗过程等进行讨论。

死亡病例讨论原则上应当在患者死亡1周内完成。尸检病例在尸检报告出具后1周内必须再次讨论。死亡病例讨论应当在全科范围内进行，由科主任主持，必要时邀请医疗管理部门和相关科室参加。死亡病例讨论情况应当按照本机构统一制定的模板进行专册记录，由主持人审核并签字。死亡病例讨论结果应当记入病历。医疗机构应当及时对全部死亡病例进行汇总分析，并提出持续改进意见。

（2）死亡病例讨论记录

死亡病例讨论由患者死亡时所在科室发起，由科主任主持，若科主任在患者死亡后1周内因故均不在岗，则由其向医疗管理部门申请指定并经同意后，由本科室副主任或指定人员主持。接受了多学科诊治的死亡患者，需要进行多学科讨论，则由医疗管理部门负责人主持。

死亡病例讨论结果应记录病历。内容包括讨论时间、地点、主持人、死亡诊断、死亡原因等。如病历尚未归档，可延迟死亡病历的归档时间，待死亡病例讨论完成后再归档；如病历已归档，则履行归档病案修改流程，报医疗管理部门批准后启封归档病案，加入死亡病例讨论结果。无论采用哪种方式，医院应当明确本院采用统一的流程。

（3）死亡病例讨论记录内容

① 讨论日期、地点，主持人和参加人的姓名、职称、职务、患者姓名、性别、年龄、婚姻、出生地、职业、工作单位、住址、入院日期、死亡日期和时间、死亡原因、死亡诊断（包括尸检和病理诊断）。

注：死亡原因是指"直接导致死亡的一系列病态事件中最早的那个疾病或损伤，或者造成致命损伤的那个事故或暴力的情况"，即直接导致死亡的疾病、损伤或并发症；而不是指患者临终前的状况，不可以含糊填写为"呼吸衰竭、循环衰竭、全身衰竭"等。例如：

病毒性肝炎肝硬化肝功能失代偿期的患者，住院期间并发"食管、胃静脉破裂"致"上消化道大出血"死亡。死亡原因选择"病毒性肝炎肝硬化失代偿期"，不可选择上消化道大出血。

患者在公路上因汽车碰撞"重型颅脑损伤"经抢救无效死亡，死亡原因选择"交通事故"，不可选择"重型颅脑损伤"。关于死亡原因的确定，详细情况参见 ICD-10 第十九章和第二十章。

② 参加者发言记录，重点记录诊断意见、死亡原因分析、抢救措施意见、经验教训及本病国内外诊治进展等。具体讨论意见及主持人小结意见。

③ 记录者签名，主持人审阅并签名。

（七）术前小结

所有手术均需书写术前小结。术前小结由经治医师书写，主治医师审签，紧接病程记录，但需在横行适中位置标明"术前小结"。内容包括：

1. 一般项目：患者姓名、性别、年龄、婚姻、床号、住院号。

2. 病历摘要：简要病史、重要阳性及阴性体征。

3. 术前诊断。

4. 诊断依据：术前应完成的实验室及器械检查的结果，如有异常应描写内容及数据。

5. 手术指征及病情评估：应结合病人病情提炼出本病例特点，列出其符合手术指征的内容。

6. 拟施手术名称和方式，拟施手术日期。

7. 拟行麻醉方式。

8. 术前准备情况：术前病例讨论有无进行，新开展手术、特殊手术的申请单是否审批，手术知情同意书是否签订，术前具体准备事项，并记录手术者术前查看患者相关情况等。

9. 如术前小结是专印表格，则按表格项目要求认真填写。

（八）手术记录及手术安全核查

1. 手术记录是指手术者书写的反映手术一般情况，手术经过、术中发现及处理等情况的特殊记录，应当在手术后及时（当日、当班）完成。特殊情况下由第一助手书写时，必须有手术者签名。如是表格式专页，按表格项目填写。涉及多个专科医师同台手术的复杂情况时，按照各个专科情况分别由各专科医师书写各专科手术记录。

2. 记录内容

(1) 手术记录应当另页书写,内容包括一般项目(患者姓名、性别、科别、病区、床号、住院病历号或病案号)、手术日期、术前诊断、术中诊断、手术名称、手术者及助手姓名、麻醉方法及麻醉医师、手术经过、术中出现的情况及处理等基本项目。

(2) 手术经过

① 术时患者体位,皮肤消毒方法,无菌巾的铺盖,切口部位、方向、长度,解剖层次及止血方式。

② 探查情况及主要病变部位、大小、与邻近脏器或组织的关系;肿瘤应记录有无转移、淋巴结肿大等情况。如与临床诊断不符合时,更应详细记录。

③ 手术的理由、方式及步骤应包括离断、切除病变组织或脏器的名称及范围;修补、重建组织与脏器的名称;吻合口大小及缝合方法;缝线名称及粗细号数;引流材料及植入物的名称、数目和放置部位;吸引物的性质及数量。手术方式及步骤必要时可绘图说明。

④ 术毕敷料及器械的清点情况。

⑤ 送检化验、培养、病理标本的名称及病理标本的肉眼所见情况。

⑥ 术中患者耐受情况、失血量、术中用药、输血量、特殊处理和抢救情况。

⑦ 术中麻醉情况,麻醉效果是否满意。

3. **手术安全核查记录**:是指由手术医师、麻醉医师和巡回护士三方,在麻醉实施前、手术开始前和病人离室前,共同对病人身份、手术部位、手术方式、麻醉及手术风险、手术使用物品清点等内容进行核对的记录,输血的病人还应对血型、用血量进行核对。应有手术医师、麻醉医师和巡回护士三方核对、确认并签字。

必须按照原卫生部《手术安全核查制度》的规定步骤完成手术安全核查的内容及流程,按照要求依次进行,每一步核查无误后方可进行下一步操作,不得提前填写表格。

4. **手术清点记录**:指巡回护士对手术患者术中所用血液、器械、敷料等的记录,应当在手术结束后即时完成。手术清点记录应当另页书写,内容包括患者姓名、住院病历号(或病案号)、手术日期、手术名称、术中所用各种器械和敷料数量的清点核对、巡回护士和手术器械护士签名等。

(九) 术后病程记录

1. 术后病程记录应另立专页,并在横行适中位置标明"术后记录"。

2. 第一次手术后病程记录由手术者或第一助手于手术后即时书写。

3. 记录内容应包括:手术时间、术中诊断、麻醉方式、手术方式、手术简要经过、引流物、植入物、输血情况、术后处理措施、术后应特别注意观察的事项等。

4. 术后病程记录应连续记录 3 天,以后按病程记录规定要求记录。

5. 伤口愈合情况及拆线日期等应在术后病程记录中反映。

(十) 麻醉记录及麻醉访视记录

1. 麻醉记录是指麻醉医师在麻醉实施中书写的麻醉经过及处理措施的记录。麻醉记录应当另立专页书写,内容包括患者一般情况、术前特殊情况、麻醉前用药、术前诊断、术中诊断、手术方式及日期、麻醉方式、麻醉诱导及各项操作开始及结束时间、麻醉期间用药名称、方式及剂量、麻醉期间特殊或突发情况及处理、手术起止时间、麻醉医师签名等。局部麻醉,除需麻醉监测者外,可不填写麻醉记录单。

2. 麻醉记录由麻醉医师填写。

3. 麻醉记录应内容完整,随时记录患者各种生命体征变化的情况,使用规范符号、缩写及法定计量单位。

4. 麻醉记录书写内容及要求,具体内容参照《医院麻醉科建设管理规范与操作常规》(第2版)。

(1) 麻醉术前访视记录:麻醉术前访视记录是指在麻醉实施前,由麻醉医师对拟施麻醉患者进行风险评估的记录。麻醉术前访视可另立单页,也可在病程中记录。

① 内容包括患者姓名、性别、年龄、科别、病区、住院号、身高、体重、简要病史及体格检查、与麻醉相关的辅助检查结果、拟行手术方式、拟行麻醉方式、麻醉适应证及麻醉中需注意的问题、术前麻醉医嘱、麻醉医师签字并填写日期。

② 按 ASA 分类,正确评估患者身体情况。

③ 术前的特殊治疗及结果:术前用药的药物名称、剂量、用法及时间。

④ 患者到达手术室时的脉搏、呼吸、血压,必要时测体温及心电图。

(2) 麻醉过程中记录:麻醉记录是指麻醉医师在麻醉实施中书写的麻醉经过及处理措施的记录。麻醉记录应当另页书写,内容包括:

① 患者一般情况、术前特殊情况、麻醉前用药、术前诊断、术中诊断、手术方式及日期、麻醉方式、麻醉诱导是否平稳及各项操作开始及结束时间。

② 按规定,监测并记录血压、脉搏、呼吸、血氧饱和度、呼气末 CO_2、中心脉压、肌松剂和尿量等。

③ 椎管内阻滞时的穿刺部位和麻醉平面。

④ 麻醉期间用药名称、方式及剂量和时间、麻醉期间特殊或突发情况及处理。

⑤ 手术起止时间、手术体位及术中体位改变情况、手术重要操作步骤、术中意外情况。

⑥ 麻醉医师签名等。

(3) 手术完毕记录

① 手术名称,术后诊断,手术者、麻醉者及护士姓名。

② 输液、输血总量,麻醉用药总量。

③ 术终时患者意识、反射及血压、脉搏、呼吸、瞳孔等情况。

(4) 麻醉术后访视记录:指麻醉实施后,由麻醉医师对术后患者麻醉恢复情况进行访视的记录。麻醉术后访视可另立单页,也可在病程中记录。麻醉后对患者进行随访应达到 72 小时,麻醉并发症及处理情况应分别记录在麻醉记录单和病历的病程记录中,72 小时内完成麻醉后访视记录和麻醉总结。

内容包括姓名、性别、年龄、科别、住院号、病案号,患者一般情况、麻醉恢复情况、清醒时间、术后医嘱、是否拔除气管插管等,如有特殊情况应详细记录,麻醉医师签字并填写日期。

附:ASA 分类标准

Ⅰ类患者的心、肺、肝、肾和中枢神经系统功能正常,发育良好,能耐受麻醉和手术。

Ⅱ类患者的心、肺、肝、肾等实质性器官虽有轻度病变,但代偿健全,对一般麻醉和手术的耐受仍无大碍。

Ⅲ类患者的心、肺、肝、肾等实质性器官病变严重,功能减损,虽在代偿范围内,但对施行麻醉和手术仍有一定的风险。

Ⅳ类患者的心、肺、肝、肾等实质性器官病变严重,功能代偿不全,威胁着生命安全,施行麻醉和手术均有危险。

Ⅴ类患者的病情危重,随时有死亡的可能,麻醉和手术异常危险。

如急诊手术,则在评级后加"E",以示区别。

(十一) 出院记录

1. 出院记录指经治医师对患者此次住院期间诊疗情况的总结,应在患者正出院时及时完成。

2. 出院记录一式两份,另立专页;并在横行适中位置标明"出院记录";正页归档,附页交患者或其近亲属,如系表格式专页,按表格项目填写。

3. 出院记录由经治医师书写,主治医师审签。

4. 内容包括:

(1) 姓名、性别、年龄、婚姻、职业、住院号、入院日期、出院日期、入院诊断、出院诊断、住院天数。

(2) 入院时情况:主要症状、体征,有诊断意义的实验室和器械检查结果及检查号码(X线号、病理检查号等)。

(3) 诊疗经过:住院期间的病情变化,检查治疗经过,手术日期及手术名称,切口愈合情况。

(4) 出院时情况:包括出院时存在的症状、体征、实验室检查及其他检查的阳性结果。

(5) 出院诊断及各诊断的治疗结果(治愈、好转、未愈、其他)。

(6) 出院医嘱:继续治疗(药物、剂量、用法、疗程期限),休息期限,复诊时间及应注意事项。

(7) 门诊随访要求。

(十二) 死亡记录

1. 死亡记录指经治医师对患者住院期间诊疗和抢救经过所作的记录,应在患者死亡后及时完成(最迟不超过24小时)。

2. 死亡记录一式两份,另立专页;并在横行适中位置标明"死亡记录";正页归档,附页交患者近亲属,如系表格式专页,按表格项目填写。

3. 死亡记录由经治医师书写,科主任或具有副主任医师以上专业技术任职资格的医师审签。

4. 记录内容

(1) 患者姓名、性别、年龄、职业、婚姻、民族、工作单位、住址、入院日期、入院诊断、死亡日期及时间、住院天数。

(2) 入院时情况:主要症状、体征,有关实验室及器械检查结果。

(3) 诊疗经过:入院后病情演变及诊治情况。重点记录死亡前的病情变化和抢救经过,死亡原因和死亡时间(具体到分钟)。

(4) 死亡诊断。

(5) 与患者近亲属商谈尸检的情况。

（十三）各类知情同意书及医患沟通记录

为保护医患双方的合法权益，保障医疗安全，提高医疗质量。根据《中华人民共和国侵权责任法》《中华人民共和国执业医师法》《医疗机构管理条例》《医疗事故处理条例》和《医疗美容服务管理办法》等法律法规、规章和医疗规范，凡在临床诊治过程中，需行手术治疗、特殊检查、特殊治疗、实验性临床医疗和医疗美容的患者，应对其履行告知义务，并详尽填写相关知情同意书。

1. 经治医师或主要实施者必须亲自使用通俗语言向患者或其近亲属、法定代理人、关系人告知患者的病情、医疗措施、目的、名称、可能出现的并发症及医疗风险等，并及时解答其咨询。

2. 知情同意书必须经患者或其近亲属、法定代理人、关系人签字，医师签全名。非患者本人签署的各类知情同意书，由患者近亲属或其法定代理人、关系人签字的，应提供授权人的授权委托书、有效身份证明及被委托人的身份证明，并提供有效身份证明的复印件。其授权委托书及有效身份证明的复印件随同知情同意书归入病历中保存。

3. 无民事行为能力人或者限制民事行为能力人的患者，由其近亲属、法定代理人、关系人签署的各类知情同意书，必须提供其近亲属、法定代理人、关系人的身份证复印件并注明与患者的关系。未满十八周岁的未成年人由其法定监护人签署的各类知情同意书，必须提供身份证复印件并注明与未成年患者的关系。

4. 知情同意书一式两份，医患双方各执一份。医疗机构应将其归入病历中保存。门诊的各类知情同意书交病案室存档，其保管期限同门诊病案。

5. 手术知情同意书是指术前，经治医师向患者告知拟施手术的相关情况，并由患者或其授权委托人签署是否同意手术的医学文书。内容包括术前诊断、手术名称、术中或术后可能出现的并发症、手术风险、手术方式选择及替代治疗方案、患者签署意见并签名、经治医师和术者签名等。

6. 麻醉知情同意书是指麻醉前，麻醉医师向患者告知拟施麻醉的相关情况，并由患者或其授权委托人签署是否同意麻醉意见的医学文书。内容包括患者姓名、性别、年龄、病案号、科别、术前诊断、拟行手术方式、拟行麻醉方式，患者基础疾病及可能对麻醉产生影响的特殊情况，麻醉中拟行的有创操作和监测，麻醉风险、可能发生的并发症及意外情况，患者签署意见并签名，麻醉医师签名并填写日期。

7. 输血治疗知情同意书是指输血前，经治医师向患者告知输血的相关情况，并由患者或其授权委托人签署是否同意输血的医学文书。输血治疗知情同意书内容包括患者姓名、性别、年龄、科别、病案号、诊断、输血指征、拟输血成分、输血前有关检查结果、输血风险及可能产生的不良后果、患者签署意见并签名、医师签名并填写日期（同次住院期间，计划需要多次输注相同品种血液的患者，可只签署一次输血治疗知情同意书）。

8. 特殊检查、特殊治疗同意书是指在实施特殊检查、特殊治疗前，经治医师向患者告知特殊检查、特殊治疗的相关情况，并由患者或其授权委托人签署是否同意检查、治疗的医学文书。内容包括特殊检查、特殊治疗项目名称、目的、可能出现的并发症及风险、患者签名、医师签名等。

9. 医疗美容必须向就医者本人或其近亲属告知治疗的适应证、禁忌证、医疗风险和注意事项,并取得就医者本人或监护人的签字同意。

10. 新技术、实验性临床医疗等项目应按国家有关规定办理手续,并如实告知患者及其近亲属,必要时须签署知情同意书。

11. 医患沟通记录在病程记录中书写或另立专页。患者入院后的诊疗计划、应用特殊诊疗措施可能出现的并发症及其风险、使用贵重药械治疗以及出院后的注意事项等情况应及时与患者沟通,及时记录并须有患方签字。

12. 病危(重)通知书是指因患者病情危、重时,由经治医师或值班医师向患者家属告知病情,并由患方签名的医疗文书。内容包括患者姓名、性别、年龄、科别,目前诊断及病情危重情况,患方签名、医师签名并填写日期。一式两份,一份交患方保存,另一份粘贴在专用纸上归档病历中保存。

第二节　病案管理流程

一、门(急)诊病案管理流程

门诊病案(outpatient medical records)是患者在医疗机构门(急)诊就医和治疗情况的记录文档。《中华人民共和国侵权责任法》第六十一条规定:"医疗机构及其医务人员应当按照规定填写并保管病历资料",这是法律赋予医疗机构应具有建立和保存病案的职责。同时国家卫生和计划生育委员会下发的《医疗机构病历管理规定》中也要求:在医疗机构建有门(急)诊病历档案的,其门(急)诊病历由医疗机构负责保管;没有在医疗机构建立门(急)诊病历档案的,其门(急)诊病历由患者负责保管。

我国医疗机构门诊工作量大,城镇流动人口多,无限增长的病案与医院有限的保存空间之间的矛盾日益凸显。一些机构认为医院可以取消门诊病案,门(急)诊记录完全由患者保存,医院只在系统中留存患者就诊的有限记录。事实上患者全部建病案或不建病案均不符合现实情况。随着医学科学的进步,过去很多需要住院治疗的疾病现在在门诊就可以得到有效治疗,这样,科研总结、教学、管理、医保付费等对门诊病案资料的依存性也越来越高。为此,多数医疗机构都根据临床、教学、科研、管理和医疗付费的需要对门诊患者进行有选择的建立和保存病案。

因此,在实际医疗活动中门诊病历资料分为两类:一类是由医院建立并保存的正式门诊档案;一类是由患者本人保管的门诊病历手册。本节讨论的内容适用于正式建立门诊病案室对病历资料管理的情况。门诊病历的内容有别于住院病历。门诊病历一般包含患者门诊期间的医师询诊记录、检查检验报告、处方以及门诊治疗单等资料,记录了患者门诊就医的整个经过。门诊病案信息管理是医疗机构门(急)诊科学管理的重要组成部分,是门(急)诊工作的病案的形成、收集、整理、鉴定、保管和利用等一系列方法和手段的总称。

(一) 门诊病案的建立

1. 建立门诊病案的方法

患者是否需要建立门诊病案,首先与医疗机构的管理需求和地方政府的医疗政策有关,有些医院要求门诊一些特殊的检查必须建门诊病案、合同单位要建门诊病案、医疗保险患者要建门诊病案等等。其次,医师会根据患者病情的需要以及疾病本身的科研、教学价值来决定是否要给患者建立病案。无论何种情况,需要建立门诊病案时,接诊医师都会有书面医嘱写在病历手册上,并告诉患者去指定部门建立病案。

(1) 基本信息的采集　建立门诊病案时,病案首页上的患者基本信息要采集和填写完整,一般是在患者建卡或挂号时填写的信息上进行补充和完善。患者身份信息是填写病案首页和建立患者索引的原始资料。临床科室、医技科室是采集患者所有诊疗过程信息的场所。患者的诊疗信息由经手的医师、护士、医技人员及时采集,经过准确、完整、详细地记录后保存。

(2) 查询确定门诊病案号码　门诊建病案环节不是简单地重复建卡和挂号时的信息采集过程,它是正式病案形成的一个重要的审核和确认环节。要根据患者填写的信息登记表内容,使用电子计算机或纸质姓名索引卡片查询患者是否建过病案。如有老病案号,则继续使用原始病案号码;否则为患者分派新病案号码,建立病案(图 3-1)。

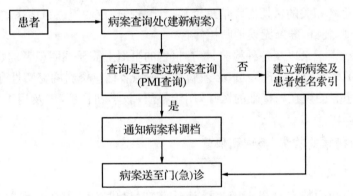

图 3-1　门(急)诊病案建立流程图

(3) 建立门诊病案及患者姓名索引　新建立的门诊病案一般包括病案袋、病案首页以及与本次就诊相关的病历资料。一些医疗机构可能还会包含一张示踪卡片和索引卡片,示踪卡是用于记录和追踪病案去向的卡片,索引卡是用于记录患者基本信息并按姓名拼音顺序排列的卡片,大多数医院已经不再使用示踪卡和索引卡,取而代之的是病案示踪系统和电子姓名索引系统。

2. 病案信息变更原则

(1) 病案号合并原则　病案不能重复建立,每个患者只能建立一份门诊病案,只能拥有一个门诊病案号码。发现有一人多号时应查询核实,把多个病案号对应的病案合并成一份病案。合并原则:将近期建立的门(急)诊病案资料归入较早建立的病案内,把病案号码更改成最初建立的病案号码,并做好变更记录。合并后空白病案号码可留给其他患者使用,姓名索引卡片也同时更改。

(2) 姓名及个人信息变更原则　病案建立采取实名制,身份证号码是实名制建立门(急)诊病案的重要依据,另外户籍簿、医疗保险证等也可以作为依据,但是应注意使用现用名而不能使用曾用名、笔名等。因患者姓名发生变更或历史因素存在录入错误的,需要患者出示本人法定身份证明材料,核实确定身份的情况下进行变更,变更后必须在病案首页予以注明,并加盖公章留存身份证明材料。其他个人信息如家庭地址和单位变更等,也需要出示患者本人证件后加以更正。

(二) 门(急)诊病案的内容

门(急)诊病案的形成是从医疗机构病案管理部门为患者发放病案号开始,包括患者基本信息以及每次就医的所有记录和医疗信息,记录内容涵盖主诉、现病史、既往史(过去病史)、家族史、体格检查、检查化验报告结果记录、初步诊断、治疗意见及诊断证明等。患者基本信息的录入或填写,由门(急)诊建病案人员完成;医疗信息记录则由医师、医疗技术人员和护理人员完成;各种检查、检验报告单的收集、整理、粘贴由门(急)诊病案管理人员完成。所有收集的病案信息资料经过检查、整理、装订、质控,即形成一份完整的病案资料。一份完整的门(急)诊病案要求如下:

1. 病案首页上患者的基本信息资料要详细、完整。

2. 医疗信息记录应准确、及时、字迹清晰,并有经诊医师签字。

3. 各种检查、检验报告单齐全。

4. 收集与患者相关的一切医疗信息资料。严格按规定的门(急)诊病案排列顺序将所有资料进行整理,装订,准确无误地归档保管。

5. 每一页病案记录以及各种检验、检查报告的页眉上需要注明患者的姓名和病案号。作为医疗机构的病案信息管理人员,必须始终重视患者信息资料的完整性和准确性,使之可以随时用于患者的现在和将来的医疗,用于科研、教学和管理,以及用于处理所有与医疗有关的一切问题。

(三) 门诊病案的收集、整理和保管

1. 门诊病案的收集

门(急)诊医疗的特点是患者随来随诊治,随时提供病案。由于大多数医疗机构门(急)诊患者数量大,一般患者就诊时间相对较短。因此,需要病案管理人员每日随时提供病案的同时,要不断地收集就诊用完的门(急)诊病案,并加以整理、装订、归档,目的在于可以改善集中收集和归档所造成的工作压力。每日门诊工作结束后,病案管理人员再到门诊各科巡视收集全部使用完的门诊病案,并核对示踪系统,检查有无遗漏的门诊病案。如有,次日一定要及时追踪去向并回收病案。急诊使用过的病案也应做到随时收集。

2. 门诊病案示踪系统

随着病案数量的不断增加以及病案利用率的不断提高,病案管理难度越来越大。因此,如何改善现有落后的手工操作,提高病案在流通中的精确定位,提高工作效率,更好地服务于医疗、教学、科研和医院管理,成为摆在我们面前的一个课题。门诊病案示踪系统在 HIS 系统支持下,利用信息管理技术,实现了病案示踪系统软件及条形码技术的开发与应用,提高了工作效率,解决了对病案去向的监控与管理,避免了病案的丢失。

3. 门诊病案的整理

门(急)诊病案整理工作是将各方面的医疗信息资料收集起来,按照一定的组织系统及要求加以编排、整理、装订,在整理过程中进行病案资料质和量的分析,检查病案内的各组成部分,以确保资料的完整性和准确性,使病案的组织统一化,内容系统化,便于使用时

能较快地找到所需要的资料。

门(急)诊工作使用病案的特点是:需要量大、供应集中、时间紧、周转快。回收后的门诊病案一般都存在内容增加、资料无序的情况,为保护和保持病案的整齐,必须逐一认真检查,将新增加的病案记录纸、检查检验报告单据及一切有关的医疗资料进行整理、粘贴、排序、装订。检查的重点是:病案记录纸、检查检验报告单中的患者姓名、病案号是否正确;是否有错装的病案内容;收回的病案与送出的病案数量是否一致。

4. 门诊病案的保管

门诊病案是医疗机构病案的重要组成部分,它客观、完整地记录了患者病情变化和诊疗的全过程,以及与疾病有关的所有问题,是医务人员对患者进行诊断和治疗的记录,是临床进行科学诊断治疗的依据。门诊病案不仅是患者在医疗机构门(急)诊就医情况的记录文档,而且也是重要的法律文件。因此,要求医务人员要认真书写、精心保管。每一位医务工作者都有责任保护好门诊病案。

门诊病案的保管与住院病案保管的要求一致,主要有两个方面:一方面是指保管病案实体,就是要使整体病案完好无损,最大限度地使其安全保存下来;另一方面要妥善保管病案医疗信息资料,防止泄露或被窃取。因此,病案管理人员在保管好病案实体的同时,还要严格遵守各项病案信息保管制度,采取强有力措施,确保病案医疗信息资料的安全。

(四) 门(急)诊检查、检验报告的管理

1. 门(急)诊检查、检验报告管理的意义

医疗过程中的各种检查、检验已成为证实疾病诊断和确定医疗方法不可或缺的辅助措施。医生要对患者的疾病进行治疗首先必须要做出正确的诊断,而正确的诊断就是参考各种检查、检验结果,再结合临床情况加以综合分析的结果。现代临床实验室的检查方法日臻完善,其中许多检查对于寻找病因、确定诊断及治疗具有重要的意义。随着现代医学科学技术的不断发展,各种实验室检查项目有近千种之多,各种医疗器械检查、功能测定的项目也有数百项。另外,医疗仪器设备日益精密高端,临床日益广泛地使用各种器械、特殊装置对人体某一系统或器官的功能状态进行检查测定,这对了解病变的部位、范围、性质和程度,特别是对一些疾病的早期诊断、预防与治疗都有极大的意义。而这些检查、检验设备并非临床医师一人所能操作,每项检查、检验都必须由医师为患者开出申请单,经过实验室检查、检验或操作后,再将结果回报给医师。这期间,大部分检查、检验结果报告由于回报滞后不能及时提供给医师,而被直接送到病案科归入病案内。各种检查、检验报告和特殊检查记录都是病案资料的重要组成部分,也是病案内容质量检查的重点,做好检查、检验报告管理才能确保病案资料的完整性。如果病案管理人员未把检查、检验报告归入病案内,就会使医师的诊断丢失重要的科学依据,也会贻误患者就医治疗。

2. 门(急)诊检查、检验报告管理的任务

病案管理人员负责将滞后的各种检查、检验报告单进行回收、整理和粘贴,并将整理粘贴好的报告单及时归入门诊病案。

(1) 对错误或无门诊病案号的检查、检验报告单,要及时核查纠正。通过姓名索引系统、示踪系统以及检验报告单上登记的患者和科别信息进行判断,如果能确定正确病案

号,则更正检验报告单病案号并粘贴归入病案。疑似或不具备充分判断的条件,不建议优选假定目标进行归档,而应与开单科室及检验部门进行沟通或退单到检验科室,进一步确定患者身份后,再行归档。

(2) 对没有门诊病案的检查、检验报告单,应及时送交门(急)诊检查检验报告管理部门。

(3) 对已住院患者的检查、检验报告单应及时送到病房交给主管医师。

(4) 负责保存暂时无法粘贴归档的检查检验报告单,一般按病案号顺序排放,也可以输入计算机统一管理,以便于查询。

3. 门(急)诊检查、检验报告管理的原则

(1) 专人管理制度 对门(急)诊检查、检验报告单(test report)的管理要由专人负责,这样有利于系统化、责任化管理,有利于医师、患者查询。

① 送到病案科(室)的有门(急)诊病案的检查、检验报告单,从签收、整理、粘贴、装订到归档应有严格的职责管理规定,必须有专人负责管理。

② 没有病案的门(急)诊检查、检验报告单,医疗机构也必须设专人负责管理。

(2) 建立签收制度 对门(急)诊检查、检验报告单必须建立签收制度,加强实验、检查、检验室和病案管理人员双方的责任感,杜绝差错。

病案科(室)由专人负责签收各实验、检验室送来的所有检查、检验报告单。要有签收登记,准确并清楚记录签收的实验、检查、检验报告的项目、数量、科别、日期,由交接双方签字。

(3) 整理排序和粘贴制度

① 每天对所有的门(急)诊检查、检验报告按病案号码排序,方便医师,患者随时查询。

② 由专人将当日所有的门(急)诊检查、检验报告单及时粘贴归入病案,方便患者复查复诊使用。

③ 每份病案的各种检查、检验报告单必须按就诊日期整理粘贴装订,便于医师参考。

4. 门(急)诊检查、检验报告管理的要求

(1) 签收的门(急)诊检查、检验报告单应在当日整理粘贴并归入病案。粘贴时应注意日期排列,并按顺序装订。

(2) 对病案已经借出的报告单,应及时核查病案示踪记录,了解病案去向,尽快催还并归档。

(3) 核对错号或姓名有误的检查、检验报告单时,要分析其错误的原因,了解病案中是否有此项检查、检验记录,并根据患者的基本信息进一步核对,纠正报告单的误差。

(4) 定期核查出于各种原因不能放入病案内的检查、检验报告单,对那些无法查清的差错报告单要永久保存,不能销毁。尤其是重要的检查、检验报告单。

(5) 病案管理人员要熟悉业务,要有高度的责任心,与各实验检查室互相配合,本着对患者高度负责的态度做好门(急)诊检查、检验报告单的管理工作。

(五) 门诊病案的利用

1. 患者就医使用

(1) 患者门诊就诊使用 患者到医疗机构门(急)诊挂号后,由病案管理人员将病案送

达各科分诊台或急诊科,并与分诊工作人员办理病案交接签字手续。各科分诊工作人员根据患者就诊的具体诊室分送病案,用后再将其收集,由病案管理人员统一回收。若患者一次同时挂两个或两个以上科室的号,患者到其他科就诊时,必须向前一个就诊科室分诊台出示已挂相应科室的凭证,再由病案管理人员送到相应科室,严禁交由患者或委托人自行携带。病案管理人员要对每日送出、收回的门诊病案进行核对,发现缺少病案,要及时查找追踪,并与使用科室进行沟通,及时回收。

(2)患者住院治疗使用 患者办理入院手续后,住院处或病房会通知病案科提供患者病案,如果已经使用了统一的 HIS 系统或实现了数据共享,患者一旦办理住院手续,病案科即会看到相关使用申请,根据申请的信息,转送病案到相应病房,并做好签收登记。患者出院后会有专人进行回收归档。

(3)患者复印 患者在他院求医需要参考本医疗机构门诊病案时,需要按《医疗机构病案管理规定》要求,提供相关证明材料后办理复印手续。

2.医疗付费使用

门诊病案是医疗付费管理的重要依据。公费医疗、医疗保险(社会医疗保险、商业医疗保险)以及其他医疗付费的实施都离不开病案。目前,国内部分医疗机构虽然不再建立普通门诊病案,但是对一些特殊病种仍然要使用门诊病案(恶性肿瘤、肾移植术后、肾透析),这是由医疗付费管理的需要决定的。

3.科研使用

各级医务人员进行医学科学研究使用,特别是一些不设立病房的门(急)诊科室。门(急)诊患者就诊情况与住院治疗情况的对比分析,住院患者治疗后或术后门诊复诊情况的统计调查,特殊病及慢性疾病的药物使用情况调查,新药物、新医疗器械的使用情况分析,一些疾病急诊治疗及处置后的情况研究,等等。

4.教学使用

对实习生、进修生门诊医疗工作时教学使用,对某些疾病门诊系统性治疗的案例教学,对急性疾病的最新治疗情况的教学分析,以及新药物、新医疗器械使用的病案教学分析等,特别是对一些流行性疾病的统计与教学只能依赖门诊病案。

5.管理使用

医疗机构管理部门对各级医师书写门诊病案的质量检查,对各级医师所开处方与病案记录情况的检查,解决、调解门(急)诊医患间的纠纷,同样需要门诊病案作为评判的依据。同时,门诊病案也是对门诊医师进行绩效考核的重要依据。

6.患者委托人,公、检、法以及保险机构查询按《医疗机构病案管理规定》办理相关复印手续。

二、住院病案管理流程

(一)住院病人的登记

病人办理入院手续时,登记处的工作人员通过询问的方式获得病人的基本信息,为了保证信息的准确,往往采用登记的方式获得永久的书面文字信息。

病人登记的要点如下：

1. 第一次到医院就诊的病人　病人首次到医院或诊所就医，应该作为一个新病人登记。但必须问清楚他们是否来看过病，以证实是不是新病人；尽管病人认为未曾来过，登记处的工作人员也应与病案科核对，确定是否真的没有建立过病案。

2. 无病案的病人　如果病人没有建立病案，就要收集病人的自然信息（身份证明资料）和部分就诊信息。患者身份证明材料记录在新的病案首页，并给予病案号；已经使用医院信息系统的医院，登记人员可以直接将病人信息录入系统中，成为病案首页生成的最初信息，同时系统自动生成病案号。病人的登记保存在登记发号的地方，以免今后发放重复的号码。登记应包括以下内容：病案号、病人姓名、登记日期和科别等。例如：107128 王小丽女 2013 年 12 月 7 日普外科。

3. 有病案的病人　如果病人已建有病案，应核对病人原有信息，并记录所有变化情况。

（二）住院病案信息采集

1. 病人基本信息的采集

各医疗机构采集患者基本信息的流程不同，住院处应当是住院患者信息采集的最后关口，负责采集、核对、更新。根据国家卫健委提供的标准病案首页内容，信息不留空项。信息化建设较完善的医院，病案首页实现电子化，可以将所采集到的病人基本信息直接录入电子化的病案首页系统中，信息系统应当有校验功能，如对性别、身份证号位数等内容的自动核对。

2. 病人医疗信息的采集

（1）医疗信息病案首页中除病人的基本信息和住院费用信息，大部分属于医疗信息。

（2）病人医疗信息采集有关医疗信息内容由经治医师采集并填写，应该客观、真实、准确、及时、完整和规范地填写，认真领会病案首页填写说明，有空必填，不空项、漏项，认真规范地填写诊断和手术操作名称，做好主要诊断的选择，不遗漏伴随症和并发症。入院病情的选择要客观真实，新生儿年龄和体重要认真计算并填写，损伤、中毒原因要确切填写、不能笼统填写车祸、碰撞，病理诊断要准确全面，药物过敏的具体药物名称要标注。

病案首页信息是医院统计最重要的数据源，住院处、经治医师准确收集并正确填写有关内容，保障统计数据准确至关重要。因此，医院病案管理部门、统计部门应定期对医师和相关人员进行专门宣传、培训，并对新来院的医师做好上岗前教育。为了把好病案首页书写的质量关，应该建立交叉质控制度，采集信息的各级各类人员要层层把关，相互监督。住院处采集病人信息要耐心认真，努力做到准确、全面地填写病人的基本信息，但是由于特殊情况，例如病人昏迷、办理入院登记手续的人无法提供病人的详细信息或急诊病人来不及提供身份证等，采集信息受阻，就要求病房的接诊护士对不足和不准确的信息进行补充和更正，以保证病人基本信息的准确。最后，病案管理部门负责对病案首页信息采集进行最终的质量监控。

（三）疾病与手术操作编码

1. 编码工作与质量保障

（1）编码工作的规定　病案首页信息中疾病和手术操作编码应该在病案收集后由病

案编码人员进行,编码的范围包括门诊诊断、主要诊断、其他诊断、损伤中毒外部原因、病理诊断和手术操作。为了满足临床路径管理、按病种付费、医院评审、重点学科评审、传染病、死亡原因报告等需要,编码员应该对医生填在病案首页的所有诊断进行编码。依据《综合医院评审标准》"病案管理与持续改进"规定:采用疾病分类 ICD-10 与手术操作分类ICD-9-CM-3 对出院病案进行分类编码。很多医院由于医院信息系统的建立,HIS 系统嵌入了编码库,由临床医生在编码库中选择疾病诊断,这一做法极大地束缚了医生的手脚,增加医生额外的工作负担。另外,由于编码库的局限和诊断名称与医生习惯的偏差,不谙 ICD 的编码规则,往往导致编码的错误和诊断填写的不确切。

(2) 编码的质量保障　为了保证编码正确性,病案科应建立切实可行的编码制度和工作方法,建议:组织编码员参加中国医院协会病案管理专业委员会的编码培训,获得资质后持证上岗;稳定编码员队伍,支持编码员继续教育,不断更新编码知识;编码员要有较强的责任心,不断学习临床相关知识,编码不能只依赖病案首页中填写的诊断和手术操作名称,而是要查看病历内容并核对无误再行编码,保证疾病分类的准确;定期对编码的正确性和完整性进行检查,采取一定的奖惩措施;编制编码逻辑性校验程序,对不符合逻辑的错误能够通过软件筛查,以提高编码质控的效率。例如:当病人为男性时,以下编码都错误:A34、B37.3、C51－C58、C79.6、D06、D07.0－D07.3、D25－D28、D39、E28、E89.4、F52.5、F53、I86.3、L29.2、M80.0－M80.1、M81.0、M81.1、M83.0、N70－N98、N99.2－N99.3、000－099、P54.6、Q50－Q52、R87、S31.4、S37.4－S37.6、T19.2－T19.3、T83.3、Z01.4、Z12.4、Z30.1、Z30.3、Z30.5、Z31.1－Z31.2、Z32－Z37、Z39、Z87.5、Z97.5,阴道分娩 ICD-9-CM-3 编码:72、73.0－73.2、73.4－73.9,剖宫产手术 ICD-9-CM-3 编码:74.0、74.1、74.2、74.4,妊娠分娩出院者其他诊断必须有分娩结局,即 Z37 编码;病案首页中出院诊断不能有形态学编码(M 开头的)等等。

2. 编码数据库的建立与维护

为推进疾病分类标准化、规范化,国家卫生计生委组织专家建立了国标版的《疾病分类与代码》库,此编码库在 ICD-10 标准编码基础上拓展到 6 位编码,一共对 22 739 个疾病进行了扩展,这些疾病条目可以统一到医院疾病数据库中,满足各级医院的编码需要。编码库的统一更便于卫生行政主管部门对各医疗机构的数据采集和医疗监管。各医疗机构标准库的使用要由专人负责维护,做好标准库与医院库连接转换,掌握"内码"添加方法与应用。

(1) 标准库与医院库连接转换

连接转换原则:每一疾病条目编码的转换均遵照卫生部《疾病分类与代码》执行,每做一条疾病编码的同时核对原库对应的编码。方法:

① 将标准库与医院库分开,分为新库(标准库)与旧库(医院库),原则是新、旧库永不合并。资料检索时分时间段检索即可。

② 将标准库与医院库分开,对旧库进行针对性修改,新旧库 6 位代码比对,疾病名称和代码完全一致的做标记,代码不一致、疾病名称一致的按新库代码修正;旧库疾病条目代码无误,但新库无疾病条目代码,保留旧库编码信息,将正确编码加入新库"00"进行扩充。

(2) 扩充码(内码)添加方法与应用

当需要增加疾病条目时,可以在 6 位码之后自行扩展内码,以满足医疗、科研及医院管理需要。内码的扩展应该严格按需建立,每一个医院可以按一定的规则去扩展,卫生部不要求统一规范。

(四) 住院病案的建立与形成

卫生部《医院等级评审标准》规定:医院为每一位门诊、急诊、住院患者书写符合《病历书写基本规范》要求的病历,按现行规定保存病历资料,保证可获得性。国家卫生计生委下发的 2013 年《医疗机构病历管理规定》第七条规定:医疗机构应当建立门(急)诊病历和住院病历编号制度,为同一病人建立唯一的标识号码。已建立电子病历的医疗机构,应当将病历标识号码与病人身份证明编号相关联,使用标识号码和身份证明编号均能对病历进行检索。

1. 住院病案的建立

(1) 病案通常是从病人第一次在诊所或医院的登记处(挂号处)、医院的住院处或在急诊就医时开始建立的。

(2) 建立病案的第一步是收集病人基本和准确的身份证明资料。

(3) 为病人分派一个病案号码(标识号码)。

(4) 如果病人准备住院或留在急诊室观察,则必须有暂定的或明确的住院诊断,即病人接受治疗的原因必须记录在病案首页上,然后病案随病人被一起送到诊室或病房。

2. 住院病案的形成

住院病案的形成是在病人第一次与医疗部门接触开始的,是医务人员对病人所做的所有咨询、诊断、治疗和其他服务过程的医疗信息的积累,这种积累使每个病人的医疗信息记录都具有一定的连续性。

住院病案的形成比门诊病案的形成更具系统性。病人是医院的主体部分,从病人开始登记住院到出院的全部医疗过程,是医院内所有医务人员为病人服务的过程,是医务人员相互协作的结果,参与的医务人员有医师、护士、实验室及其他医技科室的人员、营养师、住院处的工作人员等等。这个过程产生了大量有价值的医疗卫生信息,这些信息经过病案管理人员的整理、加工形成了住院病案。

(五) 出院病案的收集与管理

1. 出院病案收集依据

国家卫生计生委下发的 2013 年《医疗机构病历管理规定》指出:门(急)诊病历由医疗机构保管的,医疗机构应当在收到检查检验结果后 24 小时内,将检查检验结果归入或者录入门(急)诊病历,并在每次诊疗活动结束后首个工作日内将门(急)诊病历归档。医疗机构应当在收到住院病人检查检验结果和相关资料后 24 小时内归入或者录入住院病历。《等级医院评审实施细则》规定:住院病人治疗结束,负责医师应及时完成病案的书写,并在病人出院后 24 小时之内归档,特殊情况下 7 日内归档。

2. 出院病案收集方法

病案管理人员应在病人出院后 24 小时之内将所有出院患者病历全部收回,原则上应由临床科室医务人员(一般主管医师将病历整理完成之后,交由办公护士完成。但是医疗机构为了将有限的医疗资源分配给患者,通常将此项工作交由非医务人员完成)将出院病历整理完毕之后送到病案科。收集病历时，临床科室的病历交接人员需要与病案管理员认真核对接收病历的内容、数量，并在病历交接本上双方签名确认。因各种因素不能及时回收的病历，病案管理部门应制定相应的催收管理制度，通过一定的奖惩举措，确保出院患者的病历能够及时、完整归档。

3. 出院病案收集管理

出院病案能否及时收集，关系着各类病案利用服务。卫生健康行政部门要求医院产生的某些信息、数据即时上报。因此出院病案在规定时限内及时收回是非常重要的一项工作。为了保证出院病案的及时归档，病案管理部门应当建立《病案归档》制度，对出院病案的归档时间作出明确规定，用以规范医务人员和病案管理员，对违规情况给予相应处罚。

（六）信息的检索与利用

病案首页浓缩了整份病案中最重要的内容，为医疗服务和管理使用。目前病案首页的许多内容更多地服务于临床研究、医院管理、医疗付款和医疗改革，如何利用好病案首页信息，充分地发挥病案信息的作用，是病案管理工作者的重要任务。

根据等级医院评审文件规定：医院病案首页查询系统应该资料完整、功能完善，实现：一是根据病案首页内容的任意项目，单一条件查询住院病人的病案信息；二是根据病案首页内容的两个或两个以上的项目，复合查询住院病人的病案信息。所以根据病案管理的工作流程编制病案管理软件，建立完善的查询检索功能。强大的病案首页查询系统，是病案管理强有力的手段。病案首页信息通过不同的项目组合可达到随意检索的目的，提高了病案信息的利用率，极大地减轻病案管理人员的工作负担。

病案信息检索依据利用需求开展，可以通过以往病案利用需要经验，预先在病案管理系统中设置查询功能模块，现阶段病案信息的利用主要是针对病案首页展开，随着信息技术的不断发展，病案全文本检索也将成为可能，届时病案利用将会产生更多的需求。

第三节　病案书写质量控制

一、病案书写质量控制依据

病案书写质量控制主要依据的国家法律法规和相关规定如下：《中华人民共和国民法典》《中华人民共和国执业医师法》《中华人民共和国传染病防治法》《中华人民共和国母婴保健法》《中华人民共和国献血法》《中华人民共和国侵权责任法》《医疗机构管理条例》《医疗机构病历管理规定》《病历书写规范》《医疗事故处理条例》和《医疗纠纷预防和处理条例》等法律法规。

这些法律法规的部分条款涉及病案书写，例如《中华人民共和国侵权责任法》第七章的医疗损害责任中，在第五十五条指出：医务人员在诊疗活动中应当向患者说明病情和医疗措施。需要实施手术、特殊检查、特殊治疗的，医务人员应当及时向患者说明医疗风险、替代医疗方案等情况，并取得其书面同意；不宜向患者说明的，应当向患者的近亲说明，并取得其书面同意。根据这一条款,应当衍生出相关的病案质量控制方法,包括:患者具有对病情的知情权,即应当有知情同意书的签署。对需要实施的手术、特殊检查、特殊治疗的患者,知情同意书上除了应有相关的医疗风险描述以外,还需要有替代医疗方案。

又如 2018 年 10 月 1 日起施行的《医疗纠纷预防和处理条例》第十六条规定,患者有权查阅、复制其门诊病历、住院志、体温单、医嘱单、化验单(检验报告)、医学影像检查资料、特殊检查同意书、手术同意书、手术及麻醉记录、病理资料、护理记录、医疗费用以及国务院卫生主管部门规定的其他属于病历的全部资料。自此,患者可以查阅、复制其住院期间产生的客观病历与主观病历全部内容。

病案质量是医疗质量的真实反映,国家要求医疗机构对病历形式与内涵质量负责,切实提升医疗质量与医疗安全。病案质量的控制对病案的客观、真实、准确、及时、完整、规范都提出了要求。完整性、准确性等方面的检查是保证病案的医疗、研究、教学价值的重要举措。依据相关法律法规进行病案质量管理,基于四级质量监控系统的全生命周期管理病案是医疗机构提升病案质量的重要手段。

二、病历书写质量控制方法

1. 建立四级质量监控系统　医院应建立四级病案书写质量监控系统。一级监控是由科主任、主治医师、护士长组成的科室病案质量监控;二级监控由医务部、门诊部组成;三级监控是由病案科质控医师及病案科质控技师组成的终末质量监控;四级监控以医院病案管理委员会为核心,由各专业专家组成。

质量监控采用以环节质量检查为主、终末检查为辅的方式,重点在于病历书写过程中,病区上级医师对住院医师的指导和监督。医务部定期加强对运行病历的监管工作,重点检查各项内容书写是否及时、规范,抓好环节质量控制,发现问题及时反馈给科室或个人整改。病案科质控医师(技师)应按照既定的比例对部分或全部归档的病案进行质量分析评分。

2. 建立相应考核及奖惩制度　建立且逐步完善病案书写质量控制的考核制度,并实行奖惩制度。在执行制度时要做到制度面前人人平等,严肃认真,照章办事,杜绝随意变通,打友情评分。

3. 定期总结与反馈　每月或每季度,各检查小组将病案质量检查结果汇总,在医院医疗工作例会上公布。另外,对病案检查中发现的重点问题和共性问题进行总结、分析、研究,以利于进一步持续改进。

4. 加强培训　通过病案缺陷原因分析,提高医务人员对病案书写质量重要性的认识,是切实提高病案书写水平的关键。院内、科内要定期组织医护人员学习《病历书写基本规范》《医疗事故处理条例》《侵权责任法》等相关法律及规范文件。特别是要加强对医护人员的岗前培训及初、中级职称人员的培训。通过反复培训,提高医护人员对病历书写重要性的充分认识和加强其法律意识。

三、病案书写质量评定标准

病历书写质量反映着医院的医疗质量与管理质量,是医院重点管理的工作。病历书写质量的范围包括:急诊留观病历、门诊病历和住院病历的书写质量。应按照国家卫生与计划生育委员会《病历书写基本规范》对病历书写的要求，从客观、真实、准确、及时、完整、规范等方面进行监控。

（一）门诊病案质量评定标准

1. 一般项目：封面应填写姓名、性别、出生年月、民族、婚姻、职业、工作单位或住址、药物过敏史、身份证号等，以及就诊日期（年、月、日，急诊患者应加注时、分）。

2. 初诊病历书写应含有就诊日期、科别。

3. 主诉：患者就诊最主要的原因，包括主要症状（或体征）及持续时间。

4. 病史：现病史重点突出（包括与本次发病有关的既往史、个人史和家族史）。

5. 体检：有一般情况，阳性体征及有助于鉴别诊断的主要阴性体征（专科医院应有针对性检查）。

6. 急诊病历书写就诊时间要求具体到分钟。急危重患者必须有体温、脉搏、呼吸、血压、意识状态、诊断和抢救措施等记录。抢救无效的病例，应有抢救经过记录、死亡日期及时间、死亡诊断等。急诊留观记录需重点记录患者观察期间的病情变化和诊疗措施，记录简明扼要，并注明患者去向。

7. 其他必须做的实验室检查、器械检查或会诊记录。

8. 诊断：有诊断或初步诊断。"待查"则应有进一步检查措施或建议。

9. 处理：应正确、合理、及时。法定传染病应注明疫情报告情况。

10. 复诊病历书写格式同上，还应记载上次诊治后的病情变化和治疗反应，体检着重记录原阳性体征的变化和新的阳性体征、补充的实验室和其他器械检查、诊断或修正诊断。

11. 同一医疗机构内三次门诊（含复诊）不能确诊者应请上级医师或专科会诊，并注明会诊意见。

12. 书写应字迹清楚，易于辨认。

13. 医生签名：应签全名，字迹清楚。

注：凡达不到上述要求之一者属不合格病历。

（二）急诊留观病案评估要点

1. 留院观察病历必须有初诊病历记录（门、急诊就诊记录）。

2. 急诊留院观察必须有病程记录。

3. 普通患者急诊留院观察时留院观察病历的病程记录每 24 小时不得少于两次，急、危、重症患者或患者病情发生变化时则应随时记录。

4. 留院观察病历 24 小时内应有上级医师查房意见。

5. 交接班、转科、转院均应有病程记录。

6. 须有患者就诊时间和离开观察室时间，并记录去向。

7. 被邀请急会诊的科室医师须有详细的会诊记录，急诊留观医师应有执行记录。

8. 留观时间≥48 小时应有病情小结。

（三）住院病案质量评估标准

住院病案的质量监控重点包括病案首页、入院记录、病程记录、各项特殊检查及特殊治疗的知情同意书、医嘱单、各种检查报告单和出院/死亡记录等内容（表 3-1）。

表 3-1　住院病案质量评价用表

医院：_____　科别：_____

病案号：_____　住院医师：_____　主/副主任医师：_____

项目分值与检查要求		扣分标准	扣分分值	扣分及理由
病案首页 5	各项目填写完整、正确、规范	某项未填写、填写不规范、填写错误	0.5/项	
一般项目 1	一般项目填写齐全、准确	缺项或写错或不规范	0.5/项	
主诉 2	1. 简明扼要，不超过 20 个字，能导出第一诊断	主诉超过 20 个字、未导出第一诊断	1	
	2. 主要症状（体征）及持续时间，原则上不用诊断名称代替	主诉不规范或用体征或用诊断代替，而在现病史中发现有症状的	1	
现病史 8	1. 起病时间与诱因	起病时间描述不准确或未写有无诱因	1	
	2. 主要症状、体征的部位、时间、性质、程度描述；伴随病情，症状与体征描述	部位、时间、性质、程度及伴随病情描述不清楚	1/项	
	3. 有鉴别诊断意义的阴性症状与体征	有鉴别诊断意义的重要阴性症状与体征	1	
	4. 疾病发展情况，入院前诊治经过及效果	病发展情况或入院前诊治经过未描述	1.5/项	
	5. 一般情况（饮食、睡眠、二便等）	缺一般情况描述	0.5	
	6. 经本院"急诊"入住，有急诊诊疗重要内容简述	缺或描述不准确	2	
既往史 3	1. 既往一般健康状况、心脑血管、肺、肾、内分泌系统等重要的疾病史	缺重要脏器疾病史，尤其与鉴别诊断相关的	1/项	
	2. 手术、外伤史，重要传染病史，输血史	缺手术史、传染病史、输血史	1/项	
	3. 药物过敏史	缺药物过敏史或与首页不一致	1	
个人史 1	1. 记录与个人有关的生活习惯、嗜好和职业、地方病接触史及冶游史	个人史描述有遗漏	0.5	
	2. 婚育史：婚姻、月经、生育史	婚姻、月经、生育史缺项或不规范	0.5/项	

项目分值与检查要求		扣分标准	扣分分值	扣分及理由
家族史 1	1. 记录与疾病有关的遗传或具有遗传倾向的病史及类似本病病史	如系遗传疾病,病史询问少于三代家庭成员	0.5	
	2. 直系家族成员的健康、疾病及死亡情况	家族中有死亡者,死因未描述;或未记录父母情况	0.5/项	
体格检查 5	1. 项目齐全,填写完整、正确	头颈五官、胸、腹、四肢及神经系统检查缺任何一项;心界未用表示;肝脾大未用图示	1/项	
	2. 与主诉现病史相关查体项目有重点描述,且与鉴别诊断有关的体检项目充分	与本次住院疾病相关查体项目不充分;肿瘤或诊断需鉴别者未查相关区域淋巴结	2/项	
	2. 专科检查情况全面、正确	专科检查不全面;应有的鉴别诊断体征未记或记录不全	2/项	
辅助检查 1	记录与本次疾病相关的主要检查及其结果,写明检查日期,外院检查注明医院名称	有辅助检查结果未记录或记录有缺陷	1	
诊断 3	1. 初步诊断疾病名称规范、主次排列有序	无初步诊断;仅以症状或体征待查代替诊断;初步诊断书写不规范	2	
	2. 有医师签名	缺医师签名	2	
	3. *入院记录(或再次入院记录)由经治医师在患者入院后 24 小时内完成	*无入院记录,或入院记录未在患者入院后 24 小时内完成,或非执业医师书写入院记录	单项否决	
首次病程记录 5	1. *首次病程记录由经治或值班医师在患者入院后 8 小时内完成	*首次病程记录未在患者入院后 8 小时内完成	单项否决	
	2. 将入院病史、体检及辅助检查归纳提炼,写出病例特点,要求重点突出,逻辑性强	照搬入院病史、体检及辅助检查,未归纳提炼	2	
	3. 拟诊讨论应紧扣病例特点,写出对诊断的分析思考过程,阐述诊断依据及鉴别诊断;必要时对治疗中的难点进行分析讨论	无分析讨论,无鉴别诊断,分析讨论不够	4	
	4. 针对病情制订具体明确的诊治计划,体现出对患者诊治的整体思路	诊疗计划用套话、无针对性、不具体	2	

项目分值与检查要求		扣分标准	扣分分值	扣分及理由
上级医师首次查房记录 5	1. ＊上级医师首次查房记录在患者入院后 48 小时内完成	＊上级医师首次查房记录未在患者入院后 48 小时内完成	单项否决	
	2. 记录上级医师查房对病史有无补充、查体有无新发现	未记录上级医师查房对病史有无补充、查体有无新发现	1	
	3. 记录上级医师对疾病的拟诊讨论（诊断依据与鉴别诊断的分析）及诊疗计划和具体医嘱	无分析讨论,无鉴别诊断或分析讨论不够,或与首次病程记录中的内容相似	4	
日常上级医师查房记录 5	1. 按规定书写主治医师查房记录（病危至少每天一次,病重至少每两天一次,病情稳定每周至少二次）	对一般患者未按规定时间记录上级医师查房记录的	2/次	
		危重患者未按规定时间记录主治医师查房记录者	3/次	
	2. 主治医师日常查房记录内容应包括对病情演变的分析,明确诊疗措施,评价诊疗效果	主治医师日常查房无内容、无分析及处理意见	2/次	
	3. 按规定书写科主任或副主任以上医师查房记录（每周至少一次）；副主任以上医师查房记录应有对病情的进一步分析以及对诊疗的意见	＊疑难或危重病例一周无科主任或主（副主）任医师查房记录	单项否决	
		一般患者一周无科主任或副主任以上医师查房记录	2/次	
		副主任以上医师查房无分析及指导诊疗的意见	3/次	
日常病程记录 20	1. 记录患者自觉症状、体征等病情变化情况,分析其原因,并记录所采取的处理措施及效果	未及时记录患者病情变化,对新的阳性发现无分析及处理措施等	2/次	
	2. 按规定书写病程记录（病危随时记至少每天一次,病重至少每两一次,病情稳定至少每三天一次）	对一般患者未按规定时间记录病程记录者	2/次	
		对危重患者未按规定时间记录病程记录者	3/次	
	3. 记录异常的辅助检查结果及临床意义,有分析、处理意见及效果	未记录异常的检查结果或无分析、判断、处理的记录	1/次	
	4. 记录所采取的重要诊疗措施与重要医嘱更改的理由及效果	未记录所采取的重要诊疗措施;未对更改的药物、治疗方式进行说明	1/次	

续　表

项目分值与检查要求		扣分标准	扣分分值	扣分及理由
日常病程记录20	5. 记录住院期间向患者及其近亲属告知的重要事项及他们的意愿,特别是危重患者,必要时请患方签名	对病情危重患者,病程中未记录向患者近亲属告知的相关情况	2/次	
	6. *普通会诊意见应在申请发出后 48 小时内完成	*无会诊意见或未在发出申请后48 小时内完成	单项否决	
	7. 会诊记录单填写应完整并记录会诊申请理由及目的	会诊记录单未陈述会诊申请理由及目的	1/次	
	8. 病程中应记录会诊意见及执行情况	未在病程中记录会诊意见及执行情况	1/次	
	9. *有创检查(治疗)操作记录应由操作者在操作结束后 24 小时内完成	*无有创检查(治疗)操作记录或未在操作结束后 24 小时内完成	单项否决	
	10. 有创诊疗操作(介入、胸穿、骨穿等)记录应记录操作过程,有无不良反应、注意事项及操作者姓名	有创诊疗操作(介入、胸穿、骨穿等)记录未记录操作过程、有无不良反应、注意事项及操作者姓名	2/次	
	11. *已输血病例中应有输血前 9 项检查报告单或化验结果记录	已输血病例中无输血前 9 项检查报告单或化验结果记录	2/次	
	12. 输血或使用血液制品当天病程中应有记录,内容包括输血指征、输血种类及量,有无输血反应	输血或使用血液制品当天病程无记录或记录有缺陷	1/次	
	13. *抢救记录、抢救医嘱应在抢救结束后 6 小时内完成	*抢救记录,抢救医嘱未在抢救结束后 6 小时内完成	单项否决	
	14. 抢救记录应记录时间、病情变化情况、抢救时间及措施,参加抢救医务人员姓名及职称。开具的抢救医嘱与抢救记录内容相一致	*无死亡抢救记录(放弃抢救除外)	单项否决	
		抢救记录有缺陷	1/项	
		开具的抢救医嘱与抢救记录内容不一致	2	
	15. *交、接班记录,转科记录、阶段小结应在规定时间内完成	*无交、接班记录,转科记录、阶段小结或未在规定时间内完成	单项否决	
		*交班与接班记录,转出与转入记录雷同	单项否决	

项目分值与检查要求		扣分标准	扣分分值	扣分及理由
日常病程记录20	16. 出院前一天应有上级医师同意出院的病程记录	缺上级医师同意出院的记录	2	
	17. 其他	病程书写有其他欠缺、缺项、漏项	酌情扣分	
围术期记录10	1. 术前小结是手术前对患者病情所作的总结,包括简要病情、术前诊断、手术指征、拟施手术名称和方式、拟施麻醉方式,注意事项等	无术前小结或有缺项、漏项等	2	
	2. ＊择期中等以上手术应有手术者参加的术前讨论记录	＊择期中等以上手术无术前讨论记录	单项否决	
	3. 应有手术者术前查看患者的记录	无手术者术前查看患者的记录	3	
	4. 有手术前一天病程记录	无手术前一天病程记录	2	
	5. 有麻醉师术前查看、术后访视患者的记录	无手术前、后麻醉医师查看患者的病程记录	2	
	6. 应有患者接入手术室后手术者、麻醉师对患者的核对记录	缺手术者、麻醉师术前对患者的核对记录	2	
	7. ＊手术记录在术后24小时内由手术者完成,内容包括一般项目、手术日期、术前诊断、术中诊断、手术名称、手术者及助手姓名、麻醉方法、手术经过、术中出现的情况及处理,术中出血及输血、标本等情况	＊无手术记录或未在患者术后24小时内完成	单项否决	
		缺项或写错或不规范	1/项	
		无手术医生签字	5	
	8. ＊麻醉记录由麻醉医师于术后即刻完成	＊无麻醉记录	单项否决	
	9. 术后病程记录由参加手术者在术后即刻书写完成,内容包括手术时间、术中诊断、麻醉方式、手术方式、手术简要经过、术后处理措施、术后应当特别注意观察的事项等	缺术后病程记录或记录不规范	3	
		缺项或写错或不规范	1/项	

续 表

项目分值与检查要求		扣分标准	扣分分值	扣分及理由
围术期记录 10	10. 应有术后连续 3 天,每天至少一次的病程记录;术后 3 天内应有手术者查看患者的记录	缺术后每天一次、连续 3 天的病程记录	1/次	
		术后 3 天内无手术者或上级医师查看患者的记录	1	
出院(死亡)记录 10	1. 于患者出院(死亡)24 小时内完成,出院记录内容包括:主诉、入院情况、入院诊断、诊疗经过、出院情况、出院诊断、出院医嘱。死亡记录内容同上述要求外,应记录病情演变、抢救经过、死亡时间具体到分钟	＊缺出院(或死亡)记录或未在患者出院(或死亡)后 24 小时内完成	单项否决	
		缺某一部分内容或记录有缺陷	2/项	
		出院记录缺医师签名	5	
		死亡记录无死亡原因和时间	2/项	
	2. 死亡病例讨论记录内容符合规范,在患者死亡一周内完成	＊缺死亡病例讨论记录	单项否决	
		死亡病例讨论记录不规范	2	
知情同意书 5	1. ＊手术、麻醉、输血及有创操作病例应有患者签署意见并签名的知情同意书	＊手术、麻醉、输血及有创操作病例无患者签名的知情同意书	单项否决	
	2. ＊手术、麻醉、输血及有创操作知情同意记录规范,内容包括项目名称、目的、可能出现的并发症、风险、患者签名、医师签名等	缺项或写错或不规范	2/项	
	3. 使用自费项目应有患者签署意见并签名的知情同意书	使用自费项目无患者签名的知情同意书	2	
	4. 患者病危,应将病情告知患者家属并发"病危(重)通知书"	病危(重)通知书应发未发	5	
	5. 选择或放弃抢救措施应有患者近亲属签署意见并签名的医疗文书	＊放弃抢救无患者法定代理人签署意见并签名的医疗文书	单项否决	
	6. 非患者签名的应签署授权委托书	非患者签名无授权委托书	5	
		非授权委托人签署知情同意书	5	

续　表

项目分值与检查要求		扣分标准	扣分分值	扣分及理由
医嘱单及辅助检查5	1. 每项医嘱应有明确的开具或停止时间	医嘱开具或停止时间不明确	1	
	2. 医嘱内容应当清楚、完整、规范,禁止有非医嘱内容	医嘱内容不规范或有非医嘱内容	1	
	3. 每项医嘱开具或停止均应有医师的亲笔签名	医嘱无医师签名	1	
	4. 住院48小时以上要有血、尿常规化验结果	住院48小时以上无血、尿常规化验结果,也未转抄门诊化验结果	1	
	5. *已输血病例中应有输血前9项检查报告单或化验结果记录	已输血病例中无输血前9项检查报告单或化验结果记录	5	
	6. 手术病例术前完成常规检查(肝功、肾功、出凝血时间、HBSAG、血常规、尿常规、血型、心电图、胸片等)	未完成术前常规检查	0.5/项	
	7. 所开具的辅助检查医嘱应与检查报告单回报相一致	检查医嘱与报告单不一致	5	
	8. 辅助检查报告单粘贴整齐规范,结果有标记	检查报告单粘贴不规范,异常结果无标记	1	
	9. 化验单张贴准确无误	化验报告单张贴错误	2	
	10. 住院期间检查报告单完整无遗漏	*缺对诊断、治疗有重要价值的辅助检查报告单	单项否决	
书写基本原则5	1. *严禁涂改、伪造病历记录	有涂改或伪造行为	单项否决	
	2. 修改时,应在错处用双画线标识,修改处注明修改日期及修改人签名	修改不规范	1	
	3. *各种记录应当有书写医生的亲笔签名并字迹清楚,不得模仿或代替他人签名	*记录缺医生的亲笔签名或非本人签名	2	
	4. 病历中各种记录单眉栏填写齐全(姓名、病案号等),患者一般信息记录准确无误	记录单一般项目(如姓名、病案号等)填写不完整或信息记录有误	1	

续　表

项目分值与检查要求		扣分标准	扣分分值	扣分及理由
书写基本原则5	5. ＊医疗记录与护理记录内容相一致	＊医疗记录与护理记录内容不一致	单项否决	
	6. 医嘱所开具的诊疗措施应与病程记录内容相一致	诊疗医嘱与病程记录不一致	5	
	7. 病历中转抄的辅助检查结果应与原报告单内容相一致	病程中转抄的辅助检查结果与原报告单内容不一致	5	
	8. 病历内容应客观准确不得互相矛盾	病历中记录内容互相矛盾	单项否决	
评价结果说明				
			签名与日期	

（四）病案管理质量控制与评估

病案质量管理控制与评估方法主要依据国家卫生计生委《三级综合医院评审标准实施细则（2011年版）》对于医院的病案管理制定的评价标准，详见表3-2。

表3-2　病案管理与持续改进

评审标准	评审要点
4.27.1 病历（案）管理符合《中华人民共和国侵权责任法》《医疗事故处理条例》《病历书写基本规范》和《医疗机构病历管理规定》等有关法规、规范	
4.27.1.1 按照《医疗机构病历管理规定》等有关法规、规范的要求，设置病案科，由具备专门资质的人员负责病案质量管理与持续改进工作。配设相应的设施、设备与人员梯队	【C】 1. 设置病案科 2. 配置病案管理人员满足工作需要，形成梯队，非相关专业的人员＜50% 3. 有从事医疗或管理高级职称的人员负责病案科（室） 4. 配设计算机系统等相应的设施、设备
4.27.1.1 按照《医疗机构病历管理规定》等有关法规、规范的要求，设置病案科，由具备专门资质的人员负责病案质量管理与持续改进工作。配设相应的设施、设备与人员梯队	【B】符合"C"，并 高、中、初级人员结构梯队满足医院需求
4.27.1.1 按照《医疗机构病历管理规定》等有关法规、规范的要求，设置病案科，由具备专门资质的人员负责病案质量管理与持续改进工作。配设相应的设施、设备与人员梯队	【A】符合"B"，并 有从事医疗或管理高级职称，1从事病案管理五年以上的人员负责病案科（室） 2. 非相关专业的人员应不高于20%

评审标准	评审要点
4.27.1.2 制订病案管理、使用等方面的制度、规范、流程等执行文件。并对相关人员进行培训与教育	【C】 1. 有病案工作制度和人员岗位职责 2. 有病案工作流程 3. 工作人员知晓本岗位职责和履职要求，熟悉病案管理的相关法律、法规和规章
4.27.1.2 制订病案管理、使用等方面的制度、规范、流程等执行文件。并对相关人员进行培训与教育	【B】符合"C"，并 1. 有人员培训的规划 2. 有参加病案专业继续教育的记录 3. 病案科（室）对制度和流程落实情况进行检查，对存在问题与缺陷有改进措施
4.27.1.2 制订病案管理、使用等方面的制度、规范、流程等执行文件。并对相关人员进行培训与教育	【A】符合"B"，并 1. 病案管理人员均接受规范培训，并有记录 2. 职能部门有监管，对改进措施进行追踪与成效评价
4.27.2 为每一位在门诊、急诊、住院患者书写符合《病历书写基本规范》要求的病历，按现行规定保存病历资料，保证可获得性	
4.27.2.1 按规定为门诊、急诊、住院患者书写病历记录	【C】 1. 医师要按照规范书写门诊、急诊、住院患者病历 2. 保存每一位来院就诊患者的基本信息 3. 住院患者的姓名索引 （1）患者个人的基本信息 （2）项目包括：姓名、性别、出生日期（或年龄）。应尽可能使用二代身份证采集身份证号、住址甚至照片信息。还应当包括联系人、电话、住院科室等详细信息
4.27.2.1 按规定为门诊、急诊、住院患者书写病历记录	【B】符合"C"，并 1. 每一位医师知晓有关病历书写的要求 2. 质量管理相关部门、病案科以及临床各科对病历书写规范进行监督检查，对存在问题与缺陷提出整改措施
4.27.2.1 按规定为门诊、急诊、住院患者书写病历记录	【A】符合"B"，并 职能部门对病历书写质量整改措施进行追踪与成效评价，持续改进病历质量
4.27.2.2 为每一位门诊、急诊患者建立就诊记录或急诊留观病历	【C】 1. 对门、急诊患者至少保存包括患者姓名、就诊日期、科别等基本信息 2. 为急诊留观患者建立留观病历 3. 急诊病房的病历按照住院病历规定执行 4. 建立医师工作站，有处方及检查化验报告等查询功能
4.27.2.2 为每一位门诊、急诊患者建立就诊记录或急诊留观病历	【B】符合"C"，并 质量管理相关部门、病案科以及临床各科对病历书写规范进行监督检查，对存在问题与缺陷提出整改措施

续 表

评审标准	评审要点
4.27.2.2 为每一位门诊、急诊患者建立就诊记录或急诊留观病历	【A】符合"B",并 职能部门要对病历质量整改措施进行追踪与成效评价,持续改进病历质量
4.27.2.3 为每一位住院患者建立并保存病案	【C】 1. 每一位住院患者有姓名索引系统,内容至少包括姓名、性别、出生日期(或年龄)、身份证号 2. 有唯一识别病案资料的病案号 3. 有为患者及时调取病案具体时间规定,保证患者就诊时对所需病案的可及性
4.27.2.3 为每一位住院患者建立并保存病案	【B】符合"C",并 1. 通过一个病案的编号可获得所有的相关历史诊疗记录 2. 保证病案的完整性、连续性 3. 职能部门对病案保存与使用情况进行检查,对存在的问题与缺陷提出整改措施
4.27.2.3 为每一位住院患者建立并保存病案	【A】符合"B",并 职能部门对整改措施落实情况进行监督,病案保存规范,调取方便,临床科室对病案室提供服务满意度高
4.27.2.4 住院病案首页应有主管医师签字,应列出患者所有与本次诊疗相关的诊断与手术、操作名称	【C】 1. 病案首页上,各级医师签字符合病案首页填写相关要求,体现三级医师负责制 2. 病案首页诊断填写完整,主要诊断的正确率达到100%
4.27.2.4 住院病案首页应有主管医师签字,应列出患者所有与本次诊疗相关的诊断与手术、操作名称	【B】符合"C",并 1. 病案首页中的疾病诊断顺序、主要诊断与主要手术、操作选择应符合卫生部与国际疾病分类规定要求 2. 病案首页中的诊断在病程、检查化验报告中获得支持依据 3. 病历中各种手术与操作并发症、使用药物、器材所致不良反应、病程记录或检查化验报告所获得的诊断应规范地填写在病案首页中,无遗漏 4. 有临床科室自查及主管职能部门督查,有整改措施
4.27.2.4 住院病案首页应有主管医师签字,应列出患者所有与本次诊疗相关的诊断与手术、操作名称	【A】符合"B",并 主管部门对整改措施落实情况进行追踪与评价,监管与持续改进有成效
4.27.2.5 病程记录及时、完整、准确,符合卫生部《病历书写基本规范》	【C】 1. 病程记录及时、完整、准确,符合《病历书写基本规范》 2. 相关人员知晓岗位职责

评审标准	评审要点
4.27.2.5 病程记录及时、完整、准确,符合卫生部《病历书写基本规范》	【B】符合"C",并 1. 病程记录根据病情观察、查房情况结合检查结果有分析、有判断,体现医疗组三级医师的诊断思路和处理方案 2. 临床科室对本科室医师书写的病程记录进行评价,促进提高病程记录质量
4.27.2.5 病程记录及时、完整、准确,符合卫生部《病历书写基本规范》	【A】符合"B",并 持续改进有成效,病历质量不断提高
4.27.2.6 保持病案的可获得性	【C】 1. 保持病案的可获得性 (1) 有方法(如病案示踪系统)控制每份病案的去向 (2) 构案如果没有其他替代品,如:影像、缩影,病案则不能打包再放或远距离存放(委托存放) 2. 有 3 年病案存放的发展空间 3. 对未归的病案有催还的实际记录 4. 对病案使用期限和使用范围有明确的规定 5. 患者出院后,住院病历在 7 个工作日之内回归病案科达≥90%
4.27.2.6 保持病案的可获得性	【B】符合"C",并 1. 患者出院后,住院病历在 3 个工作日之内回归病案科达≥90% 2. 病案科与职能部门对患者出院后病历未能及时回归病案科的科室进行追踪、分析、改进管理,保障回归率
4.27.2.6 保持病案的可获得性	【A】符合"B",并 1. 患者出院后,住院病历在 2 个工作日之内回归病案科达 95%,在 7 个工作日内回归病案科 100% 2. 病案管理有序,去向明确,保持病案的可获得性
4.27.3 加强安全管理,保护病案及信息的安全	
4.27.3.1 医院有保护病案及信息安全的相关制度,有应急预案	【C】 1. 有保护病案及信息安全的相关制度和应急预案 2. 病案库有防盗、防尘、防湿、防蛀、防高温措施 3. 配置相应的消防器材,消防安全符合规范
4.27.3.1 医院有保护病案及信息安全的相关制度,有应急预案	【B】符合"C",并 1. 病案科工作人员知晓应急预案及处置流程 2. 指定专人负责安全管理 3. 科室定期进行安全检查,对存在问题和缺陷及时改进
4.27.3.1 医院有保护病案及信息安全的相关制度,有应急预案	【A】符合"B",并 职能部门定期对病案科的安全管理进行检查指导,及时消除隐患,保障安全

续 表

评审标准	评审要点
4.27.4 有病历书写质量的评估机制,定期提供质量评估报告	
4.27.4.1 有《病历书写基本规范》的实施文件,发至每一位医师	【C】 1. 有《病历书写基本规范》的实施文件,发至每一位医师 2. 病历书写作为临床医师"三基"训练主要内容之一 3. 病历书写作为医师岗前培训的主要内容之一 4. 有病历书写的相关培训与训练计划
4.27.4.1 有《病历书写基本规范》的实施文件,发至每一位医师	【B】符合"C",并 有实施培训与训练的完整记录,考核资料
4.27.4.1 有《病历书写基本规范》的实施文件,发至每一位医师	【A】符合"B",并 新员工岗前培训和住院医师三基训练覆盖率100%,病历书写考核合格率100%
4.27.4.2 有病历质量控制与评价组织	【C】 1. 有病历质量控制与评价组织,由具备主治医师以上资格且有5年以上管理住院患者临床工作经历的人员主持 2. 有病历质量监控评价标准,相关医师均知晓标准内容 3. 临床各科定期对病历质量进行检查与评价,作为医师考核内容 4. 主管部门定期对病历质量进行督导检查,作为科室考核内容 5. 院科两级及时通报病历检查情况,反馈至各科室和责任医师,对存在问题与缺陷及时改进
4.27.4.2 有病历质量控制与评价组织	【B】符合"C",并 1. 医院有专职的质控医师,科室有兼职的质控医师 2. 医院至少每季度对病历质量进行总结、分析、评价,提出整改措施,改进病历质量
4.27.4.2 有病历质量控制与评价组织	【A】符合"B",并 院科两级落实整改措施,持续改进病历质量,年度住院病案总检查数占总住院病案数≥70%,病历甲级率≥90%,无丙级病历
4.27.5 采用卫生部发布的疾病分类ICD-10与手术操作分类ICD-9-CM-3,对出院病案进行分类编码;建立科学的病案库管理体系,包括病案编号及示踪系统,出院病案信息的查询系统	
4.27.5.1 采用卫生部发布的疾病分类ICD10与手术操作分类ICD9-CM-3,对出院病案进行分类编码(★)	【C】 1. 对出院病案进行疾病分类,编码符合卫生部规定 2. 疾病分类编码人员有资质与技能要求 3. 有疾病分类与手术操作分类编码培训计划

续　表

评审标准	评审要点
4.27.5.1 采用卫生部发布的疾病分类 ICD10 与手术操作分类 ICD9－CM－3,对出院病案进行分类编码(★)	【B】符合"C",并 1. 落实培训计划,提供技术支持,提升培训与教育质量 2. 病案科(室)定期与不定期对疾病分类编码员的准确性进行评价、指导,提高编码质量
4.27.5.1 采用卫生部发布的疾病分类 ICD10 与手术操作分类 ICD9－CM－3,对出院病案进行分类编码(★)	【A】符合"B",并 1. 编码员编码准确性不断提高 2. 临床医师熟悉疾病分类与手术操作分类 3. 有信息系统支持疾病分类与手术操作分类
4.27.5.2 建立出院病案信息的查询系统(★)	【C】 1. 有出院病案信息的查询系统 2. 病案首页内容完整、准确 3. 病案首页全部资料信息录入查询系统,至少能为评审提供 2 年以上完整信息
4.27.5.2 建立出院病案信息的查询系统(★)	【B】符合"C",并 1. 查询系统资料完整、功能完善 (1) 根据病案首页内容的任意项目,单一条件查询住院患者的病案信息 (2) 根据病案首页内容的两个或两个以上的项目,复合查询住院的病案信息 2. 能提供 3 年内的完整病历首页信息
4.27.5.2 建立出院病案信息的查询系统(★)	【A】符合"B",并 能提供 5 年内完整病案首页信息
4.27.6 严格执行借阅,复印病历资料制度,防止丢失、损毁、轻改、非法借阅、使用和批者的泄露	
4.27.6.1 有病案服务管理制度,为医院医务人员及管理人员、患者及其代理人、有关司法机关及医疗保险机构人员提供病案服务	【C】 1. 有病案服务管理制度,有明确的服务规范与程序 2. 病案服务限于相关医务人员及管理人员,患者及其授权委托人、公安机关、检察院、法院等有关司法机关,医疗保险机构相关人员 3. 依照法律、法规和规章为患者及其授权委托人、司法机关和医疗保险机构人员提供病案服务,履行借阅、复印或复制申请核查与病案信息核查 4. 有回避与保护患者隐私的规范与措施 5. 有完整的病案服务登记信息,包括借阅人、借阅与归还时间、借阅目的以及复印或复制的内容,保留相关借阅、复印或复制人的申请、身份证明、单位介绍信等资料
4.27.6.1 有病案服务管理制度,为医院医务人员及管理人员、患者及其代理人、有关司法机关及医疗保险机构人员提供病案服务	【B】符合"C",并 病案服务能力不低于当年出院的病案人数

续　表

评审标准	评审要点
4.27.6.1 有病案服务管理制度,为医院医务人员及管理人员、患者及其代理人、有关司法机关及医疗保险机构人员提供病案服务	【A】符合"B",并 职能部门对病案服务有监管,保障病案依法借阅、调取、复印便捷,防止病案丢失、损毁、篡改,保护患者隐私
4.27.7 推进电子病历,电子病历符合《电子病历基本规范》	
4.27.7.1 医院有电子病历系统的建设的方案与计划,电子病历符合《电子病历基本规范》	【C】 1. 有电子病历系统建设方案与计划 2. 在院长主持下,有明确的主持部门与多部门的协调机制 3. 有具体措施、有信息需求分析文件 4. 建立电子病历系统
4.27.7.1 医院有电子病历系统的建设的方案与计划,电子病历符合《电子病历基本规范》	【B】符合"C",并 电子病历系统应符合卫生部《病历书写基本规范》与《电子病历基本规范(试行)》要求
4.27.7.1 医院有电子病历系统的建设的方案与计划,电子病历符合《电子病历基本规范》	【A】符合"B",并 有基于电子病历的临床信息系统(CIS),电子病历系统具备病案质量控制功能,能满足医院病案基本信息的采集,医疗质量指标数据的统计与分析
4.27.7.2 由文字处理软件编辑、打印的病历文档,病历记录全部内容、格式、时间、签名均以纸版记录为准,而非模版拷贝生成的病历记录	【C】 1. 对由文字处理软件编辑、打印的病历文档有明确的管理规定 2. 对禁止使用"模版拷贝复制病历记录"有明确的规定 3. 病历记录全部内容、格式、时间均以签名后的纸版记录为准,并存档
4.27.7.2 由文字处理软件编辑、打印的病历文档,病历记录全部内容、格式、时间、签名均以纸版记录为准,而非模版拷贝生成的病历记录	【B】符合"C",并 计算机打印病历的书写符合卫生部《病历书写基本规范》,按照病历管理要求进行质量控制
4.27.7.2 由文字处理软件编辑、打印的病历文档,病历记录全部内容、格式、时间、签名均以纸版记录为准,而非模版拷贝生成的病历记录	【A】符合"B",并 有职能部门监管,对问题与缺陷及时反馈,定期总结,持续改进措施有效

国家卫生计生委设定的标准分为【A】【B】【C】三个级别,【C】为合格,【B】为良好,【A】为优秀。当达到【C】时,才能进行【B】款条目的评估,否则认为不合格。

对于病案科(室)岗位的要求,没有明确的指标。下列岗位要求可作为参考标准。

1. 入院登记工作质量要求

(1)认真准确做好入院登记工作,坚持核对制度,准确书写或计算机输入患者姓名和病案号,正确率为100%;

(2)病人姓名索引卡的登记应避免一个患者重复建索引卡或一个患者有多个病案号;再次住院患者信息变化时,切忌将原信息资料涂掉;

（3）保证各项数据的真实、可靠、完整和安全；

（4）及时、准确提供查询病案号服务，提供病案号的正确率为100％；

（5）录入计算机的数据应保证其安全性和长期可读性。

2. 出院病案整理、装订工作质量要求

按时、完整地收集和签收、整理出院病案，24小时收集率100％；出院病案排序正确率≥98％；出院病案装订正确率100％。

（1）整理质量要求 保证各项病案资料的完整及连续。做到序号准确，码放整齐。无多页，无缺页，无颠倒，无混装，无漏号，无重号。

（2）装订标准 左侧装订，不掉页，数量准确。整齐非固，装本平整、清晰，无折价。适当，无坏钉、漏钉、重钉，钉脚平伏牢固；后背不可散页明订。裁切的纸张规格应符合在误差不超过±1 mm；不歪、不斜，四角呈90°直角。切口光洁，无刀花，无毛茬，无缺损。

3. 编目工作质量要求

（1）熟练掌握国际疾病分类ICD-10和ICD-9-CM-3手术分类方法，并对住院病案首页的各项诊断逐一编码；

（2）主要疾病分类诊断的编码正确率≥98％；

（3）主要手术操作名称编码正确率≥98％；

（4）负责疾病诊断检索工作，做到及时、准确。

4. 归档工作质量要求

（1）坚持归档时两人核对制度，防止归档错误；

（2）保持病案排放整齐，保持松紧度，防止病案袋或病案纸张破损、折皱和散落；

（3）出院病案归档正确率100％；

（4）出院化验报告检查单正确粘贴率100％。

5. 供应工作质量要求

（1）严格遵守病案借阅制度，及时、准确地提供病案；

（2）维护患者知情权、隐私权；

（3）必须建立示踪系统；

（4）借出病案科的病案应按时限收回。

6. 病案示踪系统质量要求

（1）准确、及时、完整地进行病案的出入库登记；

（2）准确显示每份病案的动态位置；

（3）记录使用病案者的姓名、单位和联系电话及用途。

7. 病案复印工作质量要求

（1）复印手续及复印制度符合《医疗事故处理条例》的要求；

（2）复印件字迹清晰；

（3）复印登记记录有备案。

8. 医疗统计工作质量要求

（1）按时完成医疗行政部门要求的报表；

(2) 利用计算机可以完成主要医疗指标的临时报表；

(3) 每年出版医院统计报表及分析报告；

(4) 每天向院长及相关职能部门上报统计日报表；

(5) 出入院报表 24 小时回收率 100%；

(6) 病案统计工作计算机应用率 100%；

(7) 各类医学统计报表准确率 100%；

(8) 统计人员必须有统计员上岗证。

9. 门诊病案工作主要监控指标

(1) 门诊病案在架率（或者可以说明去向）100%；

(2) 门诊病案传送时间≤30 分钟；

(3) 门诊病案送出错误率≤0.3%；

(4) 门诊病案当日回收率 95%（因故不能回收的病案应能知道去向）；

(5) 门诊化验检查报告 24 小时内粘贴率 99%（医师写错号、错名且不能当即查明的应限制在≤1%）；

(6) 门诊化验检查报告粘贴准确率 100%；

(7) 门诊病案出、入库登记错误率≤0.3%；

(8) 门诊病案借阅归还率 100%；

(9) 门诊患者姓名索引准确率（建立、归档、入机）100%；

(10) 挂号准确率≥99%；

(11) 挂号信息（挂号证）传出时间≤10 分钟。

病案是医疗信息的主要来源，是临床教学的最好教材，是医学科研的重要材料，也是处理医疗纠纷、伤残鉴定的法律依据。临床医务工作者要加强学习病历书写相关的法律法规，将"病案质量是医疗质量的真实反映"作为衡量自身诊疗工作的重要准则，切实重视病案形式与内涵质量。

第四节 病案管理的基本要求

作为病案工作者，必须始终重视患者资料的完整性和准确性，使之可随时用于患者的现在和将来的医疗。医疗记录的组织可以按照患者资料来源或者患者的问题进行。病案资料排列的原则，要以符合人们按时间发展的阅读习惯，能够迅速找到所需要资料的顺序排列。

一、住院病历排列

我国最常用的住院病案排列是按照资料来源排列次序。各部分病案记录的编排应按照日期先后顺序，但患者在治疗期间与其出院后的病案排列顺序几乎是相反的，特别是护理记录以及医嘱部分是按照日期倒排的次序排列。原因是患者治疗期间，医师所要参阅的是患者最近的病情及医疗措施，故将最近的记录放在最前面。患者出院后，病案装订成册是永久性的保存形式,故应按日期先后顺序编排。这里提出的病案排列顺序绝非绝对的标准,是根据"使用上的要求"这一原则进行编排的,这个"要求"是病案编排的目的,便于资料的参考和使用。住院期间病案的一般排列顺序如下:

1. 体温单(按页数次序倒排)

2. 长期医嘱单(按页数次序倒排)

3. 临时医嘱单(按页数次序倒排)

4. 住院病历或入院记录

5. 病程记录,如手术病例尚须有:

(1) 术前小结

(2) 术前讨论记录

(3) 手术审批书(手术报审记录)

(4) 手术知情同意书、授权委托书、委托双方有效身份证明复印件

(5) 麻醉知情同意书

(6) 麻醉术前访视记录

(7) 手术安全核查记录

(8) 手术清点记录

(9) 麻醉记录(或待产记录)

(10) 手术记录(或产时记录)

(11) 麻醉术后访视记录

(12) 术后病程记录(或产后记录)

6. 病危(病重)患者护理记录(按页数次序倒排)

7. ICU 记录单、各类监测记录单(按页数次序倒排)

8. 特殊治疗记录单(按页数次序顺排)

9. 出院记录或 24 小时内入出院记录

10. 死亡记录或 24 小时内入院死亡记录

11. 疑难病例讨论记录

12. 死亡病例讨论记录

13. 输血治疗知情同意书

14. 特殊检查知情同意书

15. 特殊治疗知情同意书

16. 会诊记录(按日期先后顺排)

17. 病危(重)通知书

18. 患者知情同意、沟通记录

19. 辅助检查报告单

(1) 病理资料(按日期先后顺排)

(2) 血、尿、粪常规检验报告单(按日期先后顺排,自上而下贴于专用纸左边线上)

(3) 临床化学、免疫、微生物及其他检验报告单(按日期先后顺排,自上而下贴于专用纸左边线上)

(4) 医学影像检查资料(按分类及日期先后顺排)

(5) 其他检查资料

20. 住院病案首页及住院证

21. 病历内容目录表

22. 门诊病历

23. 患者以往住院病历或其他诊疗资料

二、转科病历排列

(一) 转入记录、转入病程记录排于入院记录或住院病历之前。出院后排于转出记录之后。

(二) 其他各项按住院期间病历排列次序规定排列。

三、出院(死亡)病案排列

(一) 病历内容目录表

(二) 住院病案首页及住院证

(三) 住院病历或入院记录

(四) 病程记录(按页数次序顺排)

1. 术前小结

2. 术前讨论记录

3. 手术审批书(手术报审记录)

4. 手术知情同意书、授权委托书、委托双方有效身份证明复印件

5. 麻醉知情同意书

6. 麻醉术前访视记录

7. 手术安全核查记录

8. 手术清点记录

9. 麻醉记录(或待产记录)

10. 手术记录(或产时记录)

11. 麻醉术后访视记录

12. 术后病程记录(或产后记录)

(五) 出院记录或 24 小时内入出院记录

(六) 死亡记录或 24 小时内入院死亡记录

(七) 疑难病例讨论记录

(八) 死亡病例讨论记录

(九) 输血治疗知情同意书(按页数次序顺排)

(十) 特殊检查知情同意书(按页数次序顺排)

(十一) 特殊治疗知情同意书(按页数次序顺排)

(十二) 会诊记录(按页数次序顺排)

(十三) 病危(重)通知书

(十四) 患者知情同意、沟通记录

(十五) 辅助检查报告单:

1. 病理资料(按日期先后顺排)

2. 血、尿、粪常规检验报告单(按日期先后顺排,自上而下贴于专用纸左边线上)

3. 临床化学、免疫、微生物及其他检验报告单(按日期先后顺排,自上而下贴于专用纸左边线上)

4. 医学影像检查资料(按分类及日期先后顺排)

5. 其他检查资料

(十六) 体温单(按页数次序顺排)

(十七) 长期医嘱单(按页数次序顺排)

(十八) 临时医嘱单(按页数次序顺排)

(十九) 病危(病重)患者护理记录(按页数次序顺排)

(二十) ICU 记录单、各类监测单(按页数次序顺排)

(二十一) 特殊治疗记录单(按页数次序顺排)

(二十二) 其他诊疗资料

(二十三) 死亡患者的门诊病历

四、病案管理要求

(一) 医疗机构应当建立健全病历管理制度,设置专职部门或配备专(兼)职人员,具体负责本机构病历和病案的管理工作。

(二) 医疗机构应当为同一患者建立唯一的标识号码。已经建立电子病历的医疗机构,应当将病历标识号码与患者身份证明编号等相关联,使用标识号码和身份证明编号等均能对病历进行检索。门(急)诊病历和住院病历应当编号并标注页码或电子页码。

(三) 建有门(急)诊病历档案或已建立门(急诊)电子病历的医疗机构,经患者(就诊者)或其法定代理人同意,其门(急)诊病历可由医疗机构负责保管;患者(就诊者)就诊时指定专人送至就诊科室;患者(就诊者)在多科就诊,应指定专人送达后续就诊科室。每次诊疗活动结束后 24 小时内收回。未建有门(急)诊病历档案的医疗机构,其门(急)诊病历原则上由患者(就诊者)负责保管。

(四) 患者(就诊者)住院期间的住院病历由所在病区负责集中、统一保管;因医疗活动、工作需要或者复印(复制)等需要带离病区时,病区应指定专人负责携带和保管。

(五) 患者(就诊者)住院期间及出院时病历应按规定次序排列。

(六) 疾病诊断名称、手术操作名称的书写和编码应符合 ICD-10 及 ICD-9-CM3 的规范要求。

(七) 患者住院期间的各种检验、检查报告单等相关资料,医疗机构应在其检验、检查报告单等相关资料结果出具后 24 小时内归入(录入)住院病历,不得遗漏。门(急诊)病历由医疗机构保管的,医疗机构应当在收到各种检验、检查报告单等相关资料后 24 小时内,将其结果归入(录入)门(急)诊病历,并在每次诊疗活动结束后首个工作日内将门(急)诊病历归档。

(八) 患者(就诊者)出院时,由病区办公室护士负责按出院病历排列次序整理,统一编页后,填写病历内容目录表。病案管理部门于患者(就诊者)出院后 72 小时内收集,死亡病历在 7 个工作日内收集。

（九）医疗机构应当严格病历管理，任何人不得随意涂改病历，严禁伪造、隐匿、损毁、抢夺、窃取、非法借阅病历。防止病历丢失。

（十）医疗机构应当指定部门或者专（兼职）人员负责受理复印（复制）病历资料的申请。受理申请时，应当要求申请人提供有关证明材料，并对申请材料的形式进行审核。

1. 申请人为患者（就诊者）本人的，应当提供其有效身份证明；

2. 申请人为患者（就诊者）代理人的，应当提供患者（就诊者）及其代理人的有效身份证明、代理人与患者（就诊者）代理关系的法定证明及其代理委托书；

3. 申请人为死亡患者法定继承人的，应当提供患者死亡证明、死亡患者法定继承人的有效身份证明、死亡患者与法定继承人关系的法定证明材料；

4. 申请人为死亡患者法定继承人代理人的，应当提供患者死亡证明、死亡患者法定继承人及其代理人的有效身份证明，死亡患者与其法定继承人关系的法定证明材料，代理人与死亡患者法定继承人代理关系的法定证明材料和授权委托书；

5. 申请人为基本医疗保障管理和经办机构的，应当按照相应基本医疗保障制度有关规定执行。

（十一）公安、司法、人力资源社会保障、保险以及负责医疗事故技术鉴定的部门，因办理案件，依法实施专业技术鉴定、医疗保险审核或仲裁、商业保险审核等需要，提出审核、查阅或者复印（复制）病历资料要求的，经办人员提供以下证明材料后，医疗机构可以根据需要提供患者部分或全部病历。

1. 该行政机关、司法机关、保险或者负责医疗事故技术鉴定部门出具的调取病历的法定证明；

2. 经办人本人有效身份证明；

3. 经办人本人有效工作证明（需与该行政机关、司法机关、保险或者负责医疗事故技术鉴定部门一致）；

4. 经办人为代理律师的，还应同时出具法院立案证明和授权委托书；

5. 经办人为保险机构的，还应当提供保险合同复印件，患者（就诊者）本人或者其代理人同意的法定证明材料；患者死亡的，应当提供保险合同复印件，死亡患者法定继承人或者其代理人同意的法定证明材料。合同或者法律另有规定的除外。

（十二）医疗机构可以为申请人复印（复制）的病历资料包括：门（急）诊病历和住院病历中的体温单、医嘱单、住院病历或入院记录、手术同意书、麻醉同意书、麻醉记录、手术记录、病危（病重）患者护理记录、出院（死亡）记录、输血治疗知情同意书、特殊检查（治疗）知情同意书、病理报告、检验报告等辅助检查报告单、医学影像检查资料等病历资料。

（十三）按照《病历书写基本规范》和《中医病历书写基本规范》要求，病历尚未完成，申请人要求复印（复制）病历时，医疗机构可以对已完成病历先行复印（复制），在医务人员按照规定完成病历后，再对新完成部分进行复印（复制）。医疗机构应留存复印（复制）申请记录、复印（复制）内容记录、申请人有效身份证明复印件及其法定证明材料、有效工作证明、单位介绍信、保险合同复印件等。

（十四）机构受理复印或者复制病历资料申请后，由指定部门或者专用（兼职）人员通知病案管理部门或专职（兼职）人员，在规定时间内将需要复的复制的病历资料送至指定地点，并在申请人在场的情况下复印或者复制，复印或复制的病历资料经申请人和医疗机构双方确认无误后，加盖医疗的构证明印记。

（十五）申请人复印或者复制病历资料，应按照规定缴纳工本费。

（十六）依法需要封存病历时，应当在医疗机构或者其委托代理人、患者或者其代理人在场的情况下，对病历共同进行确认、签封病历复印（复制）件。医疗机构申请封存病历时，应当告知患者或者其代理人共同实施病历封存；患者或者其代理人拒绝或者放弃实施封存病历的，医疗机构可以在公证机构公证的情况下，对病历进行确认，由公证机构签封病历复印（复制）件。医疗机构负责封存病历复印（复制）件的保管。封存后病历的原件可以继续记录和使用。按照《病历书写基本规范》和《中医病历书写基本规范》要求，病历尚未完成，需要封存病历时，可以对已完成病历先行封存，当医务人员按照规定完成病历后，再对新完成部分进行封存。发生医疗事故争议时，医疗机构应当在患者或者其代理人在场的情况下封存死亡病例讨论记录、疑难病例讨论记录、上级医师查房记录、会诊意见、病程记录等。

开启封存病历应当在签封各方在场的情况下实施。

（十七）除涉及为患者（就诊者）提供诊疗服务的医务人员，以及经卫生计生行政部门、中医药管理部门或者医疗机构授权的负责病案管理、医疗管理的部门或者人员外，其他任何机构和个人不得擅自查阅患者病历。其他医疗机构及医务人员因科研、教学需要查阅、借阅病历的，应当向患者就诊医疗机构提出书面申请，经同意并办理相关手续后方可查阅、借阅。查阅后应当立即归还。查阅的病历资料不得带离就诊医疗机构。借阅病历应当在 3 个工作日内归还。医疗机构及其医务人员禁止以非医疗、教学、研究目的的泄露患者（就诊者）的病历资料。

（十八）医疗机构应加强对医务人员进行病案质量教育、普及和推广 ICD-10 和 ICD-9-CM-3 编码及其意义的教育；严格施行原卫生部新的住院病案首页；应建立病历质量定期检查、评估与反馈制度；要把病历质量管理纳入医院全面质量管理的范畴。

（十九）医疗机构可以采用符合档案管理要求的缩微技术等对纸质病历进行处理后保存。需要保存门诊病历的医院或专科，其门诊病历保存时间自患者第一次就诊之日起不得少于 15 年，住院病历保存时间自患者后者之日起不得少于 30 年。

（二十）观察室病历书写要求同入院记录。观察患者出室时应在门诊病历上作小结，观察室病历由护士整理后送病案室保存，保存期限不得少于 15 年。

（二十一）住院病人的各类特殊检查（治疗）知情同意书和操作记录（如无痛胃镜等），归其住院病历中；门诊病人的各类特殊检查（治疗）知情同意书，由医疗机构妥善保存。

（二十二）医疗过程中植入体内的人工材料及高值耗材的条形码等，应粘贴在相关知情同意书或记录单的背面。

（二十三）医疗机构变更名称时，所保管的病历应当由变更后医疗机构继续保管。医疗机构撤销后，所保管的病历可以由省级卫生计生行政部门、中医药管理部门或者省级卫生计生行政部门、中医药管理部门指定的机构按照规定妥善保存。

附：病案内容目录表式样

病案内容目录表

姓名　　　性别　　　年龄　　　病区　　　床号　　　住院号

序号	病案内容	张数	页码
1	病案首页及住院证		
2	住院病历或入院记录		
3	病程记录		
4	术前小结		
5	术前讨论记录		
6	手术审批书（手术报审记录）		
7	手术知情同意书		
8	授权委托书、委托双方有效身份证明复印件		
9	麻醉知情同意书		
10	麻醉术前访视记录		
11	手术安全核查记录		
12	手术清点记录		
13	麻醉记录（或待产记录）		
14	手术记录（或产时记录）		
15	麻醉术后访视记录		
16	术后病程记录（或产后记录）		
17	出院记录或24小时内入出院记录		
18	死亡记录或24小时内入院死亡记录		
19	疑难病例讨论记录		
20	死亡病例讨论记录		
21	输血治疗知情同意书		
22	特殊检查知情同意书		
23	特殊治疗知情同意书		
24	会诊记录		
25	病危（重）通知书		
26	患者知情同意、沟通记录		
27	病理资料		
28	血、尿、粪常规检验报告单		
29	临床化学、免疫、微生物及其他检验报告单		
30	医学影像检查资料		

续　表

序号	病案内容	张数	页码
31	其他检查资料		
32	体温单		
33	长期医嘱单		
34	临时医嘱单		
35	病危(病重)患者护理记录		
36	ICU 记录单、各类监测单		
37	特殊治疗记录单		
38	其他诊疗资料		
39	死亡患者的门诊病历		

病历整理者签名:_____　　　　　　病案室复核者签名:_____

 思考练习题

1. 住院病历排列与出院病案排列区别的原因。
2. 病案首页的主要作用。
3. 病案质量控制的主要依据。

第四章 病案管理流程

学习目标 >>>>>

● 能够区分病案实体管理与病案信息管理的内容与流程。

● 能够对病案管理流程中的收集、整理、加工、鉴定、归档、保管、利用和销毁等环节涉及的理论内容运用自如。

● 初步具备利用病案信息的能力。

第一节 病案形成与收集

一、病案形成

病历形成时,应当采用耐久、可靠、满足长期保存需求的记录载体和记录方式。归档病历的所有材料,应当真实、准确、及时、系统,病历材料组件按照《病案内容目录表》收集齐全、内容完整。

医疗机构的电子病历与病案管理系统应当支持形成符合要求的归档电子病历材料。电子病历应当连同元数据一并收集。收集的电子病历元数据应当符合《数字档案室建设指南》《电子文件归档与电子档案管理规范》(GB/T18894)的相关规定。

二、病案收集

病案统计中心(病案业务与统计业务,部分医疗机构设置一起,部分医疗机构分开设置)主要收集住院病案、门(急)诊病案。

(一)住院病案收集内容

住院病案是从患者到住院登记处办理住院手续开始建立的。住院病案收集内容主要有:患者基本信息(包括患者的姓名、工作单位、身份证号、家庭地址、电话、联系人姓名等资料)、患者的大病史信息(包括记录患者的主诉、现病史、既往史等检查资料)、一般(常规)体格检查和专科(与病情相关的)体格检查信息、病程记录(包括首次病程、病程记录、手术记录单等)、会诊记录、医患沟通记录、医嘱记录、各种知情同意书(包括医生签署的知情同意书和护士签署的知情同意书等)、体温单和护理记录单、特殊检查单(包括B超、胸片、CT等检查报告)和检验单、出院记录或死亡记录、病案的特殊标志(包括药物过敏)等。

住院病案收集的渠道,住院登记处和病房住院处主管医师负责收集住院患者的姓名、出生日期、家庭住址、联系方式、健康卡号等基本信息,并在病案首页的住院患者基本信息栏目中体现;病房也是住院患者治疗信息的采集处,主管医师应重视病历资料的完整性、及时性和准确性。《病历书写基本规范》规定,医生应在患者出院 24 小时内完成出院病历书写、整理工作,因此临床科室应于患者出院后第二天将病案移交至病案统计中心。住院病案及时收集有利于医院提高病案书写质量,保证医疗统计数据及时上报和国家卫生健康委病案首页数据及时更新,促进病案服务与利用、保管等工作的顺利进行。

(二)门(急)诊病案收集内容

门(急)诊病案在患者首次到医疗机构门(急)诊就医时即开始建立。门(急)诊病案收集内容包括:患者的个人资料、医疗记录和各种检查单。门(急)诊病案的收集渠道是门(急)诊挂号室、收费处和门(急)诊科。门(急)诊挂号室和收费处收集、录入门(急)诊患者的身份证号等基本信息,门(急)诊医务人员收集和录入患者的就诊医疗信息。门(急)诊病案管理人在收集门(急)诊病案时,应及时提供上次患者就诊的门(急)诊病案。

随着电子病历系统的建立,门(急)诊病案以电子形式存档。

三、收集措施

随着医疗机构的快速发展,病案收集的数量和内容亦逐渐增加,病案收集的要求也不断提高。

(一)建章立制,确保病案完整有序

随着病案种类和病案数量的逐年增多,原有的病案收集制度已不适应新形势的发展要求,因此应及时完善病案收集制度,形成新的病案制度并严格执行,以确保各类病案能及时、全面收集归档。

建立定期收集制度、追踪收集制度、病案联系制度和应急制度等。确保病案所有内容完整、无缺、有序。

(二)严格把关,确保病案真实可靠

病案管理人员加强责任感和法律意识,提高政治素质和业务素质,认真检查收集的出院病案,严格审核病案首页、医疗记录、护理记录等内容,一旦发现涂改、伪造病案,决不姑息,退回给责任医师;对于首页空项、漏项和记录不全等缺陷病案,应及时通知责任医师完善,做到不合格的病案不归档,以确保病案内容的真实可靠。

(三)加强培训,确保病案准确无误

病案质量全生命周期管理,病案统计中心通过培训形式,组织新入职医生、进修医生等各级医务人员学习病历书写规范,使他们在收治患者之初,便牢固树立病历质量意识和法律意识,确保病案准确无误。

(四)奖惩相济,确保病案及时规范

通过建立激励为主、惩罚结合的病案奖惩制度,确保病案及时完成并能够及时收集。通过事后监督,医疗机构通过抽查、普查、专项检查等形式,对病历书写和归档及时的科室予以表扬和奖励,反之予以批评和惩罚,确保病案及时规范。

第二节　病案整理和归档

一、病案整理

不同门类、载体或形式的病案的分类方法应当协调呼应，便于病案的统一管理和利用。病案分类方案一经确定，应当保持一致，不得随意变动。如切片病案、纸质病案、胶片病案、缩微病案等。病案整理应当遵循病历材料的形成规律，保持病历材料之间的有机联系，区分不同价值，便于保管和利用。病案根据需要以患者住院就医"一次一卷"为单位进行整理、著录，并编制病案档号（简称病案号）。病案著录应当与目录编制、元数据收集等工作和要求协调对应。病案整理过程中，应编制索引，满足手工检索和计算机检索需要。

（一）病案号编制

病案之间的排列是按病案号顺序排列的。病案号即出院病案的编号，是病案的唯一标识号码。病案号是为了便于管理病案，编写的有规律标识号码，一般与此病案中的住院号相关联。分派病案号是对就诊或住院患者所做的第一步工作，在住院登记处采集患者的基本信息时就已开始，是管理住院患者资料最方便、最快捷、最有效的方法。

病案号系统有系列编号、单一编号和系列单一编号 3 种系统。

系列编号系统指住院患者每次住院或门诊患者每次就诊就给予一个新的病案号，建立的新病案与以前的旧病案分开存放。虽然这种编号系统会导致患者在医院内有多个病案号，纸质管理状态下，一次可能无法提供患者完整的病案，但是在电子病历系统中，可以实现一个患者多份病案同时关联，此模式将成为医疗机构采取的主要形式。

单一编号系统指每位患者在首次住院或就诊时，只提供一个病案号，以后患者每次住院或就诊时只使用唯一的病案号，在住院或就诊结束后，将患者每次住院或就诊资料一起存放并归档。

系列单一编号是系列编号和单一编号的组合，指将患者上次就诊或住院时的旧病案号并入新病案号；同时在旧病案号的位置上设指引卡，表示病案的最终位置，这种方法费力，且查找病案又费时。

病案编号的类型有直接数字顺序编号、字母数字编号（字母和数字组合在一起的编号）、关系编号（部分或全部号码在某种意义上与患者有关）、社会安全编号（主要在美国使用）、家庭编号（由家庭号码和家庭成员号码组成）和冠年编号（由年份和数字号码组成）6种类型。直接数字顺序编号是从 0 开始依次派号。这种编号操作简单、便捷，被医院广泛应用，系列编号和单一编号都采用这种编号方法。为了提高病案编号应用的可靠、快捷，病案编号可添加颜色加以区别。

病案编号的分派有集中分派（由病案统计中心负责分派）和分散分派（由病案统计中心将号码同时发放到各登记处）两种方式。在分派过程中，住院收费处的工作人员将患者的病案号、姓名、性别、出生日期及其他资料进行登记，整个分派过程由计算机系统自动记录和控制,以保证号码准确发放,避免号码发放遗漏或重复。号码分派有手工管理和计算机管理两种方法,计算机管理主要利用电子病历系统完成。在病案号分派给患者时,电子病历系统将会自动完成号码的发放、检查、核对及重号合并工作。

(二)建立索引

索引也称索隐、通检、备检或引得。组成的基本单位是索引款目。款目一般包括索引词、说明或注释语、出处3项内容。所有索引款目实现有序化编排。其本质特征是只揭示内容出处或文献线索,并不直接提供事实、资料本身。

明末傅山所编的《两汉书姓名韵》是现存最早的人名索引。清代乾嘉时期,章学诚曾力倡编纂群书综合索引。20世纪20年代,随着西方索引理论与编制技术的传入,中国现代意义上的索引编制与研究才蓬勃展开。1930年钱亚新发表《索引和索引法》,1932年洪业发表《引得说》,标志着具有中国特色的现代索引理论、技术已迅速发展起来。20世纪50年代,计算机技术被运用于索引编制。此后,机编索引的大量出现,使索引编制理论、技术、索引载体形式发生了深刻变革。

建立索引,需要对病历进行著录。在编制病历索引时,需要对病历内容和形式特征进行分析、选择和记录。如患者姓名索引、医师姓名索引、诊断索引、患者地址索引、病案号索引等。随着全文本技术在病案中的应用,病案索引可实现全文本索引,并进行全病案检索。

二、病案的归档

患者离院之后,责任医师应将患者此次住院所有病历材料整理完毕后,按照《病历书写规范》规定的时间向病案管理部门归档;采用电子病历或电子病案管理系统的,可采取随办随归的方式。病案归档时,交接双方根据归档目录清点核对,并履行交接手续。任何部门和人员不得将应归档病历材料据为己有或拒绝归档。归档病历材料应当为原件,如果是外院病历材料也应尽量使用原件。电子病历需要转换为纸质文件归档的,若电子病历已经具备电子签名、电子印章,且电子印章按照规定转换为印章图形的,纸质病历不需再行实体签名、实体盖章。

病案经过鉴定之后,即可进行病案的归档工作。病案归档的目的是能迅速、方便地查询、检索和保管病案。由此可见,病案归档是将病案根据一定的方法系统地按病案号或病案标识号进行排列、上架的过程。病案归档系统是病案归档具体操作或实施的方法。医疗机构有按姓名排列归档、按户口归档、按号码排列归档和按病案号的色标编码归档四种归档系统。

按姓名排列归档系统指将病案按患者姓名首字的汉语拼音或英文字母的顺序排列,这种方法适用于患者数量很少的医院。

按户口归档系统指将病案按户主居住的门牌号存放在病案架上,病案架按街道(社区)、里弄(胡同)、居民住宅楼做好标志,这种方法适用于居民健康档案。

按号码排列归档系统有按数字顺序号归档法(按数字自然顺序排列归档)、按尾号归档法、按尾号切口病案排列归档法、按中间号归档法和按上架号归档法。一般较大的综合性医院会同时采用按尾号归档法和按数字顺序号归档法。

<<<<--

第三节　病案鉴定与保管

一、病案鉴定

随着医疗机构规模的不断扩大和现代医学技术的快速发展,出院病案数量显著增加,有限的病案库房不能存贮日益增长的出院病案,病案存贮空间不足已成为病案管理者目前亟须解决的难题。如果对所有病案仍采用相同的管理模式,那么不仅无法解决病案存贮的问题,而且势必会降低病案工作的效率和管理的质量。病案鉴定,根据一定的标准和方法来评价和预测出院病案的价值,确定病案的保管方式和保管期限。病案的鉴定是实施病案科学化、系统化管理的新方法。

根据病案利用频率的不同,可将病案鉴定分为一级、二级和三级。一级病案是利用价值最高、利用频次最多的病案,病案归档在5年之内。一级病案包括:对人们的健康影响较大病种的病案,反映本院医疗科研阶段性重要进展的重点病例病案,尤其是重点填补院内或省内及国内医疗空白的特殊病案;典型(包括疑难及稀有病历)示范教学病案;涉及重大医疗纠纷及法律纠纷的病案;流行性和突发性传染性疾病(如 SARS,H7N9 流感等疾病)病案;名人病案、与历史重大事件相关的病案。二级病案相对利用价值一般,利用频次明显降低的病案,病案归档在10年之内。三级病案则是基本无利用情况。

一级病案保存于一级病案库房中,二级病案、三级病案依次可保存于二级、三级库房。

病案鉴定结论是病案保管、销毁的依据。虽然国家在病案管理的相关文件中都有明确内容,表明出院病案在患者出院之后保存30年,但是鲜有医疗机构对超过保管年限的病案进行销毁的。这里的原因,一则是患者的生命周期中可能会对既往病案有再利用的情况,另一则是国家一直没有制定明确的销毁病案的鉴定标准。

销毁病案之前可对病案进行数字化备份,是确保病案安全的重要措施,它涉及对病案、病案信息管理系统及电子数据采取特定的技术手段和方式进行复制,建立"副本"。此外,电子病历系统、病案管理系统也应考虑容灾备份,以避免灾害或故障导致信息系统瘫痪。

二、病案保管

病案保管,病案统计中心对病案进行系统存放和安全保护的工作,是病案管理中的一项重要内容。基本任务和要求是维护病案的完整与安全,便于调用。

病案调出和归还。从病案库房调出和归还病案都应逐卷点交清楚,办理手续。用完的病案要归还原位。病案库房应定期进行全面检查,必要时可临时进行部分检查。着重检查病案是否短少以及每件病案的完好状况,检查时要逐卷进行,要作出详细记录并写出正式报告。

病案应集中统一保管。集中本质上意味着病案管理权的集中和信息的集中。统一是指医疗机构病案归口管理,管理规定统一。管理要求与目标是医疗机构病案管理应当维护病案的真实、完整、可用和安全,便于检索、利用和开发。国家在条件成熟时,应建立病案专业档案馆,对全国的病案进行集中统一管理,开展病案保管标准化工作,集约化利用病案。

病案库房管理。要建立完善的档案库房管理制度,配备必要的防护设备,做好病案防火、防盗、防紫外线、防有害生物、防水、防潮、防尘、防高温、防污染等防护工作。病案工作人员应当监测和记录库房温湿度,根据需要采取措施调节;定期检查维护档案库房设施设备,确保正常运转;定期清扫除尘,保持库房清洁;定期采取措施,防治鼠虫霉等。病案管理部门应当定期组织人员对病案数量进行清点,对保管状况进行检查,定期对电子病案的保管情况、读取状况等进行检查,发现问题应当及时处理,并建立检查和处理情况台账。病案工作人员应当及时对受损、易损病案进行修复、复制或作其他技术处理。病案修复应当保持病案内容的完整,尽量维持病案的原貌。病案修复前应当做好登记和检查工作,必要时进行复制备份,做出修复说明。医疗机构应当为病案工作人员配备劳动保护用品,避免病案管理过程中有毒有害物质损害健康。

库房保持整洁、有序,保证病案安全无损。病案库房不得存放与病案保管、保护无关的物品。

第四节　病案服务和利用

一、查借阅病案

病案借阅需要遵守相应的规章制度,采用科学的借阅管理方法。除为患者提供诊疗服务的医务人员,以及经卫生健康行政部门、中医药管理部门或者医疗机构授权的负责病案管理、医疗管理的部门或者人员外,其他任何机构和个人不得擅自查阅患者病历。其他医疗机构及医务人员因科研、教学需要查阅、借阅病历的,应当向患者就诊医疗机构提出申请,经同意并办理相应手续后方可查阅、借阅。查阅后应当立即归还,借阅病历应当在3个工作日内归还。查阅的病历资料不得带离患者就诊医疗机构。

借出的病案应在制度规定的时间内归还,需要延长时间应重新办理借阅手续。借出的病案一旦发生损坏、丢失,应立即向上级主管或相关部门报告,根据《档案法》《医疗机构病历管理规定》《医疗纠纷预防和处理条例》和医疗机构病案管理相关规章制度处理。

二、复印利用病案

患者有权查阅、复制其门诊病历、住院志、体温单、医嘱单、化验单(检验报告)、医学影像检查资料、特殊检查同意书、手术同意书、手术及麻醉记录、病理资料、护理记录、医疗费用以及国务院卫生主管部门规定的其他属于病历的全部资料。

患者要求复制病历资料的,医疗机构应当提供复制服务,并在复制的病历资料上加盖证明印记。复制病历资料时,应当有患者或者其近亲属在场。医疗机构应患者的要求为其复制病历资料,可以收取工本费,收费标准应当公开。患者死亡的,其近亲属可以依照《医疗纠纷预防和处理条例》的相关规定,查阅、复制病历资料。

医疗机构应当受理患者本人或者其委托代理人和死亡患者法定继承人或者其代理人

复制或者查阅病历资料的申请,并依规定提供病历复制或者查阅服务。医疗机构应当指定部门或者专(兼)职人员负责受理复制病历资料的申请。医疗机构受理申请时,应当要求申请人提供有关证明材料,并对申请材料的形式进行审核。(一)申请人为患者本人的,应当提供其有效身份证明;(二)申请人为患者代理人的,应当提供患者及其代理人的有效身份证明,以及代理人与患者代理关系的法定证明材料和授权委托书;(三)申请人为死亡患者法定继承人的,应当提供患者死亡证明、死亡患者法定继承人的有效身份证明,死亡患者与法定继承人关系的法定证明材料;(四)申请人为死亡患者法定继承人代理人的,应当提供患者死亡证明、死亡患者法定继承人及其代理人的有效身份证明,死亡患者与法定继承人关系的法定证明材料,代理人与法定继承人代理关系的法定证明材料及授权委托书。

第五节 病案统计和随访

一、统计过程

病案统计工作是指收集反映医疗工作情况的原始资料或信息,并加以整理、分析和反馈等一系列工作的全过程。医疗机构应当建立完善病案统计工作,对所保管病案情况、病案年度出入库情况、病案设施设备情况、病案利用情况、病案信息化建设情况、病案工作人员情况、病案在教学和科研业务社会化服务等情况定期统计并建立完备的台账。医疗机构应当编制病案工作情况统计年报,汇总分析当年病案工作情况形成年度报告,报送上级主管部门。随着公立医院绩效考核、DRGs、医院高质量发展、精细化管理等持续推进,病案数据统计、上报工作内容不断丰富。医疗机构应当加强对病案统计工作变化情况的分析,为医院管理者的决策提供参考。统计结果应当真实、准确、完整,支持以可视化方式显示,便于统计分析。

病案统计的指标分析有单项指标分析和工作效益的综合分析。单项指标分析包括医疗工作质量分析、工作效率分析、医院各类医务人员数量及其比例情况分析(如从医护人员与床位数分析工作人员的工作量等)。工作质量分析包括诊断质量分析(如分析临床入出院诊断符合率,以反映诊断正确情况等)和治疗质量分析(如治愈率、抢救成功率等)等。工作效率分析包括床位利用情况分析(如从实际床位使用率、床位周转次数、平均住院日来分析医院现有的医疗资源和技术优势等)、工作量及其比例情况分析(如分析住院、门诊、医技科室比例情况,以反映医院人力、物力和技术效果的发挥情况)等。

二、病案随访

随访是医疗机构根据医疗、科研、教学的需要,与诊治后的患者保持联系或要求病人定期来医疗机构复查,对患者的疾病疗效、发展状况继续进行追踪观察所做的工作,又称随诊(follow up)。简单地说,就是在诊治后,对患者继续追踪、查访。随访应该是医务人员的必要工作,不是病案管理人员的必要工作。

随访是指医疗机构对曾在本医疗机构就诊的患者以通讯、书信或其他的方式,进行定期了解患者病情变化和指导患者康复的一种观察方法。通过随访可以提高医疗机构医前及医后服务水平,同时方便医务人员对患者进行跟踪观察,掌握第一手资料以进行统计分析、积累诊疗经验,同时也有利于医学科研工作的开展和医务人员业务水平的提高,从而更好地为患者服务。

如果病案管理人员参与随访工作,必须保证随访信息的准确性、完整性和及时性。随访沟通过程中,随访参与人员应使用礼貌用语并保持温和的态度;遇到较难沟通的患者应耐心、理性、克制。

 思考练习题

1. 病案整理与归档阶段最重要的一项工作是什么?
2. 结合相关法律法规,谈谈病案查阅的具体要求。

第五章　病案信息统计与报告

第一节　概述

统计学是一门关于数据资料的收集、整理、分析和推断的科学。病案信息统计是医院统计的重要组成部分,也是医院统计的核心内容,病案信息统计工作的目的是及时、准确、全面地从病案中提取反映医疗效率、医疗质量和医疗技术等的信息,通过统计分析为评价医疗效率、医疗质量和医疗技术等提供支撑,最终为医院管理者、卫生健康行政部门等进行科学决策提供数据信息支持。

一、病案信息统计概念

信息是对客观事物的反映,信息本身是抽象的,信息必须通过某种载体呈现出来。病案信息是在整个诊疗活动过程中形成的所有医学记录的集合,是在医疗活动过程中形成的文字、符号、图表、影像、切片等资料经过归档以后形成的诊疗记录档案,包括门(急)诊病案和住院病案。

(一)医院统计

医院统计有着两方面的含义,一是指医院统计学,二是指医院统计工作。

1. 医院统计学是卫生统计学的一个重要分支,是指运用统计学的原理和方法,研究、收集、整理、分析医院各方面工作的数量与质量资料的应用性科学。

2. 医院统计工作是指对反映医院各方面工作数量和质量的原始资料或信息,进行收集、整理、分析和反馈等一系列工作的全过程。

(二)病案信息统计

病案信息统计是医院统计的重要组成部分。病案信息统计在医院管理和医学科学领域中起到参谋作用。

1. 病案信息统计是指对来源于门(急)诊病案和住院病案中反应诊疗活动的数据进行

收集、整理、加工和分析的统计活动。

2. 病案信息统计的实质是把数理统计学的理论和方法应用于病案信息领域,结合医学、病案信息学等有关知识研究数据资料的收集、整理、分析和推断的一门学问。

二、病案信息统计基本内容

病案是医疗机构诊疗活动记录的载体,一切诊疗活动所形成的相关医疗信息都是病案信息的范畴,一般将来源于医疗机构诊疗活动信息的统计数据均称为病案信息统计指标。

(一) 门(急)诊病案信息统计

门(急)诊工作是医院医疗工作的最前沿,凡是来院就诊的患者,必须经过门诊或急诊的诊查。门(急)诊工作接诊量大,服务面广,是医院工作的重要组成部分,门(急)诊的诊疗水平和服务质量,直接关系患者的身体健康和医院的社会形象。

门(急)诊病案信息统计就是在门(急)诊工作范围内,收集门(急)诊医疗服务的数据,经过整理、统计分析、研究,获得科学数据的过程,从而研究门(急)诊工作的规律和变化趋势,为提高门(急)诊工作效率、医疗质量和医疗水平,加强对门(急)诊工作的科学管理提供参考依据。

门(急)诊病案信息统计包括门诊人次、急诊人次、出诊人次、急诊抢救次、门诊手术台次等医疗诊治工作量统计,以及门(急)诊工作质量统计。

近年来在健康中国战略引领下,门(急)诊病案信息统计对门(急)诊患者慢性病监测、大气污染相关呼吸道疾病监测、儿童恶性肿瘤监测等疾病监测工作不断发挥重要作用。

(二) 住院病案信息统计

住院工作是医院的核心业务,也关联着医院方方面面的工作。与门(急)诊病案相比,住院病案蕴含着丰富的医疗信息,包括从患者入院到出院全过程的所有医疗信息。

住院病案信息统计是指利用住院患者的病案及住院各科室的每日住院信息,通过整理、编码、加工等环节,使用计算机、大数据及人工智能等技术,呈现出来的一系列住院统计指标,来反映医院的医疗效率、医疗技术、医疗质量和安全、经营管理及服务的情况,住院病案信息统计是医院统计工作的重要组成部分。

住院病案信息统计工作主要有两方面内容:一是对各科床位使用情况进行统计,计算出一系列床位使用情况指标,进而分析各科室床位工作效率和研究医院床位资源配置合理性;二是通过住院病案,经过整理、加工、分析统计得出一系列反映住院医疗水平、医疗质量和安全类的指标,从而分析医疗技术水平的发展情况。近年来国家卫生健康委员会在推动国家公立医院绩效考核、等级医院评审日常监测数据及国家医疗保障局在推动医保支付方式改革工作中,住院病案信息统计发挥着极其重要的作用。

住院患者动态和医疗质量情况包括:患者的出入院情况、期末留院人数、开放床位数、病床使用率、实际占用总床日、住院医疗质量等情况。

(三) 医技信息统计

医技信息统计是病案信息统计的重要组成部分,门诊病案和住院病案中包含不同医技科室产生的信息。医技科室指医疗技术科室，也称为辅助科室，主要是运用专门的检查设备和治疗技术，协助各门诊科室和住院科室诊查或治疗疾病。近年来，随着科技革命和人工智能飞速发展，新设备、新技术、新方法不断出现，影像科、超声科、介入导管室等医技科室不仅诊查疾病，也可以在设备辅助下治疗很多疾病。医技科室水平高低，条件好坏，直接影响医院的诊疗质量和诊疗水平。

通过病案信息统计指标反映的医疗机构收治患者的疾病信息、手术操作信息、单病种信息、医疗费用信息及医疗质量信息等，可以为医疗机构精细化管理和科学决策服务，为医院管理者掌握医疗业务运行情况、加强风险管控、有针对性地指导工作及检查计划执行情况提供科学依据。

三、病案信息统计工作职责范围及特点

（一）病案信息统计工作职责范围

医疗工作是医院工作的重中之重，病案又是医疗信息的主要载体，病案信息是医院整体信息的重要组成部分，因此，病案信息统计在医院管理工作和领导科学决策中起着极其重要的作用。病案信息统计的具体工作包括：

1. 严格执行卫生统计工作制度和卫生统计报表制度。严格按照国家卫生健康委员会和国家统计局法定报表的制度、要求及统计口径，及时完成法定报表任务。

2. 为卫生行政主管部门服务。为各级卫生行政主管部门及时掌握辖区内医疗机构的医疗服务和卫生资源有效利用情况，充分了解医疗服务的社会效益和经济效益，制定卫生服务政策，提供科学准确的统计数据和统计分析资料。

3. 为科学编制医院工作计划服务。为科学编制医院工作计划，监督检查计划执行情况提供科学依据。为医院党委总结工作，掌握全院及各科室工作进度，提高工作效率和医疗质量，持续改进医院管理，提供病案信息统计服务。

4. 为医疗机构科学管理服务。运用各种病案信息统计指标反映医疗机构管理工作现状，反映工作效率、医疗质量和医疗技术，分析影响医疗护理质量和医疗护理制度执行情况的因素，达到持续改进各项工作，提升医疗机构管理水平。

5. 为临床医技科室服务。定期整理、统计分析各临床科室的工作效率、医疗质量、单病种信息、DRGs 等统计指标，系统反馈到临床科室，使各临床科主任充分了解科室工作开展和完成情况，同时还可以进行纵向和横向对比，帮助科主任发现问题，持续改进科室管理工作。

6. 为医疗、教学、科研、疾病预防等服务。运用统计学理论和方法，观察和研究人群中各类疾病的发生、发展、变化及分布规律，为医疗、教学、科研、疾病预防等工作提供病案信息统计服务。

7. 预测分析、预警报告。根据统计数据结果，运用统计模型，对医院发展进行统计预测分析，对医疗业务运行过程中产生的危急值和安全隐患及时预警报告。

8. 为医保支付服务。运用数学模型和大数据技术，研究、分析住院患者医疗资源消耗和疾病诊断、手术操作、患者特征等信息之间的关系和规律，为医保 DRGs、DIP 支付提供丰富的病案信息服务。

9. 为公立医院绩效考核服务。运用统计学理论、方法及大数据技术，对公立医院住院病案信息进行统计、分析、研究，从而对不同医疗机构的医疗质量、运营效率等指标进行对比、评价，持续推进公立医院高质量发展。

(二) 病案信息统计工作特点

病案信息统计是运用统计学的理论和方法，进行病案信息统计设计、资料收集、整理、统计分析的过程。通过一系列病案信息统计指标反映医疗机构医疗工作的完成情况、完成质量、技术难度、社会效益，体现医疗机构工作的规律性。

医疗机构是一个多任务、多层次、多动态的复杂系统，疾病本身也是复杂多样的，因此决定了病案信息统计工作有以下几个特点。

1. 广泛性。病案信息统计关系所有临床、医技科室，凡是需要用统计数据来反映医疗效率、医疗质量和医疗技术的部门，都离不开病案信息统计。

2. 连续性。医疗机构常年运转，每时每刻都在发生医疗活动，持续产生病案信息，所以分析研究医疗机构发展规律、医疗质量持续改进，必须要连续性的病案信息。

3. 综合性。病案信息统计是以医疗服务活动为中心，通过指标体系全面地、系统地分析和评价医疗活动的全过程。

4. 多样性。首先是病案信息表现形式的多样性，如文字的、图表的、影像的等等，其次是病案信息内容的多面性和记录的海量性，如临床专业多、疾病种类多、治疗方式多、病情差异大、治疗效果各异，所以病案信息统计工作具有复杂多样性的特点。

5. 专业性。医疗服务关系患者的生命健康，是技术高度密集型行业，医疗服务活动产生的医疗信息本身就具有复杂性和专业性。因此，必须有科学专业的病案信息统计处理方法和技术，才能真实地反映、分析和评价医疗服务活动。

四、病案信息统计制度和流程

(一) 病案信息统计的基本要求

病案信息统计是医院统计工作的重要组成部分，既要有统计工作的基本要求，又要有符合病案信息自身特点的基本要求。根据《中华人民共和国统计法》《全国卫生统计工作管理办法》《医疗机构病历管理规定（2013）年版》等相关法律法规，结合实际工作，病案信息统计必须符合以下基本要求：

1. 真实性。新修订《统计法》的基本宗旨就是保障统计数据质量，进一步提高统计的公信力。核心任务就是有效预防和制止行政干预统计数据。所以真实性必须摆在病案信息统计的第一位。

2. 准确性。务必严格按照病案信息统计规定的统计口径、统计范围、统计方法执行，确保统计结果的准确性。

3. 完整性。与病案信息有关的原始记录、表格、台账等资料必须完整无缺，已经实现信息化的医疗机构，要确保电子病案信息记录的完整性，不得漏报。

4. 及时性。务必严格按照《全国卫生资源与医疗服务调查制度》等文件规定，及时上报统计数据和统计报表，不得迟报。

5. 系统性。病案信息统计指标之间可能存在相互关联性，所以开展统计工作前，务必做好统计设计,按照指标体系全面、系统地收集、整理、分析。

6. 针对性。随着医改向纵深推进,医院应该设定新的工作目标和管理要求,医院病案信息统计的内容、方法和形式应当与时俱进。病案信息统计必须为医疗、教学、科研工作服务,为医院管理部门和领导决策服务,为医院改革和发展服务。有针对性地进行统计调查和统计分析,提供实际需要的病案信息统计数据。

(二) 病案信息统计制度

为了保障按时完成各项病案信息统计工作任务,医疗机构必须建立相应的统计工作制度。病案信息统计工作制度包括:病案信息原始记录制度、病案信息统计报表制度、病案信息统计数据保密制度等。

1. 病案信息原始记录制度

原始记录是统计工作的源头和基础,是收集统计资料最基本的形式,是保证统计数据真实性的有力依据。病案信息原始记录是通过一定的表格形式对医疗业务活动的数量和质量表现所做的最初记录,是明确各方责任的有效证明。随着信息技术飞速发展,原始记录的形式和内容基本实现了无纸化记录和存储。

(1) 病案信息原始资料原则上保存三年,已经实现信息化的医疗机构,病案信息原则上永久保存。

(2) 病案信息统计原始登记制度包括:门诊病案信息统计登记制度,住院病案信息统计登记制度、医技科室统计登记制度等等。

2. 病案信息统计报表制度

(1) 全国卫生资源与医疗服务调查制度中的统计报表,是国家定期获得医疗机构统计资料的一种重要的调查方式,必须由国家卫生健康委员会制定,并报国家统计局批准备案。

(2) 未经报表制定机关同意,任何单位和个人不得修改卫生资源与医疗服务调查制度。

(3) 医疗机构统计部门或统计人员必须严格按照统计调查程序、上报期限和有关规定报告病案信息统计调查任务,不得迟报、拒报,更不得漏报、虚报、伪造统计数据。

(4) 对于没有法定标识的非法统计调查报表,各级卫生健康行政部门和医疗机构有权拒绝填报。

(5) 对于开展各种类型的专项有关病案信息统计调查,必须由管辖范围内的卫生健康行政部门统计机构审核。

3. 病案信息统计数据保密制度

(1) 病案信息统计数据的报告和发布必须严格执行规定程序,任何单位和个人不得擅自发布或获取病案信息统计数据。

(2) 病案信息统计人员不得泄露门(急)诊和住院患者的隐私及个人信息,更不得用于完成统计任务以外的目的。

(3) 医疗机构各部门、各科室及其工作人员不得索取与其岗位工作无关的病案信息统计资料。

（4）任何单位和个人不得因私查找患者的病案信息统计资料。

（5）社会团体、新闻单位的统计调查应严格执行卫生行政主管部门的相关规定，且必须经医院主管部门审核。

（6）未经医院主管部门批准，不得电话报告病案信息统计数据。

4. 病案信息统计数据报送制度

为加强和规范病案信息统计数据的审核、报送工作，更好地发挥病案统计的信息、咨询和监督作用，提升病案统计服务功能，应该建立病案信息统计数据报送制度。

（1）病案统计人员应熟悉报表内容，报表之间的逻辑关系，对采集的病案统计信息要进行真实性和逻辑性审核，确保数据的真实可用。

（2）病案统计人员经初步整理审核后，对一些增减起伏较大或与实际情况相悖的数据，必须查看原始记录并核实。

（3）建立统计数据质量管理责任制，层层审核把关，对统计报表中的数据增减变化大的影响因素必须文字说明。

（4）建立数据质量核查制度。严格把好数据处理、审核关，做到数出有据、准确无误。

（5）严格规范病案统计报表报送程序，报送上级卫生健康行政部门的法定报表应由填表人核对签字，统计负责人审核签字，医疗机构分管领导复审，然后加盖医院法人印章和单位公章后方可报送。

（6）各类病案信息统计报表，如月报、季报、半年报、年报、调查表等必须按时上报，不得拒报、迟报、漏报、错报、瞒报。

（7）各类病案信息统计报表实行电子和纸质形式同时保存，并对纸质报表于次年一月底前装订成册，妥善保管存档。

（三）病案信息统计流程

1. 病案信息统计工作流程

流程目的：使病案信息统计日常工作规范化、标准化。

适应范围：病案信息统计日常工作。

关键环节：核对病案信息准确性。

相关制度：病案信息统计工作制度。

病案信息统计工作流程：如表 5-1 所示。

表 5-1 病案信息统计工作流程

病案信息统计工作流程		代码:001	版次:V 1.0	生效日期:××年××月××日
协调部门:×××	负责人:×××	制定人:×××	审核:×××	签署:×××

续　表

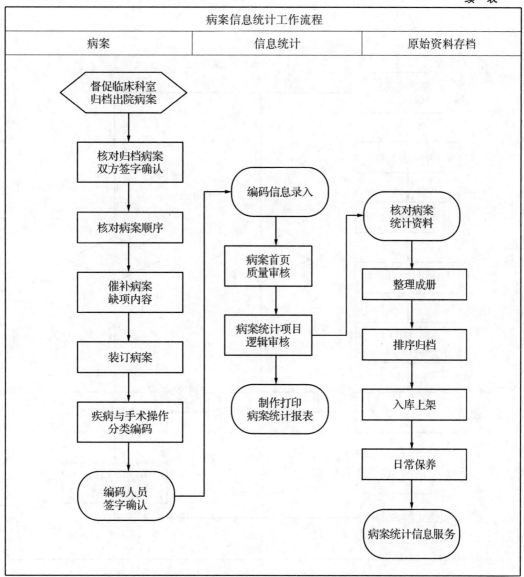

病案信息统计工作流程		
病案	信息统计	原始资料存档

2. 病案信息统计数据报送流程

流程目的：使病案信息统计数据报送工作规范化、标准化。

适应范围：病案信息统计报送工作。

关键环节：审核统计数据准确性。

相关制度：病案信息统计报送工作制度，如表 5 - 2 所示。

表 5 - 2　病案信息统计数据报送流程

病案信息统计数据报送流程		代码：002	版次：V1.0	生效日期：××年××月××日
协调部门：×××	负责人：×××	制定人：×××	审核：×××	签署：×××

续　表

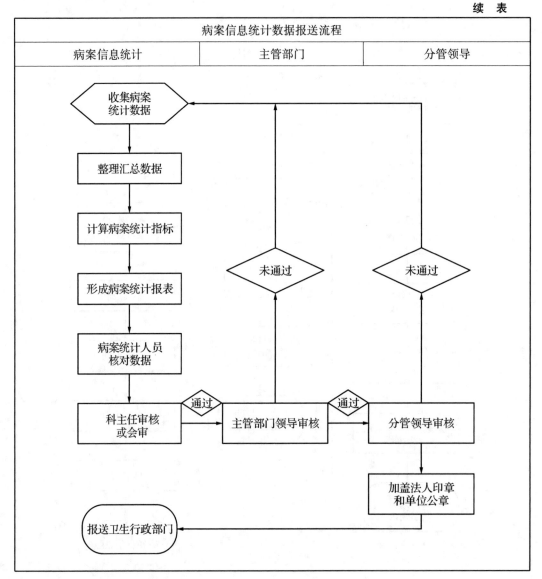

3. 住院病案首页信息上报工作流程

流程目的：使住院病案首页信息上报工作规范化、标准化（表5-3）。

适应范围：住院病案首页信息上报工作。

关键环节：住院病案首页信息上传准确性。

相关制度：住院病案首页数据质量规范。

表5-3　住院病案首页信息上报流程

住院病案首页信息上报流程	代码：003	版次：Ⅴ1.0	生效日期：××年××月××日	
协调部门：×××	负责人：×××	制定人：×××	审核：×××	签署：×××

续　表

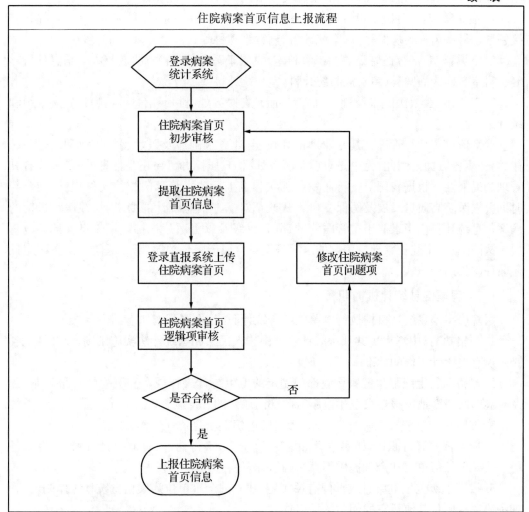

住院病案首页信息上报流程

五、病案信息统计机构设置、人员配置及职责

（一）病案信息统计机构设置

病案信息统计工作与医院医疗相关部门有着密切的、广泛的联系，是医疗信息的收集、加工、存储、质控、反馈、数据服务中枢，是医疗机构不可缺少的部门。1999 年卫生部颁发的《全国卫生统计工作管理办法》第二章第十二条规定："县及县以上医院设立统计机构，充实专职统计人员。乡镇卫生院配备与本单位统计任务相适应的统计人员。"2010 年原卫生部重新修订的《全国医院工作条例》规定："医院必须建立病案科，负责全院病案的收集、整理、质量监控、保管和信息开发利用工作。"2013 年国家卫生计生委和国家中医药管理局颁发《医疗机构病历管理规定（2013 年版）》第五条规定："医疗机构应当建立健全病历管理制度，设置病案管理部门或者配备专（兼）职人员，负责病历和病案管理工作。"

病案信息统计机构是一个既有专业技术职责，又有行政管理职能的部门。目前在我

国医疗机构中病案信息统计科室的隶属关系不统一,设置情况有以下几种类型:

1. 独立科室:部分医院设置为职能科室,部分医院设置为医技科室,由业务副院长直接领导。科室名称为病案科、病案统计科、病案管理科等。

2. 下属科室:部分医院设置为二级科室,隶属于医务处(科)、质控科(办)、信息处(科)等。科室名称为病案科(室)、病案统计科(室)、统计科(室)等。

3. 工作组:少数医院未设置专门科室,而是在医务处(科)或信息处(科)设置病案组和统计组。

病案信息统计与管理有其专业理论和技能,业务范围涉及医疗、科研、教学、管理、法律、财务等各方面。因此,无论是隶属于医务处(科)、质控办(科)还是信息处(科),都有其管理的局限性。根据我国卫生行业发展现状和卫生行政主管部门相关文件规定,结合新时期公立医院高质量发展及医保支付方式改革对病案信息统计的要求,初级医疗机构的病案信息统计科应当隶属于主管医疗的部门,二级及以上医疗机构病案信息统计科应直属于医院院长、副院长领导。美国的医院病案科直属于院长领导,部分医院的病案科主任还兼任院长助理。

(二) 病案信息统计机构职责

医院病案信息统计机构执行本单位综合统计职能,主要职责如下:

1. 严格执行《中华人民共和国统计法》《中华人民共和国统计法实施细则》以及其他各级政府有关统计工作的标准。

2. 严格执行上级卫生健康行政部门制定的卫生统计工作规章和卫生统计报表制度,及时、准确、完整地填报各级卫生健康行政部门颁发的统计调查表。

3. 按照法定报表及医院管理需求,拟订院内病案信息统计工作方案。

4. 应当依法履行职责,如实搜集、报送统计资料,不得伪造、篡改统计资料,不得以任何方式要求任何单位和个人提供不真实的统计资料。

5. 按照上级卫生健康行政部门有关规定,建立健全本单位病案信息统计工作制度;管理和协调本单位其他科室的相关统计工作。

6. 依法收集病案信息统计数据,进行整理、加工、统计分析,提供病案信息统计报表和数据,参与医院运行管理,为领导决策提供科学依据。

7. 管理本单位的统计调查表、各项病案信息统计资料和数据库;对本单位医疗相关工作的计划执行、业务开展和管理工作等情况进行统计分析,实行病案信息统计服务、统计咨询和统计监督;检查、督促医院各科室做好各项原始记录登记和统计报告。

8. 定期做好病案信息资料和年度资料的整理、汇编工作,建立病案信息统计资料档案制度。

9. 参与医院的电子病历建设与管理,建立并完善病案信息网络,深入挖掘医院信息系统和电子病历数据进行统计分析,开展病案信息统计的科学研究。

(三) 病案信息统计人员配置

病案信息统计人员的配备应根据医院的性质、级别、功能任务、开放床位数、出院病案数量、病案存储数量等因素来确定。负有教学、科研任务的医院病案信息统计人员编制要多一些。病案是医疗信息的载体,是病案信息统计的原始资料,而统计又是病案信息发挥价值的有效方法。因此,病案与病案信息统计是信息链上相互依存的两个环节,病案管理与病案信息统计人员也是不可分割的共同体。

发达国家医院床位数与病案管理及信息统计人员的配备比一般为(10~15)∶1。2010年原卫生部重新修订的《全国医院工作条例》中规定:二级甲等及以上医院专门从事住院病案管理的人员与医院床位数比不得少于1∶50。专门从事门诊病案管理的人员与医院日均门诊量比不得少于1∶300。

对于信息化、智能化程度较高的医疗机构,已经实现历史病案数字化或电子病案实现无纸化归档的,病案流通和病案服务岗位人员可以适当减少。随着病案信息的重要性日益凸显,病案信息质量监控和疾病、手术操作分类编码岗位人员需要适当增加,确保病案信息统计结果的准确性,更能反映医疗工作实际。

(四)病案信息统计人员职责

《中华人民共和国统计法》第二十九条对统计人员主要职责进行了界定:"统计机构、统计人员应当依法履行职责,如实搜集、报送统计资料,不得伪造、篡改统计资料,不得以任何方式要求任何单位和个人提供不真实的统计资料,不得有其他违反本法规定的行为。"

结合医疗机构工作实际,病案信息统计人员应遵循以下岗位工作职责:

1. 严格执行国家的法律、法规和行政规范,遵守《中华人民共和国统计法》及其实施细则,执行上级卫生健康行政部门制定的卫生统计工作制度和卫生统计报表制度,做好病案信息统计工作政策的上传下达。

2. 应当深入调查研究,坚持实事求是,恪守职业道德,对其负责搜集、审核、录入的病案信息统计资料与统计调查对象报送的统计资料的一致性负责。

3. 做好病案信息统计数据质量控制工作,建立健全从数据源头到数据出口的多环节、全流程的病案信息统计数据质量控制体系,做到数出有据,数出一门。

4. 执行逐级审签制度,履行病案信息统计工作责任制,及时、准确、完整地上报国家法定的卫生统计报表。

5. 积极开展病案信息统计分析和预测,及时、准确完成病案信息统计工作任务,充分发挥统计服务作用。定期向医院领导及各职能科室提供相关的病案统计信息,充分发挥统计监督职能。

6. 积极配合医院管理及临床医疗、教学、科研的需求,有针对性地开展专题统计调查,撰写专题报告。为科学管理决策提供高质量的病案信息统计服务。

7. 负责病案信息统计资料的收集、整理、汇编及保管工作,做好数字化资料备份。对各科室业务报表进行质量监督及规范化指导。

8. 必须持证上岗,应当具备病案信息统计工作相适应的专业知识和业务能力。

9. 热爱病案信息统计工作,持续钻研更新病案信息统计业务知识,不断提高专业知识水平和业务技能。

10. 牢固树立病案信息统计工作大局意识,服从组织领导,密切联系群众,虚心听取意见和建议,持续改进病案信息统计工作。

第二节　病案信息统计指标

一、统计指标及统计体系概述

（一）统计指标

1. 统计指标的内涵

统计指标是某种总体现象数量特征的基本概念及其具体数值的总称。

从统计理论和一般性设计角度来看，统计指标反映的是指标数量特征的具体概念，包括三个构成要素：指标名称、计算方法（包括口径和来源）和计量单位，比如，每千人口医疗卫生机构床位数（张），"每千人口医疗卫生机构床位数"是指标名称，用地区医疗机构床位总数与常住人口数计算相对比值则明确了计算方法和口径，"张"是指标的计量单位，此时的统计指标不包括具体数值，还只是基本概念。

当统计指标需要反应统计的工作过程，具有对比和评价意义，能够反映现象总体的实际数量和变化时，构成要素除了上述三个外，还需要时间、空间和指标数值三个要素，如2021年浙江省每千人口医疗卫生机构床位数5.60张，体现了从时间、空间两个维度进行数据收集加工处理的过程和具体数值结果。

2. 统计指标的分类

按照不同标准和使用角度来划分，统计指标有不同的归类。

（1）时期指标与时点指标

按照统计时间标准不同可以分为时点数和时期数，这是典型的分类。

时点指标是在某个统计时点某个指标当时的数值，是某一时刻的总量。例如，2021年某医院的实有床位数、医师数、护士数等，常规统计按照时点数统计，即2021年12月31日当天统计时实际的数值。

时期指标是在某一时期内某个总体现象的发生情况，是期间积累的总量。例如，某年某医院的新进医师数、新增设备数、门（急）诊人次、出院人次、手术人次等，按时期数统计，即该医院这一年内入职的医师总数，入库新增的设备数量，发生的门（急）诊人次、出院人次、手术人次总量。

（2）总量指标、相对指标和平均指标

按照表现形式和所反映总体的数量特征可以分为总量指标、相对指标、平均指标等。

总量指标反映总体规模，比如在岗职工数等。总量指标常因缺乏可比性而不直接用来比较，比如A、B各地区的婴儿死亡人数，直接比较没有意义，因为两地婴儿人数是有差异的。

相对指标反映两个指标之间的比例关系或者某现象发生的强度，是考评中使用较多的指标，在计数资料的描述中，通常有率和相对比之分。比如，千人口床位数，是评价卫生资源配置水平的常用相对指标，呈现的是某个时间点某地区实有床位数和人口数这两个总量指标相对比的比值，类似的指标很多，比如考核中常用的有门诊人次数与出院人次数比、每百张病床药师数、医护比、出院患者四级手术比例等。婴儿死亡率、病床使用率、低风险组病例死亡率、住院患者基本药物使用率等相对指标反映了统计对象某种现象发生（使用）的强度。

平均指标是反映总体一般平均水平的综合指标，代表某个总体内各单位某个标志值的集中趋势。比如医院的医生是总体单位，每位执业医师的门诊诊疗或者住院量负担是不同的，想要了解该医院医生工作的一般水平，则需要计算每名执业医师日均（年均）诊疗量或者担负住院床日数。医院考核常用的平均指标门诊患者预约后平均等待时间、出院者平均住院日、职工年平均工资等。

（3）数量指标和质量指标

按照总体现象所展现内容的不同，可以分为数量指标和质量指标。

数量指标与总量指标类似，说明总体的规模，重点在数量。前面列举的实有床位数、千人口床位数、医师数、手术人次总量等时期指标、时点指标或者总量指标均为数量指标。

质量指标又称内涵指标，反映的是医院工作质量或者成效，强调的是质，常用相对数或平均数表示。前面列举的相对指标和平均指标一般都能作为考评医院工作的质量指标。

还有其他一些分类方法，在此不再详尽讲解。通过这三类常见的分类能够看出，指标的分类是相对的不是绝对的，是相互交叉联系的，不是相互排斥或孤立不变的，在一些条件下指标分类能相互转化，区别在于理解或者解释的角度不同。

3. 统计指标设计的注意点

在统计指标设计和制定过程中，需要注意两点：一是统计指标应当可以量化，即能够用数量来表示，虽然有明确的定义但是无法量化，不适合作为统计指标；二是统计指标应当具备可统计性（采集性），无法收集加工的统计指标没有意义。

在日常卫生统计工作中，抽象度较高的卫生健康概念或无法量化或无法采集，不适宜直接作为统计指标，需要将其分解为可量化可采集的概念后才能成为统计指标。比如，"人群健康水平"是衡量卫生健康事业改革发展成效的一个重要维度，是抽象的概念，没有质的规定性，无法直接统计和量化，一般不宜直接作为统计指标，如果将其拆分成预期寿命（岁），婴儿死亡率（‰），孕产妇死亡率（1/10 万），5 岁以下儿童死亡率（‰）等可以量化的概念，然后利用统计方法进行综合计算，这样"人群健康水平"能够在时间和空间的维度限制下采集加工并计算出具体水平数值，具备了统计指标的 6 个构成要素，可以间接作为统计指标。

（二）统计指标体系

1. 统计指标体系的内涵

统计指标是开展具体统计工作的基本单元，是发挥统计的信息、咨询和监督三大功能的基础元素，是各行业（部门）制定政策、开展监测、评价监督、服务社会的基本依据。

统计指标体系是相互联系的指标集合，是根据统计任务的需要，将若干相互联系的统计指标组合而成，全面反映统计对象数量特征和数量关系的一个整体。一个统计指标只能反映经济社会的某个现象的某一个特征或某一点或某一面。而经济和社会的运行是复杂的，具有多个点和面，有众多特征，并且还相互联系、相互依存。所以在研究、评价、做出判断时用单个指标不科学、不全面、不完整、不准确。因此,需要针对经济和社会运行现象的核心维度设计若干指标,基于科学的统计方法形成指标体系,通过指标体系来更加具体、更加准确地认识、把握现象的整体特征和全面情况。

以国家三级公立医院绩效考核(2023版)为例。为了体现行业管理的目标和导向,该评价指标体系涵盖了医疗质量、运营效率、持续发展和满意度4个一级核心指标,14个二级指标和55个三级指标,保证了考核的规范化、标准化和相对科学性。如果我们单独考虑评价医院运行效率,那运行效率所包含的19个三级指标即可独立视为一个效率指标体系。由此可见,在医院管理中,我们可以单独建立人才培养管理指标体系,财务管理指标体系,质量安全、费用控制、学科建设、病案质控等一列的指标体系,也可以根据评价需要将这些专项的指标体系有机组合在一起,成更为完整全面的指标体系。

2. 统计指标体系制定的原则

(1) 精简原则:指标体系的意义在于通过科学设计的指标集合来更加简单和清晰地认知某现象的特征,选取的指标要最具代表性,指标数量不宜过于庞杂,选取几个能够有效体现所评价维度关键方面的指标即可。

(2) 可行性原则:选取的指标有统计业务支撑,能准确量化。如果没有相应的统计基础支撑,无法有效搜集数据。数据无法采集、采集成本过高、无法量化,都会削弱所构建指标体系的存在价值。在指标选取上,要优先参考相关统计调查制度,制度中的指标是经过调研已经具备可采集性,有数据源头和业务支撑。

(3) 通用性原则:医疗卫生相关领域的评价可能国内外早有先例,其中的一些指标具有良好的信度和效度,已被广泛使用,已经有相关,那么在指标体系构建时宜优先考虑这些通行的指标。

(4) 明确性原则:为了确保指标的采集规范有效,指标结果准确无误,应当在指标体系中明确统计评价目的和意义,明确指标选取依据,规范具体统计指标的含义、数据来源、统计口径、计算公式。

(5) 适用性原则:病案统计指标体系必须与时俱进,适应新时期医院高质量发展的需要。

二、病案信息统计工作步骤

统计工作步骤按照先后顺序可以分类四步:统计设计、数据采集、资料整理和数据分析。四个步骤缺一不可,彼此联系。病案信息统计作为统计领域中的一个重要组成部分,其工作也遵循上述步骤和环节的相关要求。

(一)病案信息统计设计

在进行病案信息统计工作之前,要有一个良好的统计设计,主要是根据病案信息统计研究对象的性质和调查研究目的,对病案信息统计的各方面和各环节进行总体考虑和安排。一个好的统计设计是病案信息统计工作顺利开展的关键。

其主要内容包括:

1. 明确病案信息统计调查目的

病案信息统计工作首先要明确调查目的是什么。例如在调查专科医院某项工作情况时,要按照专科医院工作内容进行设计,统计指标要精选,重点要突出,而不能完全照搬综合医院统计指标。统计指标和统计指标体系设计是病案信息统计工作的关键环节。

2. 确定病案信息统计指标体系和统计指标

病案信息统计指标是表明卫生经济现象总体特征的数量名称和具体数值。一般由指标名称、计算方法、计量单位、指标数值、时间限制和空间限制构成。病案信息统计指标是制定卫生政策、进行科学研究和宏观调控的依据,也是医院病案信息管理系统设计的基本依据。

病案信息统计指标体系是指若干个相互联系的病案信息统计指标构成的一个有机整体。单一的病案统计指标只反映诊疗活动的总体或某个侧面情况,而病案统计指标体系则从相互联系的不同方面反映诊疗活动及医院运行的全貌。

3. 确定病案信息统计调查对象和观察单位

根据调查目的确定调查对象,明确总体范围,并确定总体中的观察单位。例如,单病种指标统计是出院患者中主要诊断编码符合单病种范围的均为调查对象。医院质量监测评价(简称 HQMS)调查对象是全国各类三级医院。

4. 确定病案信息统计调查方法

常用的统计调查方法有全面调查、抽样调查、重点调查和典型调查,病案信息统计一般采用全面普查的方法。

5. 确定病案信息统计调查项目和调查表

根据调查指标确定对每个观察单位的调查项目,并把调查项目按照调查内容和逻辑顺序排列成调查表。实际工作中常用调查表进行数据收集,包括一览表和单一表,并附有填表说明。

6. 制订病案信息统计资料整理分析计划

病案信息资料整理分析计划包括数据的分组、数据的系统录入和初步分析计划。

7. 制订病案信息统计调查实施计划

统计调查实施计划包括经费预算、组织领导、宣传发动、区域划分、调查员培训、分工协调、时间进度、调查质量控制以及资料的汇总整理等。随着网络和计算机技术应用的普及化,基于计算机辅助的调查已经在逐渐替代纸质问卷填写的传统调查方式。

(二)病案信息统计调查

病案信息统计调查也就是病案信息资料的收集,是根据统计的任务和目的,运用科学的调查方法,有计划有组织地收集病案信息资料的全过程。通过统计资料的收集可以获得丰富的、准确的病案信息原始资料。

常用的病案信息统计资料收集方法有:

1. 统计报表制度

统计报表制度是各级政府统计部门依法实施国家统计调查项目、部门统计调查项目和地方统计调查项目的业务工作方案,是关于统计指标、统计表式、统计对象、统计范围、调查方法和调查频率等统计制度方法要素的规范表述和统一规定,是政府综合统计部门对同级政府有关部门、上级统计部门对下级统计部门关于统计调查工作的综合要求,具有权威性和法规约束性。根据统计调查项目的不同,统计报表制度分为国家统计报表制度、部门统计报表制度和地方统计报表制度三大类别。病案信息统计报表属于部门统计报表制度。定期统计报表按报告周期不同,又分为日报、月报、季报、半年报及年报等。完成病案信息统计报表工作,必须建立相应的原始记录和统计台账。

2. 诊疗工作记录

日常诊疗工作记录是病案信息统计最重要的原始资料。常用的有门诊病案和住院病案、检验项目记录、检查项目记录、健康体检记录、接生记录以及各项专业内容登记簿等。另外,出生报告单、死亡医学证明书、传染病报告卡、职业病报告卡、肿瘤报告卡和地方病报告卡等也属此类。

3. 专题性调查资料

为了解和解决医疗运行或医院管理中的某一问题,专门组织调查设计,通过专门制定的调查表收集到的资料称为专题性调查资料,这种统计调查大多是一次性调查。

新时期病案信息统计资料收集的主要方式有:

(1) 按设定的格式和要求,通过信息系统自动采集或生成病案信息统计资料。

(2) 按规定的格式和要求,通过相关科室人员在网络系统完成的统计资料。

(3) 以传统方式获取的原始资料,例如,急诊抢救情况资料。随着信息化、智能化发展,该情况逐渐减少。

(三) 病案信息统计整理

病案信息统计资料收集完成以后,在统计分析之前,对原始资料按照一定标准进行科学的分组和汇总的过程。统计整理的目的是使病案信息资料条理化、系统化,以便进一步加工。

1. 病案信息资料的检查与审核

对收集的病案信息资料整理,必须有严格的检查制度和审核程序,以保证资料的完整性、及时性和准确性,特别是在用统计报表进行大量数据汇总时,资料的检查与审核尤其重要。

完整性,是要检查每个单位的病案信息资料是否完备,不得重复和遗漏;

及时性,是要检查各填报单位是否按规定时间上报,因为任何一个单位的延期,都会影响整个汇总工作的进度;

准确性,主要是检查填报的病案信息资料是否都准确可靠。其中准确性检查尤为重要,一般可采用以下两种方法:

(1) 逻辑检查

逻辑检查就是从理论上或常识上检查病案信息资料中有无不合实际或者相互矛盾之处。例如在某医院疾病、手术操作构成情况统计年报中,主要诊断、主要手术操作、年龄、性别和婚姻状况之间有着明显的联系,如果出现矛盾显然是原始病案资料有错误。例如疾病构成报表中,妊娠分娩产褥期疾患出现男性患者,起源于围生期的某些情况中出现患者年龄大于 5 岁的组,这些显然是错误的。又如国家公立医院绩效考核中,某二级医院的手术占比为 100%，或某三级医院的四级手术占比为 100%，这些显然是不符合常理的。

（2）计算检查

计算检查就是检查统计表或调查表中各项病案信息统计指标的计算方法、计算结果和计量单位有无错误。报表中的层级关系是否正确等等。例如疾病分类报表中，各种疾病的构成比之和是否等于百分之百。又如国家卫生医疗资源服务与统计调查年报中，出院总人数与各专科出院人数之和是否相等。数字的计量单位是否与规定的相符，一个统计表内的行列合计是否相等。若发现错误，应立即核对原始病案信息资料，对错误数据加以纠正；对统计口径理解错误的应重新调整计算。凡属于弄虚作假的，应查明原因，严肃处理。

2.病案信息资料分组

对收集来的病案信息资料进行统计分析前，根据统计研究的目的及原始资料的特征，把同类别的资料归纳在一起，形成若干个组成部分，这种归类方法便是分组法，病案信息统计常用的分组法有：

（1）按资料类型分包括计数资料、计量资料和等级资料

① 计数资料是将收集的病案信息资料按某种标志分组后，统计各组例数所得到的定性资料，例如出院患者的 A、B、O 血型，大型设备检查阳性率等，比较时一般要计算相对数。

② 计量资料是指用度量衡或仪器测量所得到的有计量单位的资料，例如血压、心率、住院天数等，比较时一般要计算平均数。

③ 等级资料是将收集的病案信息资料按某种属性分组后得到的各组例数，例如出院患者的病情严重程度(肿瘤分期)等。

（2）按标志的多少分包括简单分组和复合分组

① 简单分组是将收集的病案信息资料按一个标志分组，例如按专业科室分组统计床位构成情况。

② 复合分组是将收集的病案信息资料按两个或以上标志分组，例如出院患者的疾病分类情况，按主要诊断和年龄两个标志分组。

（四）病案信息统计分析

病案信息统计分析是指应用各种统计分析方法，对整理好的病案信息资料进行数量和质量的分析，为认识和揭示所研究对象的本质和规律，做出科学的结论及统计预测，提出合理性建议的全过程。病案信息统计分析是统计调查的结果，服务于调查目的，也是病案信息统计发挥统计服务、统计咨询和统计监督职能的关键一环。病案信息统计分析的主要任务是揭露医疗活动和医院管理过程中问题的根源和本质，总结规律，提出建设性意见和合理性建议。

三、统计相关指标

医院的统计数据极其丰富，包括卫生人员、设备、床位、经费等资源投入配置的数据，门(急)诊、住院等医疗服务总量数据，评价医疗服务服务质量和效率、体现医疗技术水平的数据，用于分析病人疾病谱和死亡因素的数据，体现科教、中医药特色的数据等。除了

资源投入的总量数据外,其他数据均与基于反映医疗活动全过程的医院病案信息有密切关联。

病案信息数据来源于医疗救治过程,以门诊、急诊、住院、体检等过程中的诊疗病历作为载体。在《医疗质量安全核心制度要点》《医疗机构病历管理规定》等一系列文件进行指导和规范下,特别是随着信息化发展电子病历的广泛应用,病案信息统计更加便捷、准确,能迅速响应医院决策需要,有效满足各类统计需求,方便相关数据溯源校对。

接下来将以病案信息统计中的门诊统计指标、住院统计指标、手术统计指标、疾病谱统计指标等为核心,辅以资源配置相关的医院统计指标,按照院内统计和区域性综合统计指标相结合的方式梳理出院内常规性指标和考核重点指标。

(一) 门(急)诊业务统计指标

医疗机构的门(急)诊是患者来院接受诊治,院方提供医疗服务的先达地点。门(急)诊业务统计资料来源于医疗机构的门(急)诊挂号登记簿和工作台账,有业务信息系统的从门(急)诊工作信息系统数据库中汇总生成。

门(急)诊业务统计资料的作用和意义包括四个方面:一是了解医院的门(急)诊运营现状,包括服务流程、工作总量、各科室和相关工作人员的业务量、相关收支、患者疾病构成等。二是反映医院及各科室的工作质量、效率、负荷,为资源合理配置和相关考评提供支撑。三是通过综合分析为本医院和地区的医疗卫生功能定位、学科建设、制度完善、相关发展规划等提供数据基础。四是通过区域内医疗机构门诊病历来初步分析、研判本地居民疾病谱的变化情况。

门(急)诊的主要指标有总诊疗人次数、门诊人次数、普通门诊人次数、专家门诊人次数、特需门诊人次数、预约诊疗人次数、预约等待时长、互联网诊疗服务人次数、中医非药物疗法诊疗人次数、门诊中医非药物疗法治疗人次数、应用中药饮片诊疗人次数、中医治未病服务人次数、急诊人次数、急诊留观时间、门诊平均候诊时间、门诊收入等。

1. 总量指标

(1) 总诊疗人次:所有诊疗工作的总人次数。其中门诊、急诊、健康咨询指导、单项健康检查按挂号数统计;未挂号就诊、本单位职工就诊及外出诊(不含外出会诊)不收取挂号费的,按实际诊疗人次统计,不包括健康讲座和全身健康检查的人数。

(2) 预约诊疗人次数:包括通过区域信息平台、医院网站、微信小程序、电话、院内登记、双向转诊、家庭医生等线上或线下方式成功预约并且实际诊疗的人次之和,按照挂号就诊统计。

需要指出的是,预约诊疗是一种便民举措,是比现场挂号更便捷有效的途径,与现场挂号一样,最终是通过取号报到后完成门诊的过程。本质上预约诊疗是门诊诊疗的一部分,统计在门诊人次当中。部分文献资料中"总诊疗人次=门诊人次+急诊人次+预约诊疗人次+其他人次"是不准确的,将预约诊疗与门诊人次等并列是层次错误,会违反不重不漏原则。

(3) 互联网诊疗服务:通过互联网等信息技术开展的涉及诊断、治疗的医疗服务,主要包括远程医疗服务,实体医疗机构利用互联网开展的部分常见病、慢性病的复诊服务,家庭医生通过互联网为签约患者提供的诊疗服务。

（4）专家门诊人次：按挂号统计，收费标准高于普通门诊，由副高级及以上职称的医师主持的门诊人次数（不含特需门诊）。可以按照此口径将中医类别高级职称医师主持的门诊来统计为中医专家门诊人次数。

（5）中医非药物疗法诊疗人次数：门诊接受中医非药物方法诊疗的人次数，按挂号统计。同日同科室接受 2 种以上中医医疗技术的，按 1 人次计算。

（6）门诊中医非药物疗法治疗人次数：门诊采用中医非药物方法是治疗人次数，1 次挂号，实际治疗 n 次的，按照 n 次计算。

（7）候诊等待时长：患者到分诊台或通过信息系统（自助机、APP 等）报到后至医生接诊（点击叫诊系统）所需要的时间。患者预约诊疗相关数据采集可从医院门诊信息系统中获得，时间记录精确到分钟。

（8）门诊处方总数：按药房处方数统计。使用抗菌药物的处方数指使用《抗菌药物临床应用分级管理目录（试行）》中抗菌药物的处方数。中医处方数包括中成药（包括院内中药制剂）、中药饮片处方数（包括配方颗粒）。

（9）观察室死亡人数：门、急诊观察室收治观察患者经抢救无效死亡的人数。

2. 相对指标和平均指标

（1）门诊患者预约诊疗率

指标定义：报告期内门诊患者预约诊疗人次数占门诊患者人次数的比重。

计算方法：预约诊疗人次数÷同期门诊患者人次数×100%。

指标说明：该指标是《三级公立医院绩效考核 2023 修订版》《国家三级公立中医医院绩效考核 2022 版》中的定量指标，用于衡量优化就诊流程、途径分级诊疗和医院信息化建设等情况。（国卫医发〔2012〕11 号）等文件要求，三级医院进一步增加预约诊疗服务比例，优先向医联体内基层医疗卫生机构预留预约诊疗号源。

（2）门诊次均费用

指标定义：门诊患者平均每次就诊的医药费用。是衡量患者医疗费用负担水平的重要指标。

计算方法：（门诊医疗收入－中药饮片等应剔除费用）÷同期门诊总人次数

指标说明：该指标是《三级公立医院绩效考核 2023 修订版》《国家三级公立中医医院绩效考核 2022 版》中的定量指标。通过计算与上年比较的增幅来开展评价其增减情况，目的是监控费用，控制医疗费用不合理增长。

（3）病人医药费用构成

指标定义：报告期门（急）诊某项收入占门（急）诊收入的比例。

计算方法：报告期门（急）诊中某项收入/同期门（急）诊收入×100%。

指标说明：医改评价指标。可按公立医院或民营医院、不同等级医院等进行分组比较，计算药品收入、卫生材料收入、检查化验收入、技术劳务性收入等的构成情况。

（4）门诊患者使用中医非药物疗法比例

指标定义：年度门诊患者中使用中医非药物疗法的诊疗总人次数（以挂号人次计）占同期门诊总诊疗人次数的比例。

计算方法：门诊患者使用中医非药物疗法总人次数÷同期门诊总人次数×100%。

指标说明:该指标是《国家三级公立中医医院绩效考核 2022 版》中的定量指标。该指标体现医院在门诊医疗服务中综合应用中医医疗技术的能力,也是中医医院评审、中医重点专科评价中体现中医药特色的核心指标之一。

(5)门诊患者中药饮片使用率

指标定义:年度所有门诊就诊患者应用中药饮片的人次数占门诊总人次数的比例。

计算方法:门诊患者应用中药饮片的人次数÷同期门诊总人次数×100%。

指标说明:该指标是《国家三级公立中医医院绩效考核 2022 版》中的定量指标,用于反映门诊就诊患者中使用中药饮片的情况。

(6)门诊中药处方比例

指标定义:年度门诊所有中药(含中药饮片和中成药)处方数占门诊处方总数的比例。

计算方法:门诊中药处方数÷同期门诊处方总数÷同期工作日数。

指标说明:该指标是《国家三级公立中医医院绩效考核 2022 版》中的定量指标。反映门诊处方的结构,体现门诊医师运用中医理论、辨证施治的情况,也是中医医院评审、中医重点专科评价中体现中医药特色服务等的核心指标之一,用于衡量医院办院方向和目标。

(7)医师日均诊疗人次

指标定义:报告期内平均每名医生每个工作日担负的诊疗人次数。

计算方法:(报告期内总诊疗人次÷同期平均执业(助理)医师数)/100%。

指标说明:常规指标,用于衡量医生的工作负荷,院内可以按照科室分类比较,也可以与同类别医院比较,工作日按国家法定标准统计。

(8)院内日均诊疗人次数

指标定义:报告期内医院平均每个工作日完成的诊疗人次数。

计算方法:门诊人次数÷同期工作日数+急诊人次数÷同期日历日数。

如果医院实行无假日门诊,该指标可以调整为:门(急)诊人次数÷同期日历日数。

指标说明:常规指标,用于衡量医生的工作负荷,院内可以按照科室分类比较,也可以与同类别医院比较。

(9)门(急)诊住院率

指标定义:报告期内急诊患者中接受入院治疗的人数比例。也可以转换为"每百门(急)诊入院人数",即报告期内每百门(急)诊患者中接受入院治疗的人次数。

计算方法:入院人数÷(同期门诊人次数+急诊人次数)×100%。

指标说明:医改评价常用指标,衡量医院门(急)诊所服务的患者情况。目的是调动三级公立医院参与分级诊疗的积极性和主动性,进一步引导三级公立医院收治疑难复杂和危急重症患者,逐步下转常见病、多发病和疾病稳定期、恢复期患者。

(二)住院业务统计指标

住院业务工作统计是医疗卫生统计的主要内容之一,其统计来源主要有入院登记簿、出院登记簿、危重症病人抢救登记簿、手术登记簿等,医院信息系统建设较好的医院可以从住院病案管理系统、手术麻醉系统、医院感染系统等信息系统中直接采集汇总。

住院病案首页是病案信息中最集中、最核心的部分,包含了住院患者的人口学、社会学基本信息、疾病诊断和医疗救治的过程及结果、医疗费用及其构成情况等重要内容,是病案统计的精华所在,是编制医院统计报表的原始资料,是临床医学教科研的重要基础。病案首页填写的质量是住院统计的关键所在,会直接影响到基于首页的相关指标结果准确性,更会影响医院绩效考核、等级医院评审的结果、医保支付的比例等影响医院发展的诸多方面。

住院业务统计资料的作用和意义包括四个方面:一是反映医院住院患者的来源、社会学分布特征和病人疾病谱。二是反映医院及各科室的工作负荷、工作效率、药品使用情况等。三是反映医院医疗质量,体现相关学科的建设成效和相关病种的医疗救治水平。四是为院内外绩效评价、开展教科研活动、制定发展规划等提供支撑。

住院医疗服务有关指标解释与《住院病案首页》《中医住院病案首页》"填写说明"一致,依据《住院病案首页》或《中医住院病案首页》进行统计。住院统计指标主要可以分为住院者情况、诊断治疗救治统计、手术统计、疾病统计和费用统计等。考虑到指标比较丰富,该部分主要介绍常用指标和考核重点指标,手术和疾病的统计指标单独后列。

1. 总量指标

(1)出院人数:指报告期内所有住院后出院的人数。包括医嘱离院、医嘱转其他医疗机构、非医嘱离院、死亡及其他人数。

①"死亡":包括已办住院手续后死亡、未办理住院手续而实际上已收容入院的死亡者。

②"其他":指正常分娩和未产出院、未治和住院经检查无病出院、无并发症的人工流产或绝育手术出院者。

(2)住院病人手术人次数:该指标在不同的评价体系中定义有所不同。在《国家卫生健康统计调查制度》中指施行手术和操作的住院病人总数,1 次住院期间施行多次手术的,按实际手术次数统计;1 次实施多个部位手术的按 1 次统计。在国家公立医院绩效考核中,手术人数定义为实施了手术和介入治疗的人数。前者包含操作,而后者不包含操作。

(3)县域外出院人数:指报告期内所有出院患者中现住址为本机构所在县区范围以外的人数。与其他相关指标一起使用可对县级医院的服务能力进行评价,但是该指标一般适用于评价涉农县相关医院,对于在主城区的市属医院和省属医院等使用价值不大。

2. 相对指标和平均指标

(1)县域外患者比重(%)

指标定义:报告期内某医院或者某地区医治的本地区之外的患者比例。

计算方法:报告期内域外出院病人/同期出院人次数。

指标说明:医改评价指标,该指标的数值高低不能直接得出服务能力或者辐射能力等高与低的结论,常需要结合病来的来源流向、医院的地理位置、周边的交通便利程度等其他指标情况综合评价某医院或者地区的医疗服务能力。也可以结合其他指标来聚焦分析医院或者某个地区的相关专科服务能力或者辐射能力。

(2)出院患者平均住院日

指标定义:报告期内某医疗机构或者某地区平均每个出院者占用的住院床日数,又称出院者平均住院日。

计算方法:出院者占用总床日数/同期出院人数。

指标说明:用于衡量医疗机构住院服务效率。可按照不同医院等级、经济类型等分组。

(3) 出院患者中药饮片使用率

指标定义:年度所有住院后出院患者中应用中药饮片人次数占出院患者总人次数的比例。

计算方法:出院患者应用中药饮片的人次数/同期出院患者总人次数×100%。

指标说明:该指标是《国家三级公立中医医院绩效考核 2022 版》中的定量指标。出院患者应用中药饮片人次数是指考核年度所有住院后出院患者中使用过中药饮片的人次数,统计中医住院病案首页住院费用部分"中草药">0 的人次数。一次住院期间同时采用外用、口服等 2 种以上治疗方法而使用中药饮片的,按 1 人次计算。同期出院患者总人次数是指出院人数。

(4) 出院患者使用中医非药物疗法比例

指标定义:年度所有住院后出院患者中使用过中医非药物疗法的人次数占同期出院患者总人次数的比例。

计算方法:出院患者使用过中医非药物疗法的人次数/同期出院患者总人次数×100%。

指标说明:该指标是《国家三级公立中医医院绩效考核 2022 版》中的定量指标。出院患者使用中医非药物疗法人次数是指考核年度所有住院后出院患者中使用过中医医疗技术的人次数。统计中医住院病案首页住院费用部分的中医治疗费用>0 的人次数。一次住院期间同时使用 2 种以上中医医疗技术,按 1 人次计算。同期出院患者总人次数是指出院人数。

(5) 住院病人次均医药费用(元)

指标定义:报告期内出院者平均每次住院医药费用,简称次均住院费用。

计算方法:报告期内出院者住院医药费用/同期出院人数。

指标说明:医改评价常用指标。可按照机构类别、地区等进行分组比较。与历史年份分析增幅情况。当然还可以计算病人费用当中的药品收入、卫生材料收入、检查化验收入、技术劳务行收入等的构成情况。

(6) 住院病人日均医药费用(元)

指标定义:报告期内住院病人平均每日医药费用,又称日均住院费用。

计算方法:报告期内出院者医药费用总额/同期出院者住院天数。

指标说明:医改评价常用指标。可按照机构类别、地区等进行分组比较。与历史年份分析增幅情况。

(7) 病种住院费用(元)

指标定义:报告期内某种疾病出院者平均每次医药费用。

计算方法:报告期内医院某病种住院医药费用/同期医院该病种出院人次数。

指标说明:疾病分类采用《疾病分类与代码》(GB/T14396)。

(8) 出院病人疾病构成

指标定义:年内某类疾病出院人数占总出院人数的比重。

计算方法：报告期内某类疾病出院人数/同期出院人数×100％。

指标说明：常规指标，出院人数按出院人次数统计，反映来院患者的疾病构成，医院的诊疗的范围等。

（三）手术统计指标

手术是指医疗机构及其医务人员以诊断或治疗疾病为目的，在人体局部开展去除病变组织、修复损伤、重建形态或功能、移植细胞组织或器官、植入医疗器械等医学操作的医疗技术。手术是门诊和住院业务中的重要组成部分，能反映医院治疗工作量，体现相关工作的效率、效果以及医疗技术水平。手术次数的统计方法见前面的住院统计指标。本部分介绍一些常用的手术统计的常用指标。

1. 相关定义和口径

（1）手术及介入治疗

根据《国家卫生健康委办公厅关于印发医疗机构手术分级管理办法的通知》（国卫办医政发〔2022〕18 号）规定：

① 手术是指医疗机构及其医务人员以诊断或治疗疾病为目的，在人体局部开展去除病变组织、修复损伤、重建形态或功能、移植细胞组织或器官、植入医疗器械等医学操作的医疗技术，手术应当经过临床研究论证且安全性、有效性确切。

② 介入治疗即不切开暴露病灶的情况下，在血管、皮肤上作微小通道，或经人体原有的管道，在影像设备（血管造影机、透视机、CT、MR、B 超等）的引导下对病灶局部进行治疗的创伤最小的治疗方法，包括：心血管介入、外周血管介入、神经血管介入、综合介入。

（2）日间手术人数：又称日间手术台次数，是在日间手术室或住院部手术室内，麻醉状态下完成的择期日间手术人数。通常按照诊疗计划患者在 24 小时内完成入院、出院、手术或介入治疗，如因病情需要延期住院的特殊病例，住院时间不超过 48 小时。不包括门诊手术或门诊介入治疗。日间手术有利于提高医疗服务效率，缓解"住院难"和"手术难"的问题，缩短患者住院及手术的等待时间。

（3）手术等级：《国家卫生健康委办公厅关于印发医疗机构手术分级管理办法的通知》（卫办医政发〔2022〕18 号）根据手术的风险程度、难易程度、资源消耗程度或伦理风险不同，将手术分为四个等级：一级手术是指风险较低、过程简单、技术难度低的手术；二级手术是指有一定风险、过程复杂程度一般、有一定技术难度的手术；三级手术是指风险较高、过程较复杂、难度较大、资源消耗较多的手术；四级手术是指风险高、过程复杂、难度大、资源消耗多或涉及重大伦理风险的手术。

（4）出院患者微创手术台次数：指出院患者微创手术人数。同一次住院就诊期间实施多次微创手术者，按 1 人统计。

（5）手术患者并发症发生例数是指择期手术和择期介入治疗患者并发症发生人数。统计住院病案首页中出院诊断符合"手术并发症诊断相关名称"且该诊断入院病情为"无"（代码为 4）的病例。同一患者在同一次住院发生多个入院病情为"无"的择期手术后并发症，按 1 人统计。参阅《卫生部办公厅关于印发〈三级综合医院医疗质量管理与控制指标（2011 年版）〉的通知》（卫办医政函〔2011〕54 号）和国家卫生健康委关于印发《三级医院评审标准（2022 年版）》及其实施细则的通知（国卫医政发〔2022〕31 号）。

2. 相对指标和平均指标

（1）出院患者手术占比

指标定义：年度出院患者施行手术治疗台次数占同期出院患者总人次数的比例，又称住院手术率。

计算方法：出院患者手术台次数/同期出院患者总人次数×100％。

指标说明：该指标是《三级公立医院绩效考核 2023 修订版》的定量指标。出院患者手术台次数是指出院患者手术人数，同期出院患者总人次数是指出院人数。

（2）手术患者并发症发生率

指标定义：年度择期手术患者发生并发症例数占同期出院的手术患者人数的比例。

计算方法：手术患者并发症发生例数/同期出院的手术患者人数×100％。

指标说明：该指标是《三级公立医院绩效考核 2023 修订版》《国家三级公立中医医院绩效考核 2022 版》中的定量指标，是衡量医疗技术能力和医疗质量水平的重要结果指标之一。手术并发症是指并发于手术或手术后的疾病或情况，本年度仅统计择期手术后，并发于手术或手术后的疾病或情况的人数。

（3）入院与出院诊断符合率

指标定义：年内某地区医院入院与出院诊断符合人数占医院出院人数的比例。

计算方法：医院入院与出院诊断符合人数/同期医院出院人数×100％。

指标说明：入院与出院诊断符合人数是指《住院病案首页》中主要诊断的"入院病情"为"有"或"临床未确定"的人数。出院人数包括医疗卫生机构医嘱离院、医嘱转其他医疗机构、非医嘱离院、死亡及其他离院人数。

（4）Ⅰ类切口手术部位感染率

指标定义：年度发生Ⅰ类切口手术部位感染人次数占同期Ⅰ类切口手术台次数的比例。

计算方法：Ⅰ类切口手术部位感染人次数/同期Ⅰ类切口手术台次数×100％。

指标说明：该指标是《三级公立医院绩效考核 2023 修订版》《国家三级公立中医医院绩效考核 2022 版》中的定量指标，反映医院对接受Ⅰ类切口手术的患者医院感染管理和防控情况。

（5）出院患者微创手术占比

指标定义：年度出院患者实施微创手术台次数占同期出院患者手术台次数的比例。

计算方法：出院患者微创手术人数/同期出院患者手术（含介入）人数×100％。

指标说明：该指标是《三级公立医院绩效考核 2023 修订版》的定量指标。微创手术是指出院患者在日间手术室或住院部手术室内、麻醉状态下的内科和外科腔镜手术、血管内和实质脏器的介入治疗，具有创伤小、疼痛轻、恢复快的特点。

（6）出院患者四级手术比例

指标定义：年度出院患者施行四级手术台次数占同期出院患者手术台次数的比例。

计算方法：住院期间实施四级手术和按照四级手术管理的介入诊疗人数之和/同期出院患者手术（含介入）人数×100％。

指标说明：该指标是《三级公立医院绩效考核 2023 修订版》的定量指标，衡量医院和组员患者中实施复杂难度大的手术情况,结合其他指标可以反映治疗水平和专科能力。

（7）住院病死率

指标定义:年内医疗卫生机构住院死亡人数占出院人数的比例。

计算方法:住院死亡人数/同年出院人数×100%。

指标说明:常规指标。

（四）急救医疗统计指标

急救医疗是医院医疗救治的重要组成部分,当然并不是所有医疗机构都有急救医疗。通过统计急救的相关数据来可以反映医院急救抢救的工作负担和服务质量以及效果效率,为评价医疗机构的急抢救医疗技术水平和管理水平提供了支撑,有利于提高急抢救医疗水平和学科建设效果。急救医疗包括急诊医疗和住院危重症病人的抢救治疗。相关数据来源于急诊工作登记簿、急诊电子病历、住院病案首页、抢救工作登记簿等。

1. 相关定义和口径

（1）抢救次数:指对具有生命危险（生命体征不平稳）的病人救治的次数。危重症病人在医院期间进行多次救治的,按实际次数统计。抢救必须有抢救记录和病程记录作为依据。

（2）急诊、住院危重病人抢救及成功人次数:急危重病人经抢救后治愈、好转或病情得到缓解者,视为抢救成功。病人有数次抢救,最后 1 次抢救失败而死亡,则前几次抢救计为抢救成功,最后 1 次为抢救失败。

（3）急诊观察室死亡人数:急诊观察室收治观察的患者在观察过程中死亡的人数。急诊与观察室的死亡人数,不得重复计算。

2. 相关指标

（1）日均急诊人次

指标定义:报告期内急诊平均每天承担的急诊人次数。反映医疗机构急诊的工作负荷。

计算方法:报告期内急诊人次数/同期的日历天数。

（2）急诊病死率

指标定义:急诊死亡人数占急诊人次数的比重。

计算方法:急诊死亡人数/急诊人次数×100%。

（3）急诊住院收治率

指标定义:报告期内通过急诊入院的病人占急诊人次的比重。

计算方法:报告期内通过急诊入院的人数/同期急诊人次数×100%。

（4）急诊、住院危重病人抢救成功率

指标定义:报告期内急诊、住院危重症病人抢救成功的次数占同期急危重症病人抢救次数的比重。

计算方法:报告期内抢救成功次数/同期抢救总次数×100%。

指标说明:常规指标。反映医院抢救工作的质量。可以分别按照急诊和住院来统计,也可以合并一起计算总的抢救成功率。如果抢救的次数较少,则不宜计算抢救成功率,应当直接用绝对数。

（5）急诊观察室病死率

指标定义：报告期内急诊观察室病人中死亡的人数占同期出观察室病人总数的比例。

计算方法：报告期内观察室死亡人数/同期出观察室病人总数×100%。

（五）医疗卫生资源配置及效率指标

卫生专业技术人员、床位、医用设备等医疗卫生资源是医疗机构开展医疗服务的基础，是卫生健康发展规划中资源配置的重要内容。《全国卫生资源与医疗服务统计调查制度》是《国家卫生健康统计调查制度（2021 版）》的重要组成部分，各级各类医疗卫生机构按照年报、月报等统计频率定期上报本单位的医疗卫生资源及相关医疗服务的开展情况，因此开展医院统计绕不开也不能缺少对卫生资源的相关统计。本部分围绕常用指标简要介绍。

1. 相关定义和口径

（1）在岗职工数：指在医疗卫生机构工作并由单位支付工资的人员。包括在编人员、合同制人员、派遣人员、返聘和临聘本单位半年以上人员，不包括离退休人员、退职人员、离开本单位仍保留劳动关系人员、返聘和临聘本单位不足半年人员。多点执业医师一律计入第 1 执业单位在岗职工数，不再计入第 2、3 执业单位在岗职工数。

① 执业（助理）医师、注册护士、卫生监督员一律按取得医师、护士、卫生监督员执业证书且实际从事临床或监督工作的人数统计，包括从事临床或监督工作并同时从事管理工作的人员（如院长、书记等）。

② 注册为全科医学专业的人数：指医疗卫生机构中取得执业（助理）医师证书且执业范围为"全科医学专业"人数，包括拥有多项执业范围，加注册"全科医学专业"的人数。

（2）实有床位：指固定实有床位数，包括正规床、简易床、监护床、超过半年加床、正在消毒和修理床位、因扩建或大修而停用床位。不包括产科新生儿床、接产室待产床、库存床、观察床、临时加床和病人家属陪侍床。

（3）实际开放总床日数：指年内医院各科每日夜晚 12 点开放病床数总和，不论该床是否被病人占用，都应计算在内。包括消毒和小修理等暂停使用的病床，超过半年的加床。不包括因病房扩建或大修而停用的病床及临时增设病床（半年以内）。

（4）实际占用总床日数：指医院各科每日夜晚 12 点实际占用病床数（即每日夜晚 12 点住院人数）总和，包括实际占用的临时加床在内，不包括家庭病床占用床日数。病人入院后于当晚 12 点前死亡或因故出院的病人，按实际占用床位 1 天进行统计，同时统计"出院者占用总床日数"1 天，入院及出院人数各 1 人。

（5）出院者占用总床日数：指所有出院人数的住院床日之总和。包括正常分娩、未产出院、住院经检查无病出院、未治出院及健康人进行人工流产或绝育手术后正常出院者的住院床日数。

2. 综合指标

（1）医护比

指标定义：年末执业（助理）医师数与注册护士数的比值。

计算方法：年末注册护士总数/年末执业（助理）医师总数。

指标说明：常用于评价医疗机构或某地区医护结构以及注册护士配置的水平。类似的指标还有医师与床位比,护士与床位比等。随着对护理队伍的不断建设,当前全国医护比倒挂的已经得到扭转,配置水平仍在不断提高和优化中。

(2)每百张病床药师人数

指标定义:年度医院每百张实际开放床位数拥有药师人数。

计算方法:医院药师人数/同期医院实际开放床位数×100%。

指标说明:该指标是《三级公立医院绩效考核 2023 修订版》《国家三级公立中医医院绩效考核 2022 版》中的定量指标,(国卫医发〔2018〕45 号)等文件要求,医疗机构应当根据本机构性质、任务、规模配备适当数量临床药师,三级医院临床药师不少于 5 名。各医疗机构要按照规定配备临床药师,逐步实现药学服务全覆盖,临床药师为门诊和住院患者提供个性化的合理用药指导。

(3)病床周转次数

指标定义:医疗卫生机构出院人数与平均开放病床数之比。

计算方法:医疗卫生机构出院人数/同期医疗卫生机构平均开放病床数。

指标说明:用以衡量病床的工作效率。平均开放病床数指本年度医疗卫生机构实际开放总床日数与本年度日历日数之比。在统计期内,周转次数多,表明出院人数多;周转次数少、表明出院人数少。

(4)病床使用率

指标定义:医疗卫生机构实际占用总床日数与实际开放总床日数之比。

计算方法:医疗卫生机构实际占用总床日数/同期医疗卫生机构实际开放总床日数×100%。

指标说明:用以衡量病床的工作负荷,不能反映病床工作效率。需要强调的是病床使用率不是越高越好,也不能单独以病床使用率高低来评价病床的利用情况,需要结合病床周转次数、病床工作日、出院者平均住院日等综合评价。另外,病床使用率高,说明病床的工作负荷高,但是不见得病床工作效率就高,可能存在病床周转次数少、病人长期住院的情况。

(5)病床工作日

指标定义:每一张床在一定时期内平均工作的日数。

计算方法:实际占用总床日数/同期医疗卫生机构平均开放病床数。

或者:病床使用率×本年度日历日数。

指标说明:用以衡量病床的利用情况。

(6)中医类别执业(助理)医师占执业(助理)医师总数比例

指标定义:年度医院中医类别执业医师(含执业助理医师)数量占全院同期医院执业(助理)医师总数的比例。

计算方法:(医院中医类别执业(助理)医师人数)/(同期医院执业(助理)医师总人数)×100%。

指标说明:该指标是《国家三级公立中医医院绩效考核 2022 版》中的定量指标。反映医院中医类别执业(助理)医师配备情况。

(7)卫生技术人员职称结构

指标定义:医疗机构具有副高级职称及以上的医务人员(医、药、护、技)占全院同期医务人员总数的比例。

计算方法：医院高级职称的医务人员数/同期全院医务人数×100%。

指标说明：各类职称人员的数量比例关系，在一定程度上反映卫生专业技术人员队伍的学识水平和胜任医疗教学科研工作的能力层次。该指标是医院绩效考核中的定量指标。本质上反映的是内部构成比，类似还有学历结构等指标。

（8）医师日均担负诊疗人次

指标定义：报告期内某医疗机构或者某地区平均每位医师每日担负的诊疗人次数。

计算方法：医疗卫生机构诊疗人次数/同期医疗卫生机构执业（助理）医师数/同期工作日数。

指标说明：用于衡量医疗机构门诊工作负荷和效率。工作日数即日历日数扣除节假日数。类似的指标还有医师日均担负住院床日等。

（六）疾病统计指标

1. 目的、意义和资料来源

医院门诊和住院电子病历中记载了来院患者的个人健康档案、人口社会学信息以及医院诊断治疗的相关记录信息等，为医学研究提供了一手资料，为研究地区人群疾病谱，判断疾病在人群中的发生、发展、变化规律及其印象因素准备好了较为全面的供方资料。充分利用医疗机构的病案信息不但可以为医院建设服务，更可以汇聚成面上数据，与相关的专项调查关联起来分析，为区域疾病预防和诊疗、医疗发展规范提供可靠基础。因此，有效利用病案信息相关数据做好疾病统计工作意义深远。

疾病统计的资料来源主要是门（急）诊的电子病历、健康体检数据记录、住院病案首页、死因报告、恶性肿瘤和传染病报告等。

2. 综合指标

（1）居民年平均就诊次数

指标定义：年内某地区居民到医疗卫生机构的平均就诊人次数。

计算方法：某年某地区医疗卫生机构总诊疗人次数/同年该地区人口数。

指标说明：医改监测指标。总诊疗人次数包括医疗卫生机构的门诊、急诊、出诊、单项健康检查、健康咨询指导人次。人口数一般指常住人口数。

（2）居民年住院率

指标定义：年内某地区每百居民的住院次数。

计算方法：某年某地区医疗卫生机构的入院人数/同年该地区人口数×100%。

指标说明：医改监测指标。入院人数包括已办理入院手续或未办理住院手续而实际入院的人次数，人口数指常住人口数。

（3）疾病别死亡率

指标定义：某年某地区人口中死于某类疾病或损伤的人数，又称死因别死亡率。

计算方法：某年某地区因某类疾病或损伤死亡的人数/当年该地区平均人口数。

指标说明：死亡原因分类采用 GB/T 14396，来源于死因监测系统中的死因报告。

（4）死因构成

指标定义：某年某地区因某类疾病或损伤死亡人数占当年该地区全部死亡人数的

比例。

计算方法:某年某地区因某类疾病或损伤死亡的人数/当年该地区总死亡人数×100%。

指标说明:死亡原因分类采用 GB/T 14396,来源于死因监测系统中的死因报告。

(5) 5 岁以下儿童死亡率

指标定义:某年某地区 5 岁以下儿童死亡数与当年该地区活产数之比。

计算方法:某年某地区 5 岁以下儿童死亡数/当年该地区活产数×1 000‰。

指标说明:5 岁以下儿童死亡数是指出生至不满 5 周岁的儿童死亡人数。活产数是指妊娠满 28 周及以上(如孕周不清楚,可参考出生体重达 1 000 克及以上),娩出后有心跳、呼吸、脐带搏动、随意肌收缩 4 项生命体征之一的新生儿数。类似指标有婴儿死亡率、新生儿死亡率、孕产妇死亡率等,可以计算对应死因构成,是衡量一个地区医疗水平的重要指标。

(6) 宫颈癌患病率

指标定义:某年某地区 20～64 岁妇女中宫颈癌患者所占比例。

计算方法:某年内某地区宫颈癌患者数/某年该地区宫颈癌筛查人数×100 000/10 万。

指标说明:来源于妇幼卫生年报,宫颈癌调查人数是指某年进行宫颈癌筛查的 20～64 岁户籍妇女人数。类似指标有乳腺癌患病率、成人糖尿病患病率等。

(7) 两周就诊率

指标定义:调查前两周内居民因病或身体不适到医疗机构就诊的人次数与调查人口数之比。

计算方法:调查前两周内居民因病或身体不适到医疗机构就诊的人次数/调查人口数×100%。

指标说明:来源于 5 年一次的专项调查。通过计算调查前两周内居民患病而未就诊的人次数与两周患病总人次数之比,同样可以计算出两周患病未就诊率。两周就诊率、两周患病未就诊率、年住院率、应住院而未住院率等是通过居民需求数据进行卫生资源配置规划的重要参考,结合患者的社会学特征和经济学特征等可以研究就诊的选择影响因素。

第三节　统计资料的分析与利用

医院病案相关信息统计的作用不仅是完成不同部门的统计数据上报任务,其最终落脚点和价值是通过对数据进行统计分析,发现规律、找出问题,提出解决问题的策略,为医院及地区卫生事业高质量发展做好服务。事实上,通过统计数据只能看到医疗相关工作的数量、质量、效率等面上运行情况,但不能对存在什么问题、解决路径有直接回答,即体现的是"是什么",回答不了"为什么""如何做",后两个问题需要统计分析来实现。

统计分析是统计工作不可或缺的内容,是统计的基本职能之一,是发挥好统计"晴雨表"、"风向标"、"参谋部"作用的必由之路。统计人员应当掌握基本的统计学知识,运用统计学方法,借助可靠的统计工具,经常性开展数据分析,为医院管理提供数据分析报告,为医院发展建言献策,发挥统计监督职能,推动医院各项事业高质量发展。

统计分析方法和分析工具是做好统计分析的重要基础。卫生统计分析中常用的分析方法有描述性分析、关联分析、回归分析、时间序列分析、评价效率效果的综合性分析、聚类分析等。由于本章节篇幅所限,这些统计分析方法的原理等不做深入讨论,读者可在统计学或者卫生统计相关课程中详细探究,本节我们先了解上述几种分析方法的日常应用,然后结合案例实操来加深理解。

在了解具体方法之前,我们需要先熟悉统计分析中经常用到的几个概念或者术语,不同类型的数据往往适用的统计方法也不同。

1. 变量,指值可以变的量,变量名一般是具体的指标名称,变量值则是该指标对应的值,变量值可以是数值,可以是文本,可以是日期等。

2. 定量变量,用定量的方法测量样本中各个观察对象某项指标大小所得的资料,为定量资料,该指标为定量变量,可以进行数学运算。在医院统计工作中,业务诊疗量(人次)、出入院人数(人)、收支金额(元)、住院天数(天)、身高(厘米)、体重(千克)、年龄(岁)、体温(℃)、脉搏(次/分)等等都属于定量变量。定量变量主要应用均值、标准差等进行分析,用数量标志分组法对资料进行分组。

3. 定性变量又称分类变量,是将定性资料中各观察对象按照某种属性分类分组后,统计各属性分类个数,该属性对应的变量称之为定性变量,不具备进行加减运算的实际意义。在医院统计中,常用的定性变量有性别、民族、手术等级、医疗转归等,比如性别分类为1男、2女,此刻数值1和2只是名义上的数值,进行加减计算没有任何意义。一些定量变量也可以转换为定性变量,比如住院费用(元)可以按照一定标准划分为1高、2中、3低的分类变量,住院天数(天)可以按照1高费用、2低费用分组变化为分类变量,但是分类变量无法转换为定量变量。分析中,定性变量主要用频数分布、相对数(比率、构成比等)进行分析。

4. 自变量与因变量,在数理关系中,特别是相关分析和回归分析中,变量与变量之间经常会存在一定的联系。一般将因变量用 y 表示,自变量用 x 表示,从而研究自变量是如何影响另一现象(因变量)的,用来解释 y 变化的变量即为自变量(x),处于被解释的特殊地位的变量即为因变量(y)。

(一) 描述性分析

1. 概念和特点

描述性分析报告是统计分析报告中最常见的,在医疗卫生领域有很多比较经典的描述性分析报告,比如每年卫生健康行政部门发布的年度卫生(健康)统计公报,医疗机构的年度总结报告等。它的特点是能够通过图表、对比等描述某行业和某些工作的现状,让读者清晰地了解到卫生资源、医疗服务、财务收支、特色发展等方面的规模及增长变化情况。

2. 宏观层面的分析方式

常用的宏观描述性分析有比较分析法和速度分析法。这两种分析是日常中使用频率最多的,最基本的分析方法。前者根据分析目的不同,可以通过本单位与其他目标单位进行比较,地区和地区进行比较等来分析相关指标现状的差异;后者则本期数与基期数据进行比较,获得指标变量的发展速度和增长速度,来衡量发展(变化)快慢程度。常用的表达用词有"同比上升(下降)"、"在全国(某地区、某行业)排名 X 位"、"完成计划百分比"等。

例如,"2021 年 1—11 月,全国医院诊疗人次 38.0 亿人次,同比增长 27.8%,其中:公立医院 32.2 亿人次,同比增长 28.3%;民营医院 5.8 亿人次,同比增长 24.8%;全国医疗卫生机构出院人数为 22 206.5 万人,同比增长 8.0%;医院病床使用率为 75.1%,同比提高 2.5%;三级医院平均住院日为 8.7 日,比上年同期减少 0.4 日,二级医院平均住院日为 9.0 日,比上年同期增加 0.1 日。",这是国家卫健委统计信息中心月度发布的"2021 年 1—11 月全国医疗服务情况",是经典的进行现状描述和对比分析的描述性分析报告。

3. 微观样本数据分析方法

在微观科研中,初步掌握样本数据的总体特征,了解统计指标的集中趋势、离散程度、分布特征以及趋势是开展数据分析的第一步。描述性统计分析,在不同变量上使用的方法则有所不同。

连续性变量(定量变量)常用均数(包括算术平均数、几何均数、截尾均数等)、中位数、众数等指标统计量来描述统计数据的集中趋势,用极差、方差、标准差、百分位数、四分位数、四分位间距、变异系数等描述统计数的离散趋势。

定性变量(分类变量)的指标值是名义数值,代表对应的分类,所以首选要对各类别样本数量的多少,在总样本量中的占比是多少进行描述性统计,继而再对分类的差异性进行统计学检验和描述。分类数据的离散程度实际上和集中趋势有关联,一般不单独描述。定性变量的统计描述采用频数分布、众数等反映集中趋势。当然也经常和宏观描述一样,对样本量较大的指标变量,会用相对数指标,比如对两个关联指标计算比值、事物内部构成来计算各组成部分类别的构成比、某时间某事件发生强度来计算率等指标进行比较分析。

无论是连续性变量还是定性变量的描述性统计分析都能借助于统计分析工作快速获取,比如 Excel 、SPSS 等。

(二) 时间序列分析

1. 基本概念

同一个指标或者变量的数值按照其先后发生的顺序排列起来数列,称为时间数列数据。时间序列的特点是随着时间变化而动态变化。医疗卫生事业在历史的长河中不断快速发展,很多的医疗卫生统计数据是按照时间进行和记录,当然这些时间可以是月,可以是季度,也可以是年度等,从而形成了随时间变化而变化的一系列医疗卫生领域的动态数字序列。比如,某医院 2020 年 1—12 月每个月的急诊诊疗量;2015—2022 年江苏省每年的注册护士数。

2. 特点和作用

时间序列的数据具有长期趋势,具有某种周期性的季节变动,当然也会因为偶然事件等(比如疫情下的医疗服务和资源投入)影响在某个短期内不规则变动。

时间序列可以反映医疗生事业发展的状态和结果,可以研究其发展的速度和趋势,可以用来探索发展的变化规律,可以用来开展评估和预测。所以,利用随机理论和数理统计方法,研究时间序列数据的动态性和变化规律,预测未来的发展趋势十分有意义。

比如,为了合理安排门诊工作,减少药品库存和资金压力,医院管理人员往往可以借助过往几年历史月份的门诊工作量和药品库房存量来进行研究,寻找波动的规律,并以此作为参考提出相应诊疗工作安排和药品采购入库计划。

3. 常用分析方法

分析方法主要体现在两个方面,一是评价期间的发展水平和速度。二是利用时间序列进行趋势预测。

评价发展水平和速度,经常计算累计增量、平均增长量,定基发展速度,环比发展速度,定基增长速度,平均发展速度,平均增长速度等水平指标和速度指标来综合分析。例如,2020年11月1日零时,某省常住人口为8 474.8万人,与2010年该省第六次全国人口普查的7 866.1万人相比,十年共增加608.7万人,平均每年增加60.8万人,增长7.74%,年平均增长率为7.5‰。

时间序列分析广泛应用于医疗机构或者区域的病床位、医师、护士、经费、疾病发病率、门诊工作量、急诊工作量、住院工作量等数据的预测工作中。时间序列分析常用的预测方法有指数平滑模型,自回归滑动平均混合模型(ARIMA),它们都是用于短期预测,精准度要求相对较高。结合指标的时间分布图,模型拟合图以及预测图可以清晰发现时间变化规律和趋势。SPSS等软件中专门有时间序列数据的处理模块,后面我们在案例中进一步了解。

(三) 相关分析和回归分析

世间万物、各种现象之间总是有着不同程度的联系的,医护配置的数量影响医院门(急)诊的工作数量和工作质量,反过来门(急)诊的业务量和效率反过来也可能会影响着医护等资源的配置;住院费用的多少与疾病严重程度、治疗方式、住院时长等有一定关联,住院时长也同样受疾病病种、严重程度、治疗方式的影响。相关分析和回归分析是常用的探索病案信息数据资料相关变量之间相关关系、影响关系的两种方法。

1. 相关分析

(1) 概念

相关分析是研究变量之间相关关系的一种统计方法,有简单相关分析、偏相关分析等,我们要注意的是,相关关系表示的是两个变量之间关联强度,并不能说明两者之间的因果关系。计算出来的相关系数表示其相关性的大小,其数值在$-1 \sim 1$,正负号分别代表正相关和负相关,绝对值越接近于1,则相关性越大,越接近0,则相关性越小,等于0,则表示完全无关。连续性变量服从正态分布常用Pearson相关系数,两个变量偏离正态分布时用Spearman相关系数,定序变量采用肯德尔-tau-b系数。

(2) 简单相关分析

如果仅考虑两个变量之间的关系,不考虑其他变量的影响,我们可以使用简单相关分析。两变量之间可能是直线相关,可能是曲线相关,前者表示两个变量呈现直线线性的同增同减或者一增一减的趋势,后者反映出相关趋势并非直线而是曲线。在分析前可以先通过散点图进行预判断,我们在简单线性回归中经常讨论的基本是直线相关。

无论是哪种线性相关,前面介绍的正负相关、完全相关、完全无相关等关联强度仍然都是适用的。

例如，我们在研究住院费用和住院时长的相关性，在不考虑病情等影响因素的情况下，可以适用简单相关分析，通过文献和常识判断，我们了解到住院费用和住院时长一般称正相关，即住院费用随着住院时间增加而增加。

（3）偏相关分析

事实上，住院费用和住院时长的相关程度可能还受其他因素影响，如果考虑其他因素进去后，其相关情况、相关的强度等可能也会因此而发生变化。为了减少传递效应，更加准确的判断两个变量之间的关联程度，我们往往需要将两个研究的变量之外的第三方变量进行一定的控制。控制其他变量的情况下，研究两个变量之间相关程度的方法，就是偏相关分析。

某疾病的住院费用和住院时长均受到治疗方式和疾病严重程度的影响，那么在开展分析的时候，需要把治疗方式、疾病严重程度作为控制变量，住院费用和住院时长作为目标变量。

相关分析的分析过程和结果可以借助 Excel、SPSS 等软件迅速便捷地实现。

2. 回归分析

（1）概念及分类

通过前面的相关分析我们能够了解变量与变量之间是否存在关联、关联的强度有多大，如果要了解自变量的变化对因变量变化的影响大小，我们还需要更加精准地建立变量之间变化的函数关系，并利用以函数关系为基础的模型开展预测，这时候我们需要进行回归分析。在统计学中，回归分析就是用来确定两种或两种以上变量间相互作用的定量关系的一种统计分析方法。

回归分析按照自变量和因变量之间的关系类型，可分为线性回归分析和非线性回归分析。按照因变量的多少，可分为简单回归分析和多重回归分析，如果是线性的则分别称为简单线性回归分析（或一元线性回归）和多重线性回归分析（或多元线性回归）。如果因变量不是服从正态分布的连续型变量，而是分类变量，则需要二分类 Logistic 回归或者多分类 Logistic 回归。

（2）简单回归分析和多重回归分析

简单回归分析的自变量只有一个，多重回归分析有 2 个及以上数量的自变量。

（3）线性回归与非线性回归

如果因变量是随着自变量呈线性的变化趋势，那么用线性回归。自变量有 1 个，用简单线性回归，又称一元线性回归；如果自变量是多个，用多重线性回归，又称多元线性回归。

如果因变量是随着自变量呈曲线变化的趋势，那么用曲线回归。医疗卫生领域中，线性的关系不多见，或者说很难有绝对的线性关系，绝大部分都表现为某种形态的非线性关系。当然，在数理统计中，非线性回归可以通过一些方法转化为线性回归。

（4）Logistic 回归分析

当因变量不是连续型变量时，使用上述方法就不在合适，需要用分类回归的方法。例如，有研究表明，人的肺活量与体重有一定的关联，因为肺活量一般是连续型变量，其数值近似正态分布，可以使用线性回归，结论是体重越大肺活量也相应越大。如果将因变量肺活量按照某一标准划分为高和低两种类型肺活量，或者高、中、低三种肺活量类型时，因变量变成了分类变量,线性回归无法准确拟合它们的数量模型。二分类 Logistic 回归主要用来处理因变量是二分类变量的情形,对自变量的类型要求没有限制要求。多分类 Logistic 回归主要用来处理因变量分类数量是两个以上的情形,对自变量的类型要求没有限制要求。

回归分析特别是 Logistic 回归分析是复杂的,借助 SPSS 等软件可以迅速便捷地获得分析过程和相关结果。利用 Logistic 回归对住院费用分析的相关文献也比较多,例如,潘蕾通过对北京某三甲医院 2013—2017 住院病案首页信息中的骨科手术患者进行了描述性统计分析,并利用二分类 logistic 回归分析住院总费用的影响因素。再依努尔·阿不都外力等对 670 例子宫肌瘤患者住院费用进行了 Logistic 回归,以筛选出可能的影响因素。

(四)综合评价分析

综合评价是对评价体系中的多个指标进行总体评价的一系列特殊方法的总称。涉及多个指标的评价分析不能简单进行结果加减,而是需要依据其内在的联系进行适当的加工,利用数理模型和方法综合地对评价对象的优劣等级进行客观评价和判断。

综合评价需要有恰当的评价指标体系,需要指标的权重,需要综合的评价模型。常用的方法有层析分析法、TOPSIS 法、秩和比法(RSR)、综合指数法、决策树法等等。这里简要介绍其中几种方法,具体计算过程和相关公式可详参相关文献。

1. TOPSIS 法

该方法对样本资料无特殊要求,使用灵活简便,在医疗工作效率效益评价,卫生决策评价等领域使用较广。其基本原理是通过检测评价对象与最优解、最劣解的距离来进行排序,若评价对象最靠近最优解同时又最远离最劣解,则为最好;否则不为最优。

理想解是设想的最优的解(方案),它的各个属性值都达到各备选方案中的最好的值。负理想解是设想的最劣的解(方案),它的各个属性值都达到各备选方案中的最坏的值。方案排序的规则是把各备选方案与理想解和负理想解做比较,若其中有一个方案最接近理想解,而同时又远离负理想解,则该方案是备选方案中最好的方案。最终通过计算每个评价对象与最优方案的接近程度 C_i 值来评价其效益或者水平高低,C_i 值越接近 1,表示越接近最优水平,越接近 0,表示越接近最劣水平。在对各评价对象的 C_i 值进行排序后,C_i 值越大,综合效益或者水平就越高。

2. 秩和比法(RSR)

该方法是统计学家田凤调教授提出来的。该方法在医疗卫生领域使用同样比较广泛,特别是涉及多个指标的综合评价,和 TOPSIS 法一样,对样本资料无特殊要求,使用灵活简便。该方法综合了所有指标的信息,反映了多个评价指标的综合水平,RSR 值在 0~1,越大越优。

3. 决策树

决策数是通过一系列的逻辑分支,形成一套分层规则,通过概率分布的树形图来生成决策树,总而达到对研究对象进行正确分类和预测的目的。

在住院病案信息相关的研究中,利用基于 CHAID 算法构建决策树来分组的方式是比较常见的一种方法，在不同病种住院医疗费用中的应用也比较广泛。比例，曾雁冰等（2015年）基于CHAID算法构建决策树对病毒性肝炎患者DRGs分组进行了研究；兰州大学公共卫生学院韩雪、韩雪梅等（2019年）利用单因素分析、多元线性回归分析，选分类节点，运用决策树模型对高血压3级患者住院费用进行了分组分析。

利用决策树分析模型，以住院费用为因变量，经多重线性回归分析筛选的有重要意义的因素为自变量开展决策树相关分析，对出院患者的诊断相关分子进行归类分组。

（五）聚类分析

我们所研究的指标或者数据之间会存在一定程度的相似性，在分析病案信息数据资料的过程中，有时需要利用它们的相似度来对一些现象进行归类，比如将地区的资源配置水平综合划分为上中下三个等次，利用发病率、死亡率和病死率的来综合判别一些疾病的情况，对某些医院的综合运营情况进行归类。

聚类分析和判别分析是研究事物分类问题的多元统计分析方法。聚类分析是在不清楚有多少分类才合适的情况下，采用数理方法按照相近的进行归类探索的过程。

聚类分析是探索性分析，对于结果的解读要结合行业专业知识。聚类分析前要对数据预处理，去掉无效值，消除量纲影响。理想的聚类分析结果应该是类间差异大，类内差异小。常用的聚类分析有二阶段聚类、K中心聚类和系统聚类分析三种方法。

第四节　病案信息报告

一、概述

（一）病案信息报告的内涵

统计信息报告工作管理工作是按照依据统计法律法规等文件的要求，按照相关统计调查制度明确的规范、标准、时效和路径报送既定的统计信息的过程。

病案统计信息报告管理工作是遵循和落实《中华人民共和国统计法》《中华人民共和国统计法实施条例》《关于深化统计管理体制改革提高统计数据真实性的意见》《国家卫生健康委关于加强卫生健康统计工作的指导意见》等法律法规和部门统计规章制度的具体体现。

新形势下我国病案信息报告管理工作必须牢固树立大卫生大健康理念，遵循法制化、规范化和信息化，做到依法统计、规范统计过程管理，坚持质量优先、保证数据真实准确，坚持属地管理、加强组织领导，坚持分门别类、强化服务效能。

（二）信息报告存在的问题

实际工作中除了按照统计调查制度的要求完成病案信息报告之外，因为病案信息用途广泛，互联互通共享使用尚不全面等，仍然存在着没有调查制度支撑而是以行政主管部门工作通知和函件的方式来要求医疗机构报送病案信息。而这些报送的病案信息往往是一数多头报，本质上是重复统计，增加了基层医疗机构的统计报送任务和负担。

2020年9月18日至27日，国家统计局第17统计督察组对国家卫生健康委开展了防范和惩治统计造假、弄虚作假督察，2021 年 3 月 19 日督察组向国家卫生健康委员会反馈了统计督察意见。意见提出了国家卫生健康委统计工作存在 5 个方面的问题，其中第二个问题是统计制度执行不够严格，统计管理办法修订不够及时，数据资源整合和信息共享不充分，统计数据开发利用力度不够。国家卫生健康委在落实督察整改的过程中也重点在依法统计方面做了工作，组织有关单位开展未经审批的统计调查项目专项清理，加强依法申报工作，并强调严格执行统计调查制度，依法填报统计数据。但是没有依法申报审批的统计调查制度，要求医疗机构报送病案信息的情况仍然存在。

二、统计调查制度

（一）统计调查制度内涵

统计调查制度是经统计主管部门审批备案的，具有法律约束性和法律效力。落实统计调查制度是依法统计的体现，统计调查对象不得拒报、迟报，更不得瞒报、虚报、伪造或篡改。除试填报或者试点外，对于未经批准或备案的统计调查项目以及无标识或者超过有效期的调查表，统计调查对象有权拒绝填报。

统计调查制度可以分为周期性普查制度、常规统计调查制度和专项调查制度。卫生健康领域有每五年开展一次的全国卫生服务调查，有《全国卫生健康统计调查制度》和《国家中医药综合统计制度》等常规性统计调查制度，有托幼机构卫生状况、基本公共卫生服务等专项共计调查等。

（二）卫生健康领域统计调查制度介绍

1.《全国卫生健康统计调查制度》

该制度从 2007 年开始建立，为适应医疗卫生行业发展，特别是健康中国建设和医疗卫生体制改革等对卫生统计工作提出的新要求和新任务，支撑卫生健康事业高质量发展，该制度每三年修订一次，先后分别印发了 2010 年、2013 年、2016 年、2018 年和 2021 年五个版本的《全国卫生健康统计调查制度》。

该制度的组成部分不断完善，2010 年该制度包含《全国卫生资源与医疗服务调查制度》《全国卫生监督调查制度》《全国疾病控制调查制度》《全国妇幼保健调查制度》《全国新型农村合作医疗调查制度》等 5 套调查制度。在 2018 版本的制度基础上，经修订后的2021 年版全国卫生健康统计调查制度包含《全国卫生资源与医疗服务统计调查制度》《全国卫生健康监督统计调查制度》《全国疾病预防控制统计调查制度》《全国妇幼健康统计调查制度》《全国职业健康统计调查制度》《国家基本公共卫生服务项目和家庭医生签约统计调查制度》《全国老年健康统计调查制度》和《中国居民健康素养监测统计调查制度》等 8套统计调查制度。在历次修订过程中，指标体系、指标项、统计标准、指标解释和相关说明等都有更新和变化。

2.《国家中医药综合统计制度》

为贯彻落实《中共中央国务院关于促进中医药传承创新发展的意见》中"加快建立国家中医药综合统计制度，健全中医药综合监管信息系统"的任务要求，解决中医药统计指标缺乏系统设计、中医药统计体系不完整、中医药各领域统计数据分散、统计资源有待整合等实际问题,国家中医药管理局基于《全国中医医疗管理统计调查制度(2018 年版)》统一组织,广泛调研和征求意见,经国家统计局审批通过,《国家中医药综合统计制度》于 2022 年 4 月 12 日获批实施,该制度有效期 3 年。该制度是我国在国家层面上第一部中医药统计工作的制度,具有里程碑意义。包括"中医医疗资源和服务""中医药科研""中医药教育人才""中药流通和进出口"等 4 个部分,以年报为主,涵盖所有中医类医疗机构、社区卫生服务中心(站)、卫生院和部分被抽样地区的村卫生室等医疗卫生机构,中医类科研机构和医药企业等。

3. 其他相关考核工作要求的信息报送

(1) HQMS 数据报送。2011 年原国家卫生部医管司印发《关于开展医疗服务监管信息网络直报试点工作的通知》,建立了医院质量监测系统,通过试点总结,于 2012 年全面推进医院质量监测评价工作(即 HQMS),为配合医院评审工作和加强医疗服务监管发挥了重大作用。目前 HQMS 统计数据报送工作仍然正常开展,由各三级医院利用网络直接报送。

(2) 医保结算数据清单。《国家医疗保障局关于印发医疗保障定点医疗机构等信息业务编码规则和方法的通知》(〔2019〕55 号)规定了数据报送要求,医保定点医疗机构在开展住院、门诊慢特病等医疗服务后,向医保部门申请费用结算时提供对应的数据清单病案数据报送,包括基本信息、门诊慢特病诊疗新、住院诊疗信息等逾 190 项。

(3) 三级公立医院绩效考核数据报送。分为《国家三级公立医院绩效考核》《国家三级公立中医医院绩效考核》,指标体系包含涵盖医疗质量、运营效率、持续发展、满意度等。

(4) 其他。国家卫生健康行政管理部门或医疗保障部门等,会结合自身工作需求,要求医疗机构临时报送相关病案信息。

三、报送内容

(一) 全国卫生资源与医疗服务统计调查制度

卫生资源与医疗服务调查统计的目的是了解全国卫生健康资源配置与医疗服务利用、效率和质量情况,为监测与评价医改进展和效果、加强医疗服务监管提供参考,为有效组织突发公共卫生事件医疗救治提供基础信息。

共计 25 个调查表,主要报送内容包括:医疗卫生机构基本情况、医疗机构运营情况、卫生人力基本信息、卫生健康人才需求计划、医用设备配置情况、出院病人情况、全员人口信息、医改措施执行情况。疾病预防控制中心(防疫站)、专病防治机构等其他卫生事业单位的实验室建设与管理和信息化建设情况。数据报送频率有年报、月报、季报和实时报,报送范围和报送单位均做了明确规定。

(二) 全国妇幼健康统计调查制度

妇幼健康统计的目的是了解孕产妇、儿童、妇女等重点人群接受妇幼保健服务情况及健康状况、妇幼健康服务提供情况,为制定妇幼健康政策提供依据。主要报送内容有孕产妇保健和健康情况、儿童保健和健康情况、妇女宫颈癌及乳腺癌筛查情况、避孕节育服务情况、婚前保健情况、妇幼健康公共卫生服务情况、母婴保健技术服务执业机构与人员情况、出生医学信息情况;孕产妇死亡、5 岁以下儿童死亡及出生缺陷监测情况等,共计 16 个报表,有年报、月报、季报和实时报。

（三）国家基本公共卫生服务项目和家庭医生签约统计调查制度

基本公共卫生服务项目和家庭医生签约统计调查的目的是了解全国国家基本公共卫生服务项目运行情况，为政府制定和完善国家基本公共卫生服务项目制度提供科学依据。了解全国家庭医生签约服务进展情况，为政府制定和完善我国家庭医生签约制度提供科学依据。该调查是全面调查，共计 14 个调查表，分为半年报和年报。主要的报送内容是基层医疗卫生机构承担的国家基本公共卫生服务项目进展情况和各地家庭医生签约服务进展情况，基本公共卫生服务经费预算情况和基层医疗卫生机构基本公共卫生服务经费到位情况等。

（四）全国老年健康统计调查制度

老年健康统计调查的目的是全面、系统、及时、准确地了解掌握全国及各省（区、市）、新疆生产建设兵团老年人健康管理、失能老年人评估服务和医养结合服务情况，为制定老龄健康政策和规划提供依据。该统计调查为年报，调查内容包括老年人健康管理、失能老年人评估服务和医养结合服务相关工作情况。调查范围为承担基本公共卫生服务的医院和基层医疗卫生机构。统计对象为城乡社区接受老年人健康管理服务、失能老年人评估服务和医养结合服务的老年人。

（五）国家中医药综合统计制度

中医药综合统计的目的是全面、系统反映我国"中医医疗资源与服务""中医药科研""中医药教育人才"及"中药流通与进出口"基本情况，为各级政府制定中医药宏观调控政策、促进中医药发展提供科学依据。调查报表的调查范围为中医类医院、社区卫生服务中心（站）、乡镇卫生院、村卫生室。共享报表的调查范围为医疗卫生机构、中医药类科研机构、中药工业企业、中药流通与进出口相关中药批发和零售企业。

该调查为年报，中医医疗资源与服务部分调查报表统计调查中医类医院及基层医疗卫生机构的中医药特色服务情况；中医药科研部分调查报表调查中医类医院科研项目立项经费情况；中医药教育人才部分调查报表调查中医类医院招收进修总人数、各级师承教育指导老师人数、参加省级及以上师承教育人数等情况。中药流通与进出口部分共享报表共享相关中药批发和零售企业药品购进、销售、库存情况及电子商务基本情况，进出口企业中药进出口种类、数量、货物总额等情况。

 思考练习题

1. 根据不同目的，制作病案信息统计工作的流程。
2. 请阐明各类病案信息统计方法应用场景。

第二篇　实务篇

第六章　电子病历管理

学习目标 ▶▶▶▶▶

● 能够借助电子病历系统建设的开发过程分析电子病历建设过程中的关键节点，如系统目标、每个阶段的任务。

● 熟悉电子病历信息采集的关键内容，掌握门诊、急诊与住院电子病历的区别，结合案例分析电子病历的功能、结构与管理内容。

电子病历是病案管理信息化的主要体现，电子病历管理是病案信息管理的主要内容。电子病历，一般有 EMR（Electronic Medical Record，电子医疗记录）、CPR（Computer-based Patient Record，计算机化的患者记录）、EHP（Electronic Health Record，电子健康记录）等不同的形式称谓，最常见的是 EMR。

电子病历是信息技术和网络技术在医疗领域的必然产物，是医院病历现代化管理的必然趋势，其在临床的初步应用，极大地提高了医院的工作效率和医疗质量，但这还仅仅是电子病历应用的起步。美国国立医学研究会对 EMR 所给出的定义是：基于一个特定系统的电子化病人记录，该系统提供用户访问完整准确的数据、警示、提示和临床决策支持系统的能力。日本在 1999 年颁布的《日本厚生省关于诊疗记录由电子媒体保存的有关规定》中，将电子病历界定为：对于诊疗记录的各类文书资料在满足信息的真实性、可读性和储存安全性的标准下，由电子媒体予以保存并在其运行管理中按规定实施的病历。

原国家卫生部颁发的《电子病历基本架构与数据标准电子病历》中定义为：电子病历是医疗机构对门诊、住院患者（或保健对象）临床诊疗和指导干预的、数字化的医疗服务工作记录。电子病历是用电子设备（计算机、健康卡等）保存、管理、传输和重现的数字化的病人医疗记录，取代手写纸张病历。电子病历具有主动性、完整和正确、知识关联、及时获取等特征，是医疗机构对门诊、住院患者（或保健对象）临床诊疗和指导干预的、数字化医疗服务工作记录。

《电子病历应用管理规范（试行）》中将电子病历定义为，是指医务人员在医疗活动过程中，使用信息系统生成的文字、符号、图表、图形、数字、影像等数字化信息，并能实现存储、管理、传输和重现的医疗记录，是病历的一种记录形式，包括门（急）诊病历和住院病历。同时指出，电子病历系统，是指医疗机构内部支持电子病历信息的采集、存储、访问和在线帮助，并围绕提高医疗质量、保障医疗安全、提高医疗效率而提供信息处理和智能化服务功能的计算机信息系统。

学界中关于电子病历的概念有狭义与广义两种。狭义的电子病历,是传统纸质病历的完全电子化,体现个人医疗信息的载体,是由医疗机构以电子化方式创建、保存和使用的,重点针对门诊、住院患者(或保健对象)临床诊疗和指导干预信息的数据集成系统。广义的电子病历,不仅仅是将现有纸质病历简单地电子计算机化,而是囊括了整个医疗过程,其不仅包含患者纸张病历的原有内容,还储存了包括病史和各种检验、检查、影像资料等全部的医疗信息。广义的电子病历系统属于一个临床整体解决方案,既包括应用于病房的临床信息、门(急)诊信息,也包括 EMR、HIS、LIS、PACS、RIS、心电、病理、重症监护、手术麻醉、合理用药、输血等各类医技科室的辅助检查信息系统。

"推进医院信息化建设要以管理改革和电子病历应用"是我国医疗卫生改革的工作重点之一。电子病历系统被赋予了重要责任即将成为医院信息系统核心,要在医疗质量改进、降低医疗差错、患者安全保障、优化医疗流程、提高医疗效率等方面体现出其价值所在。随着一系列电子病历相关标准及文件的发布,建设电子病历系统已成为各医院信息化建设的重要任务。电子病历作为核心系统必须支持医院内部患者信息的采集、存储、访问及共享,提供信息处理、辅助决策支持等功能服务,助力提高医疗质量、保障患者安全、提升医疗工作效率。

电子病历的共享交换需要满足患者就诊时在任何区域内获取其门(急)诊、住院、手术等就诊史和疾病诊断,以及既往检验检查、出院小结、病案首页等诊疗参考信息,以更好地为患者提供医疗服务。目前可参照的国际标准主要有:

1. 医疗健康信息集成规范(Integrating the Healthcare Enterprise,IHE)。其目标是医疗信息系统的互联,为不同系统间的集成提供方案。IHE 实为临床信息数据的共享提供了一种优化现行流程的框架。

2. HL7(Health Level 7)和 CDA 临床文档结构。HL7 是标准化组织致力于实现ISO 定义的互联互通七层协议在医疗领域的实现目标。HL7 V3 中的 CDA 是基于 XML对电子临床文档语法及框架的定义。CDA 定义的文档具备 6 个属性:上下文相关、整体性、持续性、可管理性、授权能力、人可读性。

3. 医疗数字影像传输协议(Digital Imaging and Communication in Medical,DICOM)。医疗数字影像传输标准与 HL7 并称为医学信息界两大技术标准,相对于 HL7注重消息交换标准和数据模型的定义,DICOM 更注重医学影像文件处理以及影像设备与信息系统之间的互操作性实现。

4. SNOMED-CT。即,Systematized Nomenclature of Medicine-Clincial Terms 的缩写,意为国际系统医学术语临床术语。

5. LOINC。即,Logical Observation Identifiers Names and Codes 的缩写,意为观测标识符逻辑命名与编码系统。

6. ICD-10。即,the International Statistical Classification of Diseases and Related Health Problems 10th Revision,意为国际疾病与健康问题统计分类第 10 版。

国内标准主要包括:《临床检验结果共相互操作性规范》《基于电子病历的医院信息平台建设技术解决方案》《电子病历基本数据集标准》《电子病历基本规范(试行)》《电子病历系统功能规范(试行)》《电子病历系统功能应用水平分级评价方法及标准(试行)》《区域

(医院)信息互联互通标准化成熟度评测方案》《电子病历基本架构与数据标准(试行)》和《电子病历共享文档规范》等。

第一节　电子病历信息采集

电子病历系统借助其对数据与信息的分类汇总与分析进行多种形式的数据与信息的组织,通过各种数据与信息的展现手段,将患者诊疗过程的各类主客观资料按照以方便数据利用、辅助医务人员诊疗决策、促进患者恢复健康为主要目的进行数据展现。

按照我国的《医疗事故处理条例》,病历资料分为主观病历和客观病历。主观病历包括:病程记录、三级查房记录、会诊记录和病历讨论(疑难、危重病历讨论、死亡病历讨论)。客观病历包括:门诊病历、住院志、体温单、医嘱单、化验单(检验报告)、医学影像检查资料、特殊检查同意书、手术同意书、手术及麻醉记录单、病理资料等护理记录。

一、字典数据库管理

数字字典管理是电子病历采集数据的基础工作,其质量与电子病历质量呈正相关关系。电子病历系统需要对应用的各类数据进行标准化管理,从而可以促进规范医疗行为。电子病历系统将常用字典数据库进行分类管理,分别为基本信息类、临床诊疗类、管理类、医疗费用类。基本信息类字典数据库中包括但不限于地址库、国籍库、民族库、籍贯库、家庭关系代码库、职业库等。临床诊疗类字典数据库包括:疾病诊断名称库、手术操作名称库、损伤中毒原因名称库、护理操作名称库、病理诊断名称库、检查检验名称库、血液制品名称库、药品名称和用法字典库(含新特药房药品)、医用耗材名称和用法字典库、医学术语库(含病历模板、医嘱模板等)、临床路径疾病名称库、疾病知识库等。管理类字典数据库包括:诊疗科目名录库,科室名称库,医、护、技、药、管理人员库(含姓名、职称、职务、工号等),手术操作分级字典库,抗菌药物使用分级字典库,毒麻精神药品使用分级字典库,专家专科门诊分级管理字典库,医保政策知识库。医疗费用类字典数据库包括:医疗付费方式字典库、医疗收费项目字典库、医保(新农合)诊疗项目报销比例字典库、医保(新农合)药品/耗材使用范围字典库等。

根据电子病历系统应用的需要,必须及时建立、维护、更新、升级各类各种常用字典数据库。字典数据库如有国家标准,应尽可能使用国家标准。电子病历系统常用字典数据库的建立维护与更新升级必须遵循标准化管理原则,在引用各类标准时应按照国、部、省、市、院、科依序选择的宗旨进行。

二、住院电子病历的创建与记录

使用电子病历系统时,应首先由经治医师创建电子病历,按照《病历书写规范》完成各项病历记录,护理病历由护士创建,医技人员完成相关检验检查记录并出具报告。患者入院后,该患者电子病历自动生成,由病区护士站的管床护士分配床位、确认患者收住本专科(病区),然后经治医师诊查病人,书写电子病历。电子病历记录,包括患者办理入院手续至离院、出院期间的所有医疗记录。

建立电子病历后,便可进行病历的书写和开立医嘱。为保证病史采集的及时性、真实性、规范性,建议在完成入院记录后即时打印,并由患者本人或其授权委托人在病史页中签字予以确认,或进行专项医患沟通,并记录于电子病历中。

患者住院期间,管床医师应按照《病历书写规范》完成各项内容,如入院记录要在患者入院 24 小时内完成,首次病程记录要在患者入院 8 小时内完成等,要保证病历段落在规定时间内书写完成,保证信息采集的及时性、完整性。患者病情变化,需要请其他专科会诊时,除使用电子病历系统发送会诊申请外,必须同时进行电话邀请会诊(包括急会诊和普通会诊)。会诊时限按电子病历系统发送会诊申请时间为起始计算时间,应邀会诊的医师必须及时完成会诊记录的书写,完成时间不得超过 24 小时,逾期会诊记录书写权限将终止。邀请院外专家会诊时,经治医师在书写好会诊申请后,可由外院会诊专家口述,经治医师代为录入,并在打印后请会诊专家签字确认;也可打印会诊申请,由外院会诊专家直接手工书写完成会诊记录。完成后的会诊单须放入病历夹保存。

双轨制模式下,即电子病历与纸质病历并行的情况下,需要向患者进行书面沟通告知或签署知情同意书时,必须及时打印相关知情同意书、告知书(一式两份)或医患沟通记录单,在征得患者本人或其授权委托人签字后,一份存入病历夹保存,一份给患方。

三、门(急)诊电子病历的创建与记录

患者进入门(急)诊,从挂号开始便创建门(急)诊电子病历。医师记录的门(急)诊病历,应书写的项目包括主诉、简要病史、既往个人史、辅助检查结果、诊断治疗意见等项目,复诊病历可不书写既往个人史。

书写时应遵循《病历书写规范》要求。门诊病历内容可建立个人书写模板,以提高书写效率。因抢救危重患者而未及时书写门诊病历时,应在抢救结束后据实补记,并写明补记时间。急诊留观记录是急诊患者因病情需要留院观察期间的记录,重点记录观察期间病情变化和诊疗措施,记录简明扼要,并注明患者去向。

门(急)诊电子处方的书写与管理应遵循以下规则:

(一)门(急)诊电子处方书写前必须确立门(急)诊诊断。

(二)在使用门(急)诊电子处方系统前,医师个人必须做好发药药房选择。

(三)门(急)诊用药必须安全、合理、有效、价廉,不得超过一般处方用药时限。有超出处方用药时限的用药行为必须在备注信息栏中填写理由。

(四)采用超出药品说明书使用范围的药品未注册用法应按照《药品未注册用法管理规定》向药物治疗学与药事管理委员会申请并获批准后,给予使用。

(五)经治医师开具电子处方时,必须就用药方案、费用、注意事项等与患方沟通和确认。

(六)电子处方由药剂科进行规范性与合理性审核,对超常处方应要求经治医师更改,如经治医师拒绝更改,药剂科有权拒绝发药。

四、电子病历书写模板的制订与审核

电子病历模板有助于收集电子病历中的各项数据。电子病历系统不支持不同患者病历之间的复制、粘贴功能,但支持建立模板功能。电子病历模板是从医院病案管理要求、

疾病特点、医生书写习惯等角度综合提炼出的病历中必须记录项目,采用填空、单选、多选等形式来规范记录内容,方便医务人员书写,减少书写差错,提高工作效率。

病历模板分院级公共模板、科室模板及个人模板。院级公共模板以提供全院所有科室均能使用的病历书写格式为主,全院所有具备病历书写权限的人员均能使用。科室模板供全科人员使用,个人模板仅供个人使用。院级公共模板由医院提供内容;建立科室模板时,应由科主任对内容审核后报医务处备案,由信息处维护入电子病历系统中;临床建立个人模板时,由个人对模板内容负责。严禁利用模板对不同患者病历信息进行拷贝。

影像(普放、CT/MR、超声、ECT)、病理(普通病理、涂片、快速冰冻、免疫组化)、内镜、TCD、肌电图、肺功能、输血、体外震波碎石、特异性过敏原检测等各类检查、治疗申请单,由医务部门提供样式,并制作成特殊表单格式,在相应的功能检查系统与电子病历系统对接完成后,有助于采集各类检验、检查数据。

为方便医嘱开立,使用门诊电子病历系统和医嘱系统时,可建立医嘱的科室模板和个人模板。科室模板必须由科主任审核后建立。临床路径住院医嘱、病历模板由各科室临床路径实施小组制订,并交临床路径管理委员会审核。

五、用户授权与电子签名

使用电子病历系统的各级工作人员,根据不同的工作岗位和性质,对电子病历系统的使用者进行分类、分层授权管理。角色类别分为:医生、护士、病案管理、医疗管理、临时用户。电子病历系统使用者的类别划分依据人事处制定的岗位名录、职责及实际需要,由医务处、护理部进行界定。

此外,根据电子病历系统的功能确定不同类别不同层级工作人员的使用权限,包括阅读权限、书写权限、修改权限、复制权限、审核权限、维护权限、访问权限等,静态权限(一段时期内人员权限不出现变更,如职称变动、科室变动等)的分配管理由信息处负责,动态权限(短期内人员权限会出现变动,如值班、门(急)诊等)的分配管理由医务处、护理部负责。

各类用户如授权书写电子病历,电子病历中应有其电子签名。即,各类授权人员需要在电子病历中,以电子形式所含、所附用于识别签名人身份并表明签名人认可其中内容的数据。

第二节　电子病历系统建设

2009年至2010年,卫生部相继颁布了《电子病历基本架构与数据标准(试行)》《电子病历基本规范(试行)》《电子病历功能规范(试行)》三个关于电子病历的标准及规范。在《电子病历功能规范(试行)》中明确指出:电子病历系统是指医院内部支持电子病历信息的采集、存储和访问,并围绕提高医疗质量、保障医疗安全、提高医疗效率而提供信息处理和智能化服务功能的计算机信息系统。既包括用于门(急)诊、病房的临床信息系统,也包括检查检验、病理、影像、心电等医技科室的信息系统。

电子病历虽然是电子病历系统的生成物,但是电子病历可以不依存于产生其的特定的电子病历系统而独自存在。只要电子病历按照国家的相关规范,遵从开放的电子病历信息模型,那么其可以实现跨医疗机构被不同的电子病历系统识别、利用。2017 年 2 月 22 日,国家卫生和计划生育委员会委会同国家中医药管理局组织专家对《基本规范》进行了修订,并征求全国各省(区、市)意见,进一步修改完善,形成《电子病历应用管理规范(试行)》。一是明确了电子病历系统和电子病历的概念。电子病历系统是指医疗机构内部支持电子病历信息的采集、存储、访问和在线帮助,并围绕提高医疗质量、保障医疗安全、提高医疗效率而提供信息处理和智能化服务功能的计算机信息系统。通过这次修改,将电子病历系统的应用范围由原来的医院扩大到整个医疗机构范围,并将"在线帮助"扩展为电子病历信息系统的功能。

一、建设电子病历系统的目标与任务

一是目标。医疗机构开发电子病历系统其主要目标是为患者建立动态、连续、完整、真实和结构化的临床数据库,实现临床诊疗过程规范化、自动化、数字化,为临床诊断、检验检查、护理服务等提供便捷、高效的临床信息服务和辅助决策支持;通过电子病历系统共享患者电子病历,可以促进不同区域、不同医疗机构、不同专业之间可以开展医疗协同服务,实现各医疗行为的无缝对接;通过电子病历系统可以建立各类临床业务管理平台,加强医疗质量管理、医疗安全精细化管理,提高医疗行为效率;通过电子病历系统还可以为医学教学、科研,社会各方面利用电子病历提供基础医疗信息。

二是任务。电子病历系统的任务之一是支持临床医疗活动。根据电子病历系统的目标,不难得出,电子病历系统首先要支持医疗机构的诊断治疗、检验检查、护理服务等临床医疗活动。同时,通过电子病历系统可以规范临床医疗行为。如病程记录要求经治医师或值班医师及时进行病情评估,需要其在完成首次病程记录书写后 24 小时制订诊疗计划,且诊疗计划要有针对性,要有具体的治疗方案。对诊断明确、没有严重合并症,能够按医疗机构规定的临床路径设计流程和预计时间完成诊疗项目的患者写明是否入组临床路径。这些内容,在设计电子病历系统时,将相关功能及时间限制等功能纳入需求之中,便可以通过电子病历系统对医务人员的各项业务活动进行自动化管理。支持临床医疗活动还表现在,集成不同电子病历系统数据,实现不同医疗机构、不同医务人员之间数据共享。通过电子病历系统可以将患者在不同医疗机构的电子病历,以及在本医疗机构中产生的不同时期的电子病历进行集成,并以符合医务人员思维的形式展现给他们,让他们能够及时、全面、系统地掌握该患者的既往病史、各类临床数据,以便准确把握病情发展情况,做出合理的诊疗计划。双向转诊制度中,东南大学附属中大医院与其周边社区卫生服务中心之间进行"双向转诊",社区卫生服务中心指导、协助疑难重症患者及时转诊到适宜的医院就诊,对从东南大学附属中大医院转回社区卫生服务中心的患者进行随访和康复指导。在双向转诊过程中,无论是东南大学附属中大医院,还是其周边社区卫生服务中心,通过电子病历系统可以实现将患者的电子病历上传与下传,使医院医生与社区卫生服务人员及时掌握患者病情,开展相关的医疗服务。

电子病历系统的任务之二是支持医疗机构事务管理。通过患者在医疗机构就诊过程,医务人员的诊断治疗、检验检查和护理服务等信息,可以实现向医疗卫生行政管理部门上报各类统计数据。医疗机构内部,也可以通过电子病历系统掌握医疗机构运营的各类医疗质量管理、安全控制,以及医疗机构管理等提供决策依据。

<<<< --

三是建立基础支撑环境。通过电子病历系统,保障电子病历正常运行,医疗机构正常开展各项医疗业务活动,具体包括电子病历信息安全、患者信息保护,以及遵守行业规范,提供可供医疗机构之间共享和远程医疗的基础支撑环境。

二、电子病历系统的功能

根据《电子病历系统功能规范(试行)》,电子病历系统功能分为基础功能、主要功能和扩展功能。

一是,电子病历基础功能。电子病历系统的基础功能是指电子病历系统应具有的基本功能,具体包括用户授权与认证、使用审计、数据存储与管理、患者隐私保护和字典数据管理等功能,以及能够保证电子病历系统中的各项数据安全、可靠及可用。

第一,用户授权与认证。是指能够创建电子病历系统用户的角色和工作组,为各个使用者分配独立用户名的功能。电子病历系统为了能够灵活地对电子病历的用户进行授权管理,达到对电子病历系统数据的层级管理,电子病历系统在进行用户授权时采用角色与工作组的形式。电子病历系统中,各医疗机构可以根据不同的划分规则,对角色与工作组进行划分,以达到精细化管理。角色可以包括医师、护士、技师和职能管理员等。工作组可以包括医生工作站、护士工作站、科主任工作站、病案管理、后台管理等。如,为医疗机构中的每名医务人员和相关职能部门的管理人员分配独立用户名。如笔者在南京医科大学附属逸夫医院的电子病历系统中的用户名为"000033",且属于病案管理工作组。通过给不同的用户分配不同的用户名,可以明确各自的责任,确保电子病历内容真实可靠;通过给不同用户分配不同的工作组,可以明确其权限范围。笔者作为该院病案统计中心的负责人,可以查询病案管理子系统的所有数据,而对于病历档案管理部门的其他人员只能使用其对应的功能,如病历档案统计员只能使用病案管理子系统中的统计功能,却不能用疾病编码功能。需要指出的是,电子病历系统可以根据国家的法律、法规,对患者本人及其监护人、代理人授权访问电子病历系统中的部分客观病历档案信息。这一点尤其会在未来作为电子病历系统的子项目——电子健康档案系统中得到广泛使用,可以让患者随时随地掌握自身的健康信息。无论是医务人员、管理人员,还是患者及其代理人,在进行授权时都要经过用户认证。电子病历系统的用户必须经过规范的用户认证,并获取用户名与密码,或者经过数字认证、指纹识别方可使用电子病历系统。

第二,使用审计功能。是指电子病历系统用户在登录电子病历系统之后,所有的操作行为都会被以日志的方式被系统自动记录生成审计日志文件。内容包括用户名、操作时间、被访问患者信息、操作内容、登录地及计算机等详细信息。审计日志文件由电子病历系统自动生成,并对用户登录的所使用的数字证书进行审计、保存,以供查阅及追溯。

第三,数据存储与管理。是指为实现医疗机构内部,医院机构之间,以及医疗机构与相关部门之间互通互联,信息共享,电子病历系统中的文字、符号、图表、影像等信息类型应能够实现转换、存储管理。即电子病历系统应支持对各种类型的电子病历进行转换、存储管理,并采用公开的数据存储格式,使用非特定的系统或软件便能够再现电子病历内容。如电子病历系统可以转换、存储患者的个人信息,诊断治疗、检验检查和护理服务等信息并进行整合,转换成 XML、PDF、JPG、RIM CDA、TXT 等格式,再现时可以用非特定电子病历系统,如画图板、记事本、IE 等系统自带软件便可浏览阅读。电子病历系统存储功能还包括对电子病历中的各类数据的备份与恢复功能,且不受电子病历系统升级影响。

第四,患者隐私保护。是指由于电子病历系统中存储患者的各类信息,包含大量的患者隐私,如患者的身体特征、健康状况、疾病情况的真实记录,以及医学检查结果、身体表征记录、疾病诊断记录等,因此需要对电子病历设置保密等级的功能,对操作人员进行权限分级管理,用户根据权限访问不同保密等级的电子病历信息。为使患者的隐私得到真正保护,电子病历系统设置保密等级有普通、保密、绝密、机密等级别,对住院医师、主治医师、副主任及以上医师和职能部门负责人等分配访问不同的保密等级电子病历信息的权限。如将特定患者电子病历保密等级设置为机密,那么一般的主治及以下医师都不能访问该电子病历。

第五,字典数据管理功能。是指为了对电子病历中的各类数据进行标准化管理,规范医疗行为,建立标准的服务体系,电子病历系统提供对各类字典的增加、删除、修改等维护功能。各个医疗机构可以根据自身的习惯、管理要求、特殊病历的书写特殊需求,进行个性化订制;另外,由于医疗机构所处的外部环境的变化,电子病历不得不对原有的数据字典进行增加、删除、修改等操作,这时便需要对原有的电子病历数据结构进行调整。如,药品目录字典、检验检查名称字典、诊断疾病名称字典、处方套餐字典、医师权限维护字典等。

二是,电子病历主要功能。电子病历系统的主要功能包括创建电子病历、管理患者既往电子病历、记录医疗行为(电子病历书写、存储、展现),以及临床辅助决策支持和医疗质量管理与控制等功能。

第一,创建电子病历。是指医疗机构确认患者身份之后,给患者创建电子病历并分配统一编码,作为其在本医疗机构的唯一标识码,并能够通过该标识码关联该患者的所有电子病历信息。通过此标识码与其他信息系统进行关联,则可以实现在不同系统中共享患者的电子病历信息。从南京医科大学附属逸夫医院电子病历系统中可以发现其是按 10 位数依次分配患者在院内的唯一标识码,即从 0000000001 开始,0000000002,…,依次类推。通过此标识与检验检查号建立关联,就可以实现检验检查的结果报告、影像报告等信息与医生工作站实现共享,患者在医技部门做的各类检验检查,可以通过电子病历系统第一时间传送到医生工作站。但是,一般医疗机构都会分住院部与门诊部,并且在两个部门之间并不会采用一个系统的标识码。该院电子病历系统的后台数据库中则对门诊患者与住院患者采用不同标识符。电子病历系统中对住院患者的唯一标识码采用 14 位字符,即在 10 位数据字前添加"zy"表示住院患者,第 n 次住院则再添加人位"0n",而对门诊患者的唯一标识码前不添加任务标识符,以示区别。另外,在产科为了区别产妇与新生儿的关系,但是又要体现出两类号码之间的关系,该院采用在母亲的标识码前再添加 2 位标识符,第一位新生儿用"b1",第二位新生儿用"b2",以此类推。在医疗机构内部,医务人员可以通过输入患者的标识码检索出该患者,并且可以通过医生工作站开立医嘱、检验检查申请、书写电子病历等医疗行为;护理人员则可以输入该患者的生命体征、执行医嘱情况、书写护理记录;医技部门可以通过工作站确认患者、完成检验检查及生成报告等。对于多次入院治疗的患者,其唯一标识码不变,继续使用首次入院时发放的唯一标识码。如果将患者的唯一标识码与该患者的医疗保险号或者区域医疗编号进行关联，那么该患者在该区域内的所有电子病历信息都可以实现共享。

需要注意的是，一是，患者身份的确认是整个医疗过程的源头和核心，只有在确认患者身份之后才能够分配患者唯一标识。二是，一般入院患者的基本信息由入院处负责录入、核对，后期如果医务人员发现该患者基本信息需要变更，经授权之后可以进行修改，但是任何的修改，电子病历系统中要能够实现自动同步更新。同时，对患者基本信息的任何变更，都应以日志记录的形式加以记录，并保存到修改日志中，以便追溯变更责任。修改日志文件要记录的内容包括修改时间、操作用户、修改项目、修改前后的内容，如有条件还要记录操作的计算机名、IP 地址和 MAC 地址等。三是，通过患者的唯一标识码可以对患者的多重电子病历进行查重，一旦发现同一个患者被多次分配电子病历唯一标识，当将多个号码进行关联，通过关联的标识码可以查询该患者的所有电子病历。

第二，管理患者既往电子病历。是指电子病历系统应当能够提供患者的既往就诊信息的收集、管理、存储和展现的功能，使医务人员能够全面掌握患者的既往病情。患者的既往诊疗信息是医务人员处置患者的重要参考依据，医生制订诊疗计划、下达医嘱，护理人员执行医嘱、展开护理服务，技师检验检查、撰写诊断报告，药剂师调配药品，以及病历质量控制人员进行质控时，都可能查阅患者的既往诊疗信息。既往病史管理功能应可以增加、修改、删除患者既往诊疗情况，记录的既往病史应至少包括疾病描述、诊断、诊断医师和诊断日期等。除诊断信息之外，既往病史中还应该包括用药信息，如药物过敏史和不良反应、用药名称、用药起止时间、用药剂量、途径、频次等内容。如果该患者有手术史，则既往病史中还应有手术记录的相关内容，如手术名称、手术日期、手术者等内容。

第三，记录医疗行为。是指对患者住院电子病历管理、医嘱管理、检验检查报告单管理、电子病历展现等功能。（1）电子病历管理。是指为诊断治疗、检验检查和护理服务等各类医疗文书提供创建、管理、存储和展现等功能。创建各类医疗文书时，应自动记录创建时间、创建者、病历组成部分名称，并应能够提供电子病历创建信息补记、修改等操作功能，对操作者进行身份识别、保存历次操作印痕、标记准确的操作者和操作时间。根据电子病历组成部分、内容和要求，根据电子病历系统中相关数据，自动生成电子病历相应部分内容。如病程记录或手术记录中，凡涉及患者的基本信息的内容均可以直接从入院登记信息中直接提取。在统一的诊疗指南和规范要求下，提供结构化的电子病历界面模板，按照电子病历的组成部分、疾病病程进行选择，即各科室的医务可以根据不同的需求，选择不同版式的电子病历文书模板。又如在护理服务文档中，要能够提供体征采集功能，对体温、脉搏、呼吸、血压、血糖、血氧、尿量、大便，以及各种其他引流量和出入量等信息的采集。（2）医嘱管理。是指对医嘱录入、下达、传递和执行等进行管理，并记录医嘱实施过程的关键时间点。医嘱录入功能是指支持临床所有类型医嘱及其内容的录入，医嘱内容包括长期医嘱与临床医嘱的时间、内容和责任医师与护士等信息。在医嘱录入过程中，电子病历系统可以根据医生的级别来限制其开立处方的权限，如毒麻药、手术开立级别、抗生素开立级别和自费药等。如三级手术一般风险较高、过程复杂、难度较大，因此开立三级手术级别的医师一般要求正副主任医师，主治及以下医师在医嘱管理中将无法开立三级手术申请，这样使得医疗机构在控制手术风险方面得到进一步保障。为了使医嘱录入更加简捷,医师在录入医嘱时可以通过其管理功能实现医嘱组套功能。如产科医师在开立新生儿护理时,只需要开立新生儿护理组套医嘱,即可完成新生儿眼部、口腔、脐部、臀部等部位的护理医嘱。医嘱管理还包括医嘱补录入功能。如在 ICU 抢救危急患者时,先下达口头医嘱,抢救结束 8 小时内完成补录医嘱,并需要给予特殊标识。各类医嘱在录入、下达时,电子病历系统自动记录录入时间与责任医师、护士,并且还要提供校验医嘱内容完整性和合理性的功能。医嘱下达、传递和执行等进行管理主要是指医师能够在医生工作站(或者利用移动设备)完成医嘱修改、提交、审核、执行、回退、打印等功能,并且能够实现新增、修改、停止、取消等业务流程。在医嘱执行过程中,可以实现对患者标识、医嘱、执行时间、药品或标本容器进行核对和结果提示,并以条形码为主要介质传递患者的各类信息。对于护士执行医嘱时,提供每一条医嘱执行的备注录入,并可对医嘱进行组合生成组套医嘱执行单,也可按照医嘱类型、医嘱内容、药品剂型、给药途径等项目组合生成各类医嘱执行单。(3) 检验检查报告单管理。是指对医技部门产生的各类检验检查报告进行采集、修改、告知与查阅、报告内容展现等功能。通过各类检验检查设备生成的各类报告,需要采集到电子病历系统中,和其他电子病历文书统一存储、管理,能够编辑和利用。另外在医生登录电子病历系统时,如果有新检验检查报告单产生或者是检验检查报告单中有异常结果、危急结果等情况,系统应能够有提示功能。各个检验检查报告单的显示内容,除了检验检查项目内容之外,还要包括标本采集时间、检验时间、操作者、报告审核者、审核时间等项目。系统可以根据患者的性别、年龄、生理周期等因素确定检验检查报告项目的检验检查结果正常参考范围。随着信息技术的发展、移动 APP 的应用,各类检验检查报告单结果可以通过通信工具向患者进行推送。(4) 电子病历展现。是指将患者的各类诊断治疗、检验检查、护理服务等内容以直观、有效、便捷的方式通过特定的设备向医务人员展现,以便他们全面、有效地掌握患者的病情发生、发展和转归情况。展现电子病历可以按照诊断治疗、检验检查、护理服务等不同类别展现,也可按照患者接受诊断治疗、检验检查和护理服务的时间顺序展现。展现电子病历,应不依赖于特定的电子病历系统,应提供可供浏览各类电子病历内容的 Web 方式,采用 C/S 构架进行开发的浏览软件,使电子病历系统具有较高的兼容性。电子病历展现功能还包括电子病历通过患者基本信息、就诊时间、就诊科室、接诊医师、疾病编码等进行分类检索、查阅。如医师在评审职称时,需要抽检 3 份病历进行评审,这便需要对其担任现职以来负责完成的所有病历进行分类检索。对于同一个患者在该院内的历次电子病历也要实现可以展现,并且可以将患者历次的检验检查结果数值指标以趋势图形的方式进行展现。电子病历展现除了在显示屏、手机屏等电子设备上显示之外,还应提供纸张打印输出功能,打印格式符合卫生行政管理部门的统一要求。

第四,临床辅助决策支持。是指在医师开立医嘱和制订诊疗方案时,利用临床知识库提供辅助决策支持。将大量既往病例、疾病信息、药品信息、辅助检查信息等临床医学知识有机地组织、更新,形成临床知识库,并集成到电子病历系统之中,辅助医师开展疾病诊疗、护理及健康指导等正确的医疗行为,提供主动式提示和警告,规范医师诊疗行为。如,内分泌科在患者入院进行体格检查时,可以依据临床辅助决策支持功能,提示医师除身高、体重、指距、智力、神志状态、血压、腹围、臀围、特殊体型之外,还需要对于患者的特殊面容(肢端肥大症、呆小病、黏液性水肿、Graves 甲亢、Cushing 综合征)、水牛肩等进行详细检查。又如,当患者确定为某种疾病时,电子病历系统可以根据临床路径向医师生成各类医嘱和检验检查申请单选项,以供医师根据实际情况进行选择、调整。通过基于临床路径的临床知识库,可以实现规范医师诊疗行为,对医师的精细化管理,降低医疗费用,提高诊疗效率。临床辅助决策支持还表现在可以根据患者病情自动判断医师各项记录完成时间是否符合《病历书写规范》的时长要求。如,患者入院 24 小时内是否已经完成护理评估记录,如果到临界时间则系统发出提醒。在护理方面,临床辅助决策支持可根据护理规范的要求,依据不同的病种与病情,自动提供"护理项目"、"护理计划"和"重点项目评估跟踪记录单"的明细款目以供选择。临床实践中,多数患者会同时服用几种药物,由于药物之间有相互作用,患者在同时接受两种药物进行治疗时,便可能会发生药物的毒性反应,因此,对药物剂量、药物浓度、给药途径等合理性检查也是临床辅助决策支持的重要功能之一。医师在给患者开立医嘱时,电子病历系统会根据患者的药物过敏史对医嘱或处方进行审查,发现冲突及时向医师提出警告,请其重新开立医嘱或处方。另外,提供医疗保险知识库,即当医师在开立医嘱或处方时,该知识库可以对医嘱或处方进行自动审核,当发现有超出医疗保险目录范围的检查项目或药品时进行提示,如果存在医疗保险范围外的项目则推荐医疗保险范围内的项目以供医师决策。

第五,医疗质量管理与控制。是指,通过电子病历系统对病历数据进行汇总、统计、分析,在病历质量管理与控制、合理用药监管、医院感染监测、医疗费用监控和高值耗材监控、是否违背临床指南要求、13 项核心制度执行落实情况等方面为医疗质量管理与控制提供信息支持,为医疗机构质量管理提供有效工具,使得医疗机构质量管理工作更加便捷、高效。以病历质量管理与控制为例,利用电子病历系统对运行电子病历进行质量控制时,可以针对某个具体的病区调阅该病区所有医师的在院患者的病历完成情况。纸质病历档案管理模式下,病历档案质量控制一般都是在病历回收到病历档案管理部门之后,由专门的质量控制人员对其进行抽样检查,利用电子病历系统,可以实现全样本的自动化质量控制。另外,在纸质病历档案管理模式下,一般不会对护理治疗进行过程质量控制,利用电子病历系统,可以对护理过程中的医嘱按照执行的完成率、护理评估的符合率、分级护理巡房的完成率等临床执行医嘱的电子过程记录,完成过程质量的监控与管理。纸质病历档案管理模式下,病历档案质量评分形同虚设,而利用电子病历系统,不仅可以支持终末病历质量检查实时评分,还且还可以对病历的缺陷部分进行提示,要求病历负责人及时对存在质量问题的部分加以纠正,并追踪、记录。再如,合理用药监管方面,可以提供四类统计分析:处方评价、用药情况统计、抗菌药物统计、药师评价结果统计等。再如医院感染监测方面,可以根据电子病历系统采集到的患者生命体征数据、检验结果、医疗操作、抗菌药物使用记录等数据,自动筛查并综合判断住院患者是否医疗机构内部感染病例。一旦电子病历系统监测到有内部感染病例,便会主动向医疗机构感染控制部门发出警示,以备采取应对之策。在费用监控功能方面,需要统计单病种费用、药占比、医保项目与费用、高值耗材与贵重药品使用情况,以及住院均次费用、床均费用和门诊次均费用等,在纸质病历档案管理模式下,需要手工统计病历档案首页的费用数据,统计过程复杂,且容易出错。电子病历系统可以自动提供各类费用监控功能。

三是,电子病历系统的扩展功能。电子病历系统是一个复合系统,实现医疗机构内部数据共享,优化诊疗流程。电子病历系统集成医生工作站、药事管理、检验检查、医疗设备管理、收费管理等子系统中关于患者的基本信息、医嘱信息、检验检查报告、影像诊断报告等信息,以便让医护人员、医技人员和医院管理者通过电子病历系统便可掌握患者的全部医疗信息,无需再到药事管理、检验检查、医疗设备管理等子系统另行查找。如医师在医生工作站为患者开立某项生化组套检验申请,电子病历系统会自动生成生化组套检验申请单,并发送检验科。检验科完成检验之后,再通过电子病历系统自动将结果发至医生工作站。通过电子病历系统完成的医疗业务,全程无需人工干预,确保医嘱高效完成,简化整个诊疗流程,提高工作效率。电子病历系统除了解决医疗机构内部各项医疗业务之外,还要和医疗机构外部的疫情网络直报系统、区域医疗信息系统、新农合信息系统、基层卫生服务以及电子健康档案等相关系统进行数据对接,如与疫情网络直报系统对接,当医疗机构一旦发现有传染病患者并确诊之后,电子病历系统会自动采集该传染病的相关信息,并按照传染病上报要求上传该患者信息,无需医师参与。

三、电子病历系统开发管理

一是,电子病历系统基础条件。开发电子病历系统将会涉及医疗机构的各个部门,是一个复杂的系统工程,为了顺利建设电子病历系统,需要在筹建电子病历系统之前,首先要得到医疗机构高层领导的重视,尤其是一把手的重视,因为电子病历系统是"一把手"工程。其次是要有明确的电子病历系统建设的实际需求。这种需求既来源于临床一线医疗活动,又来源于医疗机构外部对于电子病历系统的需求。临床医务人员需要获取患者的全面健康信息,刺激了电子病历系统需要集成电子健康档案信息;医学教育研究者对教学科研数据的收集与应用需求,使电子病历系统的内容不仅是为临床服务,还要为教学科研提供科研电子病历;医务部门为了实现对电子病历的全程质量控制,需要利用电子病历系统的质控管理功能。再者,按照诺兰模型理论,很难想象,医疗机构在处于初装、蔓延、控制等阶段实现电子病历系统建设。最后,需要完成一系列的组织机构设置、医疗机构现状调查,医院管理基础工作,以及人财物的可行性分析。如医疗机构的基础业务数据量:每日门急诊量、出入院患者的数量、病床使用率、周转率等。成立医疗机构的电子病历筹建委员会,由一把手院长负责,可以对医疗机构行使一定的机构调整、人员调动、设备调配、制定规章制度以及一定的资金使用权限。

二是,电子病历系统开发的方式。一般信息系统的开发方式包括自行开发、委托开发、合作开发和利用现成的软件包开发等四种方式。由于电子病历系统是医学专用软件,正如前文所言,功能复杂,涉及面广,单纯依靠软件开发公司或者医疗机构自身的实力,或者是利用现成的软件开发电子病历系统都不是理想的开发方式。笔者认为,利用委托开发或者合作开发的方式可以将软件开发公司的技术实力与医疗机构的力量进行结合,便于成功开发电子病历系统。南京医科大学附属逸夫医院便是采用合作开发与委托开发相结合的方式开发电子病历系统。由于在建院初期,东软公司便通过公开招投标的方式竞标成功,成为该院的软件提供商。南京医科大学附属逸夫医院委托东软公司开发医院信息系统。对于一家新建大学附属医院来讲,委托开发方式可以利用最快的速度、最省力的方式,得到较高水平的医院信息系统。但是由于没有经过大量的需求征集工作,东软公司只是将在其他医院成功运行的医院信息系统复制到南京医科大学附属医院,因此,在开业半年的时间内,临床上对于东软公司开发的医院信息系统出现了大量的怨言。在南京医科大学附属逸夫医院开发电子病历系统时，提前招聘软件工程师，使其参与到电子病历系统的开发过程中，即采用合作开发的方式。

三是，电子病历系统生命周期。电子病历系统生命周期一般包括规划、分析、设计、测试、实施、运维等几个阶段。

电子病历系统规划阶段主要有三项任务：确定电子病历系统的边界、明确电子病历系统项目需求、制定电子病历系统建设计划。确定电子病历系统的边界主要是指，在医疗机构发展战略的框架下，成立由"一把手"负责的电子病历系统建设管理组织，并将电子病历系统建设战略与医疗机构发展战略相衔接。典型的做法可以利用战略集转移法，将医疗机构的战略集中与电子病历系统相关的战略进行有效转化，为电子病历系统建设提供决策保障。明确电子病历系统项目需求，即在识别和选择开发电子病历系统战略的前提下，定义电子病历系统建设项目的范围，并且编制电子病历系统建设项目范围说明书。制定电子病历系统项目建设计划，可利用关键日期表、关键线路法、甘特图和计划评审技术等方法制定一个详细的电子病历系统项目建设计划，明确电子病历系统建设的时间、工作安排，以便医疗机构配置资源与绩效考核。

医疗机构一旦将电子病历系统建设作为本单位的发展战略之后，则进入了电子病历系统分析阶段。电子病历系统分析阶段主要是包括两项任务：收集临床业务需求和对需求进行排序。收集临床业务需求，因为业务需求是电子病历系统建设的根本出发点，因此让医务人员提供其详细的临床业务功能需求。需要说明的是，由于医务人员并不是电子病历系统的专业开发人员，他们提出的需求可能计算机专业背景的开发人员很难理解，有时还会曲解医务人员的临床业务功能需求。因此，具有医学背景的医学信息学专业人才能够与医务人员进行有效沟通，掌握其临床业务功能需求。临床业务功能需求确定之后，则需要将它们按照轻重缓急进行排序，并进行可行性分析。

电子病历系统设计阶段的主要任务：设计技术框架和建立电子病历系统模型。设计技术框架是指确定电子病历系统运行所需的服务器、交换机、路由器、计算机、打印机等硬件，操作系统、数据库管理系统以及通信设备等组成的技术框架。建立电子病历系统模型是指利用专业的绘图工具描述电子病历系统建设过程，包括对电脑屏幕、报告、软件和数据库等事件的描述。

电子病历系统开发阶段的主要任务：建立技术框架和建立数据库与编程。该阶段核心任务是完成电子病历系统由逻辑模型转为物理模型。建立技术框架是指购买电子病历系统运行所需的各类软件、硬件和其他必需的设备，搭建电子病历系统运行的平台。并利用此平台，建立支持电子病历系统的数据库和编写电子病历系统所需要的各类软件代码。

电子病历系统测试阶段的主要任务：编写测试条件和实施系统测试。模拟电子病历系统运行环境，从患者入院、病程记录、护理记录、各项检验检查报告单、医嘱下发与执行、电子病历质量控制与归档，等等，每一个步骤的测试条件与结果都要进行详细的描述。电子病历系统测试者将执行每项测试条件，并将设想结果与实际结果进行比对。为了确保电子病历系统的成功，所有的测试条件都必须经过测试。实际测试时，可以单元测试，如护理单元测试、医疗单元测试、医技单元测试等独立单元的测试；也可以系统测试，如以上几个独立的系统之间患者的数据能否共享，患者的检验检查报告是否能够自动传输，医嘱下发与执行是否能够连贯等。

　　电子病历系统实施阶段的主要任务:编写用户说明书和培训用户。电子病历系统的使用者最终还是医务人员,安装完成电子病历系统之后,必须向医疗机构提供一套完整的该电子病历系统的用户说明书。但是,并不是所有的医务人员都可以通过该用户说明书完成相应的操作,因此,还需要对医务人员进行电子病历系统操作培训。如果一个医疗机构在开发新的电子病历系统之前已经存在老的电子病历系统,那么在实施阶段还需要掌握新电子病历系统与老电子病历系统之间的切换与衔接。有并行实施、直接实施、引导实施和分段实施四种方法可供选择。

　　电子病历系统运维阶段的主要任务:设立电子病历系统运维应急小组和提供支持电子病历系统变化环境。电子病历系统运维应急小组是要对于电子病历系统用户的临床业务功能新需求和新问题作出响应,并提供可行应对方案。提供支持电子病历系统变化环境是指当医疗机构业务的改变、外部环境的改变时,电子病历系统应急小组要对环境变化做出快速反应,评估内外部环境变化给电子病历系统带来的影响,并做出应对之策[1,2]。

四、电子病历系统管理

　　开发电子病历系统是一项系统工程,对其管理对于电子病历系统的开发成功至关重要,具体包括对电子病历系统开发生命周期进行计划、控制、维护和评价等环节。医院机构在定义电子病历系统需求时,一方面由于本身专业知识技能所限,其提交的开发需求目标不明确,任务边界模糊,使得电子病历系统开发团队很难完成。另一方面医疗机构在电子病历系统开发过程中新需求不断被激发,产生新需求,导致电子病历系统程序、界面以及相关文档经常需要更改,造成电子病历系统开发进度、所需费用也随之变化;临时激发的需求对原有程序造成了应激性的更改,给未来电子病历系统的正常运行带来了潜在的危险,这些危险可能会在电子病历系统正式上线运行之后才爆发出来。电子病历系统开发是一项复杂的系统工程,必须采用项目管理的思想、方法来对其进行全局性的思考,通过合理的计划安排对电子病历系统开发进行最优化的控制。

　　一是,电子病历系统项目管理。电子病历系统建设项目管理具体包括:整体管理、范围管理、时间管理、费用管理、质量管理、绩效管理和风险管理等。

　　第一,整体管理。是指对电子病历系统开发的计划编制、实施、变更等过程涉及的相关人力、物力和财力等资源进行综合调整和控制,确保电子病历系统开发工作顺利完成。

　　第二,范围管理。电子病历系统建设范围是根据电子病历系统的目标以及经电子病历系统建设管理组织审定与批准的电子病历系统开发工作确定的。

　　第三,时间管理。根据电子病历系统建设范围确定工作内容,并将这些内容进行分解成具体的活动、完成所需时间,按照先后顺序编制进度计划。

　　第四,费用管理。确定电子病历系统建设在资金预算范围内完成。控制电子病历系统开发过程中的每个环节成本,实现对总开发项目的控制。一般公立医疗机构的电子病

　　①　[美]斯蒂芬·哈格,等著.信息时代的管理信息系统(第6版)[M].
　　②　严建援,等译.北京:机械工业出版社,2007:228-235.

历系统开发建设是一个大型的项目,需要通过公开招标,整个建设过程基本可以在预算范围内完成。

第五,质量管理。为了确保开发的电子病历系统符合医疗机构的开发目标而对整个开发过程执行质量要求和标准规范等进行控制与检查等。

第六,绩效管理。通过开发电子病历系统的各类人员参与绩效计划制定、绩效辅导沟通、考核评价、结果应用和目标提升的持续循环过程,使电子病历系统开发质量能够得到持续提升。

第七,风险管理。通过对电子病历系统开发过程中的风险识别、分析,并制定应对之策、控制,使电子病历系统开发的风险隐患得到有效避免或最大限度降低风险带来的损失。(安红昌,甘任初,倪晓茹.信息系统项目管理研究[J].计算机工程与设计,2005(3):619-622.)

除了可以利用项目管理手段对电子病历系统开发进行管理之外,还可以利用软件质量控制理论、软件质量检验理论、全面质量管理理论和信息系统生命周期理论对电子病历系统开发进行管理。无论是采用哪种管理方法对开发电子病历系统进行管理,其目标是一致的,即利用有限的人力、物力和财力等资源,成功开发电子病历系统。

二是,电子病历系统生命周期管理。电子病历系统是医疗机构采用现代信息技术手段迎合信息化社会发展形势变化的产物。现有的电子病历系统是否符合超前管理理论?是否能够满足病历档案管理员全程管理电子病历? 1996年,美国的戴维·比尔曼指出:"世界各国的档案学家已将网络环境下的文档运作方案提交标准化组织与专业团体论坛讨论试行。"比尔曼强调,网络环境下,需要开发一个文档监控系统对文件与档案进行管理。按照比尔曼的建议,电子病历系统应能够对电子病历从生成到保存都能够实现对其进行"封装",并且可以脱离原生成环境而独立存在,并且可以跨系统识别、还原,这样的电子病历系统便是电子病历管理系统。电子病历管理系统管理医疗机构产生的电子病历,是一个计算机自动化管理软件系统,可以对一个医疗机构电子病历生成、流转、处理、加工、归档、保管、利用、迁移或销毁等整个电子病历生命周期进行控制与管理,可以对电子病历与电子病历档案进行管理与服务,能够保证电子病历与电子病历档案的有效性和凭证性。要达到电子病历管理系统的要求,需要具有完备的元数据体系、网络功能、捕获功能、全程管控能力等四大功能特点。

三是,电子病历系统功能特点。前文所述的电子病历系统还不具备以上四个方面的特点,因此现有的电子病历系统不属于电子病历管理系统。真正的电子病历管理系统包括元数据体系、网络功能、捕获功能、全程管控等四个方面的特点。

第一,元数据体系。按照电子病历管理系统的定义可知,电子病历管理系统不仅要保存电子病历中的诊断治疗、检验检查和护理服务等信息,还应对电子病历系统的背景信息进行识别与保存。通过这些元数据,可以标识、鉴别、描述、管理和长久利用电子病历,保障电子病历在保存归档之后真实可靠,完整利用。通过元数据可以保证电子病历的档案价值,如有效性和证据性等特征。为了保障归档电子病历的凭证价值与法律效力,电子病历管理系统必须具备元数据体系。具体包括电子病历的定义、属性、结构、关系等,以及电子病历的形成、内容、排版、格式,以及电子病历系统的开发环境、运营环境。缺少元数据支撑的电子病历系统不具备凭证价值,只有具备元数据的电子病历管理系统才能成为具有保存价值的电子病历,使电子病历能够作为凭证。

第二,网络功能。网络对于电子病历管理系统来说具有十分重要的意义。网络是医疗机构内部电子病历系统运行、管理的媒介、载体。电子病历管理系统可以通过网络突破时空局限实现对电子病历整个生命周期的监控,使得电子病历系统在可控范围内运行,实现电子病历在医生工作站、护士工作站、医技工作站,以及病历档案管理部门之间顺利流转、传递,也可以突破医疗机构之间,医疗机构与卫生行政管理部门之间实现电子病历信息的传递。通过网络可以实现将电子病历系统的各个功能模块之间建立联系,形成相互影响、相互制约的一个有机整体,进而对电子病历系统进行全程管理。电子病历是由电子病历系统产生,在网络中运行、在网络中存在、在网络中消失。电子病历的最初形态只是代替医生纸质病历,无论是医嘱下达,还是检查申请,以及最后的病历归档,都还是需要通过打印机打印成纸质病历执行、归档、保存。当时,电子病历的关注点依然是纸质病历,电子病历只是作为纸质病历的附属物而存在,管理电子病历并不是病历档案管理部门的重点工作。随着社会信息化不断推进,电子病历系统开发、运行也大量产生,病历档案管理部门需要利用超前管理理论科学管理电子病历,通过网络收集、整理、鉴定、保管和利用电子病历。利用网络管理电子病历,成为病历档案管理部门的必选途径。

第三,捕获功能。电子病历除了诊断治疗、检验检查和护理服务等医疗护理内容信息之外,还包括大量的电子病历背景信息,因此,对电子病历进行管理需要将电子病历进行注册登记,并且获取其所有的背景信息,并将这些背景信息与电子病历内容信息进行封装并存储在电子病历管理系统之中。捕获电子病历的对象包括电子病历本身及其各类背景信息。背景信息主要包括该电子病历的产生背景,即生成时间、修改时间、生成者、修改者,以及该电子病历产生的应用程序信息、操作系统信息、数据库信息等电子病历的生存环境、产生过程等。捕获电子病历的过程是科学、准确记录的过程,自动跟踪和人工相结合,随时保留电子病历形成、处理、管理和使用情况,使电子病历在整个生命周期内处于可监控状态。捕获电子病历的目的是保证电子病历真实可信,完整可靠。因此,电子病历管理系统为了确保电子病历的法律凭证性、备用查考性,需要将电子病历的内容与背景信息捕获、保存并保管下来。

捕获电子病历的对象由电子病历的元数据体系确定。电子病历的元数据决定电子病历及其背景信息的取舍,并且要能够保证捕获的电子病历及背景信息能够还原电子病历的生成环境、形成过程和真实的诊断治疗、检验检查和护理服务等信息。捕获电子病历的意义主要有三个方面:一是选择捕获电子病历对象,二是收集整理电子病历,三是完成实时著录。由此可见,利用电子病历管理系统的捕获功能,可以实现电子病历的超前管理,使电子病历的鉴定、收集与整理工作由传统的"归档"之后,超前到电子病历的生成、形成阶段,甚至在电子病历系统建设阶段便决定了电子病历鉴定、收集和整理工作的模式。

第四,全程管控。电子病历系统是一个复杂的系统,涉及医生工作站、护士工作站、医技工作站等医疗业务部门,还涉及医院的信息管理部门、病历档案管理部门,以及医务管理部门等,为了确定这些不同部门能够协作运行电子病历系统,而且能够实时掌握电子病历系统的运行状态,电子病历的流转状态(等待处理、正在运行、上传保存)、流转方向,执

第六章　电子病历管理　199

行路径等过程都要进行高效地管控。电子病历的全程管控包括四个方面：版式管控、流程管控、保密性管控和安全性管控。国家卫生计生委和国家中医药管理局共同印发《电子病历应用管理规范（试行）》，并于 2017 年 4 月 1 日施行。电子病历管理系统可以按照国家电子病历管理规范对电子病历进行版式管控。对医务人员、管理人员以及系统管理员等各类人员的操作，电子病历管理系统都将每一个操作信息记录到日志文件中。保密性管控主要指的是，针对不同的操作用户，电子病历管理系统分配不同的操作权限，使其只能在权限范围内对电子病历进行访问、修改、存储等操作。安全性管控是对电子病历的流转过程，质量监控过程，以及电子病历回收、存储、利用等过程利用数字认证、电子签名和数字印章等技术确保物理层、系统层、应用层和数据层的安全。

　　电子病历管理的发展趋势是知识管理。2016 年出现的"案例推理"已经明显具有电子病历档案知识管理的概念[①]。王茜[②]（2006）在对电子病历进行系统阐述的基础之上，认为电子病历除了提供大量医疗数据之外，还简化了医务人员的工作流程，并且可以对医疗行为进行智能决策。王茜首先研究基于电子病历的医疗诊断辅助系统的发展现状，然后分析基于电子病历的医疗诊断辅助系统所需的理论基础和关键技术，并且运用相关理论与技术实现电子病历的初步知识管理。车晋强[③]（2016）从高血压疾病为具体病程进行研究，分析利用数据挖掘和大数据技术对高血压治疗的可行性，将融合案例推理与贝叶斯推理相结合，在 Spark 平台下利用贝叶斯算法与 K-Means 聚类算法构建高血压患者药物推荐模型，使医务人员治疗高血压患者得到较高的给药，具有良好的准确率及实用性。

第三节　东软集团股份公司的电子病历系统案例

　　东软集团股份有限公司是一家面向全球提供 IT 解决方案与服务的公司，创立于1991 年。该公司设计的电子病历系统以患者为中心，以临床为核心，以医嘱为轴线，实现创建电子病历、管理既往电子病历、记录诊断治疗、检验检查和护理服务等整个医疗行为，并且能够利用专业知识库辅助临床决策，给医疗机构的医务人员专业、安全、高效、实用的体验。东软公司在遵循《电子病历基本规范（试行）》《电子病历系统功能规范（试行）》《中医医院信息系统基本功能规范》《电子病历基本数据集》《电子病历系统功能应用水平分级评价方法及标准》试行、《病历书写基本规范》等基础上设计的结构化电子病历，提供ICD10、SNOMED 等标准医学词汇库。南京市儿童医院、南京医科大学附属逸夫医院、常州第二人民医院等采用东软公司产品，能够以医嘱为驱动，以电子申请单为纽带，实现整个医疗行为的全程跟踪，能够支持医学词汇联想、元素选择、向导化多种方式录入，智能判断医嘱与临床检验结果的合理性，可以自动生成电子病历的各类表单，自动生成慢病、死亡、肿瘤、传染病等报卡。

---

　　① 顾东晓.基于案例推理的牙科病历智能生成技术研究[D].合肥：合肥工业大学,2007.
　　② 王茜.基于电子病历的医疗诊断辅助系统的设计与实现[D].郑州：郑州大学,2016.
　　③ 车晋强.基于 Spark 平台的高血压药物推荐及疗效预测研究[D].太原：太原理工大学,2016.

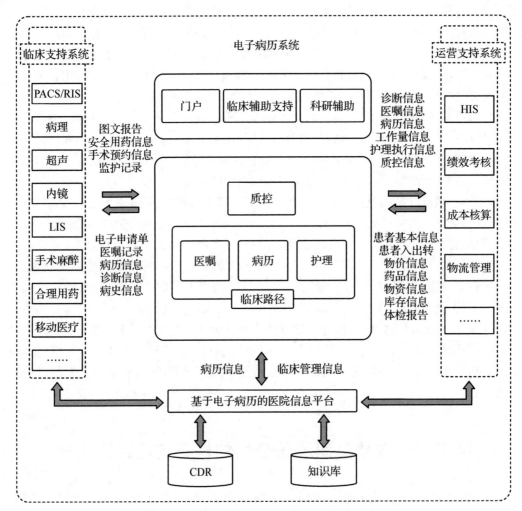

图 6-1 东软集团股份有限公司电子病历结构

 思考练习题

1. 阐述门诊、急诊与住院电子病历的区别。

2. 简述电子病历书写模板的作用。

3. 电子病历系统建设任务有哪些？

第七章　居民健康档案

学习目标 ▶▶▶▶▶

● 能够在掌握居民健康档案发展的基础之上,分析居民健康档案在不同管理方式下的管理内容的差异。

● 能够熟悉居民健康档案管理的制度与办法,理解不同的管理方法在居民健康档案管理中的应用,了解居民健康档案管理的未来发展趋势。

第一节　居民健康档案概念

一、居民健康档案的发展

20 世纪 60 年代,Dr. Lawrence Weed 提出了以问题为导向的医学记录(POMR)的病历格式化构想,即病历中先有一个问题列表,然后对每个问题进行 SOAP 形式的记录,这就形成了最早的健康档案雏形。POMR 的核心包括了基本资料、健康问题目录、管理计划及病情记录。这种记录疾病的方式引起同行的注意和宣传,1970 年由 Bjorn 等人增加了暂时性问题表,1977 年 Grace 等人增加了家庭问题项目。利用 POMR 形成全科医生记录的目录,不但方便全科医生,而且在社会医学、科研等方面产生强烈的影响,奠定了电子健康档案的基础。POMR 的提出将以前的以疾病为中心的模式转变为现在的以问题为中心的模式,此模式应用于健康档案的设计理念之中,使得信息的采集及利用能更多地围绕着个人健康为主的相关问题展开,其所突出的重点恰好与世界卫生组织(WHO)所提出的以健康为中心理念相衔接。

同时随着现代信息技术的不断发展,电子信息渗透到社会生活各个方面,各传统产业也在信息技术的影响下,不断地变化与发展,医疗记录不再局限于一个人一次医疗健康活动的信息,而将大量的关于个人健康保健信息、公共卫生信息、遗传学信息等全部囊括。因此,出现了电子健康记录(Electronic Health Record,EHR),不再单单是临床病历的电子化存储方式电子医疗记录(Electronic Medical Record,EMR),它以电子化的方式记录了有关个人的终身健康信息和医疗保健行为等信息。它使得个人有关医疗信息不再为个别医疗机构所占有,而成为公民个人的基本信息,并可被不同的部门所调用,以满足临床、管理、科研、教育、医保、卫生保健甚至在突发公共卫生事件等多方面的需要,以提供更好、更全面的卫生服务来实现所谓的“终身健康”。并且通过对人群健康信息的聚合和结构化,我们还可以从中挖掘出二次信息,用于决策支持和卫生信息管理等。

因此,国家卫健委(原国家卫生部)在 2009 年组织了全国近千名专家学者,开展了健康档案相关技术规范、指南和标准的科技攻关和试点应用工作,编制并发布了《卫生部关于规范城乡居民健康档案管理的指导意见》《健康档案基本架构与数据标准(试行)》,提出了计划到 2020 年,初步建立起覆盖城乡居民符合基层实际的统一、科学、规范的健康档案建立、使用和管理制度。此外,在《健康中国 2030 战略》和《"十四五"全民健康信息化规划》中国均提出了:到 2025 年,每个居民将拥有一份动态管理的电子健康档案的重大战略发展目标。

二、居民健康档案的概念

在国家卫健委发布的《健康档案基本架构与数据标准(试行)》中,对健康档案的概念表述:健康档案是居民健康管理(疾病防治、健康保护、健康促进等)过程的规范、科学记录,是以居民个人健康为核心,贯穿整个生命过程,涵盖各种健康相关因素、实现多渠道信息动态收集,满足居民自我保健和健康管理、健康决策需要的信息资源。

从健康档案的概念中可以理解为:

(一)健康档案来源于居民在获取健康相关的服务、管理过程中产生的信息,包括与各类卫生服务机构发生接触所产生的所有卫生服务活动(或干预措施)的客观记录;

(二)健康档案的记录内容是从日常卫生服务记录中获取的、与居民个人和健康管理、健康决策密切相关的重要信息;

(三)健康档案以人的健康为中心,以预防为主,促进健康为目的,不仅涉及疾病的诊断治疗过程,而且关注机体、心理、社会因素对健康的影响;

(四)健康档案应该包括居民从出生到死亡的整个生命周期中不断产生的各种健康相关信息;

(五)健康档案信息多处产生,需要多渠道采集、持续积累、动态更新进入健康档案中;

(六)健康档案的记录内容和数据结构、代码等需要遵循统一的规范与标准,以便将不同来源的信息整合,无障碍流动和共享利用;

(七)健康档案信息可以为居民、医务人员、管理人员健康服务、健康管理、健康决策所利用并提供信息支撑。

三、居民健康档案的特点

(一)以人为本。健康档案是以人的健康为中心,以全体居民(包括病人和非病人)为对象,以满足居民自身需要和健康管理为重点。

(二)内容完整。健康档案记录贯穿人的生命全程,内容不仅涉及疾病的诊断治疗过程,而且关注机体、心理、社会因素对健康的影响。其信息主要来源于居民生命过程中,与各类卫生服务机构发生接触所产生的所有卫生服务活动(或干预措施)的客观记录。

(三)重点突出。健康档案记录内容是从日常卫生服务记录中适当抽取的、与居民个人和健康管理、健康决策密切相关的重要信息,详细的卫生服务过程记录仍保留在卫生服务机构中,需要时可通过一定机制进行调阅查询。

(四)动态高效。健康档案的建立和更新与卫生服务机构的日常工作紧密融合,通过提升业务应用系统实现在卫生服务过程中健康相关信息的数字化采集、整合和动态更新。

（五）标准统一。健康档案的记录内容和数据结构、代码等都严格遵循统一的国家规范与标准。健康档案的标准化是实现不同来源的信息整合、无障碍流动和共享利用、消除信息孤岛的必要保障。

（六）分类指导。在遵循统一的业务规范和信息标准、满足国家基本工作要求基础上，健康档案在内容的广度和深度上具有灵活性和可扩展性，支持不同地区卫生服务工作的差异化发展。

四、居民健康档案信息来源

健康档案信息量大、来源广且具有时效性。其信息收集应融入医疗卫生机构的日常服务工作中，随时产生、主动推送，一方采集、多方共享，实现日常卫生服务记录与健康档案之间的动态数据交换和共享利用，避免成为"死档"，并减轻基层卫生人员的负担。

由于人的主要健康和疾病问题一般是在接受相关卫生服务（如预防、保健、医疗、康复等）过程中被发现和被记录，健康档案的信息内容主要来源于各类卫生服务记录。主要有三个方面：一是卫生服务过程中的各种服务记录；二是定期或不定期的健康体检记录；三是专题健康或疾病调查记录。

卫生服务记录的主要载体是卫生服务记录表单。卫生服务记录表单是卫生健康行政管理部门依据国家法律法规、卫生制度和技术规范的要求，用于记录服务对象的有关基本信息、健康信息以及卫生服务操作过程与结果信息的医学技术文档，具有医学效力和法律效力。

与健康档案内容相关的卫生服务记录表单主要有以下六个部分：

1. 基本信息

个人基本信息：个人基本情况登记表。

2. 儿童保健

（1）出生医学登记：出生医学证明。

（2）新生儿疾病筛查：新生儿疾病筛查记录表。

（3）儿童健康体检：0～6岁儿童健康体检记录表。

（4）体弱儿童管理：体弱儿童管理记录表。

3. 妇女保健

（1）婚前保健服务：婚前医学检查表、婚前医学检查证明。

（2）妇女病普查：妇女健康检查表。

（3）计划生育技术服务：计划生育技术服务记录表。

（4）孕产期保健与高危管理：产前检查记录表、分娩记录表，产后访视记录表、产后42天检查记录表，孕产妇高危管理记录表。

（5）产前筛查与诊断：产前筛查与诊断记录表。

（6）出生缺陷监测：医疗机构出生缺陷儿登记卡。

4. 疾病控制

(1) 预防接种记录:个人预防接种记录表。

(2) 传染病记录:传染病报告卡。

(3) 结核病防治:结核病人登记管理记录表。

(4) 艾滋病防治:艾滋病防治记录表。

(5) 血吸虫病管理:血吸虫病病人管理记录表。

(6) 慢性丝虫病管理:慢性丝虫病患者随访记录表。

(7) 职业病记录:职业病报告卡、尘肺病报告卡、职业性放射性疾病报告卡。

(8) 职业性健康监护:职业健康检查表。

(9) 伤害监测记录:伤害监测报告卡。

(10) 中毒记录:农药中毒报告卡。

(11) 行为危险因素记录:行为危险因素监测记录表。

(12) 死亡医学登记:居民死亡医学证明书。

5. 疾病管理

(1) 高血压病例管理:高血压患者随访表。

(2) 糖尿病病例管理:糖尿病患者随访表。

(3) 肿瘤病病例管理:肿瘤报告与随访表。

(4) 精神分裂症病例管理:精神分裂症患者年检表、随访表。

(5) 老年人健康管理:老年人健康管理随访表等。

6. 医疗服务

(1) 门诊诊疗记录:门诊病历。

(2) 住院诊疗记录:住院病历。

(3) 住院病案记录:住院病案首页。

(4) 成人健康体检:成人健康检查表。

第二节　居民健康档案的建立和作用

一、居民健康档案的建立

(一) 建立对象

辖区内常住居民(指居住半年以上的户籍及非户籍居民),以 0～6 岁儿童、孕产妇、老年人、慢性病患者、严重精神障碍患者和肺结核患者等人群为重点。

(二) 建立主体

由乡镇卫生院、村卫生室、社区卫生服务中心、社区卫生服务站的全科医生、全科护士、公卫医师组建的家庭医生服务团队为辖区内老百姓建立相应健康档案。

（三）建立流程

居民健康档案建立流程如图 7-1 所示。

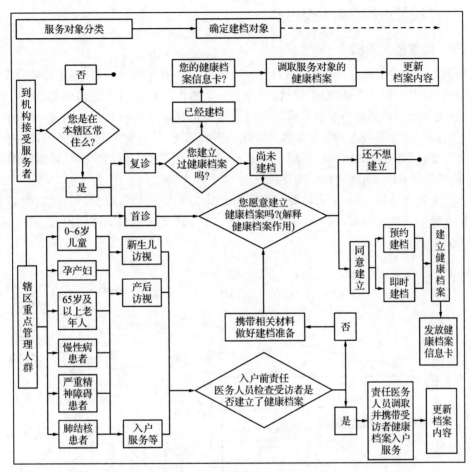

图 7-1 居民健康档案建立流程

（四）建立方式

1. 辖区居民到乡镇卫生院、村卫生室、社区卫生服务中心（站）接受服务时，由医务人员负责为其建立居民健康档案，并根据其主要健康问题和服务提供情况填写相应记录，同时为服务对象填写并发放居民健康档案信息卡。建立电子健康档案的地区，逐步为服务对象制作发放居民健康卡，替代居民健康档案信息卡，作为电子健康档案进行身份识别和调阅更新的凭证。

2. 通过入户服务（调查）、疾病筛查、健康体检等多种方式，由乡镇卫生院、村卫生室、社区卫生服务中心（站）组织医务人员为居民建立健康档案，并根据其主要健康问题和服务提供情况填写相应记录。

3. 已建立居民电子健康档案信息系统的地区应由乡镇卫生院、村卫生室、社区卫生服务中心（站）通过上述方式为个人建立居民电子健康档案。并按照标准规范上传区域人口健康卫生信息平台，实现电子健康档案数据的规范上报。

4. 将医疗卫生服务过程中填写的健康档案相关记录表单,装入居民健康档案袋统一存放。居民电子健康档案的数据存放在电子健康档案数据中心。

二、居民健康档案的主要内容

(一)健康档案架构

根据健康档案的概念,健康档案的内容架构将以人的健康为中心,以生命阶段、健康和疾病问题、卫生服务活动(或干预措施)作为三个维度构建的一个逻辑架构,用于全面、有效、多视角地描述健康档案的组成结构以及复杂信息间的内在联系。通过一定的时序性、层次性和逻辑性,将人一生中面临的健康和疾病问题、针对性的卫生服务活动(或干预措施)以及所记录的相关信息有机地关联起来,并对所记录的海量信息进行科学分类和抽象描述,使之系统化、条理化和结构化。

为了能较为准确、形象地表达健康档案三个维度间相互关系及记录信息集,我们可以通过建立一个三维坐标系,确定各点、线、面、体记录项或记录项集的空间位置。具体如图 7-2 所示。

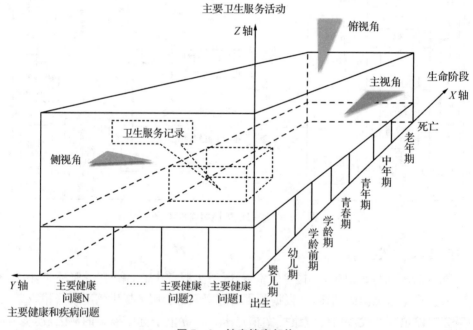

图 7-2   健康档案架构

在三维空间中的各对应坐标所映射出的是特定时期、特定问题及特定活动。通过从主、侧、俯这三种不同的视角组成健康档案的三维空间模型。

第一维为生命阶段:按照不同生理年龄可将人的整个生命进程划分为若干个连续性的生命阶段,体现健康档案包含个人从出生到死亡全生命周期的健康相关信息。如婴儿期、幼儿期、学龄前期、学龄期、青春期、青年期、中年期、老年期等八个生命阶段。也可以根据基层卫生工作实际需要,按服务人群划分为:儿童、青少年、育龄妇女、中年和老年人。

第二维是健康和疾病问题,描述每一个人在不同生命阶段所面临的健康和疾病问题及其优先级;反映居民卫生服务需求,进行健康服务、管理的重要环节,是卫生服务活动(或干预措施)需要解决的问题或提供相应服务。

第三维是卫生服务活动(或干预措施),针对特定的健康和疾病问题,医疗卫生机构需要通过一系列预防、医疗、保健、康复、健康教育等卫生服务活动(或干预措施)维护居民的健康,反映居民健康需求的满足程度和卫生服务利用情况。

三维坐标轴上的某一区间连线所圈定的空间域,表示个人在特定的生命阶段,因某种健康或疾病问题而发生相应的卫生服务活动所记录的信息数据集。理论上一份完整的健康档案是由人从出生到死亡的整个生命过程中所产生和记录的所有信息数据集构成。由于三维空间中的任意一个或多个空间结构所表示的都是与其相对应的一系列记录项集,通过对主、俯、侧三个视角的综合观察,将会形成一个立体的、整体的健康档案记录项构架,此构架可以全面地反映出健康档案的全貌。

(二) 健康档案内容

健康档案的建立是一项长期的、持续的、动态的工作,其信息采集的过程应与日常的工作相结合,同时也可以通过上门调查、居民信息及其他方式进行信息的采集。在信息进入健康档案后,将以健康问题目录的形式提供给相关人员作出分析和判断,并使其制定相应的治疗或管理等计划。

按照国家卫健委《健康档案基本架构与数据标准(试行)》定义,健康档案的内容由两大部分组成:

一是个人基本信息,包括人口学信息、社会经济学信息、亲属信息、社会保障信息、基本健康信息、建档信息等。其中一些基本信息反映了个人固有特征,贯穿整个生命过程,内容相对稳定、客观性强。

二是主要卫生服务记录,主要卫生服务记录是从居民个人一生中所发生的重要卫生事件的详细记录中动态抽取的重要信息。目前,国家卫健委基于目前的业务开展情况,按照业务领域将健康档案相关的卫生服务记录划分为儿童保健、妇女保健、疾病预防、疾病管理、医疗服务五大类。

如图 7-3 所示,健康档案是符合信息标准的居民基本信息及接受医疗保健服务的相关信息。

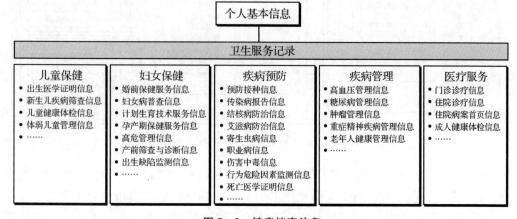

图 7-3 健康档案信息

从信息工程角度来看,健康档案信息由多个卫生业务数据集组成,这些数据集分布于不同医疗卫生机构内部,健康档案就是通过个人身份识别码,不断将这些信息进行梳理和整合,实现在不同机构的健康数据整合为一个逻辑完整的信息整体,从而形成贯穿人一生的健康信息记录集合。它不仅能为卫生工作者提供诊疗依据,还能够与其他信息系统实现资源交换与共享。从这个角度出发,健康档案就不仅局限于信息条目的存储,更应该是一个信息管理和共享的平台,它融合了众多信息来源的集成系统,同时通过这个平台实现信息资源的有效整合,通过网络的互联互通,最终达到信息互换,资源共享。

此外,在国家卫健委《健康档案基本架构与数据标准》的编制讨论过程中,健康档案的内容还包括主要健康问题摘要,主要健康问题摘要是从各有关卫生服务记录中动态抽取的,用于目录索引、方便信息利用者快速获取、回顾个人基本的健康状况信息,即描述居民当前健康状况的汇聚信息。由于健康档案的摘要是基于主要卫生服务记录加工处理后产生的信息,根据不同的需求,不同的使用者会有不同的加工处理方式。因此,健康档案主要健康问题摘要未放入《健康档案基本架构与数据标准(试行)》。但是在实际应用中,健康档案主要健康问题摘要可根据不同需要自行建立,保留健康档案的一种多样性。这也说明国家卫健委《健康档案基本架构与数据标准(试行)》的扩展性。

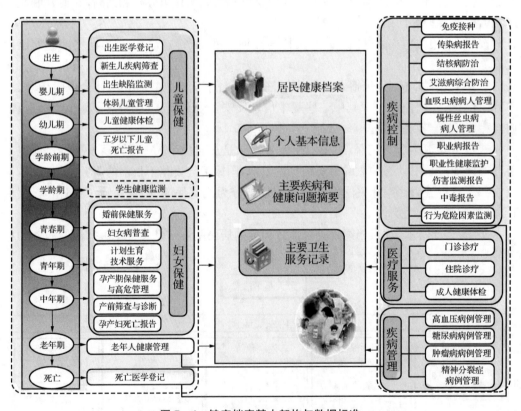

图 7 - 4　健康档案基本架构与数据标准

健康档案信息是一个不断完善的过程,随着业务发展和实际需要,健康档案信息在今后应用中不断补充、不断发展。健康档案的内容以及健康档案各类衍生应用系统是不断发展的,"健康档案工程项目"同样是一个逐步发展的过程,在规划、设计、建设中往往建议本着继承、发展、开放的原则,强调整体架构的合理、可扩展和可持续发展。

三、居民健康档案的书写要求

(一) 书写基本要求

1. 档案填写一律用钢笔或圆珠笔,不得用铅笔或红色笔书写。字迹要清楚,书写要工整,数字或代码一律用阿拉伯数字书写,数字和编码不要填出格外,如果数字填错,用双横线将整笔数码划去,并在原数码上方工整填写正确的数码,切勿在原数码上涂改。

2. 在居民健康档案的各种记录表中,凡有备选答案的项目,应在该项目栏的"□"内填写与相应答案选项编号对应的数字,如性别为男,应在性别栏"□"内填写与"1 男"对应的数字 1。对于选择备选答案中"其他"或者是"异常"这一选项者,应在该选项留出的空白处用文字填写相应内容,并在项目栏的"□"内填写与"其他"或者是"异常"选项编号对应的数字,如填写"个人基本信息表"中的既往疾病史时,若该居民曾患有"腰椎间盘突出症",则在该项目中应选择"其他",既要在"其他"选项后写明"腰椎间盘突出症",同时在项目栏"□"内填写数字 13。对各类表单中没有备选答案的项目用文字或数据在相应的横线上或方框内据情填写。

3. 在为居民提供诊疗服务过程中,涉及疾病诊断名称时,疾病名称应遵循国际疾病分类标准 ICD-10 填写,涉及疾病中医诊断病名及辨证分型时,应遵循《中医病证分类与代码》(GB/T 15657—1995,TCD)。

(二) 居民健康档案编码

1. 统一为居民健康档案进行编码,采用 17 位编码制,以国家统一的行政区划编码为基础,村(居)委会为单位,编制居民健康档案唯一编码。同时将建档居民的身份证号作为统一的身份识别码,为在信息平台下实现资源共享奠定基础。

2. 第一段为 6 位数字,表示县及县以上的行政区划,统一使用《中华人民共和国行政区划代码》(GB 2260);

3. 第二段为 3 位数字,表示乡镇(街道)级行政区划,按照国家标准《县以下行政区划代码编码规则》(GB/T 10114—2003)编制;

4. 第三段为 3 位数字,表示村(居)民委员会等,具体划分为:001-099 表示居委会,101-199 表示村委会,901-999 表示其他组织;

5. 第四段为 5 位数字,表示居民个人序号,由建档机构根据建档顺序编制。

6. 在填写健康档案的其他表格时,必须填写居民健康档案编号,但只需填写后 8 位编码。

(三) 各类检查报告单据及转诊记录粘贴

1. 服务对象在健康体检、就诊、会诊时所做的各种化验及检查的报告单据,都应该粘贴留存归档。可以有序地粘贴在相应健康体检表、接诊记录表、会诊记录表的后面。

2. 双向转诊(转出)单存根与双向转诊(回转)单可另页粘贴,附在相应位置上与本人健康档案一并归档。

（四）其他

各类表单中涉及的日期类项目，如体检日期、访视日期、会诊日期等，按照年（4位）、月（2位）、日（2位）顺序填写。

四、居民健康档案的应用价值

（一）健康档案应用方式

健康档案管理与应用平台的建成，将有大量数据信息随着业务的开展不断积累，如何更好地利用这些数据信息将成为平台建成后的重要考虑的内容。从 2009 年健康档案的提出开始建设演进至今，经过不断的尝试、探索和经验沉淀，当下健康档案在医疗卫生行业主要表现出健康档案信息共享、医卫业务协同联动、卫生综合管理决策、大数据挖掘应用等应用方式，具体如下：

1. 方式 1：健康档案共享调阅

通过建立一个用户友好的环境，在该环境下授权的居民、医务人员可以方便地访问健康档案平台中保存的居民医疗卫生相关数据，访问的方式可以通过平台提供的健康档案服务接口，通过平台统一的健康档案浏览器提供居民健康档案的共享调阅，居民或医务人员可以查看居民的个人基本信息、卫生健康服务记录和主要健康问题等相关健康信息，对于居民而言可以了解自身医疗健康服务信息，对于医务人员而言可以根据居民既往健康信息提供更加规范、精准、科学的医疗诊治服务。同时该种模式下一般只提供查阅服务，不能支持修改。

2. 方式 2：医卫业务协同联动

通过汇聚居民在各医疗机构的医疗服务、药品服务、检验检查服务、健康管理服务等数据，实现对同一个居民的全部健康档案信息进行整合，通过相应的规则（如慢性病规范管理规则、临床用药安全规则、重复用药规则、重复检验检查规则、健康评估规则等），触发相应的业务提醒或者健康业务协同服务，在居民接受医疗门诊服务时通过重复医疗行为提示医务人员重复检验、重复检查、重复用药等，以降低居民就医费用负担；在居民接受慢性病门诊开药的同时提示医务人员对其进行健康随访服务，以实现基本医疗与基本公卫的业务协同等等诸如此类，最终目的是通过健康档案的数据整合实现医疗健康服务的针对性、必要性、及时性和协同性。

3. 方式 3：卫生综合管理决策

根据卫健委基层卫生、健康促进、疾病控制、医政医管、卫生应急、综合监督、老龄健康、职业健康、妇幼健康、人口监测等行政综合管理和领导决策支持管理的业务需要，基于相应的统计、分析、决策指标体系，对健康档案中涉及的个人基本信息、医疗服务、健康管理服务、物资等信息进行汇总和二次加工、挖掘、处理、分析，以分析报表、决策大屏、领导驾驶舱等直观的方式面向各类用户一站式业务运行情况、资源分布情况、医疗卫生服务开展情况、业务风险监管及预警情况、业务发展趋势及演变情况等，以便各类行政管理用户能够实现管理统计、掌握业务全貌、施行业务监管、开展行政决策等，实现基于数据洞见的卫生综合管理宏观监管、中观监测和微观监控。

4. 方式 4：大数据挖掘应用

可以通过利用国内外先进的大数据分析、大数据计算技术、大数据建模、隐私计算、机器学习等技术，采用创新的合作方式，引入社会力量，在严格保证数据安全的情况下，试点健康档案大数据在多层次健康商业保险方面的服务，推动新型商业健康保险产品精准设计、精准推广和商业保险的一站式快赔直赔；探索在健康档案大数据在医学科研方面的服务，为各类医务工作者提供便捷的一站式健康大数据分析服务；探索健康档案大数据在药物、疫苗、创新医疗器械的研发、溯源、临床效果评估与药物一致性评价等方面的服务，从而全面推进数字健康与医药产业链的碰撞融合。

（二）健康档案应用价值

1. 促进居民自我健康管理

居民可以通过授权查阅自己的健康档案，系统、完整地回顾本人自出生以来各阶段的基本健康状况和接受卫生服务情况的历史资料，系统性地主动识别个体及家庭健康问题、健康危险因素和未来健康风险，提高自我预防保健意识，催动自我健康管理。

2. 促进规范与精准诊疗

通过全程健康档案数据展现并智能提示医务人员，降低重复检验、重复检查、重复用药、重复治疗以及不合理用药、不合理诊治等医疗行为的发生，规范医疗服务过程；同时依赖于千人千面的健康数据，促进个体健康分析、个体诊疗方案、个体干预方案、循证诊疗应用等精准医疗服务，特别是在重大疾病的精准及时有效治疗、慢性病长期个案动态健康服务中突显出重要意义。

3. 促进医疗健康三级预防

持续积累、动态更新的健康档案有助于卫生服务提供者系统地掌握服务对象的健康状况，通过大数据筛查重要的健康危险因子、早期症候因子、疾病因子、并发症因子等，帮助实现对人群疾病前期、临床前期、临床期、合并症前期、合并症期等进行精准甄别，实现对疾病早发现、早诊断、早干预的三级预防目标。

4. 提高卫生精准治理水平

全面、系统的健康档案能及时、有效地提供基于个案的各类卫生统计指标信息，帮助卫生管理者客观地评价居民健康水平、医疗费用负担以及卫生服务工作的质量和效果，为区域卫生规划、卫生政策制定以及突发公共卫生事件的应急指挥提供科学决策依据。健康档案还是司法工作的重要参考。

5. 促进数字健康产业发展

完整、连续、全周期的健康档案能够为商业健康保险产品设计、快赔、直赔、稽核、金牌调查等全过程提供有效支撑，促进商业保险产品的精准设计、有力保障，提升产品市场生命力和用户满意度；赋能医药研究领域，缩短药物、疫苗、医疗器械研发周期，促进医药研究领域、医药生产制造领域、医药营销领域等健康产业融合创新和转型发展。

第三节　居民健康档案管理模式

一、居民健康档案的管理

（一）管理对象

辖区内常住居民健康档案（指居住半年以上的户籍及非户籍居民），主要包括个人基本信息、健康体检、重点人群健康管理记录和其他医疗卫生服务记录，以 0～6 岁儿童、孕产妇、老年人、慢性病患者、严重精神障碍患者和肺结核患者等人群为重点。

（二）管理主体

由乡镇卫生院、村卫生室、社区卫生服务中心、社区卫生服务站的全科医生、全科护士、公卫医师组建的家庭医生服务团队。

（三）管理流程

居民健康档案管理流程如图 7-5 所示。

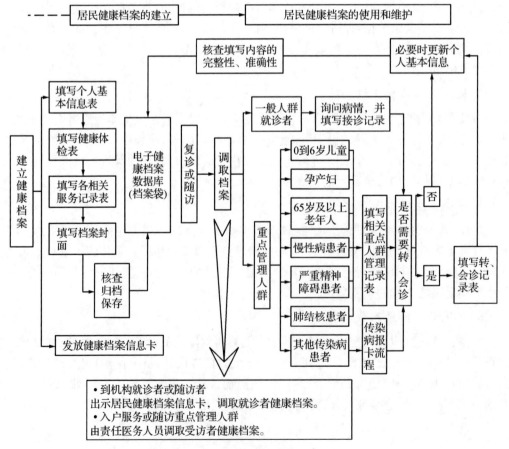

图 7-5　居民健康档案管理流程

（四）管理要求

1. 乡镇卫生院、村卫生室、社区卫生服务中心（站）负责首次建立居民健康档案、更新信息、保存档案；其他医疗卫生机构负责将相关医疗卫生服务信息及时汇总、更新至健康档案；各级卫生计生行政部门负责健康档案的监督与管理。

2. 健康档案的建立要遵循自愿与引导相结合的原则，在使用过程中要注意保护服务对象的个人隐私，建立电子健康档案的地区，要注意保护信息系统的数据安全。

3. 镇卫生院、村卫生室、社区卫生服务中心（站）应通过多种信息采集方式建立居民健康档案，及时更新健康档案信息。已建立电子健康档案的地区应保证居民接受医疗卫生服务的信息能汇总到电子健康档案中，保持资料的连续性。

4. 统一为居民健康档案进行编码，采用17位编码制，以国家统一的行政区划编码为基础，以村（居）委会为单位，编制居民健康档案唯一编码。同时将建档居民的身份证号作为身份识别码，为在信息平台上实现资源共享奠定基础。

5. 按照国家有关专项服务规范要求记录相关内容，记录内容应齐全完整、真实准确、书写规范、基础内容无缺失。各类检查报告单据和转、会诊的相关记录应粘贴留存归档，如果服务对象需要可提供副本。已建立电子版化验和检查报告单据的机构，化验及检查的报告单据交居民留存。

6. 健康档案管理要具有必需的档案保管设施设备，按照防盗、防晒、防高温、防火、防潮、防尘、防鼠和防虫等要求妥善保管健康档案，指定专（兼）职人员负责健康档案管理工作，保证健康档案完整、安全。电子健康档案应有专（兼）职人员维护。

7. 积极应用中医药方法为居民提供健康服务，记录相关信息纳入健康档案管理。

8. 电子健康档案在建立完善、信息系统开发、信息传输全过程中应遵循国家统一的相关数据标准与规范。电子健康档案信息系统应与新农合、城镇基本医疗保险等医疗保障系统相衔接，逐步实现健康管理数据与医疗信息以及各医疗卫生机构间数据互联互通，实现居民跨机构、跨地域就医行为的信息共享。

9. 对于同一个居民患有多种疾病的，其随访服务记录表可以通过电子健康档案实现信息整合，避免重复询问和录入。

二、居民健康档案管理的方式

（一）纸质化实体管理

纸质居民健康档案的存放和管理需要在一定的规范流程下方便社区家庭医生和居民提取、查询和存档。纸质健康档案由社区家庭医生参照《国家基本公共卫生服务规范》为居民制作的成册档案，它记录了居民在基层医疗卫生服务机构接受的建档、健康随访、健康体检、健康教育等各类健康服务活动，社区卫生服务中心/乡镇卫生院需要配置健康档案柜、健康档案抽屉，将居民健康档案按一个居委会为一个档案存放区，按健康档案的编号顺序排列，放入档案夹中，每个健康档案夹中以家庭为单位存放一个家庭成员的健康档案，并按个人健康档案编号在夹中顺序排放，同时对于孕产妇、0～6岁儿童、慢性病、老年人、重性精神病等重点人群，可以采用不同颜色的健康档案夹进行标识存放，以便分类管理，方便查找，一般通常在档案柜面板上标出健康档案的编号索引范围，并在健康档案夹上标出健康档案编号范围,这样在医务人员和居民需要时就可以快速提取相应健康档案。

此外,根据《国家基本公共卫生服务规范(第三版)》的最新要求,纸质健康档案应逐步过渡到电子健康档案,纸质和电子健康档案,由健康档案管理单位(即居民死亡或失访前管理其健康档案的单位)参照现有规定中的病历的保存年限、方式负责保存。

(二)电子信息系统管理

利用计算机信息系统,设计开发居民健康档案管理信息系统,将健康档案表格、健康档案管理流程、健康档案服务规范、健康档案考核指标电子化、信息化。在系统中自动设置居民健康档案的计算机编号,并制作居民健康信息卡(一般以身份证号作为卡的唯一识别),实现对居民身份的检索和识别。通过居民健康档案管理信息系统开展建档管理、档案信息维护、档案变动管理、签约管理服务、健康教育、重点人群健康服务、中医药健康服务、卫生计生监督协管服务、传染病及突发公共卫生事件报告和处理服务等基本公共卫生服务活动,并将上述活动的内容记录系统同时自动关联到该居民名下,此外,还可以利用信息系统对重点对象、重点群体进行分级、分类标识管理,有效提高健康服务效率。在居民前往社区接受医疗卫生服务时,医生利用健康卡或计算机编号提取对应的健康档案,获得关于患者及家庭的既往健康信息,以便精准为居民提供有效的健康服务,同时详细记录居民本次就诊过程中所发现的健康问题和处理情况等,这样往复进行,实现居民健康档案信息在辖区范围内的信息共享和连续动态的管理更新。

此外随着人工智能技术的不断发展,利用计算机技术、机器学习技术、智能语音技术等开发出来的智能健康服务机器人也不断涌现,并逐渐在一些场景上应用成熟。该机器人主要通过智能语音外呼、智能语音对话等方式为居民提供智能建档、智能健康随访、智能健康宣教、智能健康提醒等服务,为基层医务人员提供智能工作提醒、工作计划安排等服务。随着这些技术和场景的应用,让基层医务人员能够从大量经办工作中解放出来,能有更多的精力聚焦健康管理策略、健康管理方案、精准个案制定等,有效推动社区卫生服务中心/乡镇卫生院向专业化的健康管理服务机构转型,提高基层卫生服务的核心竞争优势。

三、居民健康档案管理的内容

(一)健康服务规范设计

国家卫健委组织设计、编制《国家基本公共卫生服务规范》,最新版规范为2017版,该规范包括12项内容,即:居民健康档案管理、健康教育、预防接种、0～6岁儿童健康管理、孕产妇健康管理、老年人健康管理、慢性病患者健康管理(包括高血压患者健康管理和2型糖尿病患者健康管理)、严重精神障碍患者管理、肺结核患者健康管理、中医药健康管理、传染病及突发公共卫生事件报告和处理、卫生计生监督协管。在各服务规范中,分别对国家基本公共卫生服务项目的服务对象、内容、流程、要求、工作指标及服务记录表等作出了规定。《规范》中针对个体的相关服务记录表应纳入居民健康档案统一管理,工作指标标准由各地根据本地实际情况合理确定。

《国家基本公共卫生服务规范》在施行过程中,各个地区也会结合自身经济、环境、人文、地方疾病等情况综合考虑增加额外内容和对应群体的精细化管理要求,比如浙江省就在国家基础之上出台了《浙江省基本公共卫生服务规范第四版》,该规范对于一些慢性病、孕产妇、儿童健康服务新增了一些精细化的管理要求;江苏省也在国家基础之上出台了《江苏省基本公共卫生服务规范 2018 版》,该规范也同样新增了一些精细化、地方性特色管理要求。

(二) 健康档案表格设计

围绕《国家基本公共卫生服务规范》要求的 12 项重点服务内容,开展相应健康档案管理服务内容的表格设计,以记录各类健康服务活动记录,服务表单主要分为居民健康档案封面、个人基本信息表、健康体检表、重点人群健康管理记录表、其他医疗卫生服务记录表、居民健康信息卡六大类,下面举几个示例供参考了解:

示例 1:个人基本信息表

姓 名: 　　　　　　　　　　　　　　　　编号□□□—□□□□□

性 别	1 男 2 女 9 未说明的性别 0 未知的性别□		出生日期	□□□□ □□ □□
身份证号		工作单位		
本人电话		联系人姓名	联系人电话	
常住类型	1 户籍 2 非户籍 □	民 族	01 汉族 99 少数民族□	
血 型	1 A 型 2 B 型 3 O 型 4 AB 型 5 不详/RH:1 阴性 2 阳性 3 不详 □/□			
文化程度	1 研究生 2 大学本科 3 大学专科和专科学校 4 中等专业学校 5 技工学校 6 高中 7 初中 8 小学 9 文盲或半文盲 10 不详 □			
职 业	0 国家机关、党群组织、企业、事业单位负责人 1 专业技术人员 2 办事人员和有关人员 3 商业、服务业人员 4 农、林、牧、渔、水利业生产人员 5 生产、运输设备操作人员及有关人员 6 军人 7 不便分类的其他从业人员 8 无职业 □			
婚姻状况	1 未婚 2 已婚 3 丧偶 4 离婚 5 未说明的婚姻状况 □			
医疗费用支付方式	1 城镇职工基本医疗保险 2 城镇居民基本医疗保险 3 新型农村合作医疗 4 贫困救助 5 商业医疗保险 6 全公费 7 全自费 8 其他 □/□/□			
药物过敏史	1 无 2 青霉素 3 磺胺 4 链霉素 5 其他 □/□/□/□			
暴露史	1 无 2 化学品 3 毒物 4 射线 □/□/□			
既往史	疾病	1 无 2 高血压 3 糖尿病 4 冠心病 5 慢性阻塞性肺疾病 6 恶性肿瘤 7 脑卒中 8 严重精神障碍 9 结核病 10 肝炎 11 其他法定传染病 12 职业病 13 其他 □ 确诊时间 年 月/□ 确诊时间 年 月/□ 确诊时间 年 月 □ 确诊时间 年 月/□ 确诊时间 年 月/□ 确诊时间 年 月		
	手术	1 无 2 有:名称 ① 时间/名称 ② 时间 □		
	外伤	1 无 2 有:名称 ① 时间/名称 ② 时间 □		
	输血	1 无 2 有:原因 ① 时间/原因 ② 时间 □		
家族史	父 亲	□/□/□/□/□/	母 亲	□/□/□/□/□/
	兄弟姐妹	□/□/□/□/□/	子 女	□/□/□/□/□/
	1 无 2 高血压 3 糖尿病 4 冠心病 5 慢性阻塞性肺疾病 6 恶性肿瘤 7 脑卒中 8 严重精神障碍 9 结核病 10 肝炎 11 先天畸形 12 其他			

续　表

遗传病史	1 无　2 有:疾病名称 □		
残疾情况	1 无残疾　2 视力残疾　3 听力残疾　4 言语残疾　5 肢体残疾　6 智力残疾　7 精神残疾　8 其他残疾　□/□/□/□/□/□		
生活环境*	厨房排风设施	1 无　2 油烟机　3 换气扇　4 烟囱　□	
	燃料类型	1 液化气　2 煤　3 天然气　4 沼气　5 柴火　6 其他　□	
	饮水	1 自来水　2 经净化过滤的水　3 井水　4 河湖水　5 塘水　6 其他　□	
	厕所	1 卫生厕所　2 一格或二格粪池式　3 马桶　4 露天粪坑　5 简易棚厕　□	
	禽畜栏	1 无　2 单设　3 室内　4 室外　□	

示例 2:居民健康档案信息卡

姓　名		性　别		出生日期		年月日
健康档案编号				□□□—□□□□□		
ABO 血型	□A　□B　□O　□AB		RH 血型	□RH 阴性　□RH 阳性　□不详		
慢性病患病情况: □无　□高血压　□糖尿病　□脑卒中　□冠心病　□哮喘　□职业病　□其他疾病						
过敏史:						

（正面）

（反面）

家庭住址		家庭电话	
紧急情况联系人		联系人电话	
建档机构名称		联系电话	
责任医生或护士		联系电话	
其他说明:			

示例 3:其他相关业务表单参《国家基本公共卫生服务规范 2017 版》

（三）健康档案基础管理

1. 健康档案基础信息维护

由社区卫生服务中心/乡镇卫生院的家庭医生团队成员对居民基础档案信息进行修改、更新等维护操作。

纸质健康档案的维护:由于居民的姓名、住址、联系电话、生活环境等发生变化,由建档责任医生对其信息进行审核,审核无误后对其健康档案中的个人健康信息表、健康档案封面等信息进行修改,最后将修改后的表格插入健康档案柜中的对应居民健康档案夹中。

电子健康档案的维护:通过电子健康档案信息系统,实现对居民的健康档案的个人基础信息进行新增、删除、修改、查询等维护操作,以实现对其基础信息的快速高效维护。

2. 健康档案迁入迁出管理

由于居民生活地域是在动态变化的过程,比如一些老年人退休后迁往另一地方靠子女生活、新购住房迁往另一地区生活等等,在居民发生搬迁行为后,为保证该居民能够拥有一份完整、连续、全周期的健康档案,需要对其健康档案进行迁出,办理相应的迁出手续,最后由新地区的社区卫生服务中心/乡镇卫生院进行接收,接收后对其健康档案进行迁入,迁入后由新的家庭医生服务团队为其提供后续健康服务。

(四) 健康档案索引管理

1. 纸质健康档案索引管理

由于纸质健康档案管理表单繁多、任务繁重,如何建立一个快速索引体系是纸质健康档案更新、档案应用的重要保障,一般纸质健康档案往往会根据居委会建立档案柜的编号索引,根据家庭建立档案夹的编号索引,根据家庭成员档案序号建立档案夹内索引,从而构建快速的纸质档案索引体系。也有一些地区涌现出比较高效的做法,比如统一建立"××县××乡镇(社区)××村(站)人口健康档案索引一览表"内容包括档案柜级编号、档案夹级编号、个人档案号、个人基本信息、本人及联系人电话、重点人群属性、人员状态、家庭医生编号等,通过该表来实现快速索引管理。

2. 电子健康档案索引管理

健康档案是以居民为核心的,每一个居民都需要通过一个唯一的识别号来识别集中管理的居民数据记录。居民主索引(Enterprise Master Person Index,EMPI)就是建立居民的唯一识别号,把来自不同的、独立的系统和机构的居民标识实现统一的维护管理,并把这些信息映射成统一的标识。通过居民主索引可以检索到所有关于该居民的医疗卫生相关信息。在健康档案系统中,EMPI 提供居民唯一 ID,同时存储居民基本信息,以及一些外围信息,EHR 存储居民完整的健康档案信息。

EMPI 主要实现功能:

- 居民主索引(MPI):实现居民的区域性唯一标识(ID)(分配、删除、合并等);
- 交叉索引机制(PIX):基于居民主索引,构建与居民在各医疗机构域 ID、公共卫生机构域 ID、各类横向域 ID、各类纵向条线业务系统中的域 ID 以及其他各种身份域 ID 的映射管理和匹配管理关系和联动更新机制,保证居民在跨机构、跨系统之间的身份信息的可识别性和一致性;
- 信息开放机制(PDQ):基于 EMPI、PIX 机制体系和健康档案库,构建对外开放的居民身份统一查询共享服务,为后续业务应用系统、服务热线系统、卫生行业外的其他条线应用开放查询居民健康信息提供支撑;
- 基本信息管理:居民个人基本信息,基本健康信息管理;
- 主索引查询服务:主索引居民信息访问控制,基于居民的基本信息模糊查询;
- 主索引数据维护:主索引数据人工维护,如人工合并重复居民主索引等;
- 重复信息匹配:自动识别匹配重复居民主索引,自动合并功能;
- 居民关系管理:居民关系管理,如家庭关系、社会关系等,实现居民 360 度视图;
- ……

(五) 健康服务记录管理

1. 健康服务记录主要内容

根据《国家基本公共卫生服务规范 2017》版的要求，需要为签约建档居民提供以下健康服务：

(1) 健康体检

(2) 重点人群健康管理

a. 0~6 岁儿童健康管理记录：新生儿家庭访视记录、1~8 月龄儿童健康检查记录、2~30 月龄儿童健康检查记录、3~6 岁儿童健康检查记录、男童生长发育监测、女童生长发育监测。

b. 孕产妇健康管理记录：第 1 次产前检查服务记录、第 2~5 次产前随访服务记录、产后访视记录、产后 42 天健康检查记录。

c. 高血压患者随访服务记录。

d. 2 型糖尿病患者随访服务记录。

e. 严重精神障碍患者管理记录：严重精神障碍患者个人信息补充、严重精神障碍患者随访服务记录。

f. 肺结核患者管理记录：肺结核患者第一次入户随访记录、肺结核患者随访服务记录。

g. 中医药健康管理服务记录。

h. 老年人中医药健康管理服务记录。

i. 儿童中医药健康管理服务记录。

(3) 其他医疗卫生服务记录：接诊记录、会诊记录

(4) 居民健康信息卡

2. 健康服务记录动态更新

由社区卫生服务中心/乡镇卫生院的家庭医生团队成员根据居民健康就诊、健康服务情况对其健康档案进行新增、修改等维护管理。

(1) 纸质健康档案的更新：根据《国家基本公共卫生服务规范 2017 版》的表单，打印并填写各类健康服务记录表，并对其进行编号、校验、审核，最后将填审核后的表单插入健康档案柜中的对应居民健康档案夹中。

(2) 电子健康档案的更新：

方式 1：通过电子健康档案信息系统动态更新，实现对居民的健康档案各类健康服务记录进行新增、删除、修改、查询等维护操作。

方式 2：通过基本医疗与基本公卫一体化动态更新，居民前往社区医院接受医疗服务期间（门诊诊疗、门诊开药、门诊检验、门诊检查、门诊处置等），社区医生通过在 HIS 系统（社区医疗服务信息系统）进行操作，门诊诊疗结束后系统自动根据门诊诊疗数据生成对应的健康随访服务记录，并通过数据同步技术同步到健康档案系统，实现对孕产妇、儿童、慢性病、老年人等重点人群健康随访记录的动态更新。

方式 3：利用大数据技术的实现健康档案动态更新，当下全国范围内省、市、区县均建设了区域卫生信息平台，汇聚了居民在基层医院、二级和三级医院的医疗卫生服务记录，初步形成了区域医疗大数据中心，通过利用文本结构化、大数据建模、大数据萃取等技术，

根据健康档案管理服务规范建立相应的个人基本信息更新模型、健康信息卡更新模型、高血压并发症和分级分组更新模型、老年健康服务分级更新模型等,通过大数据萃取和碰撞,从该居民在二级、三级医院的就医记录中自动萃取到相应的个人信息、疾病信息、检验检查信息等,自动更新到该居民健康电子健康档案中,以实现对该居民健康档案的社会学、生物学、疾病学特征的动态更新和健康评估动态调级,从而构建区域性的闭环、连续的智能化动态健康档案更新体系,进一步推动健康档案盘活和利用。

(六) 健康档案考核管理

1. 健康档案考核管理指标

根据《国家基本公共卫生服务规范 2017》版的要求,围绕健康档案服务、管理活动建立相应考核指标,开展相应考核管理,构建数据洞见的健康档案管理活动,有效推动健康档案管理活动做实、做精、做强。具体服务活动和对应考核常见指标以下:

(1) 健康档案建档与使用活动(示例)

a. 健康档案建档率＝建档人数/辖区内常住居民数×100％。

b. 注:建档指完成健康档案封面和个人基本信息表。

c. 电子健康档案建档率＝建立电子健康档案人数/辖区内常住居民数×100％。

d. 健康档案使用率＝档案中有动态记录的档案份数/档案总份数×100％。

注:有动态记录的档案是指 1 年内与患者的医疗记录相关联和(或)有符合对应服务规范要求的相关服务记录的健康档案。

(2) 老年健康管理服务活动(示例)

老年人健康管理率＝年内接受健康管理人数/年内辖区内 65 岁及以上常住居民数×100％。

注:接受健康管理是指建立了健康档案、接受了健康体检、健康指导、健康体检表填写完整。

(3) 高血压患者健康管理服务活动(示例)

高血压患者规范管理率＝按照规范要求进行高血压患者健康管理的人数/年内已管理的高血压患者人数×100％。

管理人群血压控制率＝年内最近一次随访血压达标人数/年内已管理的高血压患者人数×100％。

注:最近一次随访血压指的是按照规范要求最近一次随访的血压,若失访则判断为未达标,血压控制是指收缩压＜140 mmHg 和舒张压＜90 mmHg(65 岁及以上患者收缩压＜150 mmHg 和舒张压＜90 mmHg),即收缩压和舒张压同时达标。

(4) 0～6 岁儿童健康管理服务活动(示例)

1. 新生儿访视率＝年度辖区内按照规范要求接受 1 次及以上访视的新生儿人数/年度辖区内活产数×100％。

2. 儿童健康管理率＝年度辖区内接受 1 次及以上随访的 0～6 岁儿童数/年度辖区内 0～6 岁儿童数×100％。

(5) 其他活动:孕产妇健康管理服务活动、2 型糖尿病患者健康管理服务活动、中医药健康管理服务活动等在《国家基本公共卫生服务规范 2017》中均有明确的规定指标。

2. 健康档案考核评价

（1）健康档案绩效考核：通过建立健康档案的绩效考核方案，将健康档案服务活动、健康考核指标、基层医务人员岗位绩效、基层医务人员收入奖金进行配套挂钩，进行"量化＋工分制"评价，并建立有效的奖惩机制，以达到充分调动基层医务人员的工作积极性的目的。

（2）健康档案综合管理：通过建立健康档案管理工作的监控、预警、实时分析指标，一般常见指标有：基础签约数、个性化签约数、当日健康服务数、健康档案动态更新率、健康档案动态使用率、上门健康服务数、健康服务满意度、健康服务投诉率、辖区健康服务热力图等，方便卫生行政管理者对健康档案管理工作进行宏观监管、中观监控和微观监测，以构建 PDCA 的持续改进完善机制，逐步有效提升健康档案管理工作质量和效率。

（七）档案信息安全管理

1. 纸质健康档案安全管理

纸质健康档案由于存储介质受限，一般要求对档案室防盗、24 小时视频监控管理，同时对于健康档案柜采用专人专锁管理，一些有条件的地方采用密码锁、指纹锁对档案柜进行管理。

此外，还需按防晒、防高温、防火、防潮、防尘、防鼠、防虫等要求妥善保管健康档案，指定专（兼）职人员负责健康档案的管理工作，保证健康档案的完整和安全。

2. 电子健康档案安全保障

（1）使用者身份管理与认证

医疗卫生工作者在利用居民电子健康档案时，需进行身份认证，主要包括两种方式：

a. 用户登录验证：由医疗卫生机构信息系统验证用户身份，通过后，允许根据对应权限调阅健康档案信息。

b. CA 认证：需要对医疗卫生工作者进行实名认证，发放 CA 证书，系统验证通过后才允许调阅健康档案信息；另外也要考虑到组织认证和设备认证，例如：前置机需和中心进行 CA 等。

（2）访问控制策略

主要实现三个"合适"，使合适的用户在合适的时机调阅到合适的健康信息。

a. 病人同意原则：健康信息调阅需注重隐私保护，医务人员只有在授权或就诊（可通过刷社保卡或就诊卡）状态下才能调阅居民健康信息。

b. 主题化调阅：根据服务场景，推送合理科学的主题化健康调阅信息。

c. 数据分级保护：个案数据利用中，可通过配置，屏蔽与业务应用无关的隐私信息显示；群体数据利用中，需设置分级控制，不同级别用户可以查看不同的内容，比如非传染病科室医生不能看到居民的传染病信息等。

d. 动态密码：居民通过网站调阅自己健康信息时，可采用手机动态密码方式来进行访问安全认证。

（3）数据安全策略

a. 交换数据的检验与加密：避免信息被篡改或截取。

b. 数据存储加密：对敏感的存储信息进行加密，利用时再解密。

（4）应用审计

a. 对涉及健康档案信息的利用过程进行应用跟踪与审计。

b. 提供智能的预警提示，规避风险。

（5）区块链的安全保障

对居民健康档案的所有信息上链，采用区块链技术实现对健康档案数据修改过程的留痕、身份验证、多点备份存储等，以防止人为恶意修改、访问健康档案信息以及健康档案数据的单点备份丢失的风险。

四、居民健康档案管理的模式

（一）签约制管理

由社区卫生服务中心/乡镇卫生院的家庭医生团队与居民签署家庭医生健康服务协议，协议约定服务主体、服务内容、服务方式、服务周期等，居民签署协议后授权医务人员可以调阅查看个人健康信息。签约后该居民的健康档案就默认为当下签约家庭医生团队及所属社区卫生服务中心/乡镇卫生院管理。

签约周期：一般按年签约，1年为1个周期。

签约方式一般为：纸质签约为主，当下随着移动互联网和生物认证识别技术的发展，也有一些地方开始采用电子签约方式。

服务内容：一般分为基础签约管理服务和个性化签约管理服务两类，基础签约主要是提供政府为老百姓群体购买的基本公共卫生服务，个性化签约管理主要是提供老百姓根据自身情况额外新增购买的各类医疗健康服务。

（二）属地化管理

属地化管理是指居民健康档案由居民所属的社区卫生服务中心/乡镇卫生院为主进行管理维护。居民所属包含两种方式，一种是居民户籍所属，即居民户籍在社区卫生服务中心/乡镇卫生院所服务的街道范围；另一种是居民在社区卫生服务中心/乡镇卫生院签约获取医疗卫生服务。这两种方式相互补充，完善属地化管理。

场景一：居民A户籍在Q街道，此时，默认Q街道的社区卫生服务中心对居民A的健康档案进行管理维护，当居民A去Q街道的社区卫生服务中心获取服务时，即可签约Q街道的社区卫生服务中心获取日常服务，实现属地化管理；

场景二：居民B的户籍虽然也在Q街道，但居民B实际希望去N街道的社区卫生服务中心。此时，居民B可以到N街道的社区卫生服务中心签约，获取日常服务，实现属地化管理。

健康档案的管理需要市、区两级专门机构负责，市级机构负责与健康档案管理相关的审核考核、健康档案的数据质量控制及差错修订和健康档案安全和隐私保护。在区层面，属地化管理即居民签约的社区卫生服务中心/乡镇卫生院所属区县进行管理。

（三）全生命周期管理

健康档案从其内容上来说实现了对居民的生命全周期管理，而针对档案本身，也存在从档案建立到档案封存的全周期管理。从业务上来说，档案实行的是属地化管理。健康档案管理的业务操作,包括建档、归档、更档、迁档、档案合并、拆分、终结等,如图7-6所示。

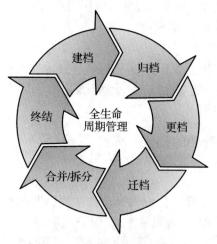

图7-6　健康档案管理模式

1. 建档

建档作为健康管理的起始工作,主要实现居民身份的登记、相关服务的开通和归属社区的记录。居民身份登记是建档的基础工作,是实现"以居民为中心"生命周期健康管理和服务的核心;相关服务的开通则充分体现"知情同意"原则,记录患者是否愿意接受相关的健康管理服务以及平台提供的查询、互动功能;归属社区的记录主要实现对接受管理的人群采集结构化的地址信息及其倾向的社区记录,综合考虑以完成属地的绑定,为今后分配健康管理工作奠定基础。

从业务行为上来说,建档可分为主动建档和被动建档。所谓主动建档是居民主动要求医疗机构为其建立健康档案,可在医疗机构挂号处建档,也可由全科医生建档。所谓被动建档是在公共卫生业务和医疗业务开展的过程中为居民建立健康档案,公共卫生业务过程中的需建档居民通常是在社区普查时发现的重点病患、重点人群,由全科医生为其建档;而医疗业务开展过程中的建档更多的是后台的不完整建档,系统将诊疗信息上传至中心后由中心自动完成新增患者的身份登记工作,至于另两项建档工作仍需要通过居民自愿建档或公卫驱动建档的方式来完成。

2. 归档

归档是指信息收集后,基于居民身份的识别,属于某人的健康档案信息被归集到该居民的健康档案中。对于医院医疗业务开展过程中产生的医疗服务信息,按照居民身份默认归档;而对于公共卫生业务,在信息产生后还需要属地社区卫生服务中心或相关的业务机构进行审核后确认后才可归档。

就公共卫生业务而言,其信息的产生主要有三种途径:

(1) 在患者接受临床诊疗服务时发现患者是需要接受管理的重点人群,为其建卡并确认居住地址,在今后的工作中,这种模式可能是社区发现重点疾病人群的主要方式;

(2) 社区通过对辖区的普查,发现尚未接受管理的重点疾病或重点人群,为其建卡管

理,这种模式是对临床筛查的有效补充;

（3）在已经建档的人群中,某些特定的人群可通过确定的规则来进行识别,如育龄妇女、老年人等,可由平台提示社区卫生服务中心主动上门服务建卡。通过各种途径信息的采集归档,来不断充实健康档案。

3. 更档

更档是对健康档案中既有数据的更新。更档主要包括两个方面的内容,一是对患者基本资料的更新,另一是对档案信息的维护。更档不删除原有的记录,所有的操作均记录操作日志以便于追溯。

患者基本资料的更新既是指对患者职业、现住地址等可变信息的更新,又包括对患者姓名、身份证号等核心信息的维护。在对患者核心信息进行修改后,还需要对现有的健康档案进行查询,以查找是否有同样信息的档案,针对核心信息相同的多份档案,还要首先从业务上对信息进行明确后进行档案的合并。

档案信息的维护需要严格地控制,临床所产生的所有信息只允许通过医院信息系统进行修改,修改完成后重新提交数据;公共卫生业务信息的修改需要相关部门具有一定权限的人员来完成;在档案信息进行更新后,需要同时对居民个人的"主要疾病与健康问题摘要"进行更新。

4. 迁档

为使居民有一个完整的健康档案,居民因搬迁等变更获取服务的社区卫生服务中心,此时,需要将其健康档案的维护工作由迁出社区卫生服务中心转移到其迁入的社区服务中心。其实质是属地管理权限从一个社区到另一个社区的移交,以便继续为居民提供卫生服务,保证服务的及时性和档案信息的连续性。

迁档根据迁出目的地是否明确可分为三类:

（1）迁出地址明确,且仍在区域范围内,是迁档的重点管理人群;

（2）迁出地址为区域外,该居民的档案临时性终结;

（3）迁出地址不明确,则为失访,需要通过业务上的操作来跟踪患者。

5. 档案的合并和拆分服务

居民电子健康档案的业务主管机构以及为居民提供健康管理服务的基层医疗卫生服务机构负责对管辖范围内的居民健康档案中居民身份的唯一性进行维护,对确认存在问题的档案进行合并或拆分操作。当发现两份档案其实是属于同一个居民时,需要把这两份档案合并到一起;主要对持多个身份识别卡接受医疗卫生服务,但各身份识别卡之间不能形成直接有效关联而需要人工筛查、判断的情况。当发现某居民健康档案中的部分档案不属于该居民时,需要把不属于该居民的档案从其档案中拆分出去,主要对身份唯一识别机制建立前,多人所产生的卫生服务记录错误归档至同一身份情况时。

6. 档案终结

档案终结是指终止健康档案的管理,可分为永久性和临时性两类。永久性终结主要针对已死亡的居民,其档案可进行查询,但不能新增、修改;临时性终结主要针对迁往外区域或失访的居民,其档案可进行查询,但不能新增、修改,且在居民返回或联系到时,能够恢复档案管理维护。

7. 核心档案的维护服务

此外居民的基本信息发生变化后，需要对核心档案进行维护。

五、居民健康档案管理的制度和办法

健康档案涉及法律、法规、体制、机制、政策、制度的支撑以及配合。健康档案管理办法的制定对于健康档案有着重要的价值体现。健康档案的有效管理，使整个健康档案走上了一条可持续发展之路，不断进行着良性循环，为推动卫生事业的发展、社会的进步提供了有效保障。

（一）国家基本公共卫生服务规范

实施国家基本公共卫生服务项目是促进基本公共卫生服务逐步均等化的重要内容，是我国公共卫生制度建设的重要组成部分。国家基本公共卫生服务项目自 2009 年启动以来，在基层医疗卫生机构得到了普遍开展，取得了一定成效。2011—2016 年，人均基本公共卫生服务经费补助标准从 25 元提高至 45 元，先后增加了中医药健康管理服务和结核病患者健康管理服务。为进一步规范国家基本公共卫生服务项目管理，国家卫生计生委在《国家基本公共卫生服务规范（2011 年版）》基础上，组织专家对规范内容进行了修订和完善，形成了《国家基本公共卫生服务规范（第三版）》（以下简称《规范》）。

《规范》是乡镇卫生院、村卫生室和社区卫生服务中心（站）等基层医疗卫生机构为居民提供免费、自愿的基本公共卫生服务的参考依据，也可作为各级卫生计生行政部门开展基本公共卫生服务绩效考核的依据。基层医疗卫生机构开展国家基本公共卫生服务应接受当地疾病预防控制、妇幼保健、卫生计生监督等专业公共卫生机构的相关业务指导。其他医疗卫生机构提供国家基本公共卫生服务可参照本《规范》执行.地方各级卫生计生行政部门可根据本《规范》的基本要求，结合当地实际情况制订本地区的基本公共卫生服务规范。国家基本公共卫生服务项目将随着社会经济发展、公共卫生服务需要和财政承受能力等因素不断调整，国家卫生计生委将根据实际情况适时对《规范》进行修订。

各地在实施国家基本公共卫生服务项目过程中，要结合全科医生制度建设、分级诊疗制度建设和家庭医生签约服务等工作，不断改进和完善服务模式，积极采取签约服务的方式为居民提供基本公共卫生服务。

（二）建立健康档案法律权属及法律效力机制

医院病例记录着患者就医全过程，在医疗纠纷、医疗赔偿诉讼、司法鉴定、保险理赔等方面起着极其重要的作用。纸质病历的法律地位明确，卫生部和国家中医药管理局制定的《医疗事故处理条例》《病历书写基本规范》等一整套规范的相关法律法规保证其法律效力。而健康档案记录着居民从出生到死亡全生命周期中健康相关的医疗卫生服务信息，对健康档案的法律权属及法律效力基本没有定义及概念。

随着电子文件的大量产生，电子健康档案将成为人们医疗卫生服务活动中必不可缺的一部分，对于电子健康档案法律权属及法律效力的规章制度、法律法规的需求将越来越显著，这也是数字医疗行业发展面临的挑战。对电子健康档案法律权属及法律效力制定充分、合理的规章制度、法律法规，将更好地为居民提供更高效、便捷、有效的医疗卫生的服务。

电子健康档案法律权属及法律效力赋予需要基于电子健康档案规范的编制、管理制度，以保证电子健康档案能被合法地用在法律上解决某些法律问题上，在解决法律问题中起到的凭证或追查证据线索的作用，扩大断案证据范围。如按统一的规范来描述记录，要符合逻辑，内容要真实可靠；责任医生是辖区内居民健康档案建档的第一责任人；电子健康档案不得随意涂改，如需改动责任医生必须签字，以示负责；非档案资料管理人员，不得随意翻阅已经建好的各种档案资料；未经档案资料管理人员同意，任何人不得调出、转借各种档案资料等。

（三）明确健康档案的隐私保护及其相关责任

电子健康档案主要涉及个人健康信息的获得、授权、共享和修改等，《中华人民共和国民法典》增加了对个人信息隐私保护的条款，使得对个人信息的收集、使用、传输和加工等方面的信息隐私保护形成了规范。《中华人民共和国基本医疗卫生与健康促进法》中第92条也涉及了保护个人健康信息隐私安全的内容。这些最新出台的法规对我国居民的电子健康档案隐私保护提供了新的法律依据。虽然我国多部法律法规中都能找到涉及个人健康隐私信息保护的内容，但还没有一部法律法规是直接针对居民个人电子健康档案的，也没有对个人电子健康信息范围的明确界定，这就对医疗保健提供者理解并遵守隐私和安全规则的义务带来困难，而居民也往往不知道他们的隐私和安全规则下的权利。因此电子健康信息隐私保护将得到越来越多的关注。

健康档案所记录的内容具有隐私性，它是记录隐私的载体，这就要求在健康档案利用过程中对涉及个人隐私的部分限制开放，以获得隐私保护的权利。因此，健康档案管理利用中需要在现有法律框架下健全和完善健康档案开放利用的各种程序，逐步确立健康档案开放利用的范围、相应的权限和责任追究制度。

健康档案利用和公民隐私保护是相互冲突的，一方面必须通过确定隐私范围、设置隐私档案利用权限、控制利用方式来防止健康档案利用对隐私权的损害；另一方面必须通过分析两种权利的矛盾统一性和内在平衡点，遵循协调原则在保护隐私的同时维护社会对健康档案的利用权利。两者的冲突很大程度上是公的权利与私的权利之间的冲突，两者的矛盾根源于现代社会对信息的需求与个人需要隐私保护之间的矛盾。因此，如何妥善处理好利用健康档案为医疗卫生服务和保护健康档案主体的隐私权的这一组矛盾，是开展档案信息服务工作的主要任务之一。

健康档案开放利用涉及健康档案所有者、利用者以及医疗卫生机构三方面的利益及关系，要使这三方面的利益都得到合法的保护，就必须协调好三方面的关系。为了在健康档案开放利用中使公民的隐私权得到保护，必须采取相应的保护措施。

（四）建立健康档案日常管理及维护制度

健康档案信息来源于各医疗卫生服务活动产生的医疗卫生服务信息，健康档案属地化管理，就需要相关医疗卫生机构负责对健康档案的日常管理及维护。

卫生健康行政管理部门、公共卫生机构、各级医疗机构、基层医疗卫生服务机构需要根据其职责不同，负责相应的健康档案日常管理及维护。

1. 卫生健康行政管理部门

（1）负责基层健康档案范本的制定；

（2）负责健康档案相关标准及业务规范的编制；

（3）负责居民电子健康档案面向医疗卫生机构的培训；

（4）负责指导医疗卫生机构建档、归档、更档、迁档及封档操作及管理考核；

（5）负责居民电子健康档案工作的组织协调、监督管理，负责居民电子健康档案业务的培训、指导及考核。

2. 公共卫生机构

按照其业务职能直接或间接为居民提供卫生服务，采集或汇总疾病控制、疾病管理、妇女保健、儿童保健等卫生服务信息，是以公共卫生服务记录为主的居民电子健康档案（公共卫生档案）的重要来源。

（1）各级医疗机构

各级医疗机构提供专业医疗服务，采集医疗服务信息，在医院内部电子病历归档的基础上，实现以医疗服务记录为主的居民电子健康档案（诊疗档案）的归档；并结合医院公共卫生职能的要求，负责完成部分卫生服务归档信息的采集。

（2）基层医疗卫生服务机构

基层医疗卫生服务机构是居民电子健康档案业务管理的主体，其在管理过程中按业务规范要求采集必要的信息，负责居民电子健康档案建档、归档、更档和迁档的具体管理。

（3）其他委办局

配合卫健委居民电子健康档案的建设与推进工作，提供相关信息补充完善居民电子健康档案。

（五）建立健康档案管理的日常监管和考核办法

为保证健康档案的建立、使用、管理维护的有效进行，需要对健康档案管理进行监管和考核。

运行情况监管：对接入机构上传数据量的监管，包括对数据上传率、数据上传成功率、传输数据量异常增高或降低现象的督导；

工作质量监管：对接入机构上传数据所反映的工作质量的监管，包括对工作量、服务效率、数据修改率等的督导；针对医疗机构、基层医疗卫生服务机构的绩效考核以居民电子健康档案为基础，通过电子健康档案中所反映的工作量、工作质量对医生进行综合考评，绩效考核不合格的单位，将予以相应惩处。

（六）建立健康档案使用及调阅规则制度

健康档案使用及调阅需要处理好为医疗卫生服务和保护健康档案主体的隐私权的矛盾，因此需要建立健康档案使用及调阅的基本规则。如：

1. 医生在医疗服务过程中调阅居民电子健康档案数据，需要居民刷卡予以授权；

2. 公共卫生业务人员以及社区的健康管理人员在业务和管理工作中调阅居民电子健康档案数据，只能调阅所管辖居民的对应业务以及与该业务密切相关的其他业务的数据；

3. 卫生行政或业务管理机构出于区域管理的需要调阅居民电子健康档案个案数据时，调阅内容匿名化处理；

4. 居民个人查询自己的电子健康档案信息时，需要严格身份认证后方可查阅本人健康档案；

5.对于肿瘤、精神卫生疾病、艾滋病/性病等隐私疾病,需要严格控制调阅人员的范围和权限;

6.对于签约居民,需严格按照居民签约时的授权执行,只针对特定的医生或是指定医院、科室实现居民电子健康档案的共享等。

六、居民健康档案管理的意义

(一)居民健康档案管理,充分体现了医疗卫生事业要"以人为本"的服务宗旨

居民的健康档案以人的健康为中心,一方面以提供面向社区群体性、普适性、广泛性、公益性的基本公共卫生健康服务为主,覆盖全国所有老百姓,人人享有一份健康档案、一名家庭医生、一张健康卡,有效体现社会医疗健康服务的公平性和公正性,符合健康中国2030伟大战略的发展要求;另一方面健康档案是以包括病人和非病人在内的全体居民为对象,以满足居民自身健康需要为重点,同时居民健康档案的区域化、动态化管理让这项工作为人民谋福利的性质更加鲜明地体现出来,这些都与社会主义新时代核心价值观高度一致,通过开展居民健康档案管理这项工作,能够更深入地关心人民群众的疾苦,帮助政府精准迅速地采取有效措施,解决人民群众中卫生健康上的突出问题。

(二)连续、全程的居民360健康信息,有效提高医疗服务质量和医患信任度

居民健康档案管理,可以对居民个人卫生健康状况以及以往诊治医疗过程全方位反映:在个人的基本资料方面,既包括年龄、性别等人口学资料,也包括既往病史、家族病史等临床资料;在健康问题目录上,既记录过去的影响,也记录现在正在影响或将来还会影响个体健康的问题,主要的健康问题和暂时性的健康问题都能够反映出来;在问题的描述及进展记录上,可以更详细地展示出患病个人的主观资料、客观资料、对个人健康问题的评估、对出现问题的处理计划等。很显然,凭借这些信息资料,医疗保健部门可以迅速地诊断出求医求药居民的健康情况,制定出有效的治疗方案,且能够对未患病的居民也可以通过系统掌握其基本的健康状况及疾病隐患,以便及时提供科学规范的预防保健服务,此外,还可以有效评价医护人员的服务质量、技术水平,有助于增进医护保健人员与居民的沟通交流,这样,既避免了事故的发生,也能及时消除不必要的误解,提高居民对医护保健人员的信任度,为化解医患矛盾创造良好的条件。

(三)高效切实掌握全民的健康动态,为政府部门制定科学的卫生政策提供依据

居民健康档案容纳了区域内大多数居民的卫生健康上的信息资料,并运用先进的大数据分析挖掘处理技术,能够快捷地反映出区域内居民健康的基本状况及变化趋势,凸显出带有共性的卫生健康问题,帮助政府部门可以在宏观上全面了解区域内居民卫生健康的基本情况,切实掌握居民的普遍需求,明确迫切要解决的如常见病、地方病等突出的卫生健康问题和社会突发性、传染性的公共卫生威胁问题,从而有针对性地、迅速地出台相关的卫生健康政策,确定出区域内医疗保健事业的阶段性努力目标,并制定出有效的措施,使提高居民卫生健康水平和公共卫生健康防控水平的各项规定得以全面落实。同时,健康档案所反映出的情况,也可以影响到政府部门的经济决策以及产业布局的调整,比如对居民健康档案所反映出的共性健康问题所做的研判中,确定与某一行业生产的环境污染有直接的关系,政府部门在扩大经济规模、招商引资等方面,就可以对这一行业的企业

发展做出必要的限制和限期整顿的决策,这显然也是维护社会稳定和谐所必不可少的保障。

(四) 基于居民健康档案的服务,有效促进基层医疗卫生转型和分级诊疗深化落实

基于居民健康档案提供的各类签约、建档、管理、随访、体检、教育等服务具备较高的健康管理(非医疗)属性,同时具备与居民频繁互动、贴身服务的高度黏性,是基层医疗卫生服务机构服务转型、与综合医院差异化竞争、打造核心竞争力的重要战场,推动基层医疗卫生服务机构向专业化的健康管理、健康哨站、健康管家的角色转型,在新一轮的医疗卫生事业发展改革中真正起到强化基层能力建设,同时依赖于基层医疗卫生服务机构在健康档案全流程服务中的专业性、高频性、便捷性和互信性,部分真正有健康管理水平和追求的医务人员在此过程中能够收获一批老百姓粉丝的追随,能够有效推动以健康守门人为入口的基层首诊、急慢分治、上下转诊的分级诊疗体系逐步推广、深化和做实。

(五) 居民健康档案的多面性,是推动健康细胞、健康社区、健康城市、健康中国的重要推手

健康档案的内容要素来源丰富、服务场景形式多样,有居民的个人信息、生活环境信息、生活习惯信息、健康保健记录信息、健康运动信息、自我健康管理信息等,也有在社区卫生服务中心/乡镇卫生院、社区老年活动中心、社区门口、街道、企业、学校、园区、家庭等各类服务场所触达,能够有效推动健康教育活动、健康讲座、健康义诊、上门健康随访、上门换药、居民健康自测、健康一体机服务(身高、体重、体脂肪率、血压、血糖等)、群体性健康干预活动等在各式各样的健康服务细胞在社会各个层面的开展、推广和落地发芽,有效推动健康社区的示范打造;同时随着当下政府层面对于健康服务与中医、教育、体育等部门的多跨合作要求增多,基层中医馆、体医融合、运动医学、运动健康管理等各类服务也如雨后春笋般纷纷呈现,有效将健康服务融入城市生活、融入城市健康、融入城市工作,推动健康城市理念的升华迭代和高质量发展,最终逐步推动健康中国伟大战略目标的有序达成。

第四节　居民健康档案管理措施及发展方向

一、居民健康档案管理措施

(一)增强监管部门的重视

1. 提高监管手段力度

重点围绕健康档案管理工作中的任务及时性、工作真实性、服务记录数据质量、服务有效性、服务满意度、服务规范性等易出错、易犯错、易躺平的核心要点建立相应的监管体系,加大监管频次和监管力度,定期与不定期地开展突击飞行检查,同时将监管效果与资金拨付和绩效考核挂钩,促进整体工作质量和成效不断改进提升。

2. 建立效果反馈机制

既往的健康档案管理工作更加依赖于工作量、工作任务考核,但该考核模式下容易导致机械式动作、低效动作的产生,需要从老百姓满意度、老百姓获得感、老百姓参与感、医务人员减负程度、健康档案管理规范程度、健康档案动态更新程度、健康档案使用率等建立效果考核评价体系,使每一项关键任务和全局健康档案管理工作能够有一个科学、定量、定性的评价和反馈机制,从而有利于抓住核心问题和工作中的关键堵点、痛点,因地制宜制定相应措施逐个解决和突破,从而促进健康档案管理工作和健康服务事业持续改进和成效螺旋迭代提升。

3. 加大奖励处罚力度

科学有效的奖惩措施是推动事业工作高质量发展的重要保障,可以充分结合健康档案的关键环节,在现有的奖惩考核基础之上,一方面以目标反馈为导向,围绕关键效果目标达成建立相应奖惩机制;另一方面以深化奖惩力度为导向,深化奖励力度和处罚力度,充分调动一线医务人员的积极性和主观能动性;同时扩大奖惩政策,积极鼓励有条件的地区建立地方财政专项奖惩补偿机制,对完成健康档案管理工作且效果良好的机构、团队、医务人员进行定向补偿奖励。

(二) 增强公众参与意识

1. 开展人群精准健康宣教

充分基于健康档案大数据分析,根据疾病发病人群特点、疾病社区流行病学特征、人群社区分布特征、健康危险因素和健康环境因素分布特点等,采用线下+线上结合的方式对重点人群开展精准宣教,线下主要通过讲座、讲堂、义诊、发放宣传资料等,线上主要采用移动客户端、智能宣教电话/短信机器人开展定向精准宣教,从而分层次、分区域、分人群进行精准干预。

2. 引导公众自我健康管理

健康管理的核心是自我管理,自我管理的本质是降低管理门槛,一方面宣教自我管理意识、自我管理理念、自我管理策略是引导群体自我管理的基础;另一方面积极采用数字化、人工智能的创新技术,帮助群体开展疾病的自查自筛,智能电话/短信/电视终端机器人提示重点人群遵医行为,极大降低群体使用电脑、手机的门槛,塑造健康管理的良好依从性,并逐步体会到带来的真真切切的效果。

3. 引入家庭健康责任人创新理念

创新引入"家庭健康责任人"的理念,由家庭健康责任人负责整个家庭成员的健康管理,包括健康查询、健康分析、健康方案的制定、健康保障计划制定以及联系对接家庭医生、专科医生等,并将家庭健康责任人在健康档案管理中的内容纳入管理考核,同时鼓励积极引入社会公益力量,促进家庭健康责任人的培养、塑造和激励,促进健康档案管理模式的迭代升级和高质量发展。

(三) 提升管理者工作能力

1. 提高智慧管理能力

有效高质量的管理是伟大事业工作成功的重要基石,一方面加大对基层医疗卫生机构管理者的培训、交流、再教育,相互取长补短,学习先进的管理经验;另一方面围绕健康档案管理工作,利用数字化技术,围绕统计分析、综合管理、决策支持等几个方面建立综合管理平台和绩效考核评价系统,特别是电子健康档案管理、重点人群服务、人群规范管理、健康档案动态使用等方面帮助管理人员和部门构建工作开展情况实时动态分析、工作异常指标实时监测预警、任务目标未达成对比和归因分析的数字洞见的管理治理能力体系,有效建立起事中监测、事中预警、事后分析的管理能力体系,并能够根据异常指标、异常结果进行内部工作流任务派发、任务轮询和处置追溯。

2. 开展精准管理施治

在开展常态化管理的基础之上,围绕健康档案管理的深层次、精细化开展专项分析治理,比如围绕基层医疗卫生机构辐射能力、家庭医生团队网格划分合理性、供需能力匹配情况等开展专项分析治理,动态调整区域内管理网格划分,因地施治,根据不同片区不同情况制定针对性的管理方案、干预计划和管理任务,从精准施治的场景出发,将过往的粗放型管理逐步提升为精细化、高质量管理。

3. 构建多层次管理能力体系

管理需要分层,基层治理需要下放,一方面需要以社区卫生服务中心/乡镇卫生院为单位,以家庭医生团队、医务人员为个体,下放人员考核权限,提升一线家庭医生团队管理权限,构建从管理分层到治理下放的落地体系;另一方面是充分利用数字化技术,为基层医疗卫生服务机构管理者、家庭医生团队管理者提供分级的数字管理工具,提升管理效能;最后要配套建立相应的管理机制、执行机制、考核机制,明确分工、明晰责权利,确保管理动作和管理考核可执行、可计划、可度量,推动基层管理、执行各层级工作的有效开展。

二、居民健康档案管理的发展方向

(一)管理标准化

1. 工作的标准化

国家卫健委制定、发布的《国家基本公共卫生服务规范》,现行已第三版,随着改项工作内容、工作模式、工作要点不断成熟,各类工作会呈现出"强约束""弱约束"的一些特征,比如对于健康档案的数据质量和评价标准、健康档案的使用率和使用场景会逐渐成为强约束标准,以推动健康档案能够高质量应用,比如对于如何开展健康随访,是否一定要人工上门等会逐渐变成弱约束,以提高健康服务的效率和质量。

2. 治理的标准化

随着健康档案管理工作的不断深化、经验模式的不断成熟,围绕该项工作的一些核心管理指标、治理指标、统计指标、效果考核指标、绩效考核评价指标会逐渐标准化,并形成省级标准、国家标准进行推广、下发,以实现全省发展一盘棋、全国发展一盘棋的格局,从而推动健康档案管理工作高质量发展和健康中国伟大目标的早日实现。

(二)管理精细化

1. 人财物精细化

由于医保总额预付等制度的出台以及包干管理政策风向,加上国家基本公共卫生服务经费会逐年提高以及一些地方性补偿机制会逐年增多,围绕健康档案管理工作的基层医务人员、专项工具、物资消耗、人员绩效管理会逐渐管理精细化,加大控制成本的情况下提高工作产出和效率,打造以经营中心为主的基层健康管理中心。

2. 业务的精细化

当下现行的《国家基本公共卫生服务规范》2017版,在业务管理颗粒度上还是没有太细致,更多侧重在健康管理的执行段,在方案制定、精准管理、健康评估、管理成效评估、疾病专案深化管理等方面缺乏深入,从而导致老百姓服务获得不强,接下来的业务会更加聚焦老百姓关注的常见病、慢性病的深化管理,以进一步提高健康档案管理的专业化水准和老百姓健康服务的体验。

(三) 管理全面化

1. 业务的多元化

随着生活环境的改变,人类健康威胁疾病谱已然在改变调整,心脑血管疾病和恶性肿瘤已然成为人类的前两大杀手,慢性病逐年高发且更年轻化,那么健康档案管理的业务范畴也必将随之进行调整,可能趋势在于脑卒中、冠心病、高发性恶性肿瘤等重点慢病被纳入管理;同时随着体医融合、中医药的呼声不断高涨,运动医学、康复医学、中医药优势病种乃至创新的数字疗法等内容也会被纳入健康档案管理范畴。

2. 业务的智能化

随着人工智能技术的发展,特别是在 ChatGPT 的发布后,人工智能被上升到了从未有过的历史高度,一些人工智能技术在家庭医生健康服务、健康档案维护、居民居家自我健康管理、政府群体性精准治理等场景方面也可能会被纳入健康档案管理工作中,例如智能建档、智能随访、智能家庭医生助手、智能健康管家、智能家庭医生、智能健康提示、智能健康画像、智能管理方案等人工智能技术会在健康档案中涌现的越来越多。

 思考练习题

1. 简述居民健康档案内涵。
2. 制作居民健康档案建立流程。
3. 简述健康档案架构。

第八章　健康医疗大数据管理

学习目标 ▶▶▶▶▶

● 掌握健康医疗大数据管理过程的主要任务,熟悉健康医疗大数据采集、存储技术,以及在临床医疗实践、疾病预测预警、智能健康管理中的应用。

● 健康医疗大数据是国家重要的基础性战略资源。健康医疗大数据应用发展将带来健康医疗模式的深刻变化,有利于激发深化医药卫生体制改革的动力和活力,提升健康医疗服务效率和质量,扩大资源供给,不断满足人民群众多层次、多样化的健康需求,有利于培育新的卫生健康业态和经济增长点。

第一节　健康医疗大数据管理内涵

一、健康医疗大数据概念

健康医疗大数据是国家重要的基础性战略资源。健康医疗大数据应用发展将带来健康医疗模式的深刻变化,有利于激发深化医药卫生体制改革的动力和活力,提升健康医疗服务效率和质量,扩大资源供给,不断满足人民群众多层次、多样化的健康需求,有利于培育新的业态和经济增长点。

我国于2023年10月25日正式成立国家数据局,负责协调推进数据基础制度建设,统筹数据资源整合共享和开发利用,统筹推进数字中国、数字经济、数字社会规划和建设等。病案数据作为国家医疗健康大数据的重要组成部分,需要创新工作机制,融入我国医疗健康大数据工作范畴。

医疗健康大数据工作,以保障全体人民健康为出发点,强化顶层设计,夯实基层基础,完善政策制度,创新工作机制,大力推动政府健康医疗信息系统和公众健康医疗数据互联融合、开放共享,消除信息孤岛,积极营造促进健康医疗大数据安全规范、创新应用的发展环境,通过"互联网+健康医疗"探索服务新模式、培育发展新业态,努力建设人民满意的医疗卫生事业,为打造健康中国、全面建成小康社会和实现中华民族伟大复兴的中国梦提供有力支撑。

通过打造国家和省级人口健康信息平台以及全国药品招标采购业务应用平台互联互通,形成跨部门健康医疗数据资源共享共用格局。依据国家医疗卫生健康信息分级开放应用平台,实现与人口、法人、空间地理等基础数据资源跨部门、跨区域共享,医疗、医药、医保和健康各相关领域数据融合应用取得明显成效;统筹区域布局,依托区域临床医学数据示范中心,实现城乡居民逐步拥有规范化的健康医疗大数据,健康医疗大数据相关政策法规、安全防护、应用标准体系将不断完善,适应国情的健康医疗大数据应用发展模式基本建立,健康医疗大数据产业体系初步形成、新业态蓬勃发展,人民群众得到更多实惠。

坚持以人为本、创新驱动。将健康医疗大数据应用发展纳入国家大数据战略布局,推进政产学研用联合协同创新,强化基础研究和核心技术攻关,突出健康医疗重点领域和关键环节,利用大数据拓展服务渠道,延伸和丰富服务内容,更好满足人民健康医疗需求。

坚持规范有序、安全可控。建立健全健康医疗大数据开放、保护等法规制度,强化标准和安全体系建设,强化安全管理责任,妥善处理应用发展与保障安全的关系,增强安全技术支撑能力,有效保护个人隐私和信息安全。

坚持开放融合、共建共享。鼓励政府和社会力量合作,坚持统筹规划、远近结合、示范引领,注重盘活、整合现有资源,推动形成各方支持、依法开放、便民利民、蓬勃发展的良好局面,充分释放数据红利,激发大众创业、万众创新活力。

健康医疗大数据工作模式下,病案管理工作将逐渐打破医院物理篱笆,从微观的病案实务工作转向宏观的病案数据服务,更多地为夯实健康医疗大数据应用基础,全面深化健康医疗大数据应用,规范和推动"互联网＋健康医疗"服务,加强健康医疗大数据保障体系建设工作等服务。

二、健康医疗大数据管理主要任务

(一)夯实健康医疗大数据应用基础

1. 建成统一权威、互联互通的人口健康信息平台。通过实施全民健康保障信息化工程,按照安全为先、保护隐私的原则,充分依托国家电子政务外网和统一数据共享交换平台,拓展完善现有设施资源,全面建成互通共享的国家、省、市、县四级人口健康信息平台,强化公共卫生、计划生育、医疗服务、医疗保障、药品供应、综合管理等应用信息系统数据采集、集成共享和业务协同。创新管理模式,推动生育登记网上办理。消除数据壁垒,畅通部门、区域、行业之间的数据共享通道,探索社会化健康医疗数据信息互通机制,推动实现健康医疗数据在平台集聚、业务事项在平台办理、政府决策依托平台支撑。

2. 推动健康医疗大数据资源共享开放。鼓励各类医疗卫生机构推进健康医疗大数据采集、存储,加强应用支撑和运维技术保障,打通数据资源共享通道。加快建设和完善以居民电子健康档案、电子病历、电子处方等为核心的基础数据库。建立卫生计生、中医药与教育、科技、工业和信息化、公安、民政、人力资源社会保障、环保、农业、商务、安全监管、检验检疫、食品药品监管、体育、统计、旅游、气象、保险监管、残联等跨部门密切配合、统一归口的健康医疗数据共享机制。探索推进可穿戴设备、智能健康电子产品、健康医疗移动应用等产生的数据资源规范接入人口健康信息平台。建立全国健康医疗数据资源目录体系,制定分类、分级、分域健康医疗大数据开放应用政策规范,稳步推动健康医疗大数据开放。

(二)全面深化健康医疗大数据应用

1. 医疗行业应用。加强深化医药卫生体制改革评估监测,加强居民健康状况等重要数据精准统计和预测评价,有力支撑健康中国建设规划和决策。综合运用健康医疗大数据资源和信息技术手段,健全医院评价体系,推动深化公立医院改革,完善现代医院管理制度,优化医疗卫生资源布局。加强医疗机构监管,健全对医疗、药品、耗材等收入构成及变化趋势的监测机制,协同医疗服务价格、医保支付、药品招标采购、药品使用等业务信息,助推医疗、医保、医药联动改革。

2. 临床科研应用。依托现有资源建设一批心脑血管、肿瘤、老年病和儿科等临床医学数据示范中心,集成基因组学、蛋白质组学等国家医学大数据资源,构建临床决策支持系统。推进基因芯片与测序技术在遗传性疾病诊断、癌症早期诊断和疾病预防检测方面的应用,加强人口基因信息安全管理,推动精准医疗技术发展。围绕重大疾病临床用药研制、药物产业化共性关键技术等需求,建立药物副作用预测、创新药物研发数据融合共享机制。充分利用优势资源,优化生物医学大数据布局,依托国家临床医学研究中心和协同研究网络,系统加强临床和科研数据资源整合共享,提升医学科研及应用效能,推动智慧医疗发展。

3. 公共卫生应用。加强公共卫生业务信息系统建设,完善国家免疫规划、网络直报、网络化急救、职业病防控、口岸公共卫生风险预警决策等信息系统以及移动应急业务平台应用功能,推进医疗机构、公共卫生机构和口岸检验检疫机构的信息共享和业务协同,全面提升公共卫生监测评估和决策管理能力。整合社会网络公共信息资源,完善疾病敏感信息预警机制,及时掌握和动态分析全人群疾病发生趋势及全球传染病疫情信息等国际公共卫生风险,提高突发公共卫生事件预警与应急响应能力。整合环境卫生、饮用水、健康危害因素、口岸医学媒介生物和核生化等多方监测数据,有效评价影响健康的社会因素。开展重点传染病、职业病、口岸输入性传染病和医学媒介生物监测,整合传染病、职业病多源监测数据,建立实验室病原检测结果快速识别网络体系,有效预防控制重大疾病。推动疾病危险因素监测评估和妇幼保健、老年保健、国际旅行卫生健康保健等智能应用,普及健康生活方式。

4. 培育应用新业态。加强健康医疗海量数据存储清洗、分析挖掘、安全隐私保护等关键技术攻关。积极鼓励社会力量创新发展健康医疗业务,促进健康医疗业务与大数据技术深度融合,加快构建健康医疗大数据产业链,不断推进健康医疗与养生、养老、家政等服务业协同发展。发展居家健康信息服务,规范网上药店和医药物流第三方配送等服务,推动中医药养生、健康养老、健康管理、健康咨询、健康文化、体育健身、健康医疗旅游、健康环境、健康饮食等产业发展。

5. 研制智能设备。支持研发健康医疗相关的人工智能技术、生物三维(3D)打印技术、医用机器人、大型医疗设备、健康和康复辅助器械、可穿戴设备以及相关微型传感器件。加快研发成果转化,提高数字医疗设备、物联网设备、智能健康产品、中医功能状态检测与养生保健仪器设备的生产制造水平,促进健康医疗智能装备产业升级。

(三) 规范和推动"互联网＋健康医疗"服务

1. 便民惠民服务。发挥优质医疗资源的引领作用,鼓励社会力量参与,整合线上线下资源,规范医疗物联网和健康医疗应用程序(APP)管理,大力推进互联网健康咨询、网上预约分诊、移动支付和检查检验结果查询、随访跟踪等应用,优化形成规范、共享、互信的诊疗流程。探索互联网健康医疗服务模式。以家庭医生签约服务为基础,推进居民健康卡、社会保障卡等应用集成,激活居民电子健康档案应用,推动覆盖全生命周期的预防、治疗、康复和健康管理的一体化电子健康服务。

2.远程医疗应用。实施健康中国云服务计划,建设健康医疗服务集成平台,提供远程会诊、远程影像、远程病理、远程心电诊断服务,健全检查检验结果互认共享机制。推进大医院与基层医疗卫生机构、全科医生与专科医生的数据资源共享和业务协同,健全基于互联网、大数据技术的分级诊疗信息系统,延伸放大医疗卫生机构服务能力,有针对性地促进"重心下移、资源下沉"。

3.居民健康教育。支持建立以国家健康医疗开放大学为基础、中国健康医疗教育慕课联盟为支撑的健康医疗教育培训云平台,鼓励开发慕课健康医疗培训教材,探索新型互联网教学模式和方法,组织优质师资推进网络医学教育资源开放共享和在线互动、远程培训、远程手术示教、学习成效评估等应用,便捷医务人员终身教育,提升基层医疗卫生服务能力。

(四)加强健康医疗大数据保障体系建设

1.法规体系建设。制定完善健康医疗大数据应用发展的法律法规,强化居民健康信息服务规范管理,明确信息使用权限,切实保护相关各方合法权益。完善数据开放共享支撑服务体系,建立"分级授权、分类应用、权责一致"的管理制度。规范健康医疗大数据应用领域的准入标准,建立大数据应用诚信机制和退出机制,严格规范大数据开发、挖掘、应用行为。建立统一的疾病诊断编码、临床医学术语、检查检验规范、药品应用编码、信息数据接口和传输协议等相关标准,促进健康医疗大数据产品、服务流程标准化。

2.可信体系建设。强化健康医疗数字身份管理,建设全国统一标识的医疗卫生人员和医疗卫生机构可信医学数字身份、电子实名认证、数据访问控制信息系统,积极推进电子签名应用,逐步建立服务管理留痕可溯、诊疗数据安全运行、多方协作参与的健康医疗管理新模式。

3.保障数据安全。加快健康医疗数据安全体系建设,建立数据安全管理责任制度,制定标识赋码、科学分类、风险分级、安全审查规则。制定人口健康信息安全规划,强化国家、区域人口健康信息工程技术能力,注重内容安全和技术安全,确保国家关键信息基础设施和核心系统自主可控稳定安全。开展大数据平台及服务商的可靠性、可控性和安全性评测以及应用的安全性评测和风险评估,建立安全防护、系统互联共享、公民隐私保护等软件评价和安全审查制度。加强大数据安全监测和预警,建立安全信息通报和应急处置联动机制,建立健全"互联网+健康医疗"服务安全工作机制,完善风险隐患化解和应对工作措施,加强对涉及国家利益、公共安全、患者隐私、商业秘密等重要信息的保护,加强医学院、科研机构等方面的安全防范。

4.人才队伍建设。实施国家健康医疗信息化人才发展计划,强化医学信息学学科建设和"数字化医生"培育,着力培育高层次、复合型的研发人才和科研团队,培养一批有国际影响力的专门人才、学科带头人和行业领军人物。创新专业人才继续教育形式,完善多层次、多类型人才培养培训体系,推动政府、高等院校、科研院所、医疗机构、企业共同培养人才,促进健康医疗大数据人才队伍建设。

第二节　健康医疗大数据采集与存储

数据采集技术是指通过对健康医疗大数据资源进行提取、转换、加载等方式解决数据可及性问题，是大数据技术中最基础、最根本的环节。健康医疗大数据的种类很多，且不同的数据资源产生的方式不同。面对海量的健康医疗大数据，传统的数据采集技术手段无法满足，且存储、管理和分析的数据量也相对较小，难以满足日益增长的针对多源异构的健康医疗大数据资源采集的需求。

健康医疗大数据的关键技术可以分为大数据采集、大数据预处理、大数据存储及管理、大数据处理、大数据分析及挖掘、大数据展现和应用（大数据检索、大数据可视化、大数据应用、大数据安全等）等几大方面。大数据采集处于大数据生命周期中第一个环节，是大数据产业的基石。大数据采集是大数据分析的入口，是大数据分析至关重要的一个环节。

大数据采集技术是健康医疗大数据整合、共享与利用的首要条件，利用该技术可快速、准确地获得各种类型的健康医疗大数据资源。大数据采集技术主要分为系统日志采集技术、网络数据采集技术和数据库采集技术三类。

一、健康医疗大数据采集技术

（一）电子病历系统日志采集技术

电子病历系统日志采集技术主要功能是记录电子病历系统中硬件、软件和系统问题的信息，同时还可以监视电子病历系统中发生的事件。用户可以通过它来检查错误发生的原因，或者寻找电子病历系统受到攻击时攻击者留下的痕迹。该技术主要包含系统日志、应用程序日志和安全日志。其中系统日志，主要用于记录操作电子病历系统组件产生的事件，包括驱动程序和电子病历系统组件等的崩溃与错误等；应用程序日志，主要用于记录电子病历系统的各程序运行方面的事件；安全日志，主要用于记录电子病历系统的安全审计事件，包含各种类型的登录日志、进程追踪日志和账号管理等事件。目前，较为主流的日志采集法包括基于 Hadoop 平台开发的 Chukwa、Cloudera 的 Flume 以及 Facebook 的 Scribe 等。完整的日志数据具有非常重要的作用，可用于信息查找、服务诊断和数据分析等。

（二）网络数据采集技术

网络数据采集是指利用互联网搜索引擎技术实现有针对性、行业性、精准性的数据抓取，并按照一定规则和筛选标准进行数据归类，进而形成数据库文件的一个过程。主流的网络数据采集技术主要包括应用程序接口（application programming interface，API）和网络爬虫法。

1. 应用程序接口

应用程序接口（API）是网站管理者为了便于用户操作而编写的一种程序接口。API给用户提供了一组方法，用户可以使用这组方法向应用层发送业务请求、信息和数据，网络中的各层则依次响应，最终完成网络数据传输。API能够通过简单的应用程序调用，实现对数据的请求功能，从而有效屏蔽网站底层的复杂算法。例如，各省市构建的人口健康信息平台就是充分依托"互联网＋"的资源优势,把患者在各医疗机构产生的医疗数据资源进行集成、汇总,利用 API 设计开发出数据抽取、处理、上传等的应用程序,设置成统一的健康医疗信息互通共享的管理平台,实现了健康医疗大数据及时、完整、高效的传输功能。

2. 网络爬虫

网络爬虫是一种可按照一定的规则,自动地抓取万维网信息的程序或脚本。网络爬虫基本工作原理如图 8-1 所示。

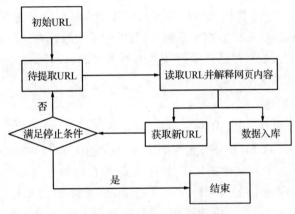

图 8-1　网络爬虫技术原理

网络爬虫技术可以帮助我们快速地获取互联网上的大量数据,并且可以实时更新数据,是采集健康医疗大数据的有力工具,也是进一步实现数据分析的关键与前提。可将设计好的爬虫应用于爬取已获得授权医疗服务网站的健康医疗大数据,进而通过数据库系统对健康医疗大数据进行解析、整理与导出。如基于互联网健康数据构建的面向用户的爬虫算法以及基于网络爬虫技术建立的数据采集整理系统等。利用该技术可有效解决、快速获取及整理大规模互联网健康医疗数据的难题,为健康医疗领域的数据分析与挖掘工作提供夯实的数据基础,促使丰富的互联网健康医疗大数据资源得以充分利用并提高利用效率。

(三) 数据库采集技术

健康医疗服务机构在日常业务开展过程中,会产生大量的业务数据,如患者建卡、挂号、分诊、诊断、处方等记录数据,这些数据通常采用 Oracle、DB2、MySQL 等关系型数据库来采集和存储。关系模型是数据库设计中最常用的逻辑模型,从逻辑上将数据组织成称为关系的二维表,表与表之间相互关联。在设计过程中,通常需要建立一个实体关系模型(entity relationship model,E-R model)来定义所需存储的信息的实体、实体的属性以及实体之间的关系,再建立基于实体关系模型的关系表,最后再对这些关系表进行规范化。数据库的定义、创建、维护和存取通过数据库管理系统(database management system,DBMS)来实现。在健康医疗服务机构的业务数据采集过程中,可通过数据库管理系统从业务服务器中提取需要采集和存储的数据,以行记录的形式直接插入关系型数据库中。利用数据库采集技术直接从健康医疗业务系统中采集和存储数据,易于实现健康医疗大数据的自动连续采集,可有效提升数据采集效率,减少数据冗余,确保数据的一致性和完整性。同时,由于这些数据在采集和存储到关系型数据库中时已结构化,因此对其进行查询和分析的效率也将极大提高。

随着大数据时代的到来,关系型数据库难以满足大规模多源异构数据的采集和存储要求,Redis、MongoDB 和 HBase 等分布式或非关系型数据库应运而生。健康医疗服务机构和企业通过在采集端部署大量数据库,并在这些数据库之间进行负载均衡和分片,来完成大数据的采集与存储。

二、健康医疗大数据存储技术

在大数据时代,单台计算机和传统的关系型数据库难以满足海量数据的存储和管理要求,分布式文件系统、分布式数据库系统、图数据库等大数据存储与管理技术应运而生。这里主要介绍常用的大数据存储与管理技术的基本概念、设计目标、体系结构、典型产品及其在健康医疗领域的应用。

(一)分布式数据库

分布式数据库系统(distributed database system,DDBS)包含分布式数据库(distributed database,DDB)和分布式数据库管理系统(distributed database management system,DDBMS)。在分布式数据库系统中,数据库在物理上是分别存储在不同的机器上,由不同的数据库管理系统(database management system,DBMS)管理,由不同的操作系统所支持,被不同的通信网络连接在一起,在逻辑上则是一个统一的整体,用户可以对数据库进行透明操作。

分布式数据库系统可分为:同构同质型、同构异质型和异构型三种。同构同质型,各场地都采用同一类型的数据模型,如都是关系型数据库,并且是同一型号的数据库管理系统。同构异质型,各场地采用同一类型的数据模型,但是数据库管理系统的型号不同。异构型,各场地的数据模型不同,如部分场地是关系型数据库,部分场地是非关系型数据库等。

分布式数据库系统通常可抽象为 4 层结构模式,分别为全局外层、全局概念层、局部概念层和局部内层,各层之间有相应的层间映射。这种 4 层模式既适用于同构型分布式数据库,也适用于异构型分布式数据库。

常见的分布式数据库有 Elasticsearch 数据库、HBase 数据库、Redis 数据库、MongoDB 数据库、MySQL 分布式集群等。其中:Elasticsearch 数据库适用于分布式的搜索引擎和数据分析引擎,可对海量数据进行近实时处理。HBase 数据库适用于存储非结构化和半结构化的松散数据,可处理由超过 10 亿行数据和数百万列元素组成的大规模数据表。Redis 数据库适用于常规计数、记录用户信息变更、作为 MySQL 的缓存、建有优先级的队列系统和日志收集系统。MongoDB 数据库适用于网站实时数据存储、作为信息基础设施的缓存层、大尺寸而低价值的数据存储、由数十或者数百台服务器组成的数据库、对象及 JSON 数据的存储。MySQL 分布式集群适用于几十亿的页面浏览量对数据库的访问,解决海量存储和访问问题。

(二)分布式文件系统

分布式文件系统(distributed file system,DFS)是一种通过网络实现文件在多台主机上进行分布式存储的文件系统。分布式文件系统与分布式数据库系统的本质区别在于所存储数据的结构化程度,分布式数据库系统主要存储和管理结构化数据,分布式文件系统主要存储和管理非结构化文件。

分布式文件系统在物理结构上是由计算机集群中的多个节点构成的。在存储时，客户端先从名称节点获得分配的存储位置，再把数据直接写入相应的数据节点；在读取时，客户端先从名称节点获得数据节点和文件块的映射关系，再到相应位置访问文件块。数据节点也要根据名称节点的命令创建、删除数据块及进行冗余复制。常见的分布式文件系统有 MooseFS（Mongoose File System）、HDFS（Hadoop Distributed File System）、Lustre、mogileFS、TFS、FastDFS 等。其中，MooseFS、HDFS、Lustre 适合通用文件系统，MogileFS、FastDFS、TFS 适合存储小文件和图片。

健康医疗领域的文件数量巨大、格式众多，有小到 KB 级的病历表文件、中到 MB 级的医学影像文件、大到 GB 级的诊疗视频文件等。HDFS 等分布式文件系统可满足健康医疗信息系统中海量文件的存储需求，流式数据处理可以应对健康医疗信息的非结构化问题，多副本存放策略可有效避免因某个服务器宕机而造成数据损失，高扩展性可以满足健康医疗信息系统中特殊需求所带来的功能扩展。

（三）图数据库

图数据库是以图论为基础的数据库。图是由一组顶点和连接顶点的边构成的一种抽象数据模型，图中顶点可以代表对象或概念，边可以代表这些对象或概念间的关系。如果图是有向的，即连接两个顶点的边都有从一个顶点到另一个顶点的方向，那么关系就是单向的；如果图是无向的，即边是没有方向的，那么关系就是双向的。图数据结构很好地表达了数据之间的关联性，关联性计算是大数据计算的核心，通过获得数据的关联性，可以从噪声很多的海量数据中抽取有用的信息。

图数据库使用图作为数据模型来存储数据，完全不同于键值、列簇和文档数据模型，可以高效地存储不同顶点之间的关系。典型的图数据库有 Neo4j、OrientDB、InfoGrid、InfiniteGraph、GraphDB 等。其优点是灵活性高、支持复杂的图算法、可用于构建复杂的关系图谱，可以高效地处理实体之间的关系，比较适合于知识图谱、社交网络、模式识别、依赖分析、推荐系统以及路径寻找等问题；缺点是复杂性高，只能支持一定的数据规模。

在健康医疗领域，疾病、症状、身体部位、治疗操作、药物等实体之间存在复杂多样的关联关系。医学知识图谱是描述这些实体或概念及其之间的关系或关联的一种重要的方式，它是由顶点（医学命名实体）和标注的边（实体间的关系）组成的一种基于图数据模型的医学知识表示方式。医学知识图谱可以将健康医疗大数据转变为高质量、表示规范、语义自描述、知识可计算、结果可解释的机器可理解的数据。医学知识图谱需要应用图数据库进行灵活的存储和管理。

第三节　医疗健康大数据的管理与应用

一、医疗健康大数据的来源

（一）基于电子病历的人口健康信息平台

电子病历（Electronic Medical Record，EMR）可以提高医务人员诊疗工作效率和病历质量。电子病历可以有效地促进电子病历数据的收集、传输和共享,为促进更大范围的临床信息交换与共享提供基础。电子病历系统的数据输入方式多样,包括结构化的数据输入、自然语言数据输入、生物信号和医学图像输入等。其数据种类涵盖了患者在医院内部就诊产生的所有相关数据内容。

基于电子病历的人口健康信息平台充分依托"互联网+"的优势资源,设置健康信息共享、远程医疗、慢病管理、分级诊疗等功能模块。患者及时就医便捷,居民"少花钱,看好病"的实际需求也得到进一步满足,享受到医改的便民福利。人口健康信息平台通过"一中心、两个平台"建设,依托市一级医院,利用互联网技术建设县域影像远程诊断、远程医疗中心。依此实现乡镇卫生院与县域内二、三级医院的紧密业务联系和技术支持。同时以网上就医咨询、预约挂号服务,检查检验结果查询及网上支付为主要内容的"互联网医院平台",以及通过居民电子健康档案在县域内的动态更新及检查、检验结果的互认等功能而建设的规范统一的数据交换和共享平台,建立医疗健康大数据库。基于此大数据库基础之上建设"各应用系统",实现系统内医学影像数据和检验数据的采集、诊断、传输、存储、交换和共享等功能的区域 PACS、LIS 系统;集视频监控、GPS 定位及安全预警于一体的卫生应急指挥系统;依托数据交换和共享平台建设的卫生、计生业务监管和绩效评价系统;以促进合理诊疗和合理用药为目的建设的药品在线监管系统;为加强计划生育管理和服务而建设的计生管理系统;实现个人健康档案的查询、就诊记录、体检、随访信息查询及检验检查结果查询等功能。

(二) 医院信息系统

HIS,又称医院管理信息系统(hospital mnanagement information system,HMIS),是指利用计算机软硬件技术、网络通信技术等现代化手段,对医院及其所属各部门的人流、物流、财流进行综合管理,对在医疗、诊断活动各阶段产生的数据进行采集、存储、处理、提取、传输、汇总、加工生成各种信息,从而为医院的整体运行提供全面的、自动化的管理及各种服务的信息系统。系统子模块包括挂号、收费、药房、住院医嘱、住院病历、药库等相关科室系统。

HIS 是实现医院管理信息化、数字化的基石和必经之路,实现了医院工作流程的优化,涉及医院的医疗、药品、检查、检验、财务、物资、管理等部门,有利于提高医务人员的工作效率和服务质量,对于实现医院的发展规划、成本控制、绩效考核、决策制定、教学科研、服务质量的优化与提高至关重要。在我国,HIS 已经开始从收费管理向以临床业务为中心的方向发展。

(三) 医学影像信息系统

医学影像信息系统(Picture Archiving and Communication System,PACS)是医疗机构用于管理、存储、传输和显示医学影像的系统,随着 CT、MRI 等医学影像设备的广泛使用,医学影像数据高速增长,然而高质量、带标注、公开的医学影像数据库在医疗机构中并不普遍,主要原因在于医学影像数据的多模态、高复杂度等特性极大增加了医学影像数据的标注难度,而未标注的原始医学图像难以在科研及临床诊疗领域得到广泛应用。在医学影像的特定领域,存在一些公开的小规模标注的数据集以及专门用于竞赛的数据集。

（四）实验室信息系统

实验室信息系统（laboratory information system，LIS）是指用计算机网络和信息技术，实现临床实验室业务信息和管理信息的采集、存储、处理、传输、查询，并提供分析及诊断支持的信息管理系统。检验信息系统可以提高整个检验科的效率，缩短检验时间，减少检验人员被感染的危险，减轻检验人员的劳动强度。随着实验室检验需求的不断变化和信息技术的持续发展，实验室信息系统趋向于向实现实验室综合智能管理的方向发展，信息系统更为全面、高效、可靠、安全和智能，信息输入、输出方式趋于多样化，数据分析处理的能力不断增强。

实验室信息系统可以由业务信息处理、实验室管理和分析决策支持3个功能模块组成。实验室业务信息处理功能模块是实验室检验系统最基本、最核心的功能，主要针对实验室或者检验科室的日常工作。实验室管理功能模块，主要针对实验室内部各方面的管理工作，通过各种原始数据的汇总和运算，为管理者提供实验室各方面运行情况的数据报表。实验室分析决策模块，能够为决策者提供决策信息和智能诊断功能等。

实验室信息系统的数据组成贯穿以医嘱为核心的检验闭环全流程，从医生检验医嘱下达、开具申请单开始，护士确认医嘱、标本采集送检到实验室接收、检验分析测定，一直到最终的报告发布。

（五）手术麻醉管理系统

手术麻醉管理系统（operation anesthesia management system，OAMS）促进医院手术室的规范化管理，通过实现标准、实时快捷的信息流、物流、资金流管理与医疗经验的积累和有效归纳，促进手术室麻醉过程管理的信息化和数字化，为手术室提供医疗、科研、教学支持，既要满足科室工作需要，又要满足医院数字化需要。手术麻醉管理系统能够规范手术室的工作流程，实现麻醉、手术过程中的信息数字化和网络化，快速方便地对患者麻醉全过程实施动态跟踪，自动生成麻醉手术中的各种医疗文书、完整共享 HIS、LIS 和 PACS 等手术患者信息，实现对麻醉过程管理，从而提高整个麻醉、手术管理工作的水平。

手术麻醉管理系统遵循手术麻醉流程中涉及的各项信息记录，从术前准备到术中记录以及术后情况跟踪，医护人员均可通过填写对应的记录单完成工作记录。手术麻醉管理系统能够实时记录监护设备输出的患者生命体征数据，并可根据需要进行相应修改和添加。手术与麻醉临床系统能够根据患者生命体征数据变化情况，选择监护设备输出数据的采集间隔及显示间隔；能够设置显示参数，控制生命体征数据是否在麻醉记录单显示。同时，医护人员可在手术室外检索、查看任意手术室患者的生命体征信息和手术相关数据。手术麻醉管理系统的数据包括来自多种监护设备的体征数据和各类监护数据、手术相关的检查检验数据、手术相关知情书数据、手术记录数据和麻醉相关数据。这些数据有多种形式，包括结构化数据、自然文本数据、影像数据等。监护信息来自多种监护设备，包括监护仪、呼吸机、麻醉机等。

（六）临床专科信息系统

临床专科信息系统，是指利用计算机软硬件技术、网络通信技术等现代化手段，对医院专科所涉及专科数据进行综合管理，对在医疗、诊断活动各阶段产生的数据进行采集、存储、处理、提取、传输、汇总、加工生成各种信息，从而为专科诊疗提供全面的、自动化的管理及各种服务的信息系统。

临床专科信息系统区别于通用的电子病历系统,其针对专科诊疗服务和科研信息需求,采集、存储、显示和利用专科数据,促进专科、专病诊疗,包括发现、验证新的治疗方法、新的治疗药物和临床路径等。专科临床信息中的专科数据是服务于专科需求,所以具有专科特点,体现在其数据组织形式、语义表达、标准化等方面。

除此之外,还包括护理数据、费用数据、管理数据等。专科数据一方面涉及通用电子病历的数据范围,一方面又与通用电子病历数据在内容和组织方式上存在差异,不同专科之间也可能存在一定的差异,体现了专科信息系统定制性较强的特点。

(七) 医疗仪器与设备

根据医疗仪器和设备的用途和性质,与医疗健康大数据关系较为密切且具有较大发展潜力的主要包括以下几类:医学影像设备、体外诊断设备、监护设备、家用医疗器械、可穿戴设备、口腔设备以及医用机器人等。其中,可穿戴设备、医学影像设备、家用医疗器械、体外诊断设备以及监护设备的大数据领域成熟度相对较高,与医疗互联网的发展处于同一水平,而医用机器人、口腔设备等在大数据领域的发展也在逐步兴起。

可穿戴医疗设备主要包括智能眼镜、智能手表、智能腕带、智能跑鞋等。可穿戴医疗设备是一个高速发展的市场,它与智能手机、互联网以及老龄化社会具有同样的发展趋势。医疗机构可以通过可穿戴设备,了解患者治疗后的状况并对患者进行提醒,实现对患者院内院外的全周期管理。可穿戴设备和大数据的结合,可以预测某类疾病的患病率以及患者病情的未来发展趋势,将有可能改变传统就医方式,提升医疗服务能力和水平。

医学影像学是临床医学中发展最快的学科之一,它发展速度快,更新周期短,新技术不断出现。随着互联网技术的不断发展,作为诊疗过程中重要组成部分的医学影像,是互联网医疗发展中不可缺少的一环,目前针对医疗影像大数据的发展利用也在大范围兴起。

相对于医院使用的医疗器械,家用医疗器械操作简单、体积小巧、携带方便。在人口老龄化加剧、居民收入提高、消费者健康意识增强以及政府的扶持等因素下,可穿戴家用医疗器械发展极为迅速。可穿戴家用医疗器械利用移动互联网、物联网实现了用户数据直接上传云端、医疗服务直接推送用户,是医疗健康大数据方面的一个热门领域。

医用机器人具有精细化、智能化、微创化的特点,可以更精确地诊断症状,科学分析病理,减少人工操作失误,并可以降低患者在手术过程中的痛苦,使患者恢复的速度加快。从对各种疾病诊断和治疗高端技术的巨大需求、老龄化对老残辅助和护理的社会压力与高素养医护人员缺乏之间的供需矛盾来看,医用机器人的发展将具有广阔的前景,并将在医疗健康大数据发展中起到重要的作用。

(八) 生命组学大数据

生命组学是生物医学研究和应用中较早进行大数据采集、整合、规范化管理和共享的领域。美、欧、日分别建立世界三大生物数据中心,即美国国家生物技术信息中心(National Center for Biotechnology Information,NCBI)、欧洲分子生物学实验室(European Molecular Biology Laboratory,EMBL)和日本国立遗传学研究所(National Institute of Genetics,NIG),这些由国家层面建立的综合性生物医疗健康大数据中心平台,收集并管理着全世界主要的生命组学数据和知识资源。

国际三大生物数据中心在创建之初就分别构建了各自的核酸序列数据库,包括GenBank、ENA和DDBJ,它们共同组成了国际DNA数据库,数据来源于各研究组提交的测序信息、人类基因组计划以及多个基因组研究计划和项目。蛋白质序列信息的获得是进行蛋白质组学研究的重要基础。蛋白质组序列数据是生命组学大数据的重要构成部分。蛋白质组学鉴定数据库由欧洲生物信息学研究所创建,用于提供关于蛋白质识别的开源数据库,包括生物质谱谱图、蛋白质和多肽鉴定序列、翻译后修饰等核心信息,实验项目、所用的生物样本、实验条件、所用仪器和分析软件等元数据信息,以及生物质谱定量表达等分析信息。

随着生物医学领域的不断发展,主要发达国家在生物医疗数据的采集和整合上,由最初以基因组、蛋白质组序列数据为主,逐步扩展到生物医学的多个领域。例如,美国NCBI在基因组序列数据库的基础上,不断收集和整理了遗传学疾病、蛋白质三维结构、基因组功能注释、转录组、SNP、基因变异、生物医学文献等海量生物医学数据。欧洲生物信息学研究所建立了从分子到医疗的生物医学大数据库群,包含了核酸序列、蛋白质组序列、生物质谱、分子结构、微阵列等数据信息,近年来正进一步整合组织样本、药物、抗体、流行病学等信息。

除了上述大型综合性生物大数据资源以外,还有一些专门类型的生命组学大数据资源,其中具有代表性的包括:GEO(Gene Expression Omnibus)、Array Express、PROSITE、PDB、The Human Protein Atlas、TCGA、DNA元件百科全书计划(ENCODE)、eMERGE等。

二、医疗健康大数据的处理与质量控制

(一)医疗健康大数据的质量评价与测度

在医疗健康大数据为临床医学研究带来更多机遇的同时,医疗健康大数据的质量问题也逐渐成为研究者们关注的焦点。目前采用最广泛的数据质量定义之一来自Juran,1988年Juran在自己的研究中将数据质量定义为"适合使用的程度",即当数据能满足用户给定的具体目标时,则具有较好的数据质量。

尽管对于数据质量的定义略有差异,但是目前多数研究都认为数据质量的评估首先是一个层次分类的过程,即根据数据的属性从不同维度对数据质量进行描述,然后再想办法对这些分类的属性进行评估。不同研究者可能会使用不同的术语来描述同一种数据维度。例如,对于数据完整程度,多数情况下研究者会用完整性进行表示,但是在部分研究中也可以表示为"缺失程度""完全度"等。

(二)医疗健康大数据的数据采集质量控制

随着计算机网络、传感器等技术的不断发展,医疗健康大数据数据采集的方式已经不再限制于纸质数据采集,各种针对队列研究设计开发的队列数据收集系统在极大程度上方便了数据的收集和管理。为了能够充分利用患者在医院的诊疗数据,电子数据采集(electronic data capture,EDC)、数据抽取技术也已运用到医疗健康大数据收集中;为了保证患者部分生理指标数据的实时性,通过可穿戴设备对患者生理数据进行采集也成为医疗健康大数据采集模式之一。多样的数据采集方式让医疗健康大数据的采集不再受到地点、时间等因素的限制,在很大程度上扩大了医疗健康大数据的数据收集范围,提高了

数据收集效率,但同时也为数据采集的质量控制带来更多的挑战。

我国在 2003 年颁布了《药物临床试验质量管理规范》,对临床试验数据管理提出一些原则性的要求,但是关于具体的数据管理操作的法规和技术规定目前还处于一定空白。2016年,我国国家食品药品监督管理总局发布《临床试验数据管理工作技术指南》,其中对临床试验中的数据采集提出方法和要求。根据指南,结合临床医疗健康大数据实际采集过程中遇到的质量问题,对数据采集过程中质量控制所需注意:合理的人员分配以及人员培训,合理的数据采集表单设计,双人数据录入,源数据核查和系统逻辑审核等环节内容。

(三) 医疗数据清理和处理

高质量的临床医疗健康大数据是开展科研分析、数据挖掘、决策支持等临床应用的基础。由于数据采集工作复杂且持续时间较长,质量控制工作很难在各个环节都做到精准。对于质量无法达到使用要求的数据集,在使用前必须对数据进行清理和处理,减少其中存在的数据问题,提升数据质量。

数据清理,又称数据清洗或数据净化,目的是检测数据中存在的错误和不一致,剔除或者改正错误数据,提高数据的质量。清洗的目标主要是针对数据中存在的各种问题,如出现数据缺失、重复数据、异常数据、数据中的逻辑错误和不一致数据时,可采用直接删除、数据填补、重复记录检测、异常数据检测、错误数据检测等数据清理方法。

医疗数据的清理和处理是医疗大数据分析的重要环节,它涉及对收集到的医疗数据进行去噪、去重、格式化、标准化、融合等处理,以便后续的数据分析和挖掘。医疗数据清理和处理的一些常见步骤和方法:

(1) 数据去噪:医疗数据可能存在各种噪声和异常值,需要进行数据清理,包括识别和处理缺失值、异常值、重复数据等。

(2) 数据标准化:医疗数据可能来自不同的数据源和系统,需要进行数据标准化,确保数据格式、单位、编码等统一,便于数据整合和分析。

(3) 数据融合:医疗数据通常分布在不同的数据库、系统中,需要进行数据融合,将不同数据源的数据整合在一起,形成完整的数据集。

(4) 数据匿名化和隐私保护:在处理医疗数据时,需要遵守相关的隐私保护法规,对患者的个人身份信息进行匿名化处理,以保护患者隐私。

(5) 数据质量评估:对清洗后的数据进行质量评估,包括数据完整性、准确性、一致性、合理性、及时性等方面的评估,确保数据质量符合分析要求。

(6) 数据集成和建模:将清洗后的数据进行集成和建模,包括特征提取、数据转换、数据规约等步骤,为后续的数据分析和挖掘做准备。

通过这些处理,可以将原始的医疗数据转化为高质量、可用于分析的数据,为医疗健康领域的数据应用提供支持。

三、医疗健康大数据在临床医疗实践中的应用

(一) 医疗健康大数据的应用技术基础

1. 医疗健康大数据算法

在医疗健康大数据分析任务中,涉及院前筛查、诊断、预测等在医院治疗时的各个阶

段。算法的选择和设计至关重要。传统机器学习算法包括但不限于回归、分类、聚类。回归算法可用于预测患者疾病风险或监测疾病进展，分类算法适用于疾病诊断和患者分层，而聚类算法有助于发现患者群体中的潜在模式。

回归算法是机器学习中一类用于预测连续数值输出的算法，通过学习输入特征与相应输出之间的关系，从而使模型能够对新的未知输入进行预测，适用于处理连续的目标变量。例如，线性回归（Linear Regression，LR），多项式回归（Polynomial Regression，PR）。

分类算法将找出数据库中一组数据对象的共同特点并按照分类模式将其划分为不同的类型，适用于处理离散的目标变量。常用的分类模型有决策树（Decision Tree，DT）、支持向量机（Support Vector Machine，SVM）、K近邻（K-Nearest Neighbor，KNN）等。

聚类算法，就是给定一个元素集合 D，其中每个元素具有 n 个可观察属性，使用某种算法将 D 划分成 k 个子集，要求每个子集内部的元素之间相异度尽可能低，而不同子集的元素相异度尽可能高。其中每个子集称为一个簇（cluster）。常用的聚类模型如 K 均值聚类（K-means）、层次聚类（Hierarchical）、DBSCAN。聚类算法与分类算法的差异在于，分类算法是一种监督学习算法，训练数据包含了已知类别的标签，模型通过这些标签进行学习，而聚类算法是一种非监督学习算法，目标是发现数据中的内在结构，将相似的数据点分组到同一簇中，而不需要先验的类别标签，通常用于探索医疗健康大数据的未知模式。

神经网络的出现标志着深度学习的兴起。神经网络是一类受到生物神经系统启发的模型，其构建了多层次的神经元网络，通过学习输入和输出之间的复杂映射关系来解决问题。神经网络的深度结构使其能够学习更复杂的特征和表示，有助于处理大规模和高维度的医疗健康大数据。例如卷积神经网络（CNN）、循环神经网络（RNN）、图神经网络（GNN）以及更晚出现的预训练模型（Transformer），不仅可以用于传统的回归、分类、聚类任务，还可以扩展到更复杂的任务，如医疗影像处理、自然语言处理。

此外，一些数据挖掘技术如关联规则挖掘算法，在大规模数据集中，主要用于发现医疗健康大数据中的关联性规律，寻找医疗健康大数据集之间的关系，例如疾病与临床路径之间的关联、药物研发与治疗效果的相关性，为临床疾病监测、药物研发、临床治疗效果的评价及疾病预防提供有效依据，如 Apriori、DHP、FP-Growth 等算法。

2. 算力

"算力时代"已经到来。一方面，算力有望替代热力、电力，成为拉动数字经济向前发展的新动能、新引擎；另一方面，算力正在成为影响国家综合实力和国际话语权的关键要素，国与国的核心竞争力正在聚焦于以计算速度、方法、通信能力、存储能力为代表的算力，未来谁掌握先进的算力，谁就掌握了发展的主动权。而且，受益于人工智能发展带来的算力需求，在人机交互、智能客服、语音对话、AIGC、智能公文写作、机器人等领域持续落地，不断拓宽泛算力技术在现实生活中的应用。

算力就是计算能力（Computing Power），也称哈希率，即为计算机（CPU）计算哈希函数输出的速度，当网络达到 10 Th/s 的哈希率时，意味着它可以每秒进行 10 万亿次计算，完成计算过程的能力，称之为"算力"（图 8-2）。所谓"计算"，可以有多种定义。狭义的定义,是对数学问题进行运算的过程,例如完成"1+1=?"的过程,或者对"哥德巴赫猜想"进行推理的过程。广义的定义,则更为宏观,凡是对信息进行处理并得到结果的过程,都可以称为"计算"。狭义和广义定义的区别,主要是计算的内容不同。

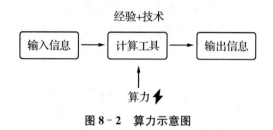

图 8-2 算力示意图

大数据作为是人工智能发展的基础保障,是人工智能应用场景的原料。算力是人工智能发展的技术保障,是人工智能发展的动力和引擎。人工智能的发展和应用又会反过来提升大数据和算力的技术革新,提高大数据和算力的水平。人工智能、大数据和算力三者融合发展,是未来信息时代发展的潮流趋势。

随着人工智能、大数据、算力的发展与融合,三者已经有机结合成了一个智能化整体,其内涵和外延趋于多样化,医疗健康领域的应用不断拓展、丰富、叠加。人工智能与大数据、算力的区别与界限越来越模糊。现阶段,医疗健康大数据和算力、人工智能的结合,将在卫生健康领域产生不可估量的商业和社会价值。算力的发展为医疗健康大数据发展提供坚实的技术保障,医疗健康大数据的发展为人工智能在卫生健康领域的应用提供技术支撑和基础原料。

(三) 医疗健康大数据的临床辅助诊疗

1. 医学知识临床转化

为了弥补医学知识与实践的鸿沟,医疗行业成为一个终身学习的行业,但是传统的在职培训和教育对人手短缺、工作繁忙的医疗行业来说并非是有效的手段。为此提出了知识转化的概念,这个概念是广义的转化医学研究的第二个阶段。知识转化的目标是使用循证医学知识影响诊疗决策,并改变临床工作者的认知和行为。

在整个临床知识转化过程中,知识生成阶段通常由研究者、行业学会、公共知识管理机构等来完成;而知识实施阶段通常由医疗机构来完成,知识转化主要的瓶颈是在这个环节中,特别是干预实施的阶段。

大量针对临床决策支持系统的研究证明,临床决策支持系统可以提高临床证据在实践中的应用,是缩小知识和实践之间鸿沟的重要手段。而在大数据和人工智能的背景下,把知识发现和知识实施有机地结合形成学习型医疗系统,为知识转化构建一个完善的生态,将是今后发展的主要方向。

临床知识转化的主要研究领域包括:知识的表达、知识的获取与管理、通用的临床决策支持框架等。

2. 基于大数据的个性化诊疗

精准医学是在生物医学发展到当前这个阶段之后对于医学临床实践提出的新要求。当前生物医学研究特别是在分子层面上能够区分出个体差异的诊断、治疗和预后的生物标志物的研究成果和知识快速地转化为临床实践,精准医学是知识转化的一种称呼。大规模组学(omics)数据对于临床来讲是一种新的数据类型,对于如何理解、解析和采取有针对性的精准治疗是一个全新的挑战。因此,专家认为精准医学落地的基本条件是提供具有精准医学知识的知识库和临床决策支持系统。

人工智能的发展使得知识不再局限于规则化表达的知识,更多的知识蕴含在大数据中。越来越多的深度学习可以在非监督的环境下提取这样的知识,并在一些场景中(如医学图像的判别)达到或者超过人类专家的水平。需要研发能够解释深度学习模型的算法,把隐藏层工作的机制通过语言或者可视化的方式展现出来,构建出实时的学习型生物医学生态,服务于个性化诊疗。

四、医疗健康大数据的疾病预测预警

疾病预测预警是研究致病危险因素与特定疾病发病率、死亡率之间数量依存关系及规律的技术,是疾病诊疗和管理的基础,在患者的临床诊断、治疗、护理方面起到了至关重要的作用,具有重要的临床应用价值。

随着信息技术在医疗领域内的广泛应用,大量的患者临床诊疗数据会被电子病历等各种医疗信息系统记录并保存,不仅为医疗服务的审核和分析提供了必要的数据依据,同时也能有效地反映患者临床诊疗过程的真实情况,是评估患者疾病风险、优化医疗干预实施策略的宝贵数据来源。

医疗健康大数据在疾病预测和预警方面发挥着重要作用,具体包括以下几个方面:

1. 早期风险识别:通过分析大规模的医疗健康数据,可以发现患者在患病前的生活习惯、生物标志物、遗传因素等方面的变化和模式,从而实现早期风险识别。这有助于医疗机构和医生对患者进行个性化的健康干预和管理,以预防疾病的发生。

2. 疾病预测模型:基于医疗健康大数据的分析,可以建立疾病预测模型,用于预测患者患某种疾病的风险。这些模型可以通过机器学习和人工智能技术,结合患者的个人健康数据、生活方式、遗传信息等因素,为医生提供更精准的预测和诊断支持。

3. 公共卫生监测:通过分析医疗健康大数据,可以实现对特定疾病在特定地区的传播趋势和风险评估,帮助卫生部门和政府制定针对性的公共卫生政策和应对措施。例如,可以通过分析就诊数据、疾病报告数据和环境因素数据,及时发现疾病的暴发和流行趋势,以便采取相应的预警和应对措施。

4. 个性化医疗:基于医疗健康大数据的分析,可以为患者提供个性化的医疗建议和治疗方案。通过了解患者的个人健康数据和疾病风险,医生可以为患者量身定制更合适的治疗方案,提高治疗效果和患者满意度。

5. 医疗资源优化:通过预测和预警疾病的发生和传播,可以帮助医疗机构合理规划和配置医疗资源,以应对潜在的疾病暴发和流行。这有助于提高医疗资源的利用效率,减少医疗系统的负担,保障患者的医疗需求。

因此,可以利用数据挖掘技术分析电子病历数据,发现潜在的风险因素及其影响临床主要不良事件发生的权重,挖掘医疗干预与临床主要不良事件的关联模式,为临床医生评估疾病风险,分析医疗干预的应用效果提供有价值的参考依据。

五、医疗健康大数据的智能健康管理

现有医疗体系越来越难以满足广大人民群众对医疗和健康日益增长的需求,体现在全民健康水平低,发病率高,医疗费用持续增长;医疗差错高,医患矛盾突出,疾病诊疗的科学性、有效性亟待提高;慢性病患者逐年增加,而慢性病患者通常游离在医疗体系之外,得不到有效管理和干预;老龄人口增长快,养老问题逐渐凸显,传统养老产业发展无法应对今后的"银发海啸"。为此,智能感知技术、大数据技术、移动物联网技术、数字医疗技术、现代生物医学技术等新型科技的发展,为构建无所不在的智能健康服务体系提供了时代契机。

利用人体状态智能感知技术和移动互联网技术实现对人体状态随时随地、无处不在的感知、度量和管理,利用智能的健康状态评估技术提供关于个人健康状况的及时有效的评价和疾病预警以及必要的主动式干预,通过现代数字医疗技术和人工智能技术致力于形成医疗和健康信息高度整合、决策支持全面渗透、临床多学科整体协同的疾病诊疗模式,实现健康干预的前移主动化、疾病诊疗的协同集成化、慢性病管理的闭环持续化、医疗服务的分布多样化,促进医疗模式变革,全面提升疾病防治和全民健康水平。

促进和发展智慧医疗与健康,是当前世界各国医疗卫生健康服务模式转变与创新的主要方向,对于满足民众不断增长的医疗健康服务需求,深化我国医疗卫生体制改革都具备重要的战略意义,同时,也是引领多学科交叉科技创新,形成新的战略性新兴产业,尤其是未来的医疗健康服务业的关键驱动力。面向健康管理的新型健康医疗设备,新型健康和疾病管理服务模式,以及构建智能健康管理相关的大数据应用技术体系,也将是智能健康管理的重要方向。

六、医疗健康大数据的智能医疗过程

医疗过程(clinical process)是指与患者临床诊断治疗相关的一系列结构化的、可度量的临床活动的序列,设计它的目标是改善医疗资源的使用效率,降低医护成本,保障患者的临床诊断治疗,获得最佳预后。与传统的以医生经验为主的临床诊断治疗方法形成鲜明对比,医疗过程是有计划的,具有明确的起点和终点、清晰的输入和输出,是医疗组织实现患者个体诊疗所必需的活动。

传统的医疗过程实践方式除传递效率低,容易出错之外,限于纸张本身的性质,医生只能获取医疗过程中某个片段的知识,缺乏对数量巨大的患者的医疗过程进行整体把握的能力。也正是受限于纸张本身的缺陷,在以往的研究中,无法把医院内进行的一系列临床诊疗过程作为组织行为的一部分来研究。如今,医学信息化高速发展,研究者可以借助计算机对医疗过程进行更为宏观的把握,因此,当下优化医疗的着重点在于优化医疗过程,而优化医疗过程的本质就是针对医疗的动态行为模式进行管理,确保临床诊疗质量的提升。

医疗过程实践着重在辨识出一连串的临床诊疗活动,并针对这些临床活动的实施进行管理动作。基于信息技术的医疗实践使得信息的分享能力较以往得到了质的提升,医生在信息系统的协助下,可以实时无误地获取目标信息并对患者的临床诊疗计划进行安排,极大地降低了信息沟通的成本,临床诊疗活动的执行较以往有更高的效率,同时也能持续改善临床诊疗活动的进行方式,最终达到改善医疗服务质量和效率的目的。

医疗过程作为业务过程的一种特殊类型,需要关注的不仅是过程的结果,更包括过程自身。传统的医疗过程由一张张表单组成,统计数据及进行数据可视化的时间成本非常高,因此医护人员只能通过治疗的结果对治疗进行评价。医学系统的信息化使得相关数据的获取门槛降低,医护人员能够以较低的时间成本获取医疗过程中重要的过程信息,从而使得转移医护人员的关注视角成为可能,有助于转变医疗的评价体系。

信息技术的发展及其在医疗中的应用,使得对医疗过程的提升愿景成为可能。如上所述,信息技术的使用有助于医生更为明确地表达医疗过程,同时赋予了医生从更高层次的角度审视临床治疗的能力,从而有助于优化医疗过程,给医疗过程实践的表达、执行、分析和评估各个方面的提升提供了机会。

医疗过程实践可视为一个包括过程表达、执行、分析和再造等多个阶段的完整生命周期的行为。在过程表达阶段,临床过程被定义或者是重新定义;在执行阶段,定义的过程在基于过程的临床信息系统中实施;在评估和分析阶段,系统分析临床过程以发现其中的问题和需要改进的地方,在流程阶段重新定义,不断地优化临床过程。

七、精准医疗健康大数据的管理与整合

随着精准医学计划的实施,将产生由不同技术和方法获取的不同层面的大量数据,如基因组、蛋白质组、代谢组等多组学数据,来自纸质病历、电子病历、电子健康档案、可穿戴设备等的临床数据,空气质量、地理位置等环境数据。通过对多层次疾病组学数据的综合分析,将有助于人们对疾病形成更加系统全面的认识,为药物研发、临床诊断及个性化治疗提供更多有用的参考信息。美国国立卫生研究院主任 Francis Collins 博士表示,要实现"精准医学计划",第一步就是寻找一种方法将研究中所收集到的各种混合数据进行有效的整合。如何对多元异构数据进行有效采集、管理、整合、挖掘与分析,成为精准医学计划面临的重要挑战。

在基因检测上,新一代基因组测序技术使基因数据的获取更加便捷。然而由于基因的表达方式错综复杂,对基因检测结果的解释还远远不够,对产生的海量蛋白质结构的分析也十分困难。与此同时,基因芯片等检测过程中出现假阳性和假阴性的问题亟待解决。在药物研制上,精准的用药需要建立大量的药物测试研究,而目前大多数疾病的生物学相关的分子途径是未知的。即使是在部分癌症治疗上已研制成功的靶向药物,其适用人群也非常有限。癌症发展模型乃至系统的人体药物模型仍然有待完善,以揭示治疗机制。

此外,目前在临床医学和基础生物医学之间还存在明显的脱节,这导致以预防医学为主的疾病管理实施缺乏可靠与严密的理论与实践依据。

在信息技术方面,计算机和数据科学在精准医学的发展中起到关键作用。云计算、超级计算机、大数据分析技术的进步使大数据的处理成为可能。

在数据采集上,随着精准医学工作的推进,必然会面临从多个医学中心、多个电子病历系统以及不同基因数据库中整合信息。面对数据库的激增,数据整合将面临更重大的挑战。由于缺乏可行的标准,以个人为中心的完整数据不能应用于个性化诊疗过程。目前,医院内信息系统的"信息孤岛"问题也尚未解决。此外,目前的电子病历系统并不支持遗传和基因组信息。

在数据分析上,对于一个复杂的数据库框架建立起的精准医学知识网络,将迫切需要发展不同的数据资源术语以及智能搜索功能来突出重要的联系。比如,如何通过大数据挖掘与分析解释基因型和表型的关联;如何在大数据分析的基础上对精准药物试验构建预测模型,面对临床医疗中数据库的建立,如何去发现新模式;如何通过精准医学知识网络对包括遗传、生化、环境和临床数据的大数据分析,进行精准的疾病预防、诊断、治疗的指导。这些都必须依靠更强大的计算机、大数据理论以及数学统计学方法的支撑。

在信息安全上,随着基于互联网的精准医疗数据平台的建设,必然会受到更多安全性的挑战。精准医学包括了个体所有的信息,其具备的研究价值与医疗价值将使安全隐患更为突出。个人的医疗信息越多,隐私问题造成的社会影响就会越大,这涉及伦理道德、法律和社会等诸多方面的问题。

精准医学的发展离不开生物样本库、多组学分析平台及大数据三大平台的支撑。詹启敏院士表示:"谁拥有生物样本资源谁就掌握了医学科技的主动权,谁就能占据医学竞争的制高点。"精准医疗健康大数据的整合分析将为肿瘤研究带来新的希望。例如,在药物研发中可以帮助确立新靶点、新结构,研发新药物,帮助制订新的诊疗方案以及确定在诊疗过程中新的标准、新的规范和指南。

(一) 精准医疗健康大数据在药物研发中的应用

药物研发一直是提高疾病治愈率和延长生命的主要手段,此历程耗时、耗财。从5 000多个化合物中筛选出疗效好、毒性低的化合物,约10%可进入临床前试验,再经过10~15年的Ⅰ、Ⅱ、Ⅲ期临床试验验证药物的有效性和安全性,3~5个化合物可上市成为药物。尤其肿瘤药物的研发更为复杂,首先肿瘤是多基因疾病,针对一个靶点是否足够抑制肿瘤生长仍受到质疑;药物针对多靶点,选择单一靶点可能忽略其他靶点的抗肿瘤活性;很难确定患者的靶点为肿瘤生长的驱动基因;肿瘤的异质性、易变性等都会导致抗癌药物临床试验的不可预知性。如何筛选到针对某个靶点的化合物;如何能定位适合药物的受试者,从而提高临床试验的效率,加快临床试验的进度一直是药物研发整个链条的研究人员所要解决的问题。

精准医疗健康大数据库的应用不仅可以让肿瘤得到早预防、早发现、早治疗,也可以让药物研发和临床试验的设计更精准。精准医疗健康大数据通过收集各患者的人口学特征、基因、蛋白质数据。利用所建立的精准医疗健康大数据服务于药物的研发已卓有成效。当下,抗癌药物的上市速度远超从前,主要是因为对精准医疗健康大数据的挖掘,了解癌症的驱动基因,并系统收集基因突变形式,可以模拟出这一突变基因转录、翻译的蛋白质结构,因此可以精准地设计抑制这一靶点的药物。

在临床试验过程中利用医疗健康大数据确定某一基因突变的人群,有针对性地实施临床试验,将加快药物的上市。例如,携带有害的 BRCA 胚性突变的乳腺癌患者在乳腺癌治疗中十分困难,且该病往往发生于年轻女性,PARP 抑制剂奥拉帕尼与标准化疗随机对照研究治疗此类人群的患者,结果发现,与 29%接受标准化疗出现肿瘤缩小的患者相比,60%接受奥拉帕尼治疗的患者肿瘤缩小。肿瘤进展后,观察两组肿瘤再次恶化的时长,奥拉帕尼治疗组的患者更长,表明奥拉帕尼不再起效时,肿瘤并不会变得更具有侵袭性,进展的风险降低了 42%。

<<<<

因此利用精准医疗健康大数据可以使得药物的研发更具有针对性,临床试验更具有靶向性。从肿瘤发生、发展、治疗、耐药一系列的大数据中挖掘有利于临床试验的人群,将大大提高临床试验的高效性、成药性。

(二) 精准医疗健康大数据在临床上的应用

精准医疗整合了现代科技手段与传统医学方法,致力于科学认知人体功能和疾病的本质,全面考虑遗传、环境、生活方式和个体差异。精准医疗的核心是个体化,实质是对疾病分类的重新定义。例如,以前乳腺癌分为腺癌、乳头状癌等,在精准医疗下,可把腺癌再分为 HER-2 阴性和阳性两类。这样的分类过程一直伴随着医学的发展。

从历史上看,人类早期认识疾病只能依靠症状和某些体征,所以中医病名多是根据症状特点确定。随着对疾病认识的深入,在病种激增的同时依然发现,相同疾病在不同个体的临床表现多样,不同的个体对药物的反应也有很大差别,在检测人体内一些活性物质时,也发现不同个体其水平存在显著差异。目前所认为的相同病种仍存在明显的异质性,如原发性高血压的低肾素型和高肾素型、盐敏感型和盐抵抗;动脉粥样硬化患者心脑合并症的发生率存在很大的个体差异;糖尿病控制和并发症试验(DCCT)结果中有 26% 的人其血糖尽管得到良好控制,但尿蛋白排泄率升高;相反,许多患者尽管多年血糖水平控制不佳,却不发生糖尿病肾病;IgA 肾病临床表现多样,预后相差悬殊,只有 20%~30% 的患者较快地发展为肾衰竭。

总之,精准医学是把疾病越分越细,此过程由来已久,目前的发展是由于分子机制研究的进步,提供了更多可分类的标准。所以说,精准医学更多的是分子医学。

精准医学的另一个重要临床运用是药物基因组学。随着人类基因组研究的快速发展,越来越多的现代医学家和现代临床药学家认识到患者个体遗传影响了药物的吸收、代谢、排泄。迄今为止,已在人群中鉴定出数十种酶的活性因人而异。这可能决定了患者对药物有利、有害甚至是致命的反应。个体化治疗是指通过患者体内的有关药物作用靶点、路径、代谢等评估药物对患者可能的作用,提高治疗的针对性,避免反复尝试与不良反应,提高用药的安全性和有效性。通过药物敏感性基因检测,实现对药物敏感性和疗效的预测,进而优化治疗方案,提高疗效、减少无效治疗。

(三) 精准医疗临床应用展望与建议

现代遗传学、生物信息学、分子影像学、管理科学等技术的发展为实现精准医学提供了技术保障;高质量、科学的循证医学研究证据为精准医学临床实践提供了理论依据。精准医学是基于患者的基因信息、生活环境和临床数据等背景,为疾病的防治提供精准诊疗策略的个体化医疗模式,但其仍需在循证医学原则指导下经临床验证后才能广泛推广。精准医学概念的实现将为医生和患者提供更有效的治疗策略,并实现更合理的医疗资源分配,然而,临床实践的道路是漫长和曲折的。

(四)精准医疗健康大数据的发展前景

20 世纪以来,伴随着生活方式巨变及人类寿命的普遍延长,慢性病代替传染病、营养不良等成为最主要的公共卫生问题。芬兰模式证明,整合性预防可以大幅度地降低多种慢性病的发生率。对于已患病人群,规范诊治、积极康复虽可以最大限度地减少致残和寿命损失,但面对大规模的慢性病人群,大规模的医疗投入收效甚微,人类需要新的医学思维模式来应对当前的这种复杂多因素疾病流行的现状。

精准医学理念是在分子生物学、计算机技术和系统科学进步的基础上提出的一种医学理念,试图为当代人类所面临的健康困境提出答案。精准医学是医学模式变革的一次探索,主要内容是基于大数据技术加强多组学和行为、环境信息的整合研究以提升对疾病的认知,并试图在一些疑难疾病上获得进展。已有的研究显示,精准医学虽然面临诸多挑战,如当前对基因的解读、疾病相关信息的整合能力有待提高,但高速发展的还原论医学毕竟给了人们一些前所未有的治疗进步,如在肿瘤分子靶向及免疫治疗领域的进步。

精准医疗健康大数据应用是一个循序渐进的过程,尚有漫长的道路要走。在精准医学的探索阶段,存在着过热与过度商业化,如何理性审慎地开展适合我国的精准医学实践,尚需要在理解医学的历史与未来,并在把握当下我国人民的切实健康的基础上三思而行。

精准医学理念是人类力图重构当前疾病控制现状,提升人类健康水准的一次宏伟计划,初始阶段的实践必定会遭遇这样那样的困难。基于人类大同的美好理想与追求,我们当以宏观历史的眼光看待它。精准医学发展进程中,病案管理部门及其管理员需要发挥专业所长,持续不断地努力与探索,为精准医学临床实践提供高质量的医疗健康大数据,相信随着各种条件的成熟,未来医学必将突破当前现实的无奈,走向更加人性与准确的"全人医疗"状态。

 思考练习题

1. 简述健康医疗大数据管理主要任务。
2. 简述健康医疗大数据采集技术。
3. 简述医疗健康大数据的应用场景。
4. 阐释算力在医疗健康大数据中的作用。

第九章　国际疾病分类编码

学习目标 >>>>>

● 能够用分类理论解释疾病分类编码管理。

● 在掌握疾病分类基础知识的基础上,能够运用疾病、手术操作分类编码的查找方法。

● 了解国际疾病分类编码最新版(ICD-11)、肿瘤疾病分类编码、中医分类编码等规则、使用等内容。

第一节　疾病分类编码

一、疾病分类基础知识

分类是根据事物的某种外部或内在特征将事物分组、排列组合,是统计、分析的前期工作,是人类认识事物发展规律,研究事物本质的一种行之有效的手段。疾病分类就是根据疾病的病因、解剖部位、临床表现和病理等特性,将疾病进行分组排列,使其成为一个有序的组合。疾病分类实际上是一种分组,有时一个组别可以包含若干种相同或相似性质的疾病,有时仅单纯包含某种疾病。国际疾病分类是用编码的方法来表示疾病分组情况。分组取决于疾病的发生频率、严重程度和流行情况。

疾病分类是卫生信息领域中一个重要的学科,它集基础医学、临床医学、临床流行病学、医学英语、分类规则等方面的知识于一身,本质上是对原始病案进行著录标引、加工形成分类信息的重要工具。

统一的疾病命名是分类的基础,标准化的分类方法又是医院间、地区间乃至国际交流、比较的桥梁。疾病命名,是给疾病起一个特定的名称,使之可以区别于其他疾病。理想的疾病名称应既能反映疾病的内在本质或外在表现的某些特点,又是唯一性的。

例:急性胰腺炎。

既标明疾病发生部位是胰腺,又反映疾病的临床表现为急性炎症。因此很容易理解疾病的本质,并区别于其他疾病。

疾病命名是疾病分类的基础,没有名称就无法分类,疾病命名的列表本身就是一份最详细的分类表。反而言之,将一个疾病分类表最详细的扩展开,使每一个编码都对应一个特指的疾病名称,这时的疾病分类表也就是一个疾病命名表。统一的疾病命名是分类的基础、标准化的分类方案是统计条件、区域性使用是交流比较的前提、分类的质量决定病案的使用价值。

疾病分类中比较有影响的分类系统有：疾病和手术标准命名法、医学系统命名法、最新操作命名法、国际疾病分类。

疾病和手术标准命名法（Standard Nomenclature of Diseases and Operations，简称SNDO）是美国医学会1928年编写并广泛使用。我国许多医院都在长期使用。它实际上是一个疾病分类系统，1961年第五版是最后版本。它权威性和影响力极大，但于1974年逐步放弃使用。

医学系统命名法（Systematized Nomenclature of Medicine，简称SNOMED）由美国病理学会1977年首次出版。

最新操作命名法（Current Procedural Terminology，简称CPT）1966年第一版，提供一个描述性术语和编码表，报告医师执行的服务或操作，目的在美国境内建立医师、病人及第三方交流平台。目前使用的是CPT-4，它被美国联邦政府列入医疗财务管理的常见操作编码系统。

国际疾病分类（ICD）：在诸多的分类方案中，在世界上最有影响力、最为普及的当属国际疾病分类（International Classification of Diseases 简称ICD）。

二、国际疾病分类的发展历史

国际疾病分类是WHO要求各成员国共同采用的以疾病、损伤和中毒的疾病分类和手术操作分类编码为标准进行分类统计的方法。1893年，为了统计死亡原因，耶克·伯蒂隆首先提出了ICD的原始版本。1898年在握太华会议上提出ICD"十年修订制度"，自此ICD共修订10次，第一次修订是1900年，1946年第六次修订时加入了医院疾病分类内容，以后每次修订注重完善疾病分类和满足临床检索、管理等需求，1975年第九次修订时更加重视医院统计、医疗管理和医疗付款等需求，1994年第十次修订时引进了字母，形成字母和数字混合编码，是目前世界上广泛使用的版本，全称为"疾病和有关健康问题的国际统计分类"，包含人类的疾病、损伤和健康分类三个方面，其内容更加详细、使用操作更为复杂，以及更能反映医学的当前进展。为了推广、普及国际疾病分类及其他工作，目前共有澳大利亚、英国、美国、中国等10个世界卫生组织国际分类家族合作中心。

ICD-11是《疾病和有关健康问题的国际统计分类》第十一次修订本，简称"国际疾病分类第十一次修订本"。WHO于2012年开始对国际疾病分类进行第十一次修订，预计于2018年4月完成国际疾病分类第十一次修订本。目前，ICD-11已增加6个章节，共有28个章节，增加第四章"免疫系统疾病"（Diseases of the immune system）、第七章"睡眠"（Sleep-wakedisorders）、第十七章"与性健康相关的条件"（Conditions related to sexualhealth）、第二十六章"传统医学条件模块Ⅰ"（Traditional Medicine conditions-Module Ⅰ）、第二十七章"功能补充节"（Supplementary section forfunctioning）、第二十八章"附加编码"（Extension Codes）。WHO在ICD-11新增章节上做了大量认真、全面的工作，确保最新修订版本使人们能够连贯、广泛而又直接地理解医学新技术。例如，ICD-10于1994年发布，在这20多年里，神经系统疾病研究取得了飞速进展，因此ICD-11对神经系统章节做了调整，新增"意识障碍""自主神经系统紊乱""不包括创伤的脊髓疾病""神经遗传学"等内容；又如，在新增的第二十六章"附加编码"章节中，用两个编码表示临床疾病诊断，如临床诊断尺骨开放性骨折需要两个编码,骨折一个编码,开放性一个编码。同时,为完成 ICD 的修改,WHO 还成立了神经专题咨询小组等,以协助神经系统等特殊章节的修改。

1987 年 ICD-9 在我国医院推广应用,1988 年成立全国医院疾病分类协作组,2002 年 ICD-10 在全国推行。ICD-10 发挥着国内与国际交流卫生信息、病案资料的检索(用于医疗、科研、教学)、管理信息的提取、医疗付款中疾病诊断相关分组(DRGs)等作用,其中 ICD 编码是疾病诊断相关分组预付费(DRGs-PPS)的唯一依据,而 DRGs-PPS 是当今世界比较先进的一种支付方式。我国最新的 ICD 版本是 2008 年 ICD-10 第二版中文译本。

三、ICD-10 的结构和使用

(一) ICD-10 的结构

ICD-10 由三卷组成,第一卷为类目表,第二卷是指导手册,第三卷是字母顺序索引。类目表包括前言等文字说明、三位数类目表、内容类目表和四位数亚目、肿瘤的形态学、死亡和疾病的特殊类目表等。在内容类目表和四位数亚目中共有:某些传染病和寄生虫病;肿瘤;血液及造血器官疾病和某些涉及免疫机制的疾患;内分泌、营养和代谢疾病;精神和行为障碍;神经系统疾病;眼和附器疾病;耳和乳突疾病;循环系统疾病;呼吸系统疾病;消化系统疾病;皮肤和皮下组织疾病;肌肉骨骼系统和结缔组织疾病;泌尿生殖系统疾病;妊娠、分娩和产褥期、起源于围生期的某些情况;先天性畸形、变形和染色体异常;症状、体征和临床与实验室异常所见,不可归类他处者;损伤、中毒和外因的某些其他后果;疾病和死亡的外因;影响健康状态和与保健机构接触的因素;用于特殊目的的编码 22 个大章、2 051个类目。除第二十二章"用于特殊目的的编码"没有按字母数字顺序排列外,其他内容类目表和四位数亚目、肿瘤的形态学编码的编排方法均按英文字母数字顺序排列(A00.0-Z99.9)。

在 ICD-10 第一卷 22 个章节中,只有第三章和第十四章按解剖系统分类,其余为特殊组合章。在特殊组合章中,有按某一特定时期组成的章节,如第十五和十六章;有按某种特定的疾病分类的章节,如第二章;此外,还有按症状、体征来分类的,如第十八章,但主要按病因进行分类。在特殊组合章中有四种分类顺序,第十五、十六章是强烈优先分类章,如同时存在其他章的疾病,则要将此章的编码作为主要编码;第一、二、五、十七、十九章是一般优先分类章,在对上述这些章的疾病编码时,通常优先于其他章;第十八、二十二章是最后分类章,这两章的疾病编码只能作为附加编码;第二十章是附加编码章,在疾病统计时要将此章的编码除外,否则将出现损伤和中毒患者重复计数的现象。

(二) ICD-10 中的术语、符号和缩写的含义及用法

1. 包括术语

在三位数和四位数的黑标题(在 ICD 的文字中,"黑标题"既代表三位数类目也代表四位数亚目)中,通常列有一些其他的诊断性术语。这些术语被称为"包括术语",而且除标题以外,它们被作为分类到该黑标题下诊断性陈述的例子。它们可能是指不同的情况或是同义词。它们不是黑标题的亚分类。

包括术语主要是作为对黑标题内容的指导而列出。许多所列条目就是属于该黑标题下的重要或常见的术语。其他条目则是列出用以区分一个亚目和另一个亚目之间界限的交界情况或部位。包括术语的列表不是全部的,诊断实体的其他名称被包括在字母顺序

索引中,在对给出的诊断性陈述进行编码时应首先参考字母顺序索引。

有时需要将包括术语与标题联系起来读。这通常发生在当包括术语是精心制作的部位或药物一览表时,此时需要省略标题中的适当词汇(例如:"……的恶性肿瘤""……的损伤""……的中毒")。

为某一范围之类目或一个三位数类目中的全部亚目所共有的一般诊断性描述,可见于紧跟在章、节或类目标题后面的标以"包括"的注释中。

2. 不包括术语

某些黑标题包含了前面标以"不包括"一词之情况的一览表。虽然黑标题的名称可能建议把它们分类于此,但事实上这些术语应分类于他处。类目 A46"丹毒"就是这方面的一个例子,它不包括产后或产褥期的丹毒。在每个不包括术语后面的圆括号中,是分类在他处的类目或亚目编码,而不包括术语应放到这个编码中。

对某一范围之类目或一个三位数类目中的全部亚目的一般性不包括,可见于紧跟在章、节或类目标题后面的标以"不包括"的注释中。

3. 专业词汇说明

除了包括和不包括术语外,第五章精神和行为障碍,采用专业词汇说明以指出黑标题的内容。采用这种方法是因为精神障碍的术语变化太大,特别是在不同的国家中,可能使用同一名称去描述完全不同的情况。这些专业词汇并不打算为编码员使用。

在 ICD 的其他地方也给出了相似类型的定义,例如,第二十一章,其目的是用以阐明黑标题的内容。

4. "剑号和星号"系统

ICD-9 引入了一个系统,并在 ICD-10 中继续使用,即对那些在一个具体的器官或部位中同时包含了根本的一般性疾病和临床表现信息的诊断性陈述使用两个编码,而其临床表现本身就是一个临床问题。

主要编码用于根本疾病,并用剑号(†)做标记;选择性附加编码则用于临床表现,并用星号(＊)做标记。提供这一惯例是因为只对根本疾病编码通常不能满足编制与特定专科有关的统计表,当临床表现作为医疗的原因时,往往需要了解它分类到有关章中的情况。

剑号和星号系统为统计报表提供了另一种分类,但 ICD 的原则是把剑号编码作为主要编码并且必须始终使用它。另外如果还需要另一种报告方法,则需制定使用星号编码的条款。对编码而言,绝不要单独使用星号编码。使用剑号编码的统计应与用于死亡和疾病以及其他医疗方面之报表数据的传统分类相一致。

星号编码以三位数类目形式出现。对相同情况有不同类目是发生在当某一具体疾病未被特指为根本原因时。例如:类目 G20 和 G21 是用于不存在指定在他处之其他疾病临床表现的帕金森综合征的形式,而类目 G22＊则是用于"分类于他处的疾病引起的帕金森综合征"。对星号类目中提及的情况也给出相应的剑号编码;例如,G22＊中的梅毒性帕金森综合征,其剑号编码是 A52.1†。

有些剑号编码出现在特殊的剑号类目中。然而更常见的是,可以从同一个类目或亚目中派生出用于双重成分诊断的剑号编码和单一成分情况的无标记编码。在分类中实行剑号和星号系统的范围是有限的;整个分类共有 83 个特殊的星号类目,它们被列在有关各章的开头。

类目中标有剑号的术语可能具有下列三种不同形式之一：

（1）如果符号（†）和供选择的星号编码同时出现在黑标题上，则说明可分类于此黑标题的全部术语服从双重分类，并且都有相同的选择性编码，如：

A17.0† 结核性脑膜炎（G01*）

脑膜（大脑）（脊髓）结核

结核性柔脑膜炎

（2）如果符号出现在黑标题头上，但没有供选择的星号编码，则说明可分类于此黑标题的全部术语服从双重分类，但它们有不同的选择性编码（列于每个术语之后），如：

A18.1† 泌尿生殖系统的结核

结核：

· 膀胱（N33.0*）

· 宫颈（N74.0*）

······

女性结核性盆腔炎性疾病（N74.1*）

（3）如果标题中既无符号又无供选择的星号编码，则说明整个黑标题不服从双重分类，但个别包括术语可能是；如果是这样的话，这些术语将标有符号以及它们的选择性编码，如：

A54.8 其他淋球菌感染

淋球菌性：

······

· 腹膜炎 †（K67.1*）

· 肺炎 †（J17.0*）

· 败血症

· 皮肤损害

5. 其他选择性双重编码

除剑号和星号系统外，还有某些情况允许使用两个 ICD 编码以充分描述一个人的情况。在类目表中的注释"需要时，使用附加编码……"，就标出了许多这样的情况。这种附加编码只能用于特殊类目表。它们是：

（1）对于可分类于"身体系统"各章的局部感染，可以加上来自第一章的编码以标明感染的病原体，但这种信息并不出现在黑标题的名称中。在第一章中 B95-B97 节的类目就是为此目的提供的。

（2）对具有功能活性的肿瘤，可以在第二章编码后加上来自第四章的适当编码以指出功能活性的类型。

（3）对于肿瘤，在第一卷上的形态学编码虽然不是主要 ICD 的部分，但可以加到第二章的编码后以标明肿瘤的形态学类型。

（4）对于可分类到第五章 FOO-F09（器质性（包括症状性）精神障碍）的情况，可以加上来自其他章的编码以指出原因，即根本性疾病、对于脑的损伤或其他创伤。

（5）当某种情况是由于毒性物质所引起,可以加上第二十章的编码以标明那种物质。

（6）当可以使用两个编码去描述一种损伤、中毒或其他有害效应时,一个是来自第十九章以描述损伤性质的编码,另一个是来自第二十章以描述原因的编码。选择哪一个编码作为附加编码要取决于收集数据的目的。

6. 圆括号（）

圆括号用于下列四种重要情况。

（1）圆括号用于围起补充词,这些词可以跟在诊断性术语之后而不影响在圆括号外面将要指定的词的编码号。例如:在 I10 的包括术语中,"高血压（动脉的）（良性）（特发性）（恶性）（原发性）（系统性）",意味着对"高血压"这一单独的词或当其被圆括号中的任何词或联合词组所限定时,编码均为 I10。

（2）圆括号也用于围起在不包括术语中所提到的编码。例如:

H01.0 睑炎,不包括睑结膜炎（H10.5）

（3）圆括号的另一用途是在各节的标题中围起属于本节类目的三位数编码。

（4）圆括号的最后用途是从第九次修订本中并入的,并与剑号和星号系统有关。圆括号用于在一个星号类目中围起剑号编码,或在一个剑号术语后围起星号编码。

7. 方括号［］

方括号用于:

（1）括起同义词、其他词或解释短语;例如:

A30 麻风［汉森病］

（2）提到前面的注释;例如:

C00.8 唇交搭跨越的损害［见本章开头的注释 5］

（3）提到前面述及的对许多类目共用的一组第四位数亚目;例如:

K27 消化性溃疡,部位未特指［亚目见 K25 的前面］

8. 冒号:

当冒号前面的词对于黑标题的说明是不完整术语时,要用冒号列举包括和不包括术语。这些不完整术语在能被指定到黑标题之前,需要在它们下面缩排一个或多个修饰词或限定词。例如,在 K36"其他阑尾炎"中,诊断"阑尾炎"只有在被"慢性"或"复发性"限定后才能分类在此。

9. 大括号｝

大括号用于列举包括和不包括术语以指出在它前面或后面的词都不是完整的术语。在大括号前面的术语都应被它后面的一个或多个术语所限定。例如:

O71.6 伤及骨盆关节和韧带的产科损害

　　　耻骨联合软骨的撕脱
　　　尾骨损害　　　　　　　｝产科的
　　　耻骨联合的创伤性分离

10. "NOS"

字母 NOS 是"其他未特指"的缩写,意味着"未特指"或"未限定"的意思。

有时一个未限定的术语仍被分类到用于更特异类型情况的黑标题中。这是因为在医学术语学中,一种情况的最常见形式常常可以从该情况本身的名称所知道,只有不常见的类型才加以限定。例如,"二尖瓣狭窄"通常用来指"风湿性二尖瓣狭窄"。为了避免不正确的分类,必须考虑这些内在的假定。仔细研究内容术语将揭示哪些原因的假定已被作出;编码人员应注意不要把一个术语作为非限定词编码,除非很清楚根本得不到能够被更特异地指定于他处的信息。同样,在解释以 ICD 为基础的统计时,被指定到一个显然属特异类目的某些情况可能在编码记录上并不是那么特异。当比较时间趋势和解释统计时,重要的是要认识到在 ICD 从一个修订本转变到另一个时,其假定也可能改变。例如,在第八次修订本之前,未限定的主动脉动脉瘤被假定为由梅毒所引起。

11."不可归类在他处者"(NEC)

"不可归类在他处者"(NEC)一词,当用在某个三位数类目的标题时,是作为一个警告即所列情况的某些特指变种可能出现在分类的其他部分。例如:

J16 由于其他传染性病原体引起的肺炎,不可归类在他处者

该类目包括"J16.0 衣原体性肺炎"和"J16.8 其他特指的传染性病原体引起的肺炎"。对由于特指的传染性病原体引起的肺炎,在第十章(例如,J09-J15)和其他章(例如,P23.-先天性肺炎)中提供了许多其他的类目。J18 肺炎,病原体未特指,是用于未述及传染性物质的那些肺炎。

12.标题中的"和"字

"和"代表"和/或"的意思。例如,在标题"A18.0 骨和关节的结核病"中,"骨结核病"、"关节结核病"以及"骨和关节的结核病"的病例均分类在此。

13.点破折号.—

在某些情况下,一个亚目编码的第四位数被一个破折号所代替,如

G03 由其他和未特指原因引起的脑膜炎

　　　不包括:脑膜脑炎(G04.—)

这是指示编码人员存在一个第四位数并且应在适当的类目中寻找。这种惯例同时用于类目表和字母顺序索引。

四、编码的查找方法和编码规则

(一)疾病分类编码的查找方法

疾病分类编码的查找方法分为三个步骤,首先要确定主导词,其次是在第三卷索引中查找编码,最后是在第一卷中核对编码。对于肿瘤的编码操作,由于它具有两个编码,因此需要施行两次操作。确定主导词是查找过程中最重要的一步。疾病的主导词主要是由疾病诊断中的临床表现担任,多数被置于诊断的尾部。另外,还有以人名、地名命名的疾病(如克山病)、综合征、侵染(如寄生虫病)、病、妊娠、分娩、产褥期、脱位、撕裂、伤口、损伤等作为主导词。当以上规律无效时,可以将完整诊断作为主导词查找,如肝脾大。在第三卷索引中,有三部分索引,第一部分索引为疾病和损伤性质索引,以疾病临床表现的医学术语为主导词;第二部分索引是损伤和中毒的外部原因索引,以非医学术语的动词和名词

为主导词;第三部分索引是药物和化学制剂表,以药物和化学制剂名称为主导词。在第三卷索引中查找编码。在索引中查找主导词,方法有首字笔画查找法、首字拼音查找法和书眉拼音查找法(常用方法)三种。其次,查找编码。索引中主导词位于项目的最左侧,在它们下面依次排列修饰词或限定词。按照汉语拼音-英文字母的排列顺序在主导词下面找到相应的修饰词,即可找到编码。在第一卷中核对编码。根据第一卷中章、节、类目和亚目下的"包括"和"不包括"的内容进行核对,"包括"具有提示分类的意义,"不包括"具有必须参照执行的意义。在实际病案编码中,编码员必须阅读病案,仔细分析病案首页、出院记录、手术记录、病理报告等病案内容,以确定正确的病案编码。

(二) 编码规则

住院患者疾病分类统计报表和单病种管理报表都采用单一疾病分类编码;其他情况采用多种编码,一般三级医院可编码 5 个疾病诊断和 3 个手术操作名称,二级及二级以下的医院可编码 3 个疾病诊断和 1 个手术操作名称。疾病编码必须编到亚目一级。慢性疾病急性发作一般按急性编码,如慢性阑尾炎急性发作;但如没有其他特异性治疗的诊断,则仍按慢性病编码,如慢性肾炎急性发作。在怀疑诊断编码中,若只有一个怀疑诊断,则要假定为实际情况编码;当疑似诊断前有某一个症状或体征时,症状为主要诊断,疑似诊断为其他诊断。晚期效应(后遗症)是指医生诊断为后遗症或晚期效应或陈旧性或静止性或非活动性的疾病,或某些疾病情况在发病 1 年以后的残留表现。当后遗症的表现指出时,要先编码后遗症的表现;当后遗症的表现不指出时,以后遗症为主要编码。

五、主要诊断选择的规则

(一) 总则

一般是将病情最重、花费医疗资源最多、住院时间最长的诊断作为患者的主要诊断,如下面一组疾病:冠状动脉粥样硬化性心脏病、急性下壁心肌梗死、心功能不全、心房纤维性颤动、心力衰竭,应选择急性下壁心肌梗死作为主要诊断。

(二) 分则

1. 患者一次住院只能有一个主要诊断。

2. 如果病因诊断能包括疾病的临床表现,那么选择病因诊断作为主要诊断。

3. 临床表现是疾病发展过程中出现的某种严重后果,而以临床表现为诊治目的,选择临床表现作为主要诊断。疾病的临终状态不能作为主要诊断。

例:冠状动脉硬化性心脏病急性下壁心肌梗死

主要诊断:急性下壁心肌梗死(临床表现)

4. 选择已治疾病为主要诊断,未治疾病作为次要诊断。

例:肺炎(已治) 外痔(未治)

主要诊断:肺炎

5. 当出院时未能明确诊断时,以症状、体征或异常的检查结果作为主要诊断。

例:全血细胞减少

主要诊断:全血细胞减少

6. 当有相关明确诊断时,症状、体征和不确定情况不能用作主要诊断。

例:腹痛——急性胆囊炎

主要诊断:急性胆囊炎

7. 出院时仍未能确诊的怀疑诊断,怀疑诊断则按照肯定诊断编码。

例:急性胰腺炎?

主要诊断:急性胰腺炎

8. 急诊手术术后出现的并发症和择期手术前出现的并发症,应根据主要诊断定义选择。

9. 择期手术后出现的并发症,应作为其他诊断。

10. 在少数情况下,若有两个或两个以上的诊断都符合主要诊断标准,则选择本科疾病或有手术的。

11. 当有多个可疑诊断引起的临床症状时,优先选择临床症状作主要诊断。

例:临床诊断:胃溃疡? 溃疡性结肠炎? 失血性贫血

主要诊断:失血性贫血

12. 当有两个疾病或一个疾病伴有并发症时,选用合并编码。

例:临床诊断:慢性胆囊炎胆囊结石

主要诊断:胆囊结石伴慢性胆囊炎

13. 急慢性情况 当慢性病急性发作时,若有合并编码则选择合并编码,为主要诊断;若无合并编码且索引中对急慢性情况有分别编码,则选择急性编码为主要诊断。

14. 后遗症的编码 选择正在治疗的疾病作主要编码,而后遗症(原发病)可作为附加编码。

例:临床诊断:脑梗死后遗症导致偏瘫

主要诊断:偏瘫

次要诊断:脑梗死后遗症

15. 损伤主要编码的选择 多处损伤以损伤最重的诊断为主要诊断。

16. 操作后情况和并发症编码

(1) 当住院是为了治疗并发症时,并发症为主要诊断。

例:手术后伤口裂开 T81.3 关节固定术后 Z98.1 外科操作后并发症 Y83.9(外因)

(2) 当住院过程中出现比入院诊断更为严重的并发症或疾病时,按以下原则选择主要诊断:手术导致的并发症,选择原发病作为主要诊断;非手术治疗或出现与手术无直接相关性的疾病,按一般原则选择主要诊断。

17. 中毒 主要诊断是中毒诊断,其他诊断是临床表现。

18. 多部位灼伤 以灼伤程度最严重损伤部位的诊断为主要诊断。同等程度的,以面积最大部位的诊断为主要诊断。

19. 恶性肿瘤 主要诊断的选择,按照以下原则进行。

(1) 第一次住院,原发肿瘤与继发肿瘤同时存在,且不是以治疗继发肿瘤为目的,以原发肿瘤为主要诊断。

第一次住院,住院是为了治疗继发肿瘤,继发肿瘤作为主要诊断。

第一次住院,采用放疗或化疗治疗肿瘤,以原发或继发肿瘤为主要诊断。

（2）手术后化疗、放疗或肿瘤患者的维持性化、放疗，选择恶性肿瘤的化、放疗为主要诊断。

（3）当对肿瘤进行外科手术切除（包括原发部位或继发部位），同时采用术后放疗或化疗时，选择恶性肿瘤为主要诊断。

（4）住院是为了确定患者放、化疗后肿瘤变化情况，主要诊断是原发（或继发）部位的恶性肿瘤。

（5）住院是为了治疗继发部位的恶性肿瘤，继发部位的恶性肿瘤为主要诊断。

（6）恶性肿瘤切除术后发生并发症并因此住院，以并发症为主要诊断。

（7）姑息治疗、术后随诊 Z51,Z08。

（8）复合恶性肿瘤如果仅治疗一处，C97 作为附加编码。

（9）恶性肿瘤患者死亡时的诊断以原发肿瘤为主要诊断。

20. 产科病案主要诊断的选择　选择产科的并发症和（或）伴随疾病为主要诊断。

例：临床诊断：孕 39 周，孕 2 产 1，顺产，胎位 LOA，胎盘滞留

主要诊断：胎盘滞留

其他诊断：孕 39 周，孕 2 产 1，顺产，胎位 LOA

（三）其他诊断的填写

1. 其他诊断是指并发症、合并症和伴随症等次要诊断。

2. 在填写其他诊断时，先填写主要疾病并发症，后填写合并症；先填写病情较重的疾病，后填写病情较轻的疾病；先填写已治疗的疾病，后填写未治疗的疾病。

3. 其他诊断书写内容包括入院前及住院期间与主要疾病相关的并发症是现病史中涉及的疾病和临床表现，住院期间新发生或新发现的疾病和异常所见，对本次住院诊治及预后有影响的既往疾病，防止医生过度书写其他诊断。

4. 各种原因导致原诊疗计划未执行且无其他治疗出院的，原则上患者入院的原因仍然为主要诊断，并将影响原诊疗计划执行的原因（疾病或其他情况等）写入其他诊断。

例：肺癌，准备行肺癌根治术，患者决定暂不接受手术，出院时仍应将肺癌作为主要诊断，另在其他诊断写明因患者决定而未进行操作（Z53.200）。

（四）在填写疾病诊断时应注意的事项

1. 门（急）诊诊断同样使用 ICD-10，如只有一条诊断，则应选择本科疾病和重要疾病；如病情基本确诊，则尽量少用症状类诊断术语（如腹痛、头晕）。

2. 所有诊断应完整而准确，缩写、简写是无法录入的。例如：房颤——心房纤维性颤动、胃癌——胃恶性肿瘤、冠心病——冠状动脉粥样硬化性心脏病，等等。

3. 尽量少用部位描述词及动词。ICD-10 很少使用上下、左右、第几之类的词语，例如：左侧大脑中动脉分叉部动脉瘤——脑动脉动脉瘤、第 7—12 肋骨骨折——肋骨骨折、左下肺炎——肺炎、腰 2 椎体压缩性粉碎性骨折伴不全瘫——腰椎骨折伴脊髓损害等。

4. 病理诊断要适用，ICD-10 采用的是单纯的临床诊断，病理诊断不完全等同临床诊断，它有专门的分类法来处理（肿瘤形态学，M 编码），病案首页也有体现它的专门栏目。现在很多临床医师填的都是病理诊断，如肺小细胞癌——肺恶性肿瘤、弥漫性大 B 细胞淋巴瘤 4 期——恶性淋巴瘤等。

5. 肿瘤诊断填写时,除上述不能用病理诊断代替外,填写时还应注意以下事项:一般不用"癌"字样表述,"瘤"字样也应慎用,用恶性肿瘤和良性肿瘤表述;首诊、手术、首次化(放)疗用完整的诊断术语,第二次后用恶性肿瘤的维持性化(放)疗或恶性肿瘤术后化(放)疗。

6. 损伤疾病的填写,首先要将损伤疾病的外部因素填写准确、完整,理清不慎、自杀自伤及他杀他伤三要素。其他章可分类的疾病应加"创伤性"字样,如脑血肿——创伤性脑血肿。外伤6个月后再入院不按损伤编码。

7. 取除内固定,除骨折患者采用取除骨折内固定装置外,其他均用取除内固定装置。第三节手术操作分类(ICD-9-CM-3)的结构和使用。

8. 心功能分级是不能作为主要诊断来进行编码上报的。心功能分级是一种用来评估心功能受损程度的临床方法,心血管的很多疾病都会引起心功能出现受损。应该结合患者自身患病情况,选择具体的疾病比如急性左心衰,急性右心衰全心衰竭等情况,心功能分级可作为其他诊断来补充说明心脏功能情况。

9. 消化道出血有明确的病因时,出血就不能作为主要诊断进行编码。比如患者有消化道溃疡,出血原因如果是溃疡处出血,那么此时应该考虑溃疡伴出血。或者患者有存在某些消化道疾患,食管胃底静脉曲张,这些也能是出血的病因,所以应该综合考虑消化道出血原因,不能直接用症状"出血"进行编码上报,但是如果鉴于诊疗手段的局限或者患者不配合无法查清病因时,消化道出血也可作为主要诊断。

10. 如果患者疾病是在医院内获得,这类疾病不是由于患者自身入院时携带,也并非本次入院时的最初治疗目的,所以医保在这类疾病上也存在问题,这类疾病往往也是医院负性事件的重点核查方向,所以入院后出现的疾病(入院病情为"4")是不建议作为主要诊断编码上报的。

11. 症状、体征和临床与实验室异常所见,不可归类在他处者(R00-R99)是症状体征异常情况,只有在不能明确病因或者住院时间短没有办法进行相关诊疗计划时才可以以症状或者体征作为主要诊断,但在明确病因后应该及时修正病因诊断作为主要疾病编码上报。

12. 为了预防性切除组织或者为了预防恶性肿瘤复发而入院手术切除,此时恶性肿瘤不能作为主要诊断,应该选择 Z40.0 与恶性肿瘤有关的危险因素的预防性手术。

13. 细菌、病毒和其他传染性病原体(B95-B97)编码,绝对不能作为主要编码。当需要标明分类于他处疾病中的传染性病原体时,它们可以作为补充或附加编码使用。

14. 损伤、中毒和外因的某些其他后果(T31-T32)编码不能作为主要诊断,只能作为其他诊断用来说明烧伤和腐蚀的体表面积,只有在烧伤部位不明确未特指时才可以选择此类目,但是这种未特指情况很难在临床工作中出现。损伤部位特指时,T31-T32 可以作为 T20-T29 的补充编码,用来说明烧伤或腐蚀伤的体表面积。

15. 分娩结局(Z37-Z38)这个类目的编码是对分娩结局的说明,也就是说明生了几个孩子以及是否活产,所以不能作为主要编码使用。产科的主要诊断是要选择产科的主要并发症或者合并症,没有并发症或者合并症时选择自然顺产。

16. 恶性肿瘤个人史(Z85.)的编码是为了说明患者曾患有恶性肿瘤,目前处于肿瘤切除后或者放化疗后的稳定期,基本达到临床治愈。

17. 其他疾病个人史(Z86-Z87)是指患者以前患有某种疾病,也就是既往病史,这类疾病本次住院不需要治疗,只是说明患者病史,所以也不能作为主要诊断进行编码上报。

18. 人工造口(Z93.)不能作为主要诊断,这个只能说明目前患者处于造口状态,主要诊断应该考虑造口维护(Z43.)或者外部吻合口的并发症。

19. 手术后状态(Z98.)不能作为主要诊断,"＊＊术后"是临床比较常见的诊断书写,主要诊断应该考虑患者入院目的,选择术后随诊或者术后恢复期。

第二节　疾病分类各章指导内容(ICD-10)

一、某些传染病和寄生虫病(A00-B99)

本章是典型的特殊组合章,它强调疾病的病因。本章包括传染性和可传播的疾病,标题"某些"明确指出本章不包括所有的传染病和寄生虫病,如传染病病原体的携带者、非传染性病因的局部感染等。本章主导词以"感染"为主,但对寄生虫的感染以"侵染"为主导词。本章传染病或寄生虫病按一般活动性或急性的情况进行编码。细菌、病毒和其他传染性病原体 B95-B97 只能作为附加编码。

案例:患者男性,35 岁,1 天前受凉后出现左侧小腿胫前皮肤发红肿胀,伴疼痛,局部皮温高,伴发热,未寒战,自测体温达 39.8 ℃,自服芬必得后未再发热,但左侧小腿胫前皮肤红肿面积逐渐增加,局部疼痛感逐渐加重。

主要诊断:丹毒(A46)

主导词:丹

　　　—丹毒

二、肿瘤(C00-D48)

肿瘤的分类:肿瘤分为良性肿瘤和恶性肿瘤。良性肿瘤一般以细胞或组织名称＋瘤命名,恶性肿瘤一般以细胞名称＋癌或组织名称＋肉瘤命名。肿瘤编码的组成:一个肿瘤编码一般由部位编码和形态学编码组成。肿瘤部位编码的第一个轴心是动态(恶性、良性、原位、未肯定、继发性),第二个轴心是部位。肿瘤形态学编码由组织学＋动态编码构成,由 M 字母后 4 个数字＋1 条斜线＋1 个数字组成。动态编码有固定的意义,即:/0 良性,/1 交界恶性(动态未定)或性质未特指,/2 原位癌,/3 恶性,/6 继发性肿瘤,其中性质未特指指临床诊断为肿瘤,肿物未做病理检查;交界恶性(动态未定)指通过病理组织学的检查,肿瘤的良恶性未定或处于良恶性之间。

肿瘤的编码方法:首先确定形态学的主导词,在卷三查找形态学编码,在卷一核对形态学编码,然后在卷三查找部位编码,在卷一核对部位编码。如果诊断没有指明是继发性的肿瘤,则肿瘤编码按原发性处理;原发部位不明确的肿瘤,如果肿瘤涉及两个或两个以上相邻的部位,称为交搭跨越。类目相同的肿瘤,编码到该类目的.8 中;类目不相同,按归属的系统分类。异位组织的恶性肿瘤编码于所提及的部位。

肿瘤特殊分类:原位癌将子宫颈、会阴、阴道发育不良Ⅰ级和Ⅱ级归类于相应的身体系统疾病,将Ⅲ级归类于原位癌。息肉在 ICD-10 中将膀胱息肉归类于肿瘤,将其他息肉归类于相应的身体系统疾病。

三、血液及造血器官疾病和某些涉及免疫机制的疾患(D50-D89)

由药物或外因导致的本章疾病,本章疾病为主要编码。其他章节疾病所导致的本章疾病以其他章疾病为主要编码,本章的疾病为附加编码。

案例:患者男性,73 岁,1 月前出现头晕乏力,活动后感胸闷气喘。血常规:血小板 5 $\times10^9$/L,血红蛋白 54 g/L,中性粒细胞 1.18$\times10^9$/L。核细胞增生低下,淋巴细胞增高。骨髓增生低下,粒红巨三系细胞可见,形态学未见原始细胞增多。免疫分析见 13.8% 异常 NK 细胞,染色体未见异常。

主要诊断:再生障碍性贫血(D61.9)

主导词:贫血

    —再生障碍性

四、内分泌、营养和代谢疾病(E00-E9O0)

本章以病因为分类轴心。例如,在 ICD-10 中,糖尿病分为胰岛素依赖型、非胰岛素依赖型、营养不良性、其他特指和未特指糖尿病。在 ICD-10 中,将糖尿病的类型作为糖尿病的类目轴心,将糖尿病的临床表现作为糖尿病的亚目轴心。高钻稠血症不能查到编码,根据伴随具体病情如血浆赫滞度异常(R70.1)等来具体编码。

案例:患者男性,45 岁,口干多饮多尿 5 年,伴手脚麻木半年,时感眩晕,疲劳后常有心悸,进食后时感左上腹不适,双下肢行走后易乏力,睡眠较差。有"2 型糖尿病"病史,测餐前血糖 15.8 mmol/L。

主要诊断:2 型糖尿病性周围神经病(E11.4†G63.2*)

主导词:神经组织消耗

    —周围,糖尿病性(另见 E10-E14 伴有第四位数.4) 糖尿病—Ⅱ型

五、精神和行为障碍(F00-F99)

F45.3-F45.8 的心因性疾病都是功能性,如心因性呃逆编码是 F45.3。F54 中的心因性疾病则产生了器质性的损害,如心因性哮喘(F54),要以本章疾病为主要编码,其他章的疾病为附加编码。多动性障碍编码于 F90.—,不同于抽动障碍 F95。

案例:患者女性,68 岁,10 余年前出现心悸不适,伴烦躁,伴出汗,多于心情差时出现,适度活动后症状稍好转。20 天前患者出现情绪低落,不自觉流泪,上诉症状较前加重,发作频繁较前增加,睡眠较差,食欲下降,精力下降不愿活动并且活动减少,伴大汗淋漓。

主要诊断:中度抑郁发作(F32.1)

主导词:障碍

    —抑郁

    ——大

    ———单次发作

    ————中度

六、神经系统疾病(G00-G99)

在 G81-G83 瘫痪综合征中,当住院目的是治疗瘫痪的临床表现时,这一节编码才能作为主要编码;当住院目的是治疗瘫痪的疾病原因时,这一节编码作为附加编码。如偏瘫按病因分为脊髓性偏瘫(G95.8)、脑性瘫痪(G80)。神经病和神经炎是相通的名称,神经变性是指多神经病。

案例:患者女性,44 岁,2019 年无明显诱因下出现右上肢不自主抖动,持物不稳及僵硬,且持物时抖动明显。2020 年 1 月患者右上肢不自主抖动持续并右肩部不适,未治疗。后右上肢僵硬及不自主抖动逐渐加重,持筷时右手抖动明显,写字右手费力且有抖动,出现右下肢僵硬及不自主抖动,逐渐累及左侧肢体,但右侧肢体僵硬较左侧明显,活动时动作逐渐减慢,说话音量逐渐降低,面部表情逐渐减少。2021 年 1 月患者出现左上肢及双下肢不自主抖动,稍低坐姿起立时稍有困难;行走不利,行走起步时稍有困难,无摔倒;四肢僵硬及动作迟缓较前有加重,言语音量低沉,但发音正常,可听懂。

主要诊断:帕金森综合征(G20)

主导词:帕金森病/帕金森综合征

七、眼和附器疾病(H00-H59)

本章的分类轴心为解剖部位,部位由前到后,由外到内。眼和附器疾病以及耳和乳突疾病共用一个字母 H。H47.0 视神经疾患,不可归类在他处,注意这里的亚目编码是.0,区别于其他.8。

案例:患者女性,31 岁,患者半年前出现左眼外斜,视力正常,无视物模糊及复视,无眼前黑影,无视物变形,无眼红眼痛,无恶心头痛。无家族性遗传。

主要诊断:共同性外斜视(H50.1)

主导词:斜视

　　—共同性

　　——散开性

八、耳和乳突疾病(H60-H95)

本章的分类轴心为解剖部位。H61.8 外耳的其他特指疾患,其中"其他特指疾患"不包括耳廓非感染性疾患 H61.1。慢性化脓性中耳炎在编码时注意区分类型及病变部位。慢性化脓性中耳炎按类型分为单纯性、胆脂瘤型和骨疡型,主导词分别为耳炎、胆脂瘤、骨疽;慢性化脓性中耳炎按病变部位分为鼓窦隐窝的单纯性慢性化脓性中耳炎(编码 H66.2)和咽鼓管的单纯性慢性化脓性中耳炎(编码 H66.1)。H66.4 指未特指的化脓性中耳炎,其中"未特指"的意思是未特指化脓性中耳炎的急性、慢性。

案例:患者男性,6 岁,10 天前患者出现右耳疼痛,流脓,伴右耳闷。右耳郭有牵拉痛,右侧外耳道前端见黏性分泌物,右耳道口上、后壁局部肿胀、突起,右鼓膜未见充血。左侧外耳道、鼓膜正常。

主要诊断:急性外耳道炎(H60.5)

主导词:耳炎

　　——外
　　　——急性

九、循环系统疾病(I00-I99)

循环系统疾病包括心脏、血管和淋巴管及淋巴结疾病。

缺血性心脏病:缺血性心脏病包括心绞痛、心肌梗死和急性冠状动脉综合征。心肌梗死分为急性心肌梗死、随后性心肌梗死、慢性心肌梗死和陈旧性心肌梗死四种。自发病之日起至入院时间4周(包括4周)以下为急性心肌梗死,4周(28天)以上为慢性心肌梗死。急性心肌梗死I21的分类轴心是双轴心,I21.0至I21.3以心肌发病的位置为轴心,而整个类目的主要轴心是透壁性和非透壁性。

心脏瓣膜病:在心脏瓣膜病的假定分类中,三尖瓣闭锁不全(I07.1)、二尖瓣狭窄(I05.0)、三尖瓣狭窄(I07.0)、多瓣膜疾病(I08)假定为风湿性病因的编码,二尖瓣关闭不全(I34.0)、肺动脉瓣闭锁不全(I37.1)、主动脉瓣闭锁不全(I35.1)、肺动脉瓣狭窄(I37.0)、主动脉瓣狭窄(I35.0)假定为非风湿性病因的编码。

1. 高血压(I10-I15):高血压分为原发性高血压(I10)和继发性高血压(I15),不包括脑及眼的血管性高血压。高血压肾病(I12)是由高血压引起肾病理改变,不属于继发性高血压。肾性高血压(I15.1)是由肾脏疾病引起的高血压,分为肾血管(性)高血压(I15.O)、肾实质病变引起的高血压和尿路梗阻性疾病。

(1) 原发性高血压(I10)与继发性高血压(I15)鉴别

原发性高血压没有明确病因,主要是指经过各种检查都找不出病因的高血压,必须经过药物治疗血压才能得到控制。

继发性高血压由某些确定的疾病或病因引起的血压升高,一般需治疗原发病才可控制好血压。常见病因有肾实质性疾病、肾血管疾病、主动脉缩窄、大动脉炎、内分泌疾病、阻塞性睡眠吸暂停综合征、药物性高血压等。

(2) 继发性高血压编码

由于病症引起的继发性高血压,应该使用两个编码:一个用于描述病因;另一个I15,用于表示高血压。

如:原发性醛固酮增多性高血压

编码:E26.0 原发性醛固酮增多症

I15.2 继发于内分泌疾患的高血压

(3) 肾上腺肿瘤分泌过多激素致血压升高的编码

肾上腺有功能的肿瘤,可以分泌不同激素而导致血压升高。诊断编码分别为肿瘤部位编码、肿瘤功能活性编码(附加编码)、继发性高血压编码。肾上腺以外部发生的肿瘤引起继发性高血压时,编码规则同上。

如:嗜铬细胞瘤

①:D35.0 肾上腺良性肿瘤(良性部位编码)

②:E27.5 肾上腺髓质功能亢进(功能活性编码)＋

③:I15.2 继发于内分泌疾患的高血压

注:编码库中嗜铬细胞瘤性高血压为I15.8,属于扩码错误。

（4）高血压肾病(I12)与肾性高血压(I15)的区别

高血压肾病指先有高血压,继发引起肾脏靶器官损害。而肾性高血压指先有肾病,高血压为继发性。编码时注意区分因果关系。

肾性高血压可分为两种:

肾血管性高血压 I15.000

单侧或双侧肾动脉主干或分支狭窄引起的高血压。

肾实质性高血压 I15.100×001

由各种肾实质性疾病引起的高血压,统称肾实质性高血压。

（5）高血压编码中的包括与不包括

高血压病(I10-I15)不包括并发于妊娠、分娩和产褥期(O10-O11,O13-O16)、累及冠状血管(I20-I25)、新生儿高血压(P29.2)、肺动脉高压(I27.0)

① 妊娠高血压的两个类型:高血压病并发于妊娠、分娩和产褥期(O10-O11)以及妊娠引发的高血压疾患(O13-O15)。

② 累及冠脉血管(I20-I25):高血压会导致心脏冠脉动脉硬化,从而引起缺血性心脏病。此时应编码在 I20-I25,可同时附加 I10-I15 进行说明。

③ 新生儿高血压(P29.2) 应分类于第十六章(起源于围生期的某些情况)。

④ 肺动脉高压(I27.0) 指原发性的肺动脉高压,主要涉及肺小动脉的病变,包括血管收缩、增生、炎症和血栓形成等。

原发性高血压(I10)与继发性高血压(I15)不包括:累及……的血管:脑(I60-I69)、眼(H35.0)。

此处应使用 I10 或 I15 附加说明高血压情况。

复极综合征:复极综合征是心电图检查异常,编码于 R94.3。

（6）高血压的合并编码

① 高血压心脏病　I11 指继发于动脉血压增高后心脏发生的功能性与器质性损害,其亚目分类轴心为临床表现。若能明确 I50 或分类于 I51.4-51.9 的疾病由高血压引起,则应分类与此编码,无需再分开编码。

② 高血压肾脏病　I12 是指高血压引起的肾小动脉硬化和肾功能损害。两者存在前后因果关系情况下才可以合并编码。

③ 高血压心脏和肾脏病　I13:I11 和 I12 同时存在,需编码 I13,不再分别编码 I11 和 I12。

（7）高血压危象

包括高血压急症和亚急症,目前推荐用高血压急症来区别需要立即治疗的情况,而不建议用“高血压亚急症”“高血压危象”表述。高血压急症是一组短时间内血压严重升高,并伴有高血压相关靶器官损害,或器官原有功能受损进行性加重为特征的临床综合征。既可由原发性高血压引起,也可由继发性高血压引起。

ICD-10 编码库中高血压危象、高血压急症等均在 I10 类目下扩展,如继发性高血压出现高血压急症,使用 I10 附加编码不合适,所以只能使用靶器官损害编码来体现疾病严重程度。

2. 冠心病的相关疾病诊断

（1）心绞痛（I20）临床应区分：不稳定型心绞痛（静息型、增强型、劳力再次型、劳力恶化型）编码于 I20.0；稳定劳力型心绞痛、劳力型心绞痛、冠状动脉慢流综合征编码于 I20.8。未特指的心绞痛（I20.9）一般情况下不作为填报诊断。

（2）冠状动脉粥样硬化性心脏病一般不作为主要诊断，作为其他疾病的病因时，应在其他诊断中填报。

（3）急性冠脉综合征包括急性心肌梗死和不稳定型心绞痛。一般情况下急性冠脉综合征（I24.9）不作为填报诊断，当临床无法确定急性心肌梗死（I21）或不稳定型心绞痛（I20.0）时，才允许填报。

（4）急性非 ST 段抬高性心肌梗死和未特指的非透壁性心肌梗死编码于 I21.4（急性心内膜下心肌梗死），透壁性心肌梗死按部位编码于 I21.0—I21.3。

对可疑心肌梗死进行医疗观察、评价和排除时，如已排除心肌梗死，应填报可疑心肌梗死的观察（Z03.4）作为主要诊断。

（5）冠状动脉血栓形成引起心肌梗死，分类于 I21（急性心肌梗死）；未引起心肌梗死，分类于 I24（其他急性缺血性心脏病）。临床明确心脏和血管假体装置植入物和移植物引起的血栓形成（如冠状动脉支架内血栓形成），编码于 T82.8（心脏和血管假体装置、植入物和移植物的并发症）。

案例：患者男性，62 岁，患有血管痉挛性心绞痛。

主要诊断：血管痉挛性心绞痛（I20.1）

主导词：心绞痛

　　　　—伴有确证的痉挛　查类目表 I20.1 心绞痛包括血管痉挛性

十、呼吸系统疾病（J00-J99）

发生于两个及以上部位呼吸系统的疾病应分类到较低的解剖部位，如气管支气管炎按支气管炎编码为 J40。15 岁以下儿童疾病诊断为支气管炎，假定为急性支气管炎，将其归类于 J20.—；15 岁及以上儿童患支气管炎，将其归类于 J40.—。急性上呼吸道感染 J00-J06 以感染部位为分类轴心，包括鼻咽喉、鼻窦、扁桃体和会炎。支气管哮喘（哮喘）编码为 J45.—。喘息性支气管炎即哮喘性支气管炎，分为慢性喘息性支气管炎（主导词为支气管炎）和急性喘息性支气管炎（即毛细支气管炎）（主导词为毛细支气管炎，编码为 J21.—）两种。若指明胸膜炎的疾病性质，则将其分类于呼吸系统疾病中。

案例：患者男性，6 岁，1 年来出现张口呼吸伴夜间打鼾，时有憋醒。查鼻咽侧位片：腺样体肥大，A/N 约 0.8。口咽不红，悬雍垂居中，双扁桃体Ⅱ°大，表面见血管，隐窝口扩大。间接喉镜不配合。

主要诊断：扁桃体肥大伴有腺样体肥大（J35.3）

主导词：肥大，肥厚性

　　　　—腺样体（感染性）

　　　　——伴有扁桃体

十一、消化系统疾病(K00-K93)

消化系统疾病的分类轴心是解剖部位。腹腔病除隔疝或裂孔庙外,均以并发症为分类轴心,主要按照是否伴有梗阻与坏疽进行分类。当疝同时具有梗阻或坏疽时,应分类于病伴有坏疽。巨结肠假定为后天性,分类于其他功能性肠疾患。若医师指出是先天性的,则分类于第十七章。肝疾病 K70-K77 不包括病毒性肝病,如慢性迁延性病毒性肝炎 B18.9 等。胆结石伴有炎症时应采用合并编码,如胆囊结石伴慢性胆囊炎 K80.1。

案例:患者男性,34 岁,3 天前喝酒、食用冰哈密瓜后出现腹痛,主要为右上腹,伴恶心呕吐 5~6 次,呕吐物均为胃内容物,无咖啡样物质,腹泻 2 次,为黄色稀糊便,未予重视。近 2 日出现纳差、恶心,阵发性腹痛,主要为右下腹,无腹泻,与饮食、昼夜关系不大,症状持续不缓解。查上腹部 MRI+MRCP 提示胆囊多发结石、胆囊炎。

主要诊断:胆囊结石伴胆囊炎(K80.1)

主导词:胆囊炎

    —伴有

    ——结石,石头在

    ———胆囊内

十二、皮肤和皮下组织疾病(L00-L99)

皮炎分为感染性皮炎、接触性皮炎、内服物质性皮炎和辐射性皮炎四种。接触性皮炎分为变应性接触性皮炎和刺激性接触性皮炎;药物性皮炎分为药物接触性皮炎和药物内服性皮炎,药物接触性皮炎又分为变应性接触性皮炎和刺激性接触性皮炎。如诊断为药物性皮炎,则 ICD-10 将其假定分类为内服性药物性皮炎,注意区分皮炎的性质是适量服用药物后的过敏反应还是药物引起的意外中毒,同时用附加编码标明引起皮炎的药物。

案例:全身性皮炎,由于服用青霉素类药物。

主要诊断:药物和药剂引起的全身性皮疹(L27.0)

主导词:皮炎

    —由于

    ——药物和药剂

肉芽肿的分类:皮肤和皮下组织的肉芽肿分类于 L92。不同部位的肉芽肿根据所属系统分到不同章节中,如将胰腺肉芽肿归类于第十一章。

十三、肌肉骨骼系统和结缔组织疾病(M00-M99)

这一章提供了一个共用部位的选择性细目表,除 M23 膝关节内紊乱、M40-M54 背部病,M99 生物力学损害外,其他类目都可使用。幼年型斯蒂尔病(Still 病)M08.2,即过敏性亚败血症。关节病 M15-M19 在 ICD-10 中骨关节炎、关节病或骨关节病是同义词。骨关节炎是关节的退行性变性,骨关节炎的主导词是"关节病"或"骨关节病"。坏死性肉芽肿编码是 M31.2。颈椎病包括颈椎任何疾病,如骨性关节炎、椎间盘脱出等。其编码共有三种情况。第一种假定分类在骨性关节炎不伴有脊髓病或神经根病 M47.82,骨性关节炎是非炎性的关节变性。第二种是颈椎病伴有脊髓病,主导词"脊柱关节强硬"M43.2。第三种是颈椎病伴有神经根病,主导词"压迫"或"丛"M47.2。创伤性的肌肉间腔隙综合征T79.6、非创伤性的肌肉间腔隙综合征 M62.2、胫骨综合征 M76.8,根据患者的具体情况进行编码。

案例:患者女性,29 岁,10 年前患者无明显诱因下出现双侧臀部、腹股沟胀痛,5 天前出现左下肢抽搐,行走困难。X 线显示双侧骶髂关节炎轻微异常(Ⅱ级)。

主要诊断:强直性脊柱炎(M45)

主导词:脊柱炎

　　　　—关节强制性

十四、泌尿生殖系统疾病(N00-N99)

肾小球疾病:根据病因将肾小球疾病分为原发性、继发性和遗传性三大类。原发性肾小球疾病根据临床表现和肾脏活检的病理改变进行分类。原发性肾小球疾病的临床分类有急性肾小球肾炎 N00、急进型肾小球肾炎 N01、慢性肾小球肾炎 N03、肾病综合征 N04和隐匿性肾小球肾炎 N03 五类。原发性肾小球疾病的病理分类是以共用亚目的形式编码。根据中国肾脏病诊断标准将慢性肾衰竭分为肾功能不全代偿期、肾功能不全失代偿期、肾衰竭期和肾衰竭终末期(尿毒症期)四期。国际版的 ICD-10 根据美国标准将慢性肾衰竭分为慢性肾脏病 1 期到 5 期。

鹿角形结石 N20.0 不归类于膀胱结石,因为鹿角形结石的形成在肾脏,最后落在膀胱,所以将它归类于肾结石中 ICD-10 中,将前列腺的腺瘤、肌瘤、纤维瘤归类于良性肿瘤编码 D29.10。

乳房疾患 N60-N64 包括男性乳房疾患,主要有乳腺纤维腺病(即临床诊断为乳腺增生)N60.2 和乳腺纤维增生(即临床诊断为乳腺纤维硬化症等)N60.3。

女性盆腔器官炎性疾病 N70-N77,但将男性盆腔炎归类于第十一章。盆腔腹膜炎K65.0。子宫脱垂分为Ⅰ、Ⅱ度子宫脱垂(即子宫不完全性脱垂)N81.2 和Ⅲ度子宫脱垂(即子宫完全性脱垂)N81.3。女性不育症 N97 主导词为"不育症""狭窄"或"闭锁",病因编码用亚目编码表示。卵巢过度刺激 N98.1 即临床诊断为卵巢刺激综合征,主导词是"过度刺激"。

案例:患者男性,36 岁,3 月前出现左下腹疼痛,呈间断性疼痛,不随体位变化而减轻,查泌尿系统彩超:左侧输尿管下段结石伴左肾积水。

主要诊断:肾积水伴输尿管结石(N13.2)

主导词:结石

　　　　—泌尿(管)

　　　　——伴有肾积水

十五、妊娠、分娩和产褥期(O00-O99)

本章编码范围是妊娠、分娩和产褥期的疾病或并发症,不包括获得性免疫缺陷综合征和产科破伤风。

(一) 概念

顶(枕)先露　左枕前 LOA　　　　　右枕前 ROA

	左枕后 LOP	右枕后 ROP
	左枕横 LOT	右枕横 ROT
脊(骶)先露	左骶前 LSA	右骶前 RSA
	左骶后 LSP	右骶后 RSP
	左骶横 LST	右骶横 RST
面(额)先露	左额前 LMA	右额前 RMA
	左额后 LMP	右额后 RMP
	左额横 LMT	右额横 RMT
肩先露	左肩前 LScA	右肩前 RScA
	左肩后 LScP	右肩后 RScP

（二）本章共 8 节,分类轴心是某一特定阶段(时期),如妊娠、分娩和产褥期,每一时期按临床表现的完全性与不完全性及流产的并发症分类。病案首页中产科的主要诊断不能作为主要编码,以产科的主要疾病和伴随的并发症作为主要诊断。

例:主要诊断:孕 40 周,孕 1 产 1,活产男婴,胎位 LOA。

其他诊断:胎盘滞留,以胎盘滞留为主要诊断。

（三）本章主导词是妊娠、分娩和产褥期等,每一时期以临床表现为主导词。

（四）查找方法

先用方法一"一步法"查,如果编码查不出,再用方法二"两步法"查。

方法一:共一步,适用孕产妇本身异常影响妊娠和分娩异常的疾病。

例 1:妊娠合并尿道感染 O23.1 查找方法:妊娠—并发—感染——膀胱。

例 2:妊娠合并胎儿心动过缓 O36.3

主导词:妊娠

    —影响处理,由于

    ——胎儿

    ———心动过缓

    或窘迫

    —胎儿

    ——影响

    ———妊娠管理(与产程或分娩无关)

方法二:共两步,适用妊娠伴其他章节的疾病,索引中又不能直接找到编码。第一步,查找疾病本身编码;第二步,在索引中查:妊娠—并发——在下类目情况。

例:妊娠伴有贫血 O99.0

低血糖疾病编码为 D64.9,在索引中查:妊娠—并发——在下类目情况(E00-E90)O99.0。

（五）分类说明

1. 流产 O03-O06 有共同使用的四位数亚目。

自然流产 O03,是胎儿不具有独立生存能力,未使用人工方法,因某些因素胚胎或胎儿自动脱离母体而排出,分为完全性、不完全性和难免流产三种。难免流产是不可避免流产,是合法流产,与先兆流产不一样。不同的人工流产编码不一样,编码时要认真区分。

即时并发症和过时并发症是流产后并发症的两种类型。不同流产、不同并发症的编码亦不同。

2. 妊娠、分娩和产褥期的水肿、蛋白尿和高血压疾患 O10-O16 临床诊断在书写"妊娠高血压"时,对诊断并没有做进一步的细分。在 ICD-10 中将临床诊断轻、中、重度"妊娠高血压"分类于 O10-O16 中,并将其区分为原有高血压和由妊娠引起的疾患。轻度妊娠高血压指血压升高伴有水肿或微量蛋白尿,中度妊娠高血压指血压进一步升高和蛋白持续增加,重度妊娠高血压指孕妇有先兆子痫或子痫。

O15 子痫的分类轴心按时间段分为妊娠、分娩、产褥期和未特指,O16 未特指的孕产妇高血压即为短暂性高血压。

3. 胎儿宫内窘迫不同时间的胎儿宫内窘迫症编码亦不一样,妊娠期 O36.3、产程和分娩 O68、新生儿 P20。

4. 多胎妊娠 O30 与多胎妊娠并发症 O31 的区别多胎妊娠 O30 是单纯性的多胎,O31是多胎妊娠并发症,O31.1 是一个或多个胎儿流产后的继续。

5. 胎盘滞留 O72。产后出血的原因有弥散性血管内凝血、胎盘滞留等。胎盘滞留指胎儿娩出 30 分钟后,胎盘尚未娩出,是产后出血的主要原因。国外疾病诊断没有明确患者是否伴有出血,编码时假定为出血。我国临床疾病诊断则刚好相反,不写出血编码即为产后不出血。

6. 分娩 O80-O84 分娩包括正常分娩、剖宫产分娩等方式。编码有单胎顺产 O80、多胎分娩 O84 和合并方式的多胎分娩 O84.8 等。臀位分娩现在既可以顺产,也可以是梗阻。这节是附加编码,只有当没有归类于第十五章的其他章节的编码时,这节编码才作为主要编码。珍贵儿不作编码。

例孕 39 周,臀位,自然分娩,单胎活产,编码为 O80.1,附加编码 Z37.0。这个附加编码用在母亲病案上标明分娩的结局。

7. 产科死亡 O95-O97 在病案中指明死亡原因,以原因为主要编码,产科死亡 O95-O97 作为附加编码,主要编码时应选择 O00-O75 和 O85-O92。

8. 妊娠、分娩和产褥期并发症 O98-O99 妊娠加重了人体其他系统的疾病,导致去产科治疗或主要医疗操作有产科医师参与,则本章是主要编码,其他章节疾病是附加编码。

例妊娠合并肺结核 O98.0(主要编码)A16.2(附加编码)

9. 高龄初产妇的产程和分娩其他特指并发症编码在我国,高龄初产妇的产程和分娩其他特指并发症的主要编码是 O75.8,附加编码 Z35.5 是对高龄初产孕妇的监督。

十六、起源于围生期的某些情况(P00-P96)

起源于围生期的某些情况指起源于围生期但在以后发病或死亡的情况,不包括新生儿破伤风。这里的"以后"并不规定固定的时间,可以是婴儿,也可以是成人。

（一）胎儿和新生儿的羊水过少、脐带脱垂、胎盘炎与妊娠合并羊水过少、脐带脱垂、胎盘炎的编码

表 9-1　胎儿和新生儿与妊娠期部分疾病编码

	胎儿和新生儿	妊娠期
羊水过少	P01.2	O41.0
脐带脱垂	P02.4	O69.0
胎盘炎	P02.7	O41.1

（二）P07

P07 以妊娠期和新生儿体重为类目轴心，但妊娠期和新生儿体重均可获得，以新生儿体重优先，如新生儿体重 1 100 克 P07.1。

（三）子宫内低氧症

子宫内低氧症 P20 分类轴心是出现低氧时间，P20.1 产程开始前，P20.2 产程和分娩中，P20.9 未特指的子宫内低氧症。

（四）出生窒息

出生窒息 P21 分类轴心是窒息程度，是根据分娩记录获得阿普加评分得出窒息程度。

（五）新生儿缺血缺氧性脑病

新生儿缺血缺氧性脑病在 ICD-10 第二版中编码于 P91.6，在 ICD-10 第一版中编码于新生儿窒息 P21.0（严重的出生窒息）。

（六）新生儿吸入性肺炎

新生儿吸入性肺炎 NOS P24.9，先天性肺炎（产后感染）P23.90。

（七）新生儿短暂性呼吸急促

新生儿短暂性呼吸急促 P22.1 又称新生儿湿肺、新生儿呼吸窘迫综合征 n 型。

十七、先天性畸形、变形和染色体异常（Q00-Q99）

本章分类轴心是"异常"，表示先天发育不正常，与另一主导词"异常的"有区别，"异常的"指实验室或功能性检查不正常。主导词是畸形、缺如、缺失、闭锁、错位/异位等。子宫颈的发育不全有三个编码，先天性子宫颈缺失 Q51.5，实际指器官不发育；先天性子宫颈发育不全 Q51.8，实际指器官或组织成形不全；双宫颈 Q51.8，指器官或组织发育不全或再生不良。由此可知，三个编码表示发育不全的程度依次减轻。

案例：患者男性，5 岁，剖宫产出生后发现患儿右眼睁不开，左眼轻度能睁开，否认眼部外伤史。

主要诊断：先天性上睑下垂（Q10.0）

主导词：眼睑皮肤松弛症

　　—先天性

十八、症状、体征和临床与实验室异常所见，不可归类在他处者(R00-R99)

(一) 病因明确

当本章疾病的病因明确时，本章的编码只作为附加编码，否则本章的编码可以作为主要编码，如出院时医师仍未确诊疾病、晚期效应的临床表现作为治疗的目的时等。

(二) 全身炎症反应综合征

全身炎症反应综合征 R65 这个类目不能作主要编码，而且分类轴心是病因和伴有器官衰竭。

十九、损伤、中毒和外因的某些其他后果(S00-T98)

本章编码从 S 到 T

(一) 概念

1. 损伤包括故意伤害和意外伤害。损伤由浅到深、由外到内共有以下 10 种类型：浅表损伤；开放性伤口；骨折(闭合性、脱位的、移位的、开放性)；脱位、扭伤和劳损；神经和脊髓损伤；血管损伤；肌肉、筋膜和肌腱损伤；挤压伤；创伤性切断；内部器官损伤。

2. 冻伤分为全身性冻伤和局部冻伤。局部冻伤分为Ⅰ度损伤(损伤在表皮层)，Ⅱ度损伤(损伤在真皮)和Ⅲ度损伤(损伤在全皮层)。

(二) 指出损伤类型的情形

本章如指出损伤类型，则以"损伤类型"为主导词；如指出"砍伤""穿刺伤"等，则以"伤口"为主导词；如未指出，则以"损伤"为主导词。主分类轴心是损伤部位，亚分类轴心是损伤类型。

(三) 编码规则

1. 多处损伤以损伤最严重的诊断为主要编码，同时需对其他部位损伤逐个编码，如胫神经损伤 S84.1(最严重，为主要编码)、胫神经损伤 S84.0(次要编码)。

2. 我国要求使用本章的第五位数以表明伤口闭合性或开放性的细目，如开放性内踝骨折 S82.51。开放性损伤未特指者假定为闭合性损伤。

3. 本章中的"和"是指"同时存在"或"两选一"的意思。例如，身体未特指部位的挤压伤和创伤性截断 T14.70。

4. 烧伤和腐蚀伤在分类中一般同等对待，以烧伤和腐蚀伤程度最严重损伤部位的诊断为主要诊断。同等程度的，则以面积最大部位的诊断为主，一般将 T31—T32 作为附加编码。

例：临床诊断：左臂前 30% 的 B 度烫伤

主要诊断：左臂前 11 度烫伤 T22.2

其他诊断：左臂前 30 写烫伤 T31.3

5. 冻伤和冻疮的编码是不一样的，冻伤是 T33—T35，冻疮是 T69.—。

6. 对于中毒和有害效应的编码，要分析病案，确定疾病诊断是中毒或有害效应。中毒编码的主导词是"中毒"或"物质"在编码时，中毒的本身表现编码为主要编码，中毒的临床表现编码为附加编码,如明确中毒的原因,则还要对外因进行编码。中毒物质分为药用物质和非药用物质。非药用物质引起的毒性效应按中毒进行编码。

案例:临床诊断:头晕,由于一氧化碳中毒

主要诊断:一氧化碳中毒 T58.X0

其他诊断:头晕 R42.X00

外因编码:意外中毒 X47.9

有害效应的外因编码在 ICD-10 卷三中第三部分药物和化学制剂表的最后一栏中查找。有害效应是指在正确使用药物和化学制剂时引起的"过敏"或"反应"。在编码时,"过敏"或"反应"的临床表现为主要编码,引起有害效应的外因及药品为附加编码。

案例:临床诊断:阿司匹林性胃炎

主要诊断:胃炎 K29.—

外因编码:阿司匹林使用的有害效应 Y45.1

7. 医疗并发症的编码:共分为三种情况。第一种,可以归类于人体系统章中的迟发性并发症,如手术后胃空肠瘘 K31.6;第二种,归入人体系统章中专设的手术操作后类目,如腰椎穿刺术后头痛;第三种,不能归类于人体系统章中的即时并发症 T80—T88,如手术后伤口裂开等,因为这类疾病很多属于医疗事故,所以管理中加倍重视,谨慎使用。

案例:全身性皮炎,由于误服大量青霉素类药物

主要诊断:青霉素类中毒(T36.0)　药物和化学制剂表:青霉素

其他诊断:药物和药剂引起的全身性皮疹(L27.0)

损伤中毒外部原因:药物、药剂和生物制品的意外中毒及暴露于该类物质,其他的(X44.—)

二十、疾病和死亡的外因(V01-Y98)

本章作为第十九章的附加编码。本章的分类轴心是"意图",即意外、故意自害或加害等。

本章的分类说明如下:

(一) 运输事故具体性质未明确时

在运输事故具体性质未明确时,当事故编码在 V10-V82 或 V87 类目时,假定为交通事故;当事故编码在 V83-V86 类目时,假定为非交通事故。如果在运输事故中受害者没有明确指出,只是描述为被碰撞、被击中、被杀死等,那么受害者被假定为行人;如果在运输事故中受害者没有明确指出,只指出是事故、碰撞、坠毁等,那么受害者被假定为运载工具的人员或乘员。在运输事故中,如是车辆转弯失败、失去控制等原因造成的碰撞,则按碰撞事故分类,否则分类于非碰撞事故。在涉及行驶车辆的运输事故中,如是行驶车辆破损、爆炸等原因所造成的碰撞,则按碰撞事故分类,否则分类于非碰撞事故。

(二) 没有指出具体的原因时

当没有指出具体的原因时,假定为意外中毒,如一氧化碳中毒 X47.—。

二十一、影响健康状态和与保健机构接触的因素(Z00-Z99)

本章以与医疗机构接触目的或状态为主导词,都是一些非医学术语,如筛选、咨询、健

<<<< -

康、状态、个人史、预防性维护、修复、观察、接种、去除、检查、安装等。

本章的分类说明如下：

(一) 某种原因而与医疗机构接触的健康人群

如捐献器官或组织 Z52.9、体检 Z00.0 等。

(二) 维持性化疗

维持性化疗 Z51.2 以"化疗"为主导词，人工造口的维护 Z43.9 以"维护"为主导词等。

(三) 其他矫形外科的继续医疗

其他矫形外科的继续医疗 Z47 和其他手术的继续医疗 Z48，指主要治疗结束后的后续治疗，如取除骨折内固定装置 Z47.0、手术后更换敷料 Z48.0 等。

(四) 恢复期

恢复期 Z54 与其他手术后状态 Z98 的区别。手术和操作的恢复期中有治疗，如手术后对造口的维护要强调治疗，恢复期可作为附加编码。其他手术后状态是指手术后长期处于某种状态下，如肠搭桥术后和吻合术后。手术或创伤后器官缺失，如胃大部分切除术后 Z90，但是胃大部分切除术后中度营养不良，则是以中度营养不良 E44.0 为主要编码，Z90 为次要编码。手术或创伤后器官缺失不包括四肢后天性缺失 Z89。

二十二、用于特殊目的的编码(U00-U99)

这是在 ICD-10 第二版中新增的章节，共有对新发生的不明原因疾病的临时安排(U00-U49)和对抗生素产生耐药性的菌株(U80-U89)两节。在 U00-U49 节中，只使用了严重急性呼吸道综合征(SARS) U04 编码。在 U80-U89 节中，只能作为补充或附加编码，其中 U88 耐多种抗生素的菌株指一种菌株对两种以上抗生素耐药，但未明确哪一种抗生素对"主要情况"起决定作用时提供的编码。

第三节　新版疾病分类各章指导内容(ICD-11)

随着 ICD 应用的深化，ICD 系统扩容升级受到 ICD-10 结构的限制，2004 年在赫尔辛基举行的 WHO 疾病中心特别会议提出了修订的必要性，2007 年世卫组织正式启动了新的修订进程，修订突破原有编码体系结构，从传统医学的角度对疾病和疾病模式进行了描述解析。通过内容模型，包括基础组建和线性组合，为 ICD 扩展提供了丰富的基础，并尽可能将其他分类和术语关联以确保 ICD 一致，即 ICD-11。目前，协和医院作为国家试点医院已在使用 ICD-11 病案编码。

ICD-11 共 28 章，包括约 17 000 个针对伤害、疾病及死因的唯一代码，由超过120 000 个可编码术语表示，可对超过 160 万种临床情况进行编码。相比 ICD-10，ICD-11 的类目容量扩展了 100 倍，因此，在编码框架上也发生了根本性的变化，如下图：

同时，ICD-11 的细目条目为 55 000 条，相比 ICD-10 中 14 400 条细目，扩大了 3 倍。

ICD-11 编码方式：组合式编码规则，即主干码＋扩展码。

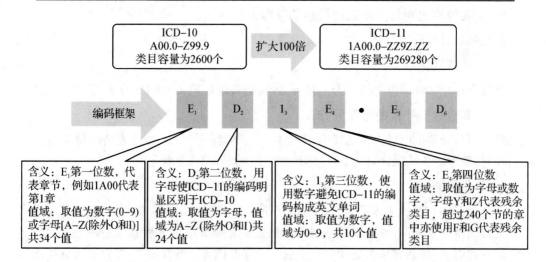

► ► ICD-11新形象

注：ICD-11中，为避免字母I和O与数字1和0混淆，取消了字母I和O的使用。

图 9 - 1　ICD-11 示例

主干码：主干码用来表明患者的主要健康状况，是在特定的线性组合中可单独使用的编码。主干码的设计是为了确保每个病历仅需要一个编码时，可以从中获得最有意义的最少信息。

扩展码：分布于 ICD-11 第 26 章，它的功能与 ICD-10 的附加编码类似。不可单独使用，必须与主干码搭配，用于补充主干码以外的信息。在编码时，可同时关联一个或多个扩展码，从而更翔实地描述负责的疾病或健康状况。如：

左侧：XK8G

重度：XS25

外科手术后的：XY7V

入院后发生的情况：XY69

经组织学确诊：XY9Q

入院时发生的情况：XY6M

主干码的编码形式有两种，即预组配和后组配。

预组配：指一个主干码以预先组合方式，包含了一个临床概念的所有相关信息。如：支气管或肺鳞状细胞癌，编码为：2C25.2

后组配：指将多个代码（即主干码和/或扩展码）连接在一起，以完整描述所记录的临床概念。

例：左侧肱骨干骨折，编码为：NC12.3&XK8G

主干码为 NC12.3，表示肱骨干骨折，对患者的疾病和健康情况进行了描述，扩展码为 XK8G，表示附加的信息左侧。

簇编码：指使用正斜杠（/）或 & 符号（&）联合一个以上的编码来描述所记录的临床

细节的编码组合(例如,主干码/主干码和扩展码)。

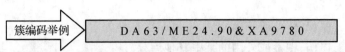

簇编码举例　　DA63/ME24.90&XA9780

DA63(十二指肠溃疡)/ME24.90(急性胃肠道出血)&XA97801(十二指肠)
十二指肠溃疡伴急性出血

后配组编码方式解决了由于疾病特点对精确编码需求而 ICD-10 不能解决的矛盾形成的簇编码,使疾病更加立体、更加清晰。

ICD-11 的特点是:

1. 顶层设计充分考虑了 ICD-11 对 ICD-10 的继承与兼容;

2. 后向兼容性:考虑兼容,尽量不改变类目轴心;

3. 术语继承:ICD-10 中适应当代医学发展的术语得以沿用;

4. 现场测试:通过双编码测试 ICD-10 与 ICD-11 转换稳定性;

5. 版本映射:WHO 发布 ICD-10 和 ICD-11 的双向映射表;

6. 更充足的编码容量:把 ICD-10 的类目容量扩大了 100 倍;

7. 精细编码粒度:名称改变的 5 个章,新增 6 个章;

8. 科学的流程设定,确保 ICD-11 更能体现当代医学发展;

9. 与信息的良好交互:ICD-11 实现分类单元的标准化定义。

一、ICD-11 章节架构

1. 章节简介

第一章　某些传染病和寄生虫病

第二章　肿瘤

第三章　血液及造血器官疾病

第四章　免疫系统疾病

第五章　内分泌、营养和代谢疾病

第六章　精神、行为或神经发育障碍

第七章　睡眠觉醒障碍

第八章　神经系统疾病

第九章　视觉系统疾病

第十章　耳或乳突疾病

第十一章　循环系统疾病

第十二章　呼吸系统疾病

第十三章　消化系统疾病

第十四章　皮肤疾病

第十五章　肌肉骨骼系统或结缔组织疾病

第十六章　泌尿生殖系统疾病

第十七章　性健康相关情况

第十八章　妊娠、分娩或产褥期

第十九章　起源于围生期的某些情况

第二十章　发育异常

第二十一章　症状、体征或临床所见,不可归类在他处者

第二十二章　损伤、中毒或外因的某些其他后果

第二十三章　疾病或死亡的外因

第二十四章　影响健康状态或与保健机构接触的因素

第二十五章　用于特殊目的的编码

第二十六章　传统医学病症

第 V 章　功能评定补充部分

第 X 章　扩展码

2. 编码框架: $E_1D_21_3E_4.E_5E_6(E_7)$

E_1:代表章节,如 1A00 代表第 1 章,AA00 代表第 10 章;

D_2:使用字母使 ICD-11 的代码可以明显区分于 ICD-10;

1_3:使用数字避免代码构成英文代词;

E_4:通常以 Y 和 Z 代表残余类目(Y 为其他特指的;Z 为未特指),在超过 240 个节的章中亦使用 F 和 G 代表残余类目(F 为其他特指的;G 为未特指);

E_5、E_6:未作特别规定的其他表达;

E_7:末尾可附加十进制位数(0—9),以标记同一编码簇中的各个编码。

其中,E 的值域——包括 0—9、A—Z 除外字母 O 和 I,共计 34 个值;

D 的值域——包括 A—Z 除外字母 O 和 I,共计 24 个值;

1 的值域——包括 0—9,共计 10 个值。

3. 块结构

块不在此代码结构中编码——每个块都有自己特定的内容范围,并在四位数代码中保留了层次关系。所有块中都分配了未使用的编码空间,以允许以后的更新和保持代码的稳定性。

如表 9 - 2 所示:块"1A0"是块"1A0"的上一级结构(父系结构),而块"1A0"又包含 1A00-1A0Z 的内容。

表 9 - 2　块结构 1

L1-1A0		感染性胃肠炎或结肠炎
L2-1A0		细菌性肠道感染
	1A00	霍乱
	1A01	其他弧菌的肠道感染
	1A02	志贺菌肠道感染
	1A03	大肠埃希菌肠道感染
	1A04	难辨梭状芽孢杆菌小肠结肠炎
	1A05	小肠结肠耶尔森菌肠道感染

续 表

1A06	耶尔森菌肠炎
1A07	伤寒
1A08	副伤寒
1A09	其他沙门菌感染
1A0Y	其他特指的细菌性肠道感染
1A0Z	细菌性肠道感染,未特指的

块结构 L1 包含 L2,L2 包含 L3……如表 9-3 所示。

表 9-3 块结构 2

章节或编码	中文名称
L1-1A0	感染性胃肠炎或结肠炎
L2-1A0	细菌性肠道感染
L2-1A1	细菌性食物中毒
L2-1A2	病毒性肠道感染
L2-1A3	肠道原虫感染
L1-1A6	以性传播为主要途径的感染性疾患
L2-1A6	梅毒
L2-1A7	淋球菌感染
L2-1A8	衣原体引起的性传播感染
L1-1B1	分枝杆菌病
L2-1B1	结核病
L1-1B4	某些葡萄球菌或链球菌性疾患
L2-1B4	急性风湿热
L1-1B9	某些动物源性细菌性疾病
L1-1C1	其他细菌性疾病
L2-1C2	其他衣原体病
L2-1C3	立克次体病
L1-1C6	人类免疫缺陷病毒病
L1-1C8	中枢神经系统的病毒性感染
L1-1D0	非病毒性和未特指的中枢神经系统感染
L1-1D2	登革热
L1-1D4	某些节肢动物媒介的病毒性发热

续　表

章节或编码	中文名称
L1-1D6	某些人畜共患性病毒病
L1-1D8	某些其他的病毒病
L2-1D9	未特指部位的病毒性感染

用△来表示层级关系。如表9-4所示。

表9-4　层级关系表示

L1-2A2	造血或淋巴组织肿瘤
△L2-2A2	骨髓增殖性肿瘤
△△	非肥大细胞骨髓增殖性肿瘤(2A20)
△△△	慢性髓细胞性白血病,BCR-ABL1-阳性(2A20.0)
2A20.00	慢性髓细胞性白血病急变期

L1为顶层块,L1下面的L2用一个△表示,L2下的下一层次L3用两个△表示,以此类推,学习ICD-11一定要注意每节的层次结构。

4. 有效码

ICD-11的编码包括有效码和无效码,章节块代码均为无效码,除了块代码以外,有的主干码下面有亚目时,主干码为无效码;有的主干码下面有细目时,这个主干码的亚目也为无效码。如表9-5所示。

表9-5　有效码

章节或编码	中文名称	"是否"为有效码
L1-1A0	感染性胃肠炎或结肠炎	否
L2-1A0	细菌性肠道感染	否
1A03	大肠埃希菌肠道感染	否
1A03.0	肠致病性大肠埃希菌感染	是
1A03.1	产肠毒素性大肠埃希菌感染	是
1A03.2	肠侵袭性大肠埃希菌感染	是
1A03.3	肠出血性大肠埃希菌感染	是
1A03.Y	其他特指的大肠埃希菌肠道感染	是
1A03.Z	大肠埃希菌肠道感染,未特指的	是
1A04	难辨梭状芽孢杆菌小肠结肠炎	是
1A05	小肠结肠耶尔森菌肠道感染	是
1A06	耶尔森菌肠炎	是
1A07	伤寒	否

续　表

章节或编码		中文名称	"是否"为有效码
	1A07.0	伤寒并发腹膜炎	是
	1A07.Y	其他特指的伤寒	是
	1A07.Z	伤寒,未特指的	是
	1A08	副伤寒	是
	1A09	其他沙门菌感染	是
	1A0Y	其他特指的细菌性肠道感染	是
	1A0Z	细菌性肠道感染,未特指的	是

5. 包含

在编码类别中,通常还有其他可选的诊断术语。这些术语被称为"包含术语",除了标题外,还作为要分类到该类别的诊断语句的例子给出。它们可以指不同的条件或同义词。它们不是类别的子分类。

除了定义之外,包含术语主要是作为类别内容的指南列出的。列出的许多项目与属于该类别的重要或通用术语有关。其他是列出的边界条件或站点,以区分一个子类别和另一个子类别之间的边界。包含术语的列表绝非详尽无遗。在电子编码工具和字母索引中包含并显示了诊断实体的替代名称(同义词)。有时需要结合标题阅读包含术语。这通常发生在包含术语描述站点或药物产品列表时,需要理解标题中的适当词(例如,恶性肿瘤,伤害……,毒性作用……)。在一系列类别或四个字符类别中的所有子类别中共同的一般诊断描述可以在"包含"的标题注释中找到,紧接着一章、一组或类别标题。

6. 排除

某些类别包含"排除"一词之前的条件列表。这些是别处分类的术语。一个例子是排除库欣综合征的 5A60 垂体功能亢进。排除在 ICD 中作为交叉参考,并帮助界定类别的边界。对一系列类别或所有子类别的一般排除在标题为"排除"的注释中找到,紧接着一章、组或类别标题。ICD-11 中的多重标题法显示了多层次的分类,这些层次被放置在分类的不同地方。这也是排除的指示,意思是"某些疾病在其他地方编码"。在打印和编码器版本中,该信息也显示为排除。

7. ICD-11 主要诊断选择

(1) 1A61 早期梅毒,如果提及了晚期梅毒,应编码到 1A62。

(2) 1B10-1B1Z 结核,如果提及了 1C60-1C62.Z 人免疫缺陷病毒病,或,MA14.0 人类免疫缺陷病毒的实验室证据,应编码到 1C60 与结核相关的人类免疫缺陷病毒病。

(3) 1B11(神经系统结核病)和 1B12(其他系统和器官的结核病)如果提及了 1B10(呼吸系统结核病),应编码到 1B10(呼吸系统结核病),除非有确切证据证明 1B11 和 1B12 比 1B10 先罹患。

(4) 1C1C.2 脑膜炎球菌血症,并提及:1C1C.0 脑膜炎球菌性脑膜炎应编码为:1C1C.O;如果提到:1C1C.1(Waterouse-Friderichsen 综合征),应编码为:1C1C.1。

（5）1E50 急性病毒性肝炎 1E50.0 急性甲型肝炎，被报告由下列疾病引起：DB93 肝纤维化或肝硬化或 DB99.8 慢性肝衰竭；此时应编码到：1E51 慢性病毒性肝炎。

（6）1C60-1C62.Z 人免疫缺陷病毒病 注：濒死情况、不明确的条件和不可能导致死亡的条件不应该与 1C60-1C62.Z 人类免疫缺陷病毒疾病类别相关，除非编码工具指导。当存在可分类为两个或更多个类别的条件时，编码应使用最严重情况。如果需要，可以使用后协调来指定报告的个别相关条件。

（7）4A00-4A0Z 原发性免疫缺陷、4A20 获得性免疫缺陷、4B00-4BOZ 涉及白细胞谱系的免疫系统疾病、4B20-4B2Y 某些涉及免疫系统的疾病，如果提及了 1C60-1C62.Z 人类免疫缺陷病毒病，并且其中证明书表明 HIV 疾病是输血的结果，给予治疗为发源条件，此时应编码为：1C60-1C62.Z 人类免疫缺陷病毒病。

（8）5C70 血容量缺失，并提及：1A00-1A40.Z 传染性胃肠炎或结肠炎，此时应编码为：1A00-1A40.Z。

（9）8B00-8B2Z 脑血管疾病，当报告为病因时：6D81 血管性痴呆或 6D8Z 痴呆，原因不明或未明确，此时应编码为：6D81。

（10）BA40 心绞痛、BA4Z 急性缺血性心脏病、BA50-BA5Z 慢性缺血性心脏病、BA6Z 未特指的缺血性心脏病，如果提及 BA41 急性心肌梗死或 BA42 随后的心肌梗死，此时应编码到 BA41。

（11）风湿性心脏病被分类为 1B41 急性风湿热，心脏受累或慢性病在 BB60-BCOZ 心脏瓣膜病的第五特征 0 或 BC20 慢性风湿性心脏病，在其他地方没有分类，这取决于被描述为活动或不活动的风湿过程。如果没有说明风湿过程在死亡时是活跃的或不活跃的，则将下列心脏条件编码为活跃的（1B41 心脏受累的急性风湿热）：

（12）JB60、JB61 和 JB62 类根据产科事件与妇女死亡之间的时间将产科死亡分类。JB60 类用于妇女在怀孕、分娩、分娩或产褥期死亡的情况，提供的唯一信息是"产妇"或"产科"死亡。如果指定了产科死亡原因，则不要使用 JB60，而是使用适当类别的代码。JB61 类用于对任何直接或间接产科原因造成的死亡进行分类，这些原因发生在妊娠终止后超过 42 天但不到一年。JB62 类用于对终止妊娠一年或一年以上发生的任何直接产科原因造成的死亡进行分类。

（13）对于某些诊断为低于特定年龄的病症，假定该病症是先天性的。此外，对于小于 28 天大的儿童，假设报告的情况是在围产期发生的，除非说明发病的持续时间是在生命的第一个完整星期之后。

（14）在多原因编码中，不要使用用于同一身体区域的多重损伤的代码（NA00-ND1Z 中的"特定部位的多重损伤"）或 ND30-ND37"涉及多个身体区域的损伤"的代码作为主要诊断的编码，如果涉及损伤的具体信息可用，对每个伤害分别编码，并尽可能使用特定的伤害编码。多重伤害的信息将在多重原因代码串中作为一组特定伤害代码获得。

8. ICD-11 重点描述

（1）ICD-11 扩展码概述

ICD-11 的内容共由 28 章构成，其中第 27—28 章是扩展码，它的功能与 ICD-10 的附加编码类似。在 ICD-10 中，附加编码主要应用于双重分类（星剑号分类系统）的星号编码、肿瘤的形态学编码以及疾病和死亡的外因编码。ICD-11 开辟了单独的一章用来放扩展码，要求必须与主干码同时使用。主干码用来表明患者的主要健康状况，是在特定的线性组合中可单独使用的编码；扩展码与以往的概念不同，它不足在主码的基础上扩展位数，而是作为独立的编码。ICD-11 扩展码设置了单独的章节，要求扩展码不能单独使用，而是必须与主干码搭配使用，提供附加信息，从而更翔实地描述复杂的疾病或健康状况。ICD-11 在疾病信息的精细化表达方面将更具优势。

（2）ICD-11 扩展码的形式

在 ICD-11 中，扩展码的编码形式有两种，即：预组配（pre-cordination）和后组配（postcordination）。预组配是指主干码本身包含了多个特征信息，比如：支气管和肺的鳞状细胞癌，它的编码是 2C95.3。这个编码包含了部位和形态学的信息，不需要附加形态学编码表示；后组配是指疾病和健康情况需要使用多个编码来描述。编码时要求对患者的疾病和健康情况用一个主干码来描述，同时要采用扩展码表示附加的信息。

例如：胰腺腺泡细胞瘤，主干码是 2F52.9，表示胰腺良性肿瘤，提供了部位信息，扩展码是 XE20，提供了形态学编码。

（3）ICD-11 扩展码的格式

ICD-11 扩展码的格式上有两种形式，分别是末位数字簇编码（Last Digit Cluster coding Style）和链状簇编码（chain or String Cluster Coding Style）。末位数字簇编码是以列表的形式，在"—"后紧跟几个并列的扩展编码，如：

—编码 A1

—编码 B1

—编码 C1

1 表示 A、B、C 是同一簇的组成部分，用以描述疾病或健康情况。

例如：下眼睑脂肪瘤伴有红斑

2F40.1Z1（脂肪瘤，未特指）

XC24.2—1（下眼睑）

XB32.——1（右侧）

MG11.——1（红斑）

用末位数字簇 1 编码，在主干码和扩展码的末位标记 1，代表以上代码属于同一簇。

（4）链状簇编码形式

各个编码排列成一行，并以"/"分隔。

举例：下眼睑脂肪瘤伴有红斑

2F40.1Z/XC24.2/XB32/MG11

脂肪瘤/下眼睑/右侧/红斑

表 9 - 6　扩展码

三种扩展码		
第一种类型	第二种类型	第三种类型
严重度	主要情况	既往史

续　表

三种扩展码		
	就诊原因	
	入院原因	
	消耗资源的主要情况	
时间性	入院时存在的情况	家族史
（病程）	入院后发生的情况	
时间性(生命时间)	临时诊断	筛查/评估
病因学	证实诊断通过	
	—实验室	
	—血清学	
	—组织学	
	—遗传学	
	—影像学	
	—未特指方式	
解剖细节	排除诊断/鉴别诊断	
局部解剖学		
解剖部位		
组织病理学		
生物学指标		
意识		
外部原因细节		
损伤具体细节		

（5）ICD-11 扩展码的应用

设计扩展码章　节是为了使主干编码的附加信息标准化，而且多维编码可以减小预组配的编码数量，防止预组配条目组合性的激增。扩展码章节的条目不能单独使用，必须和主干码联合使用，第 26 章主要有三种类型的扩展码，如下：

① 第一种扩展码是在已有主干编码的基础上，增加更多的细节信息，起到补充更多医疗信息的作用。例如，对急慢性、部位等的描述。

② 第二种扩展码用于诊断的种类，识别病案和其他档案或者管理信息中同一个 ICD 编码的不同用途。同一个 ICD 编码可能作为主要情况，或说明此情况是入院时还是入院后发生。

③ 第三种扩展码改变了编码的意义，用以表明相关的主干码是作为参考使用，例如指明用主干码来描述患者的既往史、家族史，即用扩展码说明主干码不是现有的疾病状况，而是既往史或家族史，是为这次就诊作参考用的。

（6）ICD-11 和 ICD-10 的对比

较之 ICD-10，从内容方面来看，ICD-11 改变了疾病分类的类别、定义、编码；而从结构方面来看，ICD-11 采用了更加结构化的内容模型，背后有着支撑整个模型完整的术语体系，疾病编码规则也是受制于模型规则。这样的设计从最大限度上，消除了歧义与冗余，使得疾病分类体系更加完整、科学。

ICD-10 采用的是 3 卷式的编排形式：第一卷"类目表"包括主要的疾病分类；第二卷"指导手册"对 ICD 的使用者提供指导；而第三卷"字母顺序索引"则是分类的字母顺序索引。

ICD-10 是可变轴心的层级型系统，所有 ICD-10 的分类轴心都隐藏在 ICD-10 的 22 个章节目录结构中。ICD-10 的编排形式就如同拟定好章节目录后从前往后、从大到小依次向内填充内容。而 ICD-11 并不致力于将疾病分类写成一本疾病分类目录，所有的分类是最底层的 ICD 概念通过线性组合关联生成出来的，但 WHO 为了满足习惯了使用 ICD-10 的医疗工作者，也生成了类似 ICD-10 一样的"类目表"，共计 28 章。

二、某些传染病和寄生虫病(1A00-1HOZ)

（一）概述

1. 传染病：由病原微生物（病毒、细菌、立克次体、螺旋体等）感染人体后所产生的有传染性的疾病。

2. 寄生虫病：由原虫或蠕虫感染人体后产生的疾病。

（二）本章的特点

1. 第一章分为两个主要部分：本章将传染病按临床症状进行结构分组，然后按传播方式分组，然后按病原体分组。主要公共卫生问题的一些情况列在同一级别。本章中偶尔作为局部感染传播的病症的变体主要编码在本章中。在器官章节中存在局部感染，并且病原体通常未知、不相关或有混合病原体的感染。在局部感染下，部分感染性病原体可能会列到其他章节。在某些情况下，感染同样可以位于传染病章节和器官系统章节中。

2. 不包括(NE83.1)由器械、植入物或移植物引起的感染，其他特指的。

3. 在其他地方编码：胎儿或新生儿感染(KA60-KA6Z)；人朊病毒病(8E00-8EOZ)；肺炎(CA40)

4. 本章是典型的特殊组合章，强调的不是疾病的发生部位，而是疾病的病因。

本章的分类轴心是病因。

（三）重点编码解析

1. 细菌性食物中毒(1A10-1A1Z)

本节包括：由细菌感染引起的任何疾病。传播途径是摄取受污染的食物。不包括：食源性沙门氏菌中毒和感染(1A09)；李斯特菌病(1C1A)；有毒物质的有害影响或暴露于有毒物质，主要来自非药物的物质，作为食物吃的其他有毒物质，血凝病没有规定为细菌(NE61)。

2. 轮状病毒胃肠炎(1A22) 这一种胃肠道疾病，由轮状病毒感染引起。本病的特点是急性发作呕吐、非出血性腹泻和腹痛。传播是通过摄入受污染的食物或水、直接接触，或通过白蚁。确认是通过鉴定轮状病毒。

3. 肠道原虫感染(1A30-1A40.Z)

无来源说明的胃肠炎或结肠炎(1A40)包括败血症性肠炎,胃肠炎败血症;

排除:非感染性新生儿腹泻(KB8C);非感染性腹泻(ME05.1)。此类目类似于 ICD-10 中的 A09。

4. 梅毒(1A60-1A6Z)

不包括:地方性非性病性梅毒(1C1F);梅毒并发于妊娠、分娩或产褥期(JB63.1);梅毒血清学试验假阳性(MA14.16)。

5. 先天性梅毒(1A60)   一种由子宫内革兰氏阴性细菌梅毒螺旋体感染引起的疾病。根据疾病的分期,这种疾病可能出现临床症状。传输是母婴垂直传输。

6. 早期梅毒(1A61)   一种由革兰氏阴性细菌梅毒螺旋体感染引起的疾病,包括梅毒的初级和次级阶段以及少于 2 年持续时间的早期潜伏梅毒,本病以原发期单个下疳和继发期弥漫性皮疹为特征。传播通常是通过性接触。

7. 晚期梅毒(1A62)   一种由革兰氏阴性细菌感染引起的疾病。这种疾病的特征是牙龈炎,神经异常,或心脏异常。临床症状通常在初次感染后 3—15 年出现。传播通常是通过性接触。

8. 隐形梅毒(1A63)   一种由革兰氏阴性细菌感染引起的疾病。这种疾病的特点是血清学证明感染没有疾病的症状。传播通常是通过性接触。包括:梅毒血清学阳性反应。

9. 结核病(1B10-1B2Z)   一种由结核分枝杆菌感染引起的疾病。根据感染部位的不同,这种疾病呈现不同的症状。传播通常是通过吸入感染的呼吸道分泌物。包括结核分枝杆菌和牛分枝杆菌感染。不包括:尘肺合并结核(CA60.3);应在其他地方编码:先天性结核(KA61.0);妊娠、分娩或产褥期并发结核病(JB63.0);与结核病相关的 HIV 疾病临床阶段 1 期(1C60.0);与结核病相关的艾滋病毒疾病临床阶段 2 期(1C60.1);与结核病相关的艾滋病毒疾病临床阶段 3 期(1C60.2);与结核病相关的艾滋病毒疾病临床阶段 4 期(1C60.3);结核相关人类免疫缺陷病毒病(1C60)。

10. 急性风湿热(1B40-1B5Z)   此病是一种结缔组织的疾病,由革兰氏阳性细菌化脓性链球菌感染引起;(该疾病还可能影响心脏、关节、中枢神经系统、皮下组织或皮肤)本病以发热、多关节炎、心肌炎、皮下结节或边缘红斑为特征。在直接或间接接触后,通过血源性传播到身体的其他部位。通过心电图、沉降率或血样中化脓性链球菌的结果来确诊。

11. 衣原体病(1C20-1C2Z)   衣原体结膜炎是由沙眼衣原体细菌引起的性传播结膜感染。在阴道分娩期间,细菌可以从受感染的母亲传给婴儿。症状包括一只或两只眼睛会因分泌物黏稠而变红,眼睑肿胀。

包括:副沙眼。

12. 人类免疫缺陷病毒病(1C60-1C62.Z)   艾滋病毒感染病例被定义为具有艾滋病毒感染的个体,不论其在任何一个临床阶段,即使再严重或被分到 HIV4 期临床疾病,也称为艾滋病,均由实验室标准根据国家定义和要求确认。

13. SARS[严重急性呼吸综合征](1D65)   由冠状病毒感染引起的呼吸系统疾病。这种疾病的特征是发烧、头痛、咳嗽、肌痛、心动过速或腹泻。这种疾病也可能导致肺炎。传播途径是通过直接接触、吸入受感染的呼吸道分泌物或空气传播。确诊是通过血液、大便、呼吸道分泌物或身体组织样本中的冠状病毒的鉴定。

14. 流行性感冒(1E30-1E32)　季节性流感病毒引起的流感。不包括:流感嗜血杆菌〔流感嗜血杆菌〕脑膜炎(1D01.00);流感嗜血杆菌〔流感嗜血杆菌〕肺炎(CA40.02)。

15. 感染性疾病后遗症(1G80-1G8Y)　后遗症是由急性病症引起的慢性病症,开始于急性病症,这种急性病已不复存在。后遗症在急性期病情缓解后继续存在。对于传染病,原来的感染不再存在。后遗症类别表明感染是导致后遗症的原因,而后遗症本身被归类到其他地方。后遗症不编码到慢性感染。对慢性或活动性感染性疾病按照慢性感染进行编码。如果需要,使用额外的代码来识别特定的后遗症。应在其他地方编码:中枢神经系统炎性疾病的后遗症(1DOY)。

1E72 和 1E73,都是牛痘。1E72(牛痘)是由牛痘病毒感染引起的。人类患此疾病是由感染宿主的皮肤接种引起的。牛痘在欧洲小型啮齿动物中特有,特别是木鼠和仓鼠。被感染 7 天后,会引起全身发热性流感样疾病。病变是孤立的皮肤感染,很少出现多器官感染的情况,主要影响面部和上肢。皮肤感染的最初表现是红斑性丘疹或水疱破溃后形成结痂的焦痂,其缓慢愈合,留下深痘疤般的疤痕。

1E73(牛痘)是一种痘病毒,以前用于防止天花。此类目的牛痘是作为疫苗的用途,疫苗的注射造成继发的病毒性血症从而引发全身性皮疹,接种部位的进行性感染,很少发生脑脊髓炎和心肌炎而变得复杂。

三、肿瘤(2A00-2F9Z)

(一) 概述

1. 癌:恶性肿瘤如果发生在来源于内外胚层的组织,命名就采用细胞名称+癌。
2. 肉瘤:来源于间胚层的恶性肿瘤称为肉瘤。
3. 原位癌:局限于起源的表浅部位,细胞没有基底膜的浸润,但有恶性改变。
4. 癌瘤:癌瘤是除淋巴和血液以外的恶性肿瘤的总称。它包括上皮细胞癌和肉瘤。
5. 肿瘤功能活性:是指肿瘤具有影响内分泌功能的能力,需要采用第四章内分泌、营养和代谢疾病的编码附加说明。

(二) 本章特点

1. 既往版本 ICD-10 对于肿瘤的编码规则及方法,不再适合 ICD-11。
2. 本章的一般层次结构包括以下内容:

第一层次　　　　　　良恶性
第二层次　　　　　　肿瘤发生的器官
第三层次　　　　　　肿瘤发生的确切位置
第四层次　　　　　　形态(组织学)类型

3. 本章的层次结构例外的三组肿瘤分类层次结构。

脑和中枢神经系统肿瘤
第一层次　　　　　　肿瘤发生的器官
第二层次　　　　　　良恶性或形态学(组织学)类型

造血和淋巴组织肿瘤
第一层次　　　　　　广泛的形态学(组织学)类型

第二层次	特定的形态（组织学）类型

恶性间叶肿瘤

第一层次	特定的形态（组织学）类型
第二层次	肿瘤发生的确切位置

4. 在 ICD-11 中，主要肿瘤部位首先有组织病理学分类。ICD-11 目前列出的细目是基于对国际死亡率和发病率报告、癌症登记和临床报告的分析。WHO 会对会员国要求重新设计的部分进行审查，以寻找与 ICD 用例相关缺失的细节。保持主解剖轴完整允许向后兼容。然而，为了匹配 TNM 分类的解剖学分类（https://www.uicc.org/resources/tnm），在几个地方调整了结构。对于中枢神经系统的肿瘤，良恶性的组织学和行为学上的区别，不能准确界定。因此，WHO 决定将所有中枢神经系统肿瘤移出（ICD-10）良恶性的框架并将它们分组在一起。

遗传基因的领域正在迅速变化。然而对于一些肿瘤，这种标记物已经使用了很多年，而对于其他肿瘤，情况并非如此。因此，除了血液学肿瘤外，没有包括遗传标记，也没有用于分类。但血液学肿瘤包含在"扩展代码"部分中，并且可以作为后协调添加到肿瘤章节的相关代码中，以全面描述相关的肿瘤实体。

（三）编码规则

1. 当编码肿瘤时，应当考虑关于代码分配的单个类别级别的指示，以及使用来自扩展代码的附加形态或位置描述。无论原发性肿瘤还是转移性肿瘤，在病案首页都应记录并编码。

2. 病案首页记录的"主要情况"是原发性肿瘤和"其他情况"是继发性肿瘤（转移）时，应该对每个肿瘤分别编码，不要对原发肿瘤的主干码和次要肿瘤的主干码进行后组配。

3. 病案首页记录的主要病情是继发性肿瘤（转移），并且原发肿瘤不再存在（原发肿瘤已经切除）时，将继发性肿瘤（转移）编码为主要编码，并分别将"个人肿瘤史"作为次要编码。不要将继发性肿瘤的主干码与"个人肿瘤史"的主干码进行后组配。

4. 病案首页记录的主要诊断是"肿瘤的随诊检查"（可编入第 24 章"影响健康状况或与卫生服务接触的因素"），其他诊断记录为"个人肿瘤史"，这时"肿瘤的随诊检查"应作为主要编码，另外将"个人肿瘤史"的主干码为其他编码。不要将"肿瘤的随诊检查"的主干码与"个人历史"的主干码进行后组配。

5. 恶性肿瘤转移，未特指

只有当恶性肿瘤被描述为播散性转移或"转移癌"（或代码的包含列表中描述的其他类似术语）并且转移部位未说明时，此代码才应作为主要编码。

6. 独立原发多部位恶性肿瘤

只有当独立的（原发的）多个部位的恶性肿瘤，没有一个是主要的，或本次治疗针对独立的（原发的）多个部位的恶性肿瘤同时进行治疗时，才将两个或多个独立的原发恶性肿瘤作为主要诊断时。然后，将单个肿瘤逐一按规则进行编码。扩展代码可以添加到每个原发性恶性肿瘤主干码以识别组织病理学和部位。

（四）编码规则应用举例

1. 例一：左侧乳腺恶性肿瘤：2C6Z& XK8G

乳腺恶性肿瘤 2C6Z 左侧 XK8G

2. 例二

两年前切除过乳腺癌的病人接受支气管镜活检,结果显示肺部有继发性癌。主要症状:继发性肺癌。其他情况:两年前切除的乳腺癌。手术:支气管镜检查结合活检。主要编码为"肺内恶性肿瘤转移"2D70。其他编码的第一种方案是:乳腺恶性肿瘤个人史 QC40.3,其他编码的第二种方案是,乳腺恶性肿瘤个人史 QC40.3 对未特指的 2C6Z 乳腺恶性肿瘤进行后组配,可以明确个人病史与恶性原发性乳腺癌的关系。主要编码:2D70 其他编码:(方案 1):QC40.3;(方案 2):QC40.3/2C6Z。

四、免疫系统疾病(4A00-4B4Z)

(一) 概述

免疫系统具有免疫监视、防御、调控的作用。这个系统由免疫器官(骨髓、脾脏、淋巴结、扁桃体、小肠集合淋巴结、阑尾、胸腺等)、免疫细胞(淋巴细胞、单核吞噬细胞、中性粒细胞、嗜碱粒细胞、嗜酸粒细胞、肥大细胞、血小板(因为血小板里有 IgG)等),以及免疫活性物质(抗体、溶菌酶、补体、免疫球蛋白、干扰素、白细胞介素、肿瘤坏死因子等细胞因子)组成。免疫系统分为固有免疫(又称非特异性免疫)和适应免(又称特异性免疫),其中适应免疫又分为体液免疫和细胞免疫。

(二) 本章特点

1. 不包括:妊娠、分娩和产褥期并发症(第 18 章);肿瘤(第 2 章);发育异常(第 20 章)。

2. 在其他地方编码:器官特异性自身免疫障碍;血液、血液形成器官或免疫系统的症状、体征或临床表现(MA00-MA3Y)

3. 对于第 4 章,免疫系统疾病的新章节与以前 ICD-10 第三章中的章节不同。对于免疫系统,它们主要根据临床综合征进行分类,而从另一视角,免疫系统状况可以由细胞系显示。本章包括过敏或超敏状态的一节。总的来说,本章增加了更多的细节。

(三) 重点编码解析

1. 中性粒细胞免疫缺陷综合征(4A00.00) 是一种原发性免疫缺陷综合征,其特征是中性粒细胞减少,伴有严重的中性粒细胞功能障碍、白细胞增多、易受细菌感染和伤口愈合不良,包括感染部位无脓。

2. 系统性红斑狼疮累及皮肤(4A40.00) 这可能表现为颧骨"蝴蝶红斑"或广泛坏死的皮肤暴露,特别是在头部、颈部和上躯干。

3. Sneddon 综合征(4A44.6) Sneddon 综合征与网状活体和神经学体征有关。Livedo 是永久性的,紫绀的,没有浸润,影响四肢,躯干,有时影响面部。神经系统症状出现较晚,包括脑血管意外、癫痫、眩晕,更罕见的是假性球茎综合征、舞蹈病、遗忘症或短暂性黑蒙症。

4. 妊娠期抗磷脂综合征(4A45.2) 抗磷脂综合征,又称休斯综合征,是一种全身性自身免疫性疾病,其特征是血栓性疾病和反复妊娠并发症患者血清中存在抗磷脂抗体(APL)。

5. 白塞病(4A62) Behet 病是一种病因不明的疾病,其特点是复发的口腔或生殖器溃疡,并伴有皮肤、眼睛、关节、胃肠道或中枢神经系统炎性病变。可能发生小血管炎、血栓性血管病、动脉炎和动脉瘤。从东地中海到中亚,到中国和日本,其发病率很高。

包括:Adamantiades-Behet 病

在其他地方编码:暂时性新生儿白塞病(KA07.Y)

6. 涉及眼的变应性或过敏性疾患(4A81)　涉及眼睛的过敏性或超敏性疾病包括几种临床上不同的情况,这些情况可被认为是眼表超敏性疾病。这些条件的分类很复杂。

编码在其他地方:过敏性结膜炎(9A60.02);春季角结膜炎(9A60.5);巨大乳头状结膜炎(9A60.00);刺激性接触性眼结膜炎(EK02.11);急性特应性结膜炎(9A60.01);异位角结膜炎(9A60.0Y);春季结膜炎(9A60.0Y)

五、内分泌、营养和代谢疾病(5A00-5D46)

(一) 概述

1. 内分泌系统:指全身内分泌腺而言,是神经系统以外的另一重要机能调节系统。可分为两大类:一是在形态结构上独立存在的肉眼可见器官,即内分泌器官,如垂体、松果体、甲状腺、甲状旁腺、胸腺及肾上腺等;二为分散存在于其他器官组织中的内分泌细胞团,即内分泌组织,如胰腺内的胰岛,睾丸内的间质细胞,卵巢内的卵泡细胞及黄体细胞。部分内分泌器及组织参与人类性活动,对人类性活动影响较大,如性腺卵巢和睾丸所分泌的性激素,是人类性活动的物质基础。

2. 营养:指人体消化、吸收、利用食物或营养物质的过程,也是人类从外界获取食物满足自身生理需要的过程,包括摄取、消化、吸收和体内利用等。

3. 代谢是生物体内所发生的用于维持生命的一系列有序的化学反应的总称。这些反应进程使得生物体能够生长和繁殖、保持它们的结构以及对外界环境做出反应。代谢通常被分为两类:分解代谢可以对大的分子进行分解以获得能量(如细胞呼吸);合成代谢则可以利用能量来合成细胞中的各个组分,如蛋白质和核酸等。代谢可以被认为是生物体不断进行物质和能量交换的过程,一旦物质和能量的交换停止,生物体的结构和系统就会解体。代谢又称细胞代谢。

(二) 本章特点

1. 本章不包括:胎儿或新生儿特有的过渡性内分泌或代谢紊乱(BlockL1_KB6);妊娠、分娩和产褥期并发症(第18章)。

2. 在其他地方编码:内分泌、营养或代谢性疾病的症状、体征或临床表现(MA50-MA6Y)。

3. 当前的国际术语可以反映糖尿病和中间性高血糖逐步扩大。经常与糖尿病相关的并发症根据各种临床修改继续被包括在适当的身体系统章节的分类中。这一部分的变化来源基于世卫组织对2011年糖尿病和中间性高血糖的分类。

(三) 编码规则

1. 本章有四个主要部分,每个部分的层次描述如下:

(1) 内分泌疾病

第二层次　　　　　特定的腺体或激素系统

第三层次　　　　　　特定疾病/疾病

（2）营养病症

第二层次　　　　　　广泛类别的疾病/失调

第三层次　　　　　　特定疾病/疾病

（3）代谢紊乱

第二层次　　　　　　广泛的疾病/失调

第三层次　　　　　　特定疾病/疾病

（4）术后内分泌或代谢紊乱

第二层次　　　　　　特定疾病/疾病

2. 内分泌系统的肿瘤主要位于第 2 章,肿瘤和内分泌、营养或代谢的症状、体征或异常临床表现主要分布在第 21 章。

3. 越来越多的内分泌疾病术语的国际标准化被用于描述内分泌状况的复杂性质。其目的是包括尽可能多的导致特定内分泌紊乱的功能障碍。

4. 世卫组织营养促进健康和发展部在营养指导专家咨询小组（NUGAG）的建议下,建议对营养失调一节进行修改,并更新这一部分的分类。代谢紊乱现在以病因学为基础,并根据相关国际代谢紊乱协会提供的临床建议分为三个不同的领域:"先天性代谢异常"、"代谢物吸收和运输失调"和"液体、电解质和酸碱平衡失调"。

5. 可归入本章的某些条件可能由药物或其他外部原因引起。第 23 章"发病和死亡的外部原因"中的编码可以用作可选择性的附加编码。

（四）主要编码解析

1. **糖尿病（5A1）**

当临床医师已经记录了由糖尿病引起并发症时,需要将并发症和糖尿病主干码进行后组配。如果录了不止一种并发症是由糖尿病引起的,则每个不同的并发症（每个糖尿病引起的并发症）单独编码,且与糖尿病主干码进行后组配,这意味着在每个编码簇会重复糖尿病代码。（参见下面的示例 2）

例 1:主要症状:2 型糖尿病肾功能衰竭。肾衰竭被证明是由糖尿病引起的;因此,编码为"肾衰竭,未定"GB6Z,并且与主干码（5A11）2 型糖尿病后组配。主要诊断簇:GB6Z/5A11

例 2:主要症状:1 型糖尿病合并糖尿病肾病;其他症状:糖尿病性白内障。主要编码簇为 1 型糖尿病 5A10,后组配干代码"慢性肾病,阶段不明"GB61.Z。其他编码簇为 1 型糖尿病的其他症状"糖尿病性白障"9B10.21,后组配干代码 1 型糖尿病 5A10。

主要编码簇:5A10/GB61.Z 其他编码簇:9B10.21/5A10

2. **性腺激素系统疾患（5A8）**

在下丘脑-垂体-性腺轴的控制下,性腺具有产生雄激素和雌激素的能力。性腺功能障碍是由促性腺激作用不足或对促性腺激素的抵抗引起的。

3. **类癌综合征（5B10）**

如果记录了类癌瘤,则此编码不能用作主要编码,只有针对内分泌综合征本身进行治疗,并且没有报肿瘤的情况下,才能使用此编码作为主要编码。这一点和 ICD10 是一致的。

4. Wernicke 脑病(5B5A.10)

韦尼克脑病是一种以眼球震颤、眼肌麻痹、精神状态改变、步态不协调及躯干共济失调为特征的急性经精神综合征。Wernicke 脑病通常伴随或继发 Korsakoff 综合征、Korsakoff 痴呆,Wernicke 脑病是以上疾病统称,特征是严重的记忆缺陷、共济失调、冷漠、定向障碍、混淆、幻觉、控制眼睛的肌肉麻痹和昏迷。种病症是由维生素 B1 缺乏引起的,主要发生在有酗酒史的成年人或艾滋病患者。

5. 超重或肥胖(5B8)

超重是指体重相对于身高过重的情况。超重是通过体重指数(BMI)来评估的。BMI 是身体质量相对于高的度量,计算为体重(kg)/身高(m)平方。定义超重的 BMI 分类因婴儿、儿童和青少年的年龄和性别而异,对于成年人来说,超重是由体重指数从 25.00 到 29.99 kg/m 来定义的。局限性肥胖症是以脂肪组织聚集在身特定区域为特征的状态。

6. 枫糖尿病(5C50.D0)

枫糖尿病(MSUD)是一种支链氨基酸代谢紊乱,描述了四种形式。早期典型症状表现为出生后嗜睡、营养不良和中毒的神经学症状。临床病程不治的特点是昏迷加重,伴有枫糖浆尿味。亚急性 MSUD 表现为迟性脑病、精神残疾、严重低血压、视神经紧张和脑萎缩,预后严重。间歇性 MSUD 可表现于任何年龄,表现为反复酮症酸中毒昏迷。硫胺素敏感性 MSUD 是一种非常罕见的形式,其特点是改善生化轮廓。

7. 肿瘤溶解综合征(5D01)

这是一组在癌症治疗后可能发生的代谢并发症,通常是淋巴瘤和白血病,有时甚至未经治疗。这些并发症是由垂死的癌细胞的分解产物引起的,包括高钾血症、高磷血症、高尿酸血症和高尿酸尿、低钙血症,及由此导致的急性尿酸肾病和急性肾衰竭。

六、精神、行为或神经发育障碍(6A00-6E8Z)

(一) 概述

精神、行为和神经发育障碍是一种症状,其特点是临床上个体的认知、情绪调节或行为出现显著障碍,反映了心理、生物或发育过程中作为心理和行为功能基础的功能障碍。这些干扰通常与个人、家庭、社会、教育、职业或其他重要功能领域的痛苦或损害有关。

(二) 本章特点

1. 本章排除:急性应激反应(QE84);无复杂性丧亲(QE62)。

2. 在其他地方编码:睡眠—觉醒障碍(7A00-7B2Z);性功能障碍(HAOO-HAOZ);性别不一致(HA60-HA6Z)。

(三) 编码规则

1. 痴呆是本章的一个重难点,如果指出了痴呆的根本病因,就不能使用痴呆作为主要诊断。

2. 本章的层次结构包括：

第一层次　　　　广泛类别的疾病/紊乱类型

第二层次　　　　特定疾病/障碍类型

第三层次　　　　疾病/障碍类型的进一步特异性

3. 精神和行为障碍的诊断分类的适当结构在修订过程中已经引起了实质性的注意。ICD-11 的指导原则之一是，它应该反映有关疾病之间关系的当前科学证据，而不是陈旧的概念，如"神经症"，其构造和预测效度很差。

（四）主要编码解析

1. 囤积障碍（6B24）　囤积障碍的特征在于由于过度获取或难以丢弃财产而积累了财产，而不管这些财产的实际价值如何。过度购买的特征是重复的欲望或行为与收集或购买物品有关。丢弃财产的困难在于人们意识到需要保存物品和与丢弃物品相关的痛苦。财产积累导致生活空间变得杂乱，以至于它们的使用或安全受到损害。这些症状导致个人、家庭、社会、教育、职业或其他重要功能领域的严重痛苦或严重损害。

2. 反刍-反流障碍（6B85）　反刍-反流障碍的特征是故意和重复地将先前吞咽的食物送回嘴里（即，反刍），这些食物可能被重新咀嚼和重新吞咽（即，反刍），或者可能被故意吐出（但不是呕吐）。反流行为频繁（每周至少几次），并且持续至少几个星期。反刍行为不能完全由直接导致反流（例如，食管狭窄或影响食管功能的神经肌肉疾病）或导致恶心或呕吐（例如，幽门狭窄）的另一种健康状况来解释。反刍-反流障碍应该只在已经达到至少 2 岁的发育年龄的个人中进行诊断。

3. 酒精中毒（6C40.3）　酒精中毒是在饮酒期间或之后不久发展起来的一种临床上显著的短暂状态，其特征是意识、认知、知觉、情感、行为或协调方面的紊乱。这些干扰是由已知酒精的药理作用引起的，其强度与酒精消耗量密切相关。它们有时间限制并且随着酒精从体内清除而减少。呈现的特征可能包括注意力受损、不适当或攻击行为、情绪不稳定、判断力受损、协调性差、步态不稳定，以及说话含糊不清。注意：还要对底层条件进行编码；不包括：酒精中毒（NE61）；产后精神障碍（6B63）。

4. 游戏障碍（6C51）　游戏障碍的特征是持续或反复的游戏行为模式（"数字游戏"或"视频游戏"），其可以在线（即通过互联网）或离线，表现为：（1）对游戏的控制受损（例如：开始、频率、强度、持续时间、终止、上下文）；（2）给予游戏的优先级增加。游戏优先于其他生活兴趣和日常活动的程度；（3）尽管出现负面后果，游戏继续或升级。这种行为模式具有足够的严重性，足以导致个人、家庭、社会、教育、职业或其他重要功能领域的严重损害。游戏行为模式是可以连续的、间歇的和反复的。游戏行为和其他特征通常在至少 12 个月的期间内是明显的，以便分配诊断，尽管如果满足所有诊断要求并且症状严重，则可以缩短所需的持续时间。

不包括：危险游戏（QE22）；双相Ⅰ型障碍（6A60）；双相Ⅱ型障碍（6A61）

5. 与妊娠、分娩和产褥期相关精神或行为障碍，不伴精神病性症状（6E20）：妊娠或产褥期有关的精神和行为异常综合征（产后 6 周开始），包括明显的精神和行为特征，最常见的是抑郁症状，该综合征不包括妄想、幻觉或其他精神症状。如果症状符合特定精神障碍的诊断要求，也应指定诊断。这个名称不应该用来描述轻微和短暂的抑郁症状，轻微症状不能满足抑郁症发作的诊断要求，抑郁症发作可能在分娩后不久发生（所谓的产后忧郁）。

七、睡眠—觉醒障碍(7A00-7B2Z)

(一) 概述

睡眠异常是指睡眠量不正常以及睡眠中出现异常行为的表现，也是睡眠和觉醒正常节律性交替紊乱的表现。可由多种因素引起，常与躯体疾病有关，包括睡眠失调和异态睡眠。

(二) 本章特点

1. 本章是 ICD-11 的新的章节，它仅包含睡眠—觉醒障碍。此部分内容在 ICD-10 中位于神经系统疾病章节。ICD-11 将这些障碍结合成一章，可以将许多睡眠相关的障碍的细节进行细分。

2. 本章的层次结构包括：

第一层次　　　　广泛类别的疾病/紊乱类型
第二层次　　　　特定疾病/障碍类型
第三层次　　　　疾病/障碍类型的进一步特异性

(三) 重点编码解析

1. 发作性睡病(7A20)是一种原因不明的慢性睡眠障碍，临床上以不可抗拒的短期睡眠发作为特点，多于儿童或青年期起病。往往伴有猝倒发作、睡眠瘫痪、睡眠幻觉等其他症状，合称为发作性睡病四联症。

2. 睡眠相关磨牙症(7A83)在睡眠相关的磨牙症中，咬肌有持续至少 2 秒的强直收缩，或者说大于 1 Hz 的咬肌有节奏地收缩。最常见于轻度非 REM(NREM)睡眠，但也可能发生在任何阶段。其后果可能包括牙齿受损、下巴不适、疲劳或疼痛或醒来时颞部头痛。

八、神经系统疾病(8A00-8E7Z)

(一) 概述

神经系统(nervous system)是机体内对生理功能活动的调节起主导作用的系统，主要由神经组织组成，分为中枢神经系统和周围神经系统两大部分。中枢神经系统又包括脑和脊髓，周围神经系统包括脑神经和脊神经。

(二) 本章的特点

1. 本章排除：内分泌、营养或代谢疾病（第 05 章）；妊娠、分娩和产褥期并发症（第 18 章）；产生于围产期的某些情况（第 19 章）；外因的伤害、中毒或某些其他后果（第 22 章）

2. 在其他地方编码：神经系统损伤；神经系统肿瘤；神经系统结构发育异常(LA00-LAOZ)；以中枢神经系统异常为主要特征的综合征(LD20)；中枢神经系统的非病毒性和非特异性感染(1D00-1DOZ)；神经系统的症状、体征或临床表现(MB40-MB9Y)；麻痹症状(MB50-MB5Z)；分离性神经症状障碍(6B60)。

(三) 编码规则

1. 可归入本章的某些条件可能由药物的作用或其他外部原因引起。第 23 章"发病和死亡的外部原因"中的编码,可以用作可选择的附加编码。

2. 脑血管病的晚期效应　如果记录了晚期效应的具体情况,则晚期效应的编码不能用作主要编码,具体情况作为主要编码。

3. 麻痹症状　如果记录了麻痹的病因,麻痹症状的编码不能用作主要编码,除非治疗主要针对麻痹本身,并且没有记录麻痹的病因。

(四) 编码规则应用举例

例1:病人入院时有左侧偏瘫,确诊为急性缺血所致的中风。主要症状:急性缺血性中风伴偏瘫。主要编码为大脑原因不明的缺血性脑卒中(8B11.5),及其后组配主干码"偏瘫,未特指"(MB53.Z),已提示偏瘫为左侧,可以添加"左侧"(XK8G)的可选扩展代码。此病历主要编码簇为:8B11.5/MB53.Z&XK8G。

例2:病人于三年前因脑梗死致左腿麻痹接受康复训练。主要情况:左腿瘫痪的编码为MB55。已提示患肢体为左下肢,"左侧"的扩展代码为XK8G,脑卒中后遗症主干码为8B25.0;此病历的主要编码簇为:MB55.Z&XK8G/8B25.0。

(五) 主要编码解析

1. 佩-梅病(8A44.0)　Pelizaeus-Merzbacher 病(PMD)是一种 X 连锁的白细胞营养不良,其特征是发育迟缓、眼震、低张力、痉挛和可变的智力缺陷。根据发病年龄和严重程度分为三个亚型:先天型、过渡型和经典型 PMD。

2. 颅内出血(8B00-8BOZ)　脑实质内或脑室系统出血引起的急性神经功能障碍。

注意:还要对底层条件进行编码

不包括:脑出血后遗症(8B25.1);外伤性脑出血(NA07.1)

3. 眼肌病(8C77)　眼肌缓慢进行性无力,通常以眼球活动性降低和上眼睑下垂为特征。该病症可以是单侧或双侧的,并且可能由中枢或周围神经系统损害或神经肌肉疾病引起。不包括:伴有线粒体异常的眼肌病(9C82.0);无咽肌营养不良症(9C82.1);眼肌营养不良症(9C82.1)

4. 持续性植物状态(8E20)　亚急性或慢性严重意识障碍状态,至少持续一个月,特征是模拟严重脑损伤后睡眠/清醒周期的周期性唤醒状态的恢复。患有这种疾病的患者反应迟钝,没有表现出对自己或环境的意识的证据。心肺和内脏自主调节由脑干维持。

九、视觉系统疾病(9A00-9E1Z)

(一) 本章概述

视觉系统:人体感觉器官之一。由眼球、眼附属器、视觉传导通路和大脑枕叶部位视觉中枢组成。

(二) 本章特点

1. 本章包括:某些起源于围产期的疾病(第 19 章);某些传染病或寄生虫病(第 1 章);妊娠、分娩和产褥期并发症(第 18 章);内分泌、营养或代谢疾病(第 5 章);外因的伤害、中毒或某些其他后果(第 22 章);后皮质萎缩(8A21.0)。

2. 在其他地方编码:眼睛或眼附属器肿瘤;与卫生保健系统相关的眼睛或视力接触的

原因；眼球或眼眶组织挫伤（NA06.9）；外眼多部位异物（ND70.2）；眼皮肤白化病（EC23.20）；眼球外伤（NA06.8）；眼部出生损伤（KA41）；视觉系统的症状、体征或临床表现（MC10-MC2Y）；眼睛、眼睑或泪腺装置的结构发育异常（LA10-LA1Z）

（三）编码规则

1. 如果指出了造成视力损害的原因时，9D90-9D9Z 的编码就不能作为主要编码，只能作为选择性附加编码。只有当治疗的目的本身就是视力损害时，这些类目的编码才能作为主要编码。

2. 本章的一般层次结构包括以下内容：

第一层次　　　　较大的解剖学范畴
第二层次　　　　特定解剖分类
第三层次　　　　宽泛的疾病/紊乱类型
第四层次　　　　疾病/障碍类型的进一步特异性

（四）重点编码解析

1. **眼睑痉挛（9A05.0）**　眼睑痉挛即是非自愿的眼睑肌肉收缩，通常涉及下眼睑或较少涉及上眼睑。它发生在正常个体中，通常自发开始和消失。然而，有时可以持续三个星期。由于病情通常自行解决，因此医学专业人员并不认为其严重或令人担忧。

2. **眼睑黄色瘤（9A06.4）**　眼睑黄色瘤是平面性黄瘤的一种，表现为眼睑皮肤内明显的黄色脂质沉积。虽然它们既没有害处也没有痛苦，但是这些微小的生长可能具有破坏性，并且可能是高胆固醇血症的征兆。在亚洲血统和地中海地区的人中很常见。

3. **眶内出血（9A25.4）**　这是血液循环系统的失血或血液流失。该诊断是颅骨的空腔或窝，眼及其附件位于其中。"眼窝"可以指骨窝。

4. **春季角结膜炎（9A60.5）**　春季角结膜炎是一种持续和严重的眼部过敏，影响儿童和年轻人，通常在温暖的气候。春季角结膜炎通常在 4～12 岁的男孩中出现。典型的症状是强烈的瘙痒、撕裂和畏光。疾病恶化可由再次接触过敏原或由非特异性刺激如阳光、风和灰尘引起。睑骨形态以不规则大小的肥大乳头为特征，导致上睑骨板呈鹅卵石状。角膜缘形态以短暂、多发性角膜缘或结膜胶状黄灰色浸润为特征，与白点或沉积物重叠。

5. **角膜水肿（9A78.2）**　这是角膜水肿的最高阶段。角膜内皮功能障碍导致角膜内形成小泡或大泡的病理状态。在健康的角膜中，内皮细胞阻止组织过度吸收液体，将其泵回。当受到某些原因影响时，如营养不良或白内障摘除术中的外伤，内皮细胞会遭受死亡或损伤。角膜内皮细胞通常不经历有丝分裂细胞分裂，细胞丢失导致永久性功能丧失。

6. **虹膜或睫状体粘连或离断（9A93）**　这是指眼睛中薄的圆形结构的粘连和破坏，负责控制瞳孔的直径和大小，从而控制到达视网膜的光量。虹膜的颜色通常被称为"眼睛的颜色"。它也是由眼内的周边组织组成的睫状肌和睫状突。它的横切面呈三角形，被双层睫状上皮覆盖。

7. **成熟期年龄相关性白内障（9B10.02）**　这是成熟期年龄相关的白内障，由于年龄，眼内晶状体逐步浑浊，导致视力下降。这是老年人最常见的致盲原因，通常通过手术治疗，可以得到一定程度的改善。因为晶状体的浑浊阻碍光通过并聚焦到眼睛后部的视网膜上，所以发生视力丧失。

8. 视网膜血管炎(9B78.12)　视网膜动脉血管分支的炎症,由原发性眼病诱发,或作为任何系统性血管炎如白塞病、结节病、多发性硬化的特异性表现,或任何形式的系统性坏死性血管炎,如颞动脉炎、结节性多动脉炎和韦格肉芽肿病,或由于红斑狼疮,或类风湿性关节炎。

十、耳或乳突疾病(AA00-ACOZ)

(一)概述

乳突(mastoid process),解剖学名词,是从颞骨乳突部的底面突出的圆锥形突出,体表可以触及,位于外耳道的后面和茎突的外面。颞骨乳突部为颞骨的组成成分之一,位于颞骨的后部。颞骨乳突部内的许多含气小腔隙,称为乳突气房(或称乳突小房)。乳突气房通过鼓窦(或称乳突窦)与中耳鼓室腔相通。

(二)本章特点

1. 本章不包括:妊娠、分娩和产褥期并发症(第 18 章);某些传染病或寄生虫病(第 1 章);产生于围产期的某些情况(第 19 章);外因的伤害、中毒或某些其他后果(第 22 章);肿瘤(第 2 章);内分泌、营养或代谢疾病(第 5 章)。

2. 在其他地方编码:耳朵结构发育异常(LA20-LA2Z);耳或乳突的症状、体征或临床表现(MC40-MC6Y)。

(三)编码规则

1. 如果指出了造成听觉损伤的原因时,AB50-AB5Z 的编码就不能作为主要编码,只能作为选择性附加编码。只有当治疗的目的本身就是听觉损伤时,这些类目的编码才能作为主要编码。

2. 本章的一般层次结构包括以下内容:

第一层次　　　　解剖学部位
第二层次　　　　特定疾病/障碍类型
第三层次　　　　疾病/障碍类型的进一步特异性

(四)重点编码解析

1. 外耳脂溢性皮炎(AA10)　外耳脂溢性皮炎是一种影响外耳皮肤的脂溢性皮炎,通常伴有身体其他部位的脂溢性皮炎的情况。在轻度病例中,它可能无症状,但可急性表现为剧烈疼痛、水肿和渗出。长期存在未治愈的病例可能合并慢性淋巴水肿和外耳道阻塞。

2. 鼓膜穿孔(AB13)　此类目不包括:外伤性鼓膜破裂(NAOA.2)。

3. 急性前庭综合征(AB30)　眩晕一种临床综合征,症状为急性发作、持续性眩晕、头晕或持续数天至数周的不稳定,通常包括提示新的前庭系统功能障碍(例如,呕吐、眼震、严重姿势不稳定)的特征,也可能出现提示耳蜗或中枢神经系统功能障碍的症状或体征。急性前庭综合征通常意味着单一情况,通常由一次性紊乱引起,但是它可能按照复发和缓解且逐步进行性加重的病程。典型表现这种综合征的疾病包括前庭神经炎、急性迷路炎、外伤性前庭病、前庭受累脱髓鞘疾病和影响中央或周围前庭结构的中风。

4. 获得性混合性听力损失(AB51.2)　传导性听力损失发生时,传导声波沿途任何地方通过外耳、鼓膜,或中耳(听骨)。感音神经性听力损失发生时,其根本原因在于前庭蜗神经(颅神经Ⅷ)、内耳或大脑的中枢处理中心出现障碍。涉及传导性和感音神经性听力损失称为获得性混合性听力损失。

十一、循环系统疾病(BA00-BE2Z)

(一)概述

循环系统是分布于全身各部的连续封闭管道系统,它包括心血管系统和淋巴系统。心血管系统内循环流动的是血液。淋巴系统内流动的是淋巴液。淋巴液沿着一系列的淋巴管道向心流动,最终汇入静脉,因此淋巴系统也可认为是静脉系统的辅助部分。

(二)本章特点

1. 本章不包括:某些传染病或寄生虫病(第1章);内分泌、营养或代谢疾病(第5章);妊娠、分娩和产褥期并发症(第18章);发生于围产期的某些情况(第19章);先天性畸形、畸形和染色体异常(第20章);外因的伤害、中毒或某些其他后果(第22章)

2. 在其他地方编码:循环系统肿瘤;循环系统发育异常;循环系统感染;循环系统的症状、体征或临床表现(MC80-MC9Y);脑血管疾病(8B00-8B2Z);皮肤功能性血管疾病(EG00-EG02)。

3. 自ICD-10发表20多年以来,心血管疾病的临床实践和管理发生了巨大的变化。本章介绍的ICD-11的改变反映了这些变化以及疾病概况的改变和术后生存率的提高。ICD-11内疾病实体的数量有了很大的增加,有了新的分类层次和更新的命名。例如,在发达社会,心脏瓣膜病的发病率不再以风湿热为主,尽管在发展中国家风湿热仍然很重要,因此诊断范式已经向瓣膜型转变,然后是瓣膜病理学,接着是病原学。

(三)ICD-11在本章的重大内容改变

1. 许多以前被ICD-10分类为"其他形式的心脏病"(I30-I52)的项目在当今心脏病学上具有重大的临床问题,从而保证创建新的独特的更高级别的分类。两个例子是:

心肌疾病,包括心肌炎和心肌病的广泛分段。

心律失常,包括关于"心律失常"的大型新分节。

与遗传性疾病和"起搏器或植入式心律转复器或除颤器或导联功能障碍"有关,这两者都是临床实践中日益重要的领域。这一部分的变化得到了儿科和先天性电生理学会以及国际儿科和先天性心脏病命名学会的认可。

2. ICD修订过程的变化是由临床驱动的,这意味着主要由非心脏病学家管理的领域已经转移到更合适的章节。因此,脑血管疾病(I60-I69)被重新归类为第8章,"神经系统疾病"和食管静脉曲张(I85)被重新归类为"消化系统疾病(第13章)"。

2013年在法国尼斯举行的第五届世界专题讨论会之后,根据最新发表的《肺动脉高压临床分类》一文,对肺心病和肺循环疾病中的肺动脉高压进行了新的分节。

过去二十年来,随着认识到越来越多的患者有程序后并发症和疾病特异性并发症,程序后疾病部分显著扩大,反映了心血管手术后生存率的增加。

3. 心脏和大血管先天异常及相关获得性异常分类为第20章"发育异常"一节是基于国际儿科和先天心脏法典(IPCCC)的,该法典是由国际儿科和先天命名学会在过去十年中制定的。

4. Q20-Q29 中的 73 个先天性心脏病 ICD-10 实体已经扩展到 316 个诊断,作为临床实践中看到的心脏畸形异质性的准确总和。ICD-11 参考了先天性心脏病(ACC-CHD)的解剖学和临床分类,以及相应的 IPCCC 和 ICD-10 编码。

(四)编码规则

如果指出造成继发性高血压的原因时,BA04 的编码就不能作为主要编码,只能作为其他编码。只有当治疗方案目的本身是继发性高血压时,此类目的编码才能作为主要编码。

(五)重点编码解析

1. 高血压病

(BA0)不但高血压与增加的心血管疾病风险之间存在持续的关联,而且将血压水平分类应用于临床和公共卫生决策是有益的。最近的指南根据在医疗环境中测量的平均血压(办公室压力)将系统性高血压分为以下 4 级:

正常:收缩压<120 mmHg,舒张压<80 mmHg;

升高:收缩期血压 120~129 mmHg 和舒张期血压<80 mmHg;

第一期高血压:收缩期血压 130~139 mmHg 或舒张期血压 80~89 mmHg;

第二期高血压:收缩期血压 140 mmHg 或更高,舒张期血压 90 mmHg 或更高。

在儿童中,全身性高血压被定义为平均收缩压或舒张期血压等于或高于适合儿童性别、年龄和身高的 95%。

失控或长期高血压的并发症包括血管、心脏、肾脏和大脑的损害。

本节不包括:肺动脉高压(BB0I);累及冠状动脉(ElockL1BA4);新生儿高血压(KB45);妊娠、分娩和产褥期并发症(第 18 章)

编码在其他地方:白大衣高血压(MC80.00)

2. 高血压性心脏病(BA01)　不受控制和持续的高血压可导致心脏的心肌结构、冠状动脉血管和传导系统的各种变化。高血压性心脏病是一个术语,通常用于心脏病,如左心室肥厚,冠心病,心律失常和充血性心力衰竭,这是由高血压的直接或间接影响引起的。

3. 急性心肌梗死(BA41)　急性心肌梗死一词在临床上与急性心肌缺血一致的情况下,当有心肌坏死的证据时应使用。在这些条件下,下列标准中的任何一个都满足急性心肌梗死的诊断:检测心脏生物标志物值的上升和/域下降,其中至少一个值高于第 99 百分位上限值(URL),并且具有以下至少一个:

(1)缺血的症状。

(2)新的或推定的新的显著 ST 段 T 波(ST-T)改变或新的左束支传导阻滞(LBBB)。

(3)心电图中病理性 Q 波的发展。

(4)新的存活心肌丢失或新的局部壁运动异常的影像学证据。

(5)通过血管造影或尸检确定冠状动脉内血栓。

梗死任何心肌部位,发生于上一次梗死发病后 4 周(28 天)内(世卫组织)。

不包括:心肌梗死后综合征(BA60.0);继发性心肌梗死(BA42);急性心肌梗死后的某些当前并发症(BA60);陈旧性心肌梗死(BA50)

4. 冠状动脉夹层(BA82)　冠状动脉夹层是由冠状动脉内层,即内膜撕裂造成的。这允许血液穿透并导致中央层、中膜和管腔大小的限制中的壁内血肿。

包括：自发性冠状动脉夹层

不包括：由程序引起的伤害或伤害，不属于其他类别（NE81）；胸部血管损伤（NB30）

5. 急性心包炎（BB20）　急性心包炎定义为持续时间不超过 1～2 周的心包炎症。

注意：还要对底层条件进行编码

本类目包括：急性心包积液

不包括：急性风湿性心包炎（1B41.0）

6. 二尖瓣狭窄（BB60）

不包括：二尖瓣狭窄伴瓣膜功能不全（BB63）

在其他地方编码：二尖瓣术后狭窄（BE12.0）

7. 慢性风湿性心脏病，不可归类在他处者（BC20）

不包括：风湿性二尖瓣狭窄（BB60.0）；风湿性二尖瓣关闭不全（BB61.0）；风湿性二尖瓣脱垂（BB62.0）；风湿性二尖瓣狭窄伴瓣膜功能不全（BB63.0）；风湿性主动脉狭窄（BB70.0）；风湿性主动脉瓣关闭不全（BB71.0）；风湿性主动脉狭窄伴功能不全（BB72.0）；风湿性三尖瓣狭窄（BB80.0）；风湿性三尖瓣关闭不全（BB81.0）；风湿性三尖瓣狭窄伴瓣膜功能不全（BB82.0）；风湿性肺动脉瓣狭窄（BB90.0）；风湿性肺瓣膜功能不全（BB91.0）；风湿性肺动脉瓣狭窄伴瓣膜功能不全（BB92.0）；风湿性心肌炎（BC42.3）

编码在其他地方：心脏受累的急性风湿热（1B41）

8. 充血性心力衰竭（BD10）一种临床综合征，特征为心室功能和神经激素调节的异常，伴有努力不耐受和液体潴留。

注意：还要对底层条件进行编码；包括：充血性心脏病

9. 动脉粥样硬化性慢性动脉闭塞性疾病（BD40）

包括：变形性动脉内膜炎；老年动脉炎；老年性动脉内膜炎

不包括：肠系膜动脉（DD31）；颅内大动脉粥样硬化性脑缺血卒中（8B11.1）；冠状动脉粥样硬化（BA80）；冻疮（NF03.0）；冻伤（BlockL1_NE4）；颅外大动脉粥样硬化性脑缺血卒中（8B11.0）；无症状颅内或颅外动脉狭窄（BD55）

10. 主动脉瘤或主动脉夹层（BD50）　主动脉瘤是指主动脉的任何肿胀（扩张或动脉瘤）都大于正常值的 1.5 倍，通常表示该处主动脉壁的潜在薄弱。当主动脉内壁的撕裂导致血液在主动脉壁各层之间流动时，主动脉夹层发生，迫使各层分离。

别处编码：术后真或假性主动脉瘤（BE13）；先天性心脏病致主动脉瘤（LA8Y）

11. 主动脉以外的动脉瘤或夹层（BD51）

不包括：肺动脉瘤（BB02.1）；心脏动脉瘤（BA41）；静脉曲张动脉瘤（BD52.1）；视网膜动脉瘤（9B78.1）；先天性（未破裂）脑前动脉解剖（LA90.41）；主动脉瘤（BD50）；动脉瘤（of）：获取的动静脉 NOS（BD52.1）；脑动脉瘤，未破裂（8B22.5）；冠状动脉瘤（BA81）；脑动脉瘤破裂（8B01.0）

十二、呼吸系统疾病（CA00-CB7Z）

（一）概述

呼吸系统（Respiralory System），人体与外界空气进行气体交换的一系列器官的总称，包括鼻、咽、喉、气管、支气管及由大量的肺泡、血管、淋巴管、神经构成的肺，以及胸膜等组织。临床上常将鼻、咽、喉称为上呼吸道，气管以下的气体通道（包括肺内各级支气管）部分称为下呼吸道。

（二）本章特点

1. 本章不包括：内分泌、营养或代谢疾病（第 5 章）；先天性畸形、畸形和染色体异常（第 20 章）；外因的伤害、中毒或某些其他后果（第 22 章）；产生于围产期的某些情况（第 19 章）；某些传染病或寄生虫病（第一章）；妊娠、分娩和产褥期并发症（第 18 章）

2. 在其他地方编码：呼吸系统肿瘤；发展性呼吸道疾病；呼吸系统的症状、体征或临床表现（MD10-MD6Y）；肺心病或肺循环疾病（BB00-BB0Z）；睡眠呼吸障碍（7A40-7A4Z）

3. ICD11 在本章的重大内容改变

（1）对第 12 章的修改主要是为了提供目前主要影响呼吸系统的临床术语和病情的分类，并且基于来自国际社会和利益攸关者的输入。传染性肺病已移到第 01 章，以更好地反映这些疾病的传染性质。呼吸系统肿瘤在第 02 章，发育性呼吸系统疾病现在位于第 20 章，发育异常。

（2）分组"上呼吸道疾病"包含上呼吸道疾病，但转移到传染病章节的情况除外。

（3）下呼吸道疾病已从 ICD-10 的慢性下呼吸道疾病转向慢性阻塞性肺疾病，但慢性阻塞性肺病（COPD）国际概念基础上被列为一个独立的类别。

（4）囊性纤维化已转移到某些下呼吸道疾病，因为：囊性纤维化的代表性临床条件是顽固性呼吸道感染，终末期呼吸衰竭，外分泌性胰腺功能不全和消化器官损害，如是胎粪肠梗阻。囊性纤维化是由氯离子通道的异常（CFTR）引起的疾病，所有的病例能识别出呼吸道症状。死亡原因主要是呼吸系统异常，该病是肺移植的目标疾病。这种囊性纤维化的描述见于有代表性的教科书（《胸部弗雷泽和帕雷氏病》中的《呼吸道疾病》）。

（5）有关吸入、职业和环境肺病的章节是根据世卫组织职业卫生司提供的资料编写的。主要影响肺间质的某些特定呼吸道疾病从主要影响肺间质的其他呼吸道疾病转移。根据国际概念，特发性间质性肺炎成为一个独立的类别，根据儿科专题咨询小组（TAG）的提议，独立创建了婴儿和儿童特有的原发性间质性肺病类别。

（三）编码规则

1. 本章中有两个主要的层次：

第一层次	广泛类别的疾病/紊乱类型
第二层次	包括某些解剖结构的特定疾病/障碍类型
第三层次	疾病/障碍类型的进一步特异性

或

第一层次	广泛的解剖学范畴
第二层次	特定疾病/障碍类型
第三层次	疾病/障碍类型的进一步特异性

（四）重点编码解析

1. 变应性鼻炎（CA08.0） 变应性鼻炎是由变应原引起的鼻气道炎症，受影响的个体以前对变应原有过敏反应。变应性鼻炎的发病机制为鼻黏膜Ⅰ型变态反应。吸入致敏鼻黏膜的抗原与肥大细胞上的1gE抗体结合,后者释放化学介质,如组胺和肽白三烯。因此,感觉神经末梢和血管发生反应,导致打喷嚏、流鼻涕、鼻塞(即刻期反应)。在晚期反应中,肥大细胞产生各种化学介质,Th2和肥大细胞产生细胞因子,上皮细胞、血管内皮细胞和纤维细胞分别产生趋化因子。这些细胞来源的递质实际上诱导各种细胞类型的炎性细胞浸润到鼻粘膜。其中,活化的嗜酸性粒细胞是引起黏膜肿胀和高反应性的主要因素。

2. 鼻窦炎

(1) 急性鼻窦炎(CAO1)　由于感染或其他因素,如龋齿或牙齿受伤,鼻窦(上颌窦、筛窦、额窦和蝶窦)黏膜的最近发作和/或短暂炎症。化脓性分泌物可见于中鼻道和嗅觉裂隙处,患者感觉嗅觉障病。碍、鼻塞、发烧或局部压痛或疼痛。过敏性鼻炎、鼻中隔畸形或肥厚性鼻炎是诱发急性鼻窦炎的潜在疾病。

(2) 慢性鼻窦炎(CAOA)　鼻窦炎是继发于感染和过敏机制的副鼻窦黏膜里的炎症。鼻窦分泌物的滞留是鼻窦炎发展中最重要的因素,这为感染剂的生长创造了有利的环境,并且可能由窦口阻塞或狭窄、黏液纤毛功能障碍和黏液成分变化引起。90%的鼻窦感染累及上颌窦。慢性鼻窦炎是指症状持续时间为3个月或更长。鼻窦炎的诊断是基于过去的病史和体格检查结果。CT扫描是评价鼻窦疾病最直接的技术。慢性鼻窦炎的治疗目标是根除感染,缓解口鼻道阻塞,规范黏液纤毛清除,并预防并发症。当药物治疗没有任何显著改善或当手术治疗可能会发生患者的并发症时,手术干预应主要建立有效的窦口引流。功能性内窥镜鼻窦手术(FESS)描述了使鼻窦疾病治疗方法革命性的内窥镜技术。该手术旨在通过扩张的窦口鼻道复合体恢复鼻窦通气和引流的功能生理,同时最小化正常解剖路径的外科改变。

3. 细菌性肺炎(CA40.0)　由细菌感染引起肺部疾病。这种疾病的特征是发烧、嗜睡、头痛、肌痛、呕吐或咳嗽。通过吸入感染的呼吸道分泌物传播。确诊是通过痰标本中细菌来源的鉴定。

注意:还要对底层条件进行编码

包括:肺炎链球菌和流感杆菌以外的细菌引起的支气管肺炎

不包括:先天性肺炎(KB24);军团病(IC19)

编码在其他地方:肺放线菌病(1C10.0);肺诺卡菌病(1C1B.0);副百日咳博德杆菌引起百日咳肺炎(1C12.1);百日咳肺炎(IC12.0);Q热肺炎(1C33);风湿热肺炎,未提及心脏受累(1B40.Y);肺炭疽(1B97)

4. 自发性张力性气胸(CB21.0)　当胸膜内压在整个呼气期间大于大气压时,常常在吸气期间也会出现张力性气胸。导致张力性气胸的机制是内脏或壁胸膜破裂,形成单向瓣膜。张力性气胸可在任何类型的气胸之后发生,它与病因无关。它有时可能发生在自发性气胸后,但更常见的创伤性气胸后,与机械通气或心肺复苏。

十三、消化系统疾病(DA00-DE2Z)

(一) 概述

消化系统(dligestiveystcm)由消化道和消化腺两大部分组成。消化道:包括口腔、咽、食道、胃、小肠（十二指肠、空肠、回肠）和大肠（自肠、侧尾、结肠、直肠、肛门）等部。临床上常把口腔到十二指肠的这一段称上消化道，空肠以下的部分称下消化道。消化腺有小消化腺和大消化腺两种。小消化腺散在于消化管各部的管壁内，大消化腺有三对唾液腺（腮腺、下颌下腺、舌下腺）、肝和胰。消化系统是人体九大系统之一。

（二）本章特点

1. 本章不包括：某些传染病或寄生虫病（第1章）；肿瘤（第2章）；内分泌、营养或代谢疾病（第5章）；精神、行为或神经发育障碍（第6章）；妊娠、分娩和产褥期并发症（第18章）；外因的伤害、中毒或某些其他后果（第22章）：

2. 在其他地方编码：胎儿或新生儿消化系统紊乱（KB80-KB8Z）；消化系统或腹部的症状、体征或临床表现（MDSO-ME4Y）；消化道结构发育异常（LB10-LBIZ）

3. ICD11 在本章的重大内容改变

ICD-11 在结构和容量上改进，包括口面部复合体的疾病和障碍。作为口腔颌面部复合体的重要组成部分，还有其他一些组织发挥着重要的作用，它们的损伤将直接影响口腔的健康状况。认识到口腔健康比拥有健康的牙齿更重要；口腔健康是免于慢性口腔面部疼痛、口腔和咽癌、口腔软组织损伤、牙周病（牙龈）疾病、蛀牙和牙齿脱落和牙齿表面脱落、出生缺陷（如唇料裂）和其他疾病的。影响口腔、牙科和颅面部组织（口面部复合体）的疾病和紊乱，以及与全身健康和疾病的关联。这强调了提供编码和分类口面部复杂疾病和紊乱数据的连贯系统的重要性，以便口腔卫生专业人员能够记录和收集来自其诊所的每个患者的数据，而不管这些设施是大医院还是小诊所的一部分。可以预期，能够记录和解释这些数据将使卫生专业人员能够为改善口腔健康作出贡献，将其作为一般健康的重要组成部分，并将促进口腔卫生人员使用 ICD-11。

除了疝气、功能性胃肠道疾病和炎症性肠病之外，本章已经做了重大改变，根据消化道从上至下的顺序，在消化道的层次结构上增加了非常详细的解剖学组。

功能性胃肠道疾病是独立描述的，因为病理生理学从"脑—肠轴"的角度来考虑，而不仅仅是从它们对胃肠道的影响来考虑。炎症性肠病也独立描述，主要是因为克罗恩病涉及几个器官。在每个解剖学组（器官组），基于病因的分类被用来对疾病进行亚分类。特别地，胃肠道疾病按以下类别排列：

获得性解剖学或形态学改变

运动障碍

包括溃疡在内的炎症

血管疾病

非肿瘤性息肉

此外，还列出了其他两个类别，尽管本章不包括这些疾病的编码。

构造发育异常（位于第20章）

肿瘤（位于第2章）

重要或常见的消化系统疾病有胃食管反流病、桂状化生上皮、肠吸收不良和蛋白丢失性肠病、溃疡性结肠炎、非酒精性脂肪性肝病和想率病。息肉现在被独立分类，而不是解剖部位的"其他疾病"部分。

在多个器官上延伸的常见消化系统疾病在编码中有一定改变。例如,"胃肠炎"被分类为"胃炎",而"胃十二指肠溃疡"被分类为"胃溃疡"。由于医疗技术的进步,"消化性溃疡,未指明部位"的类目不应使用。消化道溃疡分为食管溃疡、胃溃疡、十二指肠溃疡或吻合扣溃疡等类别,视病灶而定。胃肠道器官的血管疾病已归入它们自己的类别。食道静脉曲张、胃静脉曲张和痔疮现在在本章分类。

在"肝脏疾病"中,有新独立的类别,包括代谢和转运体肝病、自身免疫性肝病、非酒精性脂肪性肝病和肝脏血管疾病。

(三)重点编码解析

1. 自身导致的唇外伤(DA00.1) 通过咬、啄、嚼等方式对嘴唇造成伤害。

在其他地方编码:人工性皮肤病(ED00)

2. 低纤溶酶原血症(DAOD3) 严重低浆原血症或1型纤溶酶原(plg)缺乏症是一种全身性疾病,其特点是细胞外纤溶作用显著受损,导致伤口愈合过程中黏膜上形成木质(高含纤维蛋白)的假膜。

3. 牙弓关系异常(DAOE.2) 这是一种先天或后天异常,其中牙弓关系偏离正常形式、功能或位置。包含:距离遮挡;牙弓中线偏斜;下颌牙舌后阻塞

在其他地方编码:牙颌畸形(DAOE.5Y)

4. 食管柱状化生上皮(DA23) 食管内膜慢性胃食管反流后,由类似于肠或胃内膜的组织替代食管内膜的状态。

在其他地方编码:Barrett腺癌(2B70.00)

5. 梅内特里尔病(DA42.6) 此病以胃黏膜肥大为特征,可引起巨大皱襞。皱褶增厚主要是由胃黏膜上皮细胞的扩张引起的。梅内特里尔病患者最常出现低白蛋白血症。

6. 先天性肠运输缺陷(DA90.1) 这是一种先天性的小肠黏膜疾病,表现为顽固性腹泻和吸收营养不良的儿童。编码在其他地方:葡萄糖-半乳糖吸收不良(5C61.0);果糖吸收不良(5C61.40);肠病性肢端皮炎(5C64.20);特发性胆汁酸吸收不良(DA96.02);转巴拉明缺乏致遗传性巨幼细胞贫血(3A01.0);GLUT2缺乏所致的糖原储存疾病(5C513);溶血性蛋白不耐受(5C60.Y);汉普菌素缺乏(5C63.0);遗传性叶酸吸收不良(5C63.1);维生素BE缺乏性贫血伴蛋白尿(3A01.Y)

7. Budd-Chian综合征(DB98.5) 是由肝静脉流出通道阻塞引起,包括肝静脉或下腔静脉的终末段,并导致肝脏充血和缺血性坏死。严重程度取决于发病的速度和梗阻的程度。梗阻通常由原发性BCS中的血栓形成,而继发性BCS则由肿瘤侵入内腔或扩张性病变压迫静脉引起。BCS的主要表现是腹水导致营养不良和肾功能不全,门静脉高压引起胃肠道出血,肝功能不全导致脑病和严重感染。

8. 成人反刍综合征(DD90.6) 是一种成年人疾病,其特征为最近摄取的食物持续或反复回流到口腔,随后吐出或再塑化和吞咽。不包括:反刍-反刍障碍(6B85);反刍(MB29.4)。

十四、皮肤疾病(EA00-EMOZ)

(一)本章概述

皮肤包在身体表面,直接同外界环境接触,具有保护、排泄、调节体温和感受外界刺激

等作用的一种器官,是人的身体器官中最大的器官。

(二)本章特点

1. 本章包含:表皮疾病;真皮病;表皮附属器疾病(毛发、毛囊、皮脂腺、大汗腺装置、小汗腺装置和指甲);皮下组织疾病;皮肤血管疾病

2. 在其他地方编码:皮肤恶性肿瘤;涉及皮肤的症状或体征(ME60-ME6Y)

3. 编码规则

本章的一般层次结构包括以下内容:

第一层次	广泛类别的疾病/紊乱类型
第二层次	特定疾病/疾病类型和一些解剖部位
第三层次	疾病/障碍类型的进一步特异性

4. 重要编码解析

1. 单纯性苔藓(EA83.0) 任何来源的皮肤局限性瘙痒性苔藓。如果皮肤外围区域受到反复的摩擦或刮伤,局部的表皮增厚或苔藓化将随之而来。颈部、生殖器、肛周和侧小腿是常见的受累部位。包括:神经性皮炎。

2. 乏脂性湿疹(EA84) 这是一种渐进性湿疹,由皮肤松弛症发展而来。表皮角质层的裂开和破裂产生片状皮肤,鳞片下方有网状红斑。这种病在老年人中更为常见,尤其发生在小腿上,是由表皮脱脂和干燥结合引起的。如果这种湿疹未得到控制,那么它可能变得更加瘙痒,长出更多湿疹,甚至演变为过敏性湿疹。

3. 扁平苔藓(EA91) 扁平苔藓是一种皮肤和黏膜的炎症性疾病,其特征是表皮/上皮和真皮/真皮交界处出现强烈的炎症。其临床表现随病情发展程度及发病部位面异。在皮肤上,它通常表现为发痒、平顶的粉红色或紫色丘疹或斑块的对称性爆发。头皮或指甲基质的介入可分别导致永久性的头发或指甲脱落。虽然黏膜受累可以是无症状的,但它可以引起明显的疼痛和痛苦,特别是当它被腐蚀以后。

4. 扁平黄瘤(EB90.20) 平面黄瘤是扁平的皮肤黄瘤,与作为丘疹和结节的爆发性和结节性黄瘤形成对比。它们通常是完全黄斑,但可以发展成为高斑块。最常见的类型是眼睑黄斑,但眼睑黄斑不编码于此。注意:还要对底层条件进行编码;在其他地方编码:眼睑黄斑瘤(9A06.4)

5. 获得性鱼鳞病(ED50.0) 获得性鱼鳞病类似于常染色体显性遗传的寻常型鱼鳞病,但在没有鱼鳞病史的个体成年期发展。它可能由某些药物引起,但当与潜在的恶性肿瘤(即副肿瘤)相关时,它与霍奇金淋巴瘤密切相关,并可能是该疾病的表现体征。它可能较少与其他淋巴样肿瘤或实体瘤相关。在ICD-10中,被放置在Q80。

不包括:遗传性鱼鳞病(EC20)

在其他地方编码:副肿瘤获得性鱼鳞病(EL10)

6. 婴儿痤疮(ED80.6) 婴儿痤疮通常出现在3～6个月大的年龄,但已有报告最多达到16个月。男性婴儿比女性更容易受到感染,而且父母中有一个或多个曾患有严重的痤疮。它可能持续到5岁。粉刺和炎性痤疮都伴有丘疹、脓疱和结节,可能导致疤痕。

7. 浅表性纤维瘤病(EE61)

在其他地方编码:手掌筋膜纤维瘤病(FB51.0);关节垫(FB51.1);阴茎纤维瘤病

(GB06.2);足底筋纤维瘤病(FB51.Y);手指纤维骨性假瘤(FB51.Y)

8. 血管角皮瘤(EF20.1)　血管角化瘤是因乳头状真皮中原有的血管扩张并伴有角化过度的表皮而引起的获得性血管病变。临床上有几种变体:孤立性丘疹性血管角化瘤、弥漫性血管角化瘤、Mibelli 性血管角化瘤和 Fordyce 的血管角化瘤,其中最后一种,病变位于外阴或阴囊,是最常见的。

在其他地方编码:弥漫性血管角膜瘤(5C56.01)

9. 表皮样囊肿(EK70.0)　表皮样囊肿是一种皮肤囊肿,表皮样壁充满角蛋白及其分解产物,它通常形成于受损皮脂腺中的鳞状化生,但也可能由创伤(创伤性表皮囊肿)引起,尤其是位于四肢时。它通常呈球形皮肤色或黄色结节,通常在皮肤表面有中心孔开口。

包涵体:表皮囊肿

十五、肌肉骨骼系统或结缔组织疾病(FA00-FCOZ)

(一) 概述

骨骼系统(skeletal system)是指脊椎动物的器官系统之一。包括身体的各种骨骼、关节与韧带。由来源于中胚层的间充质细胞增殖分化而来。有支持躯体、保护体内重要器官、供肌肉附着、作运动杠杆等作用,部分骨骼还有造血、维持矿物质平衡的功能。按所在部位不同,骨骼系统分为中轴骨骼和附肢骨骼两部分。无脊椎动物中的节肢动物有几丁质的外骨骼,其功能与脊椎动物的骨骼系统相似。

(二) 本章特点

1. 本章不包括:外因的伤害、中毒或某些其他后果(第 22 章);内分泌、营养或代谢疾病(第 5 章);妊娠、分娩和产褥期并发症(第 18 章);某些传染病或寄生虫病(第一章);颞下颌关节紊乱病(DA0E.8);发生于围产期的某些情况(第 19 章)

2. 在其他地方编码:肌肉骨骼系统肿瘤;单源性自身炎症综合征(4A60);非器官特异性系统自身免疫性疾病(4A40-4A4Z);肌肉骨骼系统的症状、体征或临床表现(ME80-MF1Y);骨骼结构发育异常(LB70-LB9Z);以结缔组织受累为主要特征的综合征(LD28);以骨骼异常为主要特征的综合征(LD24)

(三) 编码规则

1. 许多肌肉骨骼疾病在治疗时并不知道其潜在的疾病。在这种情况下,只有按照肌肉骨骼当时的主要状况来编码。

2. 本章的一般层次结构包括以下内容:

第一层次　　　　广泛类别的疾病/紊乱类型
第二层次　　　　特定疾病/疾病类型和一些解剖部位
第三层次　　　　疾病/障碍类型的进一步特异性

(四) 重点编码解析

1. 膝关节骨关节炎(FA01)　这种原发性骨关节炎,发生于原本完整的膝关节,涉及遗传相关、年龄相关或使用相关的变性,伴有显微和宏观解剖学改变,最终限制一个或多个关节的运动。关节改变包括软骨丢失和骨质转化增加,如硬化、骨赘形成和囊肿,以及周围软组织结构的潜在炎症改变。

2. 反应性关节病(FAII)　这是一种继发的关节疾病,由身体其他部位的感染、自身免疫性疾病或疫苗接种后引起的。以前常见的感染部位是肠道或泌尿生殖系统。

3. 类风湿性关节炎(FA20)　类风湿性关节炎(RA)是持续和/或侵蚀性疾病,其定义为至少 1 个关节中确认存在滑膜炎(没有更好的解释滑膜炎的替代诊断),以及从 4 个领域的个体评分中获得 6 分或 6 分以上(可能的 10 分)涉及的数量和部位:穴位、血清学异常、急性期反应升高和症状持续时间。

不包括:青少年类风湿性关节炎(FA24.1);急性风湿热(Blockl.2-1B4)

4. 幼年特发性关节炎(FA24)　青少年特发性关节炎(JIA)是用于描述一组不明原因的炎性关节疾病,始于 16 岁之前,持续超过 6 周。已经定义了六种疾病:系统性发病的青少年特发性关节炎(以前称为 Suill 病)、少关节炎、类风湿因子阳性多关节炎、类风湿因子阴性多关节炎、粘连相关关节炎(脊柱关节病)和青少年型银屑病(见这些术语)。第七种定义为包括未分类的关节炎类型(不与任何已定义疾病对应或对应于多个疾病定义的类型)。

注:儿童关节炎,16 岁前发病,持续时间超过 6 周。

不包括:青少年皮肌炎(4A41.01);Felty 综合征(FA20.0)

5. 痛风(FA25)　痛风是一种急性或慢性关节病,由关节组织中一水合尿酸钠晶体沉积所致。它与高尿酸血症密切相关,高尿酸血症可能继发于某些药物、毒物或淋巴增生性疾病。痛风的确诊是通过在没有关节炎的替代病因学的情况下在抽吸的滑液中显示尿酸盐晶体。它可能与局部尿酸盐沉积在皮肤和皮下组织(拓扑痛风)和尿酸盐肾病有关。

不包括:无炎性关节炎或口腔疾病症状的高尿酸血症(5C55)

6. Kashin-Beck 病(FA27.0)　大骨节病(KBD)是一种病因不明的慢性地方性骨软骨病。该病主要分布在中国东北一西南部的一个斜向地带,土壤硒含量较低。矿物质缺乏(例如,硒、碘)、真菌谷物污染和水污染可能是其病因的促成因素。该病的表现是关节炎疼痛,早晨僵硬,手指扩大和缩短,关节变形和扩大,以及限制关节在肢体的运动。

7. 脊椎感染(FA90)　由细菌、病毒、真菌或寄生物引起的脊椎疾病。这种病症通常伴有发烧、发冷、头痛、体重减轻,或者可能无症状。确诊是通过在血液样本或放射线检查中识别感染性病原体。

8. 肩撞击综合征(FB53.2)　肩撞击综合征是一种临床综合征,当肩袖肌的肌腱穿过肩峰下间隙,即肩峰下间隙时,就会受到刺激和炎症。这会导致疼痛、虚弱和肩膀失去运动。

9. 复发性多软骨炎(FB82.3)　复发性多软骨炎是一种多系统炎症性疾病,病因不明,影响软骨。该病的特点是间歇性或波动性炎症表现,炎症软骨结构导致组织损伤和组织破坏。本病以耳、鼻、气管软骨炎为主,提示对组织特异性抗原如 II 型胶原和软骨基质蛋白(matrillin-1)有反应。在大约三分之一的患者中,RP 与血管炎(从分离的皮肤白细胞碎屑性血管炎到全身性多血管炎)和自身免疫性风湿病(自身免疫性风湿病主要是类风湿性关节炎和全身性红斑狼疮)有关。血液系统恶性肿瘤、胃肠道疾病和内分泌疾病也可能发生。上呼吸道和下呼吸道疾病的功能和解剖学评价在疾病的评价和管理中是必不可少的。

十六、泌尿生殖系统疾病(GA00-GC8Z)

(一) 本章概述

1. 泌尿系统由肾脏、输尿管、膀胱及尿道组成。其主要功能为排泄。排泄是指机体代谢过程中所产生的各种不为机体所利用或者有害的物质向体外输送的生理过程。

2. 生殖系统的器官,男、女有别,但按其功能均由生殖腺、生殖管道和附属器官等组成。生殖器官通过其各种活动、受精、妊娠等生理过程,达到繁衍后代的作用。按其所在部位,又可分为内生殖器和外生殖器两部分。

(二) 本章特点

1. 本章不包括:外因的伤害、中毒或某些其他后果(第 22 章);内分泌、营养或代谢疾病(第 05 章);妊娠、分娩和产褥期并发症(第 18 章);某些传染病或寄生虫病(第 1 章)

2. 在其他地方编码:由与生殖有关的原因与卫生服务联系(QA20-QA4Z);主要性传播感染(1A60-1A9Z);泌尿生殖系统的症状、体征或临床表现(MF30-MGOY)

(三) 编码规则

1. 本章有女性泌尿生殖系统疾病、男性泌尿生殖系统疾病、乳腺疾病、泌尿系统疾病和生殖泌尿系统程序后疾病的具体章节。

2. 本章的一般层次结构包括以下内容:

第一层次　　　　　身体系统的广义范畴

第二层次　　　　　广泛疾病/紊乱类型(结合一些解剖学)

第三层次　　　　　特定疾病/障碍类型(结合一些解剖学)

(四) 重点编码解析

1. 宫颈肥厚性延长(GA15.5)　子宫颈的一种状态,由子宫脱垂引起,此病的特征是子宫颈阴道或阴道上部分肥大、增生、伸长或劳损。这种状况也可能出现性交困难或不孕症。确诊是通过盆腔检查来鉴别阴道或阴道上延长。

2. 子宫错位(GA16.1)　子宫的一种状态,由骨盆韧带减弱、子宫增大、妊娠留下疤痕的骨盆组织、肿瘤、更年期、子宫内膜异位症、炎症或输卵管炎引起。这种状况的特征是子宫位置与正常位置偏离。包括:子宫内翻、子宫后倾、子宫前倾;不包括:母体盆腔器官异常而导致分娩受阻(JB05.5);其他盆腔器官异常的母亲护理(JA84)。

3. 获得性卵巢异常(GA18)　卵巢的任何状况,由出生后产生的决定因素引起。这些症状的特征是卵巢功能异常、畸形或其他异常。

在其他地方编码:多囊卵巢(5A80.2);囊性畸胎瘤(2F32.0);卵巢纤维瘤(2F32.1);梅格斯综合征(2F32.2);浆液性卵巢囊腺瘤(2F32.3)

4. 绝经期(GA30.0)　一种影响女性的疾病,由卵巢滤泡功能丧失和循环血雌激素水平下降引起。这种病症的特征是月经停止、潮热、生殖器萎缩、心理生理影响和骨质丢失。确诊是通过记录患者病史来确定心理生理效应,如闭经的存在,以及血样中低雌激素血症和高 FSH 水平的鉴定。

在其他地方编码:与更年期咨询健康服务联系(QA4B)

5. 外阴口疮病(GA41.0)　外阴口疮是指非因感染或其他可识别的原因引起的外阴溃疡。它们通常发生在年轻女性阴唇内侧(生命的第二个十年)。它们可能与发烧、不适或口腔溃疡有关。

6. 肾小球疾病(GB4)

肾病综合征(GB40)

肾小球疾病的突然发作,通常伴有严重的(宏观可见的)血尿,伴有少尿、血压升高、轻度水肿、蛋白尿或蛋白尿,通常为肾病以下范围。可能是急性肾功能衰竭的原因,在这种情况下该综合征被称为快速进展性肾炎。肾病综合征有许多可能的原因,并与肾脏光镜改变如细胞过度、坏死或血栓形成有关。

包括:急性肾炎;急性肾小球疾病;急性肾小球肾炎;急性肾病综合征;快速进展性肾炎;快速进展性肾小球肾炎

不包括:肾小管间质性肾炎,未指定为急性或慢性(GB54)

肾病综合征(GB41)

一种以严重蛋白尿为特征的病症,平均成人每天超过 3.5 克。尿中蛋白质的大量损失导致低蛋白血症和全身水肿。通常还有高脂血症。肾小球疾病的其他表现可能存在。有许多可能的原因和肾脏组织学表现。可能的并发症包括血管血栓形成、感染、营养不良和肾衰竭。

包括:先天性肾病综合征;类脂性肾病

十七、性健康相关情况(HA00-HA8Z)

(一) 概述

性健康是指具有性欲的人在躯体上、感情上、知识上、信念上、行为上和社会交往上健康的总和,它表达为积极健全的人格,丰富和成熟的人际交往,坦诚与坚贞的爱情和夫妻关系。它包括以下三个方面内容:

1. 根据社会道德和个人道德观念享受性行为和控制生殖行为的能力。

2. 消除抑制性反应和损害性关系的诸如恐惧、羞耻、罪恶感以及虚伪的信仰等不良心理因素。

3. 没有器质性障碍、各种生殖系统疾病及妨碍性行为与生殖功能的躯体缺陷。实际上性健康包括这样三个内容,即生殖健康、性心理健康、性生理健康。

(二) 本章特点

1. 在其他地方编码:女性生殖器解剖学的变化;男性生殖器解剖学的变化;副亲属疾病(6D30-6D3Z);肾上腺生殖器疾病(5A71);主要性传播感染(1A60-1A9Z);与避孕药具管理卫生服务联系(QA21)。

2. 本章是 ICD-11 的新增章节,主要分为以下主要部分:

性功能障碍

性疼痛障碍

性别不一致

（三）编码规则

本章的一般层次结构包括以下内容：

第一层次	基本类型
第二层次	特定类型的条件
第三层次	特定疾病/疾病

（四）重点编码解析

1. 性欲低下障碍（HAOO）　低活性性欲障碍的特征是缺乏或明显减少参与性活动的欲望或动机，表现在以下任一方面：

（1）减少或缺乏自发性欲望（性想法或性幻想）；

（2）减少或缺乏对性暗示和刺激的反应性欲望；

（3）一旦开始性活动，但不能维持性生活，或对性活动不感兴趣。自发性或反应性欲望减弱、缺失或无法维持对性活动的欲望、兴趣的模式，在至少几个月的时间里偶尔或持续地发生，并且与临床上显著的痛苦有关。

2. 性高潮缺失症（HA02.0）　性高潮缺失症的特征是明显缺乏性高潮体验，或性高潮感觉强度明显减弱。在女性中，这包括性高潮的显著延迟；在男性中，被诊断为男性延迟射精。尽管有充分的性刺激，包括对性活动和性高潮的渴望，但性高潮的缺失、延迟或降低的频率或强度的模式还是会发生，这种模式已经间歇性地或持续地发生了至少几个月，并且与临床上显著的痛苦有关。包括：心因性性高潮缺失。

3. 青春期或成年期性别不符（HA60）　青春期和成年期的性别失调的特征在于个体经历的性别与分配的性别之间明显和持续不一致，这常常导致"过渡"的愿望，以便通过激素治疗、外科手术或其他健康手段来生活和被接受为具有经历的性别的人。重新服务，使个人的身体，尽可能多地，并在可能的范围内，与经验丰富的性别一致。诊断不能在青春期开始之前进行。性别变异的行为和偏好本身不是分配诊断的基础。

不包括：副亲属疾病

十八、妊娠、分娩或产褥期（JA00-JB6Z）

（一）本章概述

1. 妊娠全过程共分为3个时期：妊娠12周末以前称早期妊娠；第13～27周末称中期妊娠；第28周及其后称晚期妊娠。

2. 分娩，特指胎儿脱离母体成为独立存在的个体的这段时期和过程。分娩的全过程共分为3期，也称为3个产程。第一产程，即宫口扩张期。第二产程，即胎儿娩出期。第三产程，胎盘娩出期。

3. 产褥期是指胎儿、胎盘娩出后的产妇身体、生殖器官和心理方面调适复原的一段时间，需6～8周，也就是42～56天。

（二）本章特点

1. 本章所列编码适用于与妊娠、分娩或产褥（母体原因或产科原因）有关情况或因妊娠加承其他疾病的情况。

2. 不包括：产后垂体坏死（5A61.0）；产科破伤风（1C14）；外因的伤害、中毒或某些其他后果（第 22 章）

3. 在其他地方编码：妊娠滋养细胞疾病；由与生殖有关的原因与卫生服务联系（QA20-QA4Z）

（三）编码规则

1. 本章的一般层次结构包括以下内容：

第一层次　　　　怀孕、分娩或产褥期
第二层次　　　　特定疾病/障碍类型
第三层次　　　　疾病/障碍类型的进一步特异性

2. 流产、异位妊娠和葡萄胎妊娠后的并发症：编码 JA05 强调"……后"说明本类目所指的原疾病不属于本次住院治疗的情况，不能作为主要编码，只有在以治疗过时并发症为住院目的时，才可以将其作为主要编码。

例 1：主要诊断：输卵管妊娠破裂引起休克，主要编码为"输卵管妊娠"JA01.1，由于休克是输卵管妊娠的并发症，协调后的"流产后休克"为 JA05.3。主要编码集群：JA01.1/JA05.3。

例 2：患者在其他医院自然流产清宫后感觉不适，到我院妇科就医后被诊断为子宫内膜炎，主要症状：流产后子宫内膜炎。

这个例子代表了仅用于治疗先前自然流产的过时并发症的新的治疗阶段；因此，主要编码为"流产后生殖道或盆腔感染"JA05.0。由于在其他医院进行了流产，因此不需要其他编码。主要情况：JA05.0。

3. 分娩（JB20-JB2Z）

本节与 ICD-10 中 080-084 的用法一致。

只有当没有归入本章其他节的编码时，这一节编码才能作为主要编码。

这一节编码在有分娩活动发生的情况下，可以作为选择性附加编码。

例 3：患者入院分娩，生下健康新生儿，无并发症。主要情况：自然分娩；手术操作：自然阴道分娩。编码"单次自然分娩，未指明"JB20.Z 为"主要情况"。主要编码：JB20.Z

例 4：有剖宫产史的病人被允许自然分娩。由于活动期阻滞，阴道分娩试验不成功，母亲通过计划外的重复剖宫产分娩。

主要情况：妊娠分娩。其他情况：因活动期被捕分娩试验失败。手术操作：剖宫产

编码"未特指的试产失败"JB0D.8 作为"主要情况"，后协调"维发性宫缩乏力"JB02.1，编码"单次剖宫产，未指定"JB22.Z 作为指示分娩方法的其他情况。

主要编码集群：JB0D.8/JB02.1 其他编码：JB22Z

例 5：已知患有双胞胎妊娠的病人被允许分娩，并且分娩了两个健康的新生儿。

主要诊断：双胎妊娠分娩。手术操作：自然分娩

双胎妊娠编码 JA80.0 作为"主要编码"。诊断"多胎分娩均为顺产"编码为 JB24.0 作为其他诊断。主要编码：JA80.0 其他编码：JB24.0

例 6：病人在怀孕 38 周时分娩。检查时，没有检测到胎儿心率。

主要情况：足月妊娠分娩死胎。手术操作：自然分娩代码。

主要诊断为"孕产妇对宫内死亡的护理"编码于 JA86.3。

其他诊断为"单胎顺产,未特指的"编码于 JB20.Z

主要编码:JA86.3 其他编码:JB20.Z

4. 某些特指的产科情况,不可归类于他处者(JB6)

可归类于他处的疾病并发于妊娠、分娩和产褥期。当妊娠加重了归入其他章的疾病,使其成为产科医疗的原因时,本章要优先编码,同时其他章的疾病作为附加编码。

例 7:患者在妊娠 28 周时接受弓形虫病治疗。

主要情况:弓形虫病。其他情况:妊娠 28 周。

主要编码:"妊娠、分娩或产褥并发的原生动物疾病,未指明"JB63.6Z

附加编码:"弓形虫病,未指明"1F57.Z。

主要编码:JB63.6Z/1F57.Z

(四)重点编码解析

1. 葡萄胎妊娠(JA02)　由怀孕期间胎盘中细胞过度生成而引起的一种状况。这种状况的特征是妊娠时胎盘生长异常,其中绒毛在受孕 10~16 周内变得水肿,滋养细胞增殖和子宫组织浸润,以及胎盘肿块。包括:葡萄胎。不包括:恶性葡萄胎(2C75.0)。

2. 流产、异位妊娠或葡萄胎妊娠后生殖道或盆腔感染(JA05.0)

包括:流产、异位妊娠或葡萄胎妊娠后的卵磷炎

流产、异位妊娠或葡萄胎妊娠后的子宫内膜异位症

流产、异位妊娠或葡萄胎妊娠后的子宫旁炎

流产、异位妊娠或葡萄胎妊娠后的盆腔腹膜炎

流产、异位妊娠或葡萄胎妊娠后的输卵管炎

流产、异位妊娠或葡萄胎妊娠后的输卵管炎

流产、异位妊娠或葡萄胎妊娠后的败血症

不包括:败血症或败血症栓塞(JA05.2);尿路感染,部位未明确(GC08)

3. 妊娠糖尿病(JA63)

一种由母体胰岛素受体失调引起的疾病。这种情况的特征是妊娠期间出现或首次识别的葡萄糖不耐症,至少满足下列标准之一:空腹血糖大于或等于每升 7.0 毫摩尔(126 毫克/分升);75 克口服液后 2 小时血糖大于或等于每升 11.1 毫摩尔(200 毫克/分升)。1 葡萄糖负荷;随机血浆葡萄糖大于或等于 11.1 毫摩尔每升(200 毫克/分升)。确诊是通过口服葡萄糖耐量试验。

4. 妊娠类天疱疮(JA65.10)

妊娠期类天疱疮是一种自身免疫性皮肤病,其特征是皮肤上与妊娠或滋养细胞肿瘤、葡萄胎和绒毛膜癌相关的瘙痒斑块和起泡形成。该病的确切病因尚不清楚,但该病是由抗半血球成分 BP180/BPAg2/XVII 胶原的自身抗体介导的。

这种疾病不是疱疹病毒的感染,尽管它以前被称为妊娠期疱疹。

十九、起源于围生期的某些情况(KA00-KD5Z)

(一)概述

围生期(perinatal):指产前、产时和产后的一个特定时期。包括妊娠后期、分娩过程

和新生儿早期 3 个阶段。是指自怀孕第 28 周到出生后一周这段时期,新生儿发病率高,死亡率高,尤以第一周为高。

(二)本章特点

本章不包括:内分泌、营养或代谢疾病(第 05 章);先天性畸形、畸形和染色体异常(第 20 章);肿瘤(第 02 章);外因的伤害、中毒或某些其他后果(第 22 章);新生儿破伤风;先天性淋球菌感染(BlockL.2_1A7);人类免疫缺陷病毒病(BlockL1_1C6);某些传染病或寄生虫病(第一章);传染性胃肠炎或结肠炎(BlockL1_1A0);遗传性溶血性贫血(3A10);婴儿过性低丙种球蛋白血症(4A01.03);某些先天性神经系统疾病(第 08 章);先天性心肌病(BC43);麻痹性肠梗阻(DA93.0);新生儿天疱疮(EA50);乳痂(EH40.00)

(三)编码规则

1. 本章包括起源于围生期但在以后发病的情况。这里的"以后"并没有时间的限定,本章的编码可以用于婴儿,也可以用于成人。

2. 对于小于 28 天的婴儿,假定分类其所报告的情况是在围产期发生的,除非病历中说明持续时间,并且发病是在生命的第一个完整星期之后。

3. 本章的一般层次结构包括以下内容:

第一层次　　　广义疾病/障碍类型和一些解剖学

第二层次　　　特定疾病/障碍类型

第三层次　　　疾病/障碍类型的进一步特异性

(四)重点编码解析

1. 受母体情况影响的胎儿或新生儿,这些情况可能与本次妊娠无关(KA00)

与当前妊娠无关的与母亲有关的疾病,以胎儿或新生儿的发现为特征的一组疾病。

注:本规范适用于下列情况:所列孕产妇病情被规定为围产期(出生前至出生后头 28 天)确诊发病或潜在发病的原因。使用附加代码来识别胎儿或新生儿的状况。

不包括:受孕妇妊娠并发症影响的胎儿或新生儿(KA01);受母亲内分泌和代谢紊乱影响的胎儿和新生儿(BlockL1_KB6);受通过胎盘或母乳传播的有害影响的胎儿或新生儿(KA06)

2. 与孕周长短或胎儿生长有关的新生儿疾患(KA2)

注:当出生体重和胎龄均可获得时,应优先使用出生体重

3. 先天性肺炎(KB24)　先天性肺炎是由病毒、细菌或真菌引起的产前或产褥期急性呼吸道感染。

注意:还要对底层条件进行编码

包括:子宫内或出生期间获得性的感染性肺炎

不包括:新生儿吸入综合征(KB26);肺炎(BlockL2-CA7)

4. 新生儿环境性发热(KD10)　新生儿暴露于长期极高的环境温度而导致的新生儿核心体温高于 37.5 摄氏度(99.5 华氏度)的儿科疾病。

二十、发育异常(LA00-LD9Z)

(一)本章特点

本章不包括:先天代谢障碍(5C5)

（二）编码规则

1. 第 20 章经过了重大调整，现在有四个主要部分

2. 主要影响一个身体系统的结构发育异常

第一层次	广泛的解剖学范畴
第二层次	特定疾病/障碍类型
第三层次	疾病/障碍类型的进一步特异性

3. 多发性发育异常或综合征

第一层次	广泛的解剖学范畴
第二层次	特定疾病/障碍类型
第三层次	疾病/障碍类型的进一步特异性

4. 染色体异常，不包括基因突变

第一层次	特定疾病/障碍类型
第二层次	疾病/障碍类型的进一步特异性

5. 作为相关临床特征的智力发育障碍的状况

第一层次	非综合征与综合征情况
第二层次	疾病/障碍类型的进一步特异性

（三）ICD-11 在本章的重大内容改变

1. ICD-10 的第十七章：Q00-Q99 介绍了发育异常的内容。它包括了先天性畸形、畸形和染色体异常。这是一个非常混乱的章节，包括畸形、遗传综合征（有或无畸形）和染色体异常。这导致疾病的遗传来源与畸形之间的混淆。因此，在 ICD-11 中所有没有结构发育异常的遗传综合征被排除在本章之外，并根据受影响的身体系统重新分配到其他适合的章节。

2. ICD-11 第 20 章有三个主要部分：

结构发育异常/畸形；多种发育异常和综合征；染色体异常和遗传缺陷。

第一部分"结构发育异常/畸形"包括仅影响一个部位的异常。它被组织成与那些身体系统相对应的部分，这些系统也被分类在 ICD-11 的其他相关章节中。

第二部分"多发性发育异常和综合征"包括影响一个身体系统内多个部位的条件，或者同时影响多个身体系统。可以说主要影响一个身体系统的综合征被分配到这个部分内的相应部分。影响多个身体系统的综合征，没有一个明显占主导地位，在分区末尾放在一个特定的部分中。

第三部分"染色体异常和遗传缺陷"偏离了 ICD 中通常采用的临床方法，对遗传或细胞遗传学定义的发育异常进行分类，因为遗传学和细胞遗传学之间没有明确的区别。我们已经开始包含对应于一个明确表型的特定缺失和重复，并可以预计在未来几年中将描述更多。

3. 一个特殊的问题是如何处理临床上定义但包括染色体/遗传异常的病因。在一些病例中，临床实体有多种病因，但并非所有病因是染色体异常：例如，Silver-Russell 综合征可由 11pl5 重复、7p11 重复或 2p13161 重复引起，但也可由母体单亲第 7 或 11 号染色体残缺和 11p15 印迹缺陷引起。

4. 在其他情况下,临床实体和细胞遗传学病因学之间存在着压倒性的对应关系:例如,Williams~Beuren 综合征对应于 7q11.23 缺失。

5. 在本章的框架内,以受限制的方式使用多级结构:一旦疾病被分配到一个部分,那么它通常不在本章的其他地方进行二次分类。另一方面,在适当的时候,本章中的所有实体将被归入 ICD-11 的其他章节。

(四) 重点编码解析

1. 先天性脑积水(LA04)　由出生前大脑不能正常发育引起的疾病。这种情况的特点是头部周长迅速增加或由脑脊液过度积聚而导致头部尺寸异常大。这种情况也可能出现呕吐,困倦,易怒,眼睛向下偏斜,或癫痫发作。确诊是通过观察脑室内的脑脊液成像。

包括:新生儿脑积水(与产伤造成的脑积水不编码于此)

不包括:骨髓脑膜膨出合并脑积水(LA02.00);先天性弓形虫病致脑积水(KA64.0);Amold-Chiari 畸形Ⅰ型(LA07.4);Amold-Chiari 畸形Ⅱ型(LA03)

2. Pierre-Robin 综合征(LA56)　以三重口面部形态异常为特征,包括回生畸形、舌下垂和后正中腭裂。这种状况被称为序列,妊娠早期胎儿发生的下颌发育不良导致舌头在口腔中保持高位,从而阻止了腭架的融合,腭后裂是与下颌发育异常相关的继发性缺陷。

3. 法洛四联症(LA88.2)　双心室畸形,双心室房室排列或连接的一组畸形,特征为圆锥或出口隔或其纤维残余的前上偏移,肺流出物变窄或闭锁,排列不良类型的室间隔缺损,以及主动脉的双心室起源。法洛四联症常有室间隔缺损、肺流出道狭窄或闭锁、主动脉覆盖、右心室肥厚。

4. 角质增生性表皮错构瘤(LC00)　是由角质形成细胞组成的先天性错构瘤性表皮畸形。它被认为是由体细胞突变引起的:早期胚胎突变可导致广泛的系统性痣,尽管表皮痣通常局限于线状乳头状瘤或疣状斑块。组织学上表现为棘皮病、乳头状瘤病。

在其他地方编码:线状孔角化症(ED52)

5. 皮肤黑素细胞增多症(LC10)　出生时真皮内功能性黑素细胞的存在。最常见的原因是黑色素细胞不完全迁移到表皮,如腰骶部皮肤黑色素细胞增多症(蒙古斑),较少见的是由于真皮中黑色素细胞的局限性错构瘤增生(例如太田痣)。

在其他地方编码:褐斑病(LD2D.Y);褐瘤病(LD2D.Y)

二十一、症状、体征或临床所见,不可归类在他处者(MA00-MH2Y)

(一) 概述

症状:疾病过程中机体内的一系列机能、代谢和形态结构异常变化所引起的病人主观上的异常感觉或某客观病态改变。

体征:指医生在检查病人时所发现的异常变化。与"症状"有别,"症状"是病人自己向医生陈述(或是人代述)的痛苦表现,而"体征"是医生给病人检查时发现的具有诊断意义的征候。

(二) 本章特点

1. 疾病可以以多种方式在不同的身体系统中表现出来。

2. 本章的类别包括较不明确的条件和症状,如果没有对病例进行必要的研究,以确定最终诊断,这些条件和症状可以假定为暂时性的。

3. 本章所包括的条件和体征或症状包括:

即使调查了与本次住院有关的所有情况,也不能做出更具体的诊断的病例

在初次检查时存在的被证明是短暂的,并且其原因不能确定的体征或症状;

对未能返回,以进一步治疗的患者进行的临时诊断;

在做出诊断之前移交其他医疗机构进行治疗的病例;

由于任何其他因素无法得到更精确诊断的病例;

提供补充信息的某些症状,它们本身代表了本次治疗中的重要问题。

4. 本章类目应该与识别底层条件的另一章的代码结合使用。

5. 不包括:某些条件起源于围产期(第 19 章)

6. 在编码其他地方:产前筛查母亲的临床发现(JA66)

(三)编码规则

1. 根据人体系统分为主要部分。这些部分中的每一个都有以下适当的类别:

症状、体征和临床发现。本章末尾还有一节,介绍不明确的死亡原因。

2. ICD-10 的不同章节包括若干临床表现类别,其中一些是星号代码。为了简化结构,改进后组配使用,并且还从器官章节中去除"不明确"的条件,一些以前的星号代码、用于不同条件的附加细节以所述不明确的条件被移到了这里。

3. 当症状、体征和实验室异常所见的病因明确时,此章编码只作为附加编码。只有当病因不明确时,章的编码才能作为主要编码。

4. 当某些症状、体征属于医疗上的重要问题时,除了对已知疾病编码外,还要对其症状、体征进行编码。

(四)重点编码解析

1. 血糖水平升高(MA18.0)

不包括:妊娠糖尿病(JA63);妊娠糖尿病母婴综合征(KB60.0);术后低血钠血症(5D41);糖尿病母亲的婴儿综合征,Ⅰ型或Ⅱ型,非妊娠,胰岛素依赖(KB60.1);新生儿糖尿病(KB60.2)

2. 言语障碍(MA80) 未特指的音语障碍,包括音语障碍和失语症,构音障碍和先天性关节炎,以及其他言语障碍。

不包括:发展性言语或语言障碍(6A01);自闭症谱系障碍(6A02);语言不流畅(MA81)

在其他地方编码:缄默症(MB23.D)

3. 昏迷(MB20.1) 急性状态,持续一小时以上,通常不到一个月。昏迷的病人没有反应,闭着眼睛躺着,即使受到剧烈和有害的刺激,也无法被唤醒。对有害刺激的运动反应仅限于反射行为。病因包括但不限于外伤、缺氧、感染、肿瘤、血管、炎症和代谢性脑损伤。

注意:还要对底层条件进行编码

不包括:糖尿病昏迷(5A23);肝昏迷(DB99.5);新生儿昏迷(KB03);非糖尿病性低血糖昏迷(5A41);慢性尿毒症昏迷(GB61)

4. 麻痹症状（MB5）　作为初级编码，只有当相关麻痹综合征（完全）（不完整）被报告，而没有进一步说明时，或者被声明为长期的，但是原因不明时，才使用此节的编码。

5. 泪溢（MC13）　这里的泪溢是指满脸的泪水。泪液从眼睛流出不足的一种临床症状或状态，泪液会流到脸上，而不是通过鼻泪系统。

6. 全腹痛（MD81.2）　以不同程度的疼痛或绞痛发生痛苦感觉，通常会导致腹部区域的剧烈疼痛。

7. 尿失禁（MF50.2）　泌尿系统的疾病，由产前或出生后出现的决定因素引起，导致失去对尿道的自愿控制或支持。这些症状的特征是大量尿液非自愿渗漏，与逼尿肌不受抑制的收缩和无法控制排尿有关。

不包括：血尿：复发和持续（BlockL2_GB4）；具有特定形态学病变的血尿（BlockL2_GB4）；蛋白尿一氧化氮合酶（MF96）；血尿一氧化氮合酶（MF50.4）；日间遗尿症（6C00.1）；遗尿症（6C00）；日间和夜间遗尿症（6C00.2）；夜间遗尿症（6C00.0）

8. 休克（MG40）　是一种危及生命的医学状况，缺乏足够的能量进行有氧细胞呼吸。在早期阶段，这通常是组织氧含量不足。

不包括：其他特指的外伤性休克（NFOA.4）；中毒性休克综合征（1B52）；流产、异位妊娠或磨牙妊娠后休克（JA05.3）；产科休克（JBOD.1）；闪电冲击（NF08.0）；电击（NF08.4）；精神冲击（QE84）；过敏性休克一氧化氮合酶（4A84）；食物过敏反应引起的过敏反应（4A84.0）；血清过敏性休克（NE80.3）

在其他地方编码：败血症合并感染性休克（1G41）

二十二、损伤、中毒或外因的某些其他后果（NA00-NF2Z）

（一）概述

局部和全身反应。

1. 损伤是指人体受到外界各种创伤因素作用所引起的皮肉、筋骨、脏器等组织结构的破坏及其所带来的局部和全身反应。

2. 中毒是指当外界某化学物质进入人体后，与人体组织发生反应，引起人体发生暂时或持久性损害的过程。

（二）本章特点

本章不包括：应力性骨折，其他未分类者（FB80.A）；病理性骨折，其他部位未分类（FB80.B）；某些特定的产科创伤（JBOA）；骨折畸形愈合（FB80.7）；出生伤害（BlockL.1_KA4）；骨折不愈合（F880.8）

（三）编码规则

1. 如果记录了多个位置的伤害，并且其中一个伤害显得比其他伤害更严重时，则编码到为多重伤害陈述提供的以下类别之一：同一身体区域的同一类型；同一身体区域的不同类型；对不同身体部位的同种类型。

并对描述每个个体损伤的干代码进行后组配。

2. 注意以下例外情况：

对于仅记录有浅表损伤和/或开放性损伤的内伤，将内伤设置为"主要编码"；

颅骨和面骨骨折合并颅内伤,以颅内伤设置为"主要编码";

颅内出血仅记录头部其他损伤,以颅内出血为"主要编码";

对于仅记录在相同位置的开放性伤口的骨折,骨折为"主要编码"。

当使用多个伤害类别时,列出的任何单个伤害的干代码需要用作同一集群中的附加编码。

例1:患者遭受攻击后膀胱和尿道受伤。主要情况:膀胱和尿道损伤。

主要编码:NB92.8 多骨盆器官损伤和后协调

其他编码:NB92.2Z 膀胱损伤和 NB92.3Z 尿道损伤的主干编码

这些编码增加了 NB92.8 的额外细节/特异性。

主要编码簇群:NB92.8/NB92.2Z/NB92.3Z

例2:病人是一辆摩托车的司机,在高速公路上失去控制,撞车了。调查显示开放性颅内伤合并小脑出血。主要情况:小脑开放性颅内伤伴出血

主要编码:NAOA.3Y

其他编码:头部多发伤 NA07.1 外伤性脑出血 NA07.Y 颅内损伤

主要编码簇群:NAOA.3Y/NA07.1/NA07.Y

3. 本章的一般层次结构包括以下内容:

第一层次　　　　广泛的解剖学范畴(例如头部、臀部和大腿)

第二层次　　　　广泛的伤害类型(例如骨折、开放性创伤)

第三层次　　　　进一步说明

或

第一层次　　　　广泛的伤害原因分类

第二层次　　　　特殊伤害类型

第三层次　　　　损伤类型的进一步特异性

(四)重点编码解析

1. 头部损伤(NAO)

注意:此块包括以下内容:面部(任何部位)损伤;牙龈损伤;颌部损伤;口腔损伤;腭部损伤;眼周区损伤;头皮损伤;颞下颌关节区损伤;舌伤;牙齿损伤

不包括:耳内异物(ND71);口腔异物(ND73.0);喉异物(ND72.3);咽异物(ND72.2);鼻孔异物(ND72.1);烧伤(BlockLI_ND9);冻伤(BlockLI_NE4);外眼异物(ND70)

2. 颅内损伤(NA07)　脑损伤,由外力的直接或间接作用而造成的对大脑组织的损伤,有或没有破坏结构的连续性。

在其他地方编码:颅内撕裂或由于出生伤害出血(KA40.0)

3. 颈部损伤(NA2)

注意:此块包括以下内容:颈部损伤;锁骨上区损伤等

不包括:脊髓损伤一氧化氮合酶(ND51);冻伤(BlockL1_NE4);躯干损伤(BlockL1_ND5);脊柱 NOS 骨折(ND50);喉异物(ND72.3);食管异物(ND73.1);咽部异物(ND72.2);气管异物(ND72.4);烧伤和腐蚀(ND90)

4. 胸部损伤(NA8)

不包括:脊髓损伤一氧化氮合酶(ND51);肩部损伤(BlockL1_NC1);躯干 NOS 损伤

(ND51);虫咬或蜇,有毒(NE61);脊柱 NOS 骨折(ND50);锁骨损伤(BlockL1_NC1);肩胛区损伤(BlockL1_NC1);冻伤(BlockL1_NE4);腋部损伤(BlockL1_NC1);肺内异物的影响(ND72);支气管异物的影响(ND72.5);气管异物(ND72.4);食管异物(ND73.1);烧伤(BlockL1_ND9)

5. 腹部、下背、腰椎或骨盆损伤(NB5)

不包括:昆虫叮咬或蜇,有毒(NE61);肛门或直肠异物(ND73.5);泌尿生殖道异物(ND74);烧伤(BlockL1_ND9);结肠异物(ND73.4);脊柱骨折,级别未明确(ND50);躯干NOS 损伤(ND51);脊髓 NOS 损伤(ND51);冻伤(BlockL1_NE4);胃异物(ND73.2);小肠异物(ND73.3)

6. 肩或上臂损伤(NCI)

不包括:烧伤(BlockLI_ND9);手臂其他损伤,级别未明确(ND53);冻伤(BlockL1_NE4);昆虫咬或蛰,有毒(NE61);肘部或前臂损伤(BlockL1_NC3)

二十三、疾病或死亡的外因(PA00-PL2Z)

(一) 本章类似于 ICD-10 的第二十章,只能作为附加编码。

(二) 损伤的定义

世卫组织对"损伤"的定义是:损伤是由急性暴露于物理因素如机械能、热、电、化学物质和与身体相互作用的电离辐射造成的,其数量或速率超过人类耐受阈值。在某些情况下(例如,溺水和冻伤),伤害是突然缺乏诸如氧气或热量等必需物质造成的。

(三) 伤害的分类

伤害可以通过多种方式分类。然而,对于大多数分析目的和确定干预机会,根据伤害是否是故意造成的以及由谁造成的分类特别有用。常用的类别是:无意的(即意外的);故意的(即故意的);人际关系(例如攻击和杀人);自我伤害(例如滥用药物和酒精、自残、自杀);法律干预(例如警察或其他执法人员的行动);战争、内乱和动乱(例如示威和暴动);未确定的意图。

二十四、影响健康状态或与保健机构接触的因素(QA00-QF4Z)

(一) 本章特点

1. 本章主要分为两节:
与卫生服务机构接触的原因
影响健康状况的因素
2. 本章的总体层次结构包括以下:

第一层次	特定健康状况或服务的类别
第二层次	特定条件

(二) 重点编码解析

1. 对可疑疾病或情况接受的医学观察或评估,已排除(QA02),排除疑似疾病或病症的医学观察或评估无体征、无症状、无诊断的人,怀疑有需要治疗的异常情况,但经检查观察,由于排除了可疑情况,无须进一步治疗。

注意:包括有异常症状或证据需要研究的人,但经检查观察后无须进一步治疗或医疗者。

不包括:未作诊断而具有恐惧主诉的人(QAIC)

2. 分娩结局(QA46) 这一类目旨在作为附加代码用于识别母亲记录上的分娩结果。

3. 姑息性医疗(QB9B) 姑息性医疗是一种改善面临威胁生命的疾病相关问题的患者及其家属的生活质量的方法,其方法是通过早期识别和无懈可击的评估来预防和减轻痛苦,以及治疗疼痛和其他问题——身体、心理、社会和精神问题。

4. 隔离(QC05.0) 隔离是指"在传染性期间,将受感染者与其他人隔离,隔离的地点和条件是防止或限制受感染者与易受感染者或可能将病原体传播给他人的人直接或间接传播"。隔离措施可以在医院或家庭以及替代设施中进行。

5. 危险使用酒精(QE10) 一种饮酒方式,可显著增加对使用者或其他人产生有害身心健康后果的风险。增加的风险可能来自使用酒精的频率、在特定场合使用的量、与酒精使用或使用环境有关的危险行为,或这些的组合。风险可能与酒精的短期影响或对身体、心理健康或机能的长期累积影响有关。危险饮酒尚未达到对使用者或使用者周围其他人的身心健康造成损害的程度。尽管意识到对使用者或其他人造成伤害的风险增加,但使用酒精的模式仍然存在。

不包括:使用酒精引起的疾病(6C40)

二十五、用于特殊目的的编码(RA00-RA26)

本章由两个部分组成:新的病因不明疾病的国际临时分配(包括国际紧急情况守则)和国家临时分配新的病因不明的疾病(包括各国使用的代码)。

二十六、传统医学病证(SA00-SJ3Z)

(一) 本章起源于中国古代医学

在中国、日本、韩国和世界其他地方普遍使用的疾病和模式。这个列表代表了中、日、韩三大分类的统一的传统医学条件。关于传统医学条件的扩展列表,请参阅国际传统医学分类(ICTM)。

(二) 定义

传统医学中的紊乱,是指任何身体系统中呈现相关表现的一组功能障碍,即单个或一组特定的体征、症状或发现。每一种疾病(TMI)可由其症状学、病因学、病程和结果或治疗反应来定义。

症状学:通过传统医学诊断方法发现的体征、症状或独特发现,包括检查(如舌诊)、取史(询问)、听闻检查、触诊(如脉诊)、腹部检查等方法。

病因学:基础的传统医学解释方式,如环境因素(称为外部收缩)、情感因素(称为七种情绪)或其他病理因素、过程和产品。

过程和结果:随着时间推移,紊乱(TM1)发展的独特途径。

治疗反应:已知对传统药物干预的反应。在定义疾病(TM1)时,需要症状学和病因学。病程和结果以及治疗反应是可选的。

(三) 传统医学模式

模式(TML),是指在给定的时间点病人的完整的临床表现,包括所有的发现。发现可能包括症状学或患者体质等。

症状学:同前。

体质:个人的特征,包括结构和功能特征、气质、适应环境变化的能力或对各种健康状况的敏感性。这是相对稳定的,部分遗传决定而部分获得。

对于那些想记录有关传统医学实践的流行病学数据的人来说,本章的使用是可选的。本章不应该用于死亡率报告。

TML 指传统医学条件-模块Ⅰ。本章中每个传统医学诊断类别都使用(TML)标识,以便与常规医学概念明确区分。

二十七、功能评定补充部分(VA00-VB40.Z)

(一)本节允许创建个人功能概况和总体功能分数,它们适合描述和量化与健康状况相关的功能级别。

(二)为了指导功能评估,本节包括世卫组织开发的两个基于 ICF 的工具:世卫组织残疾评估时间表(WHODAS 2.036 项版本)和残疾示范调查(MDS)。

(三)本节由一组从 ICF 附件 9 衍生而来的通用功能类别来补充。

8.33 扩展码(XS8H-XX2QG9)13 节,7234 个四位分类。

本章类目不应该用于主要编码。当需要识别其他地方分类的疾病的更详细信息时,它们被提供作为补充或附加代码使用。

第四节　手术与操作分类(ICD-9-CM-3)编码

一、手术操作分类基础知识

(一) 手术操作分类的概述

1. 手术操作分类的发展史

外科手术、内科诊断性和治疗性操作、实验室检查等分类组成了手术操作分类的外延。最早的现代医学的手术名称列表是 1869 年由美国医学会组织制定的,最终没有结果。最早出版的手术名称是 1874 年由皇家医师学院制定的。目前,共有国际医疗操作分类(ICPM)(WHO 在 1978 年出版)、最新操作术语(CPT)(1966 年美国医学会编制使用)、德国医疗操作分类编码(OPS)、英国外科和手术操作分类(OPCS-4)、澳大利亚国际疾病分类第九版修订本第四卷(ICD-9-AM-3 &.4 卷)五种手术操作分类方案,其中 CPT 在手术操作分类的发展史上影响较大。

我国最早的手术操作分类是北京协和医院病案科于 1921 年开展的手术操作编目。1927 年,北京协和医院病案科编写《疾病、病理情况和手术操作名称》,1935 年以后根据美国的《疾病和手术标准名称》进行疾病和手术分类编目。1980 年,北京协和医院编写《疾病分类和手术分类名称》。卫生部于 1989 年规定美国国际疾病分类临床修订本第三卷（ICD-9-CM-3）作为我国统一使用的手术操作分类编码。ICD-9-CM-3 于 2008 年更新,本节介绍的 ICD-9-CM-3 是 2011 年最新版本。ICD-9-CM-3 的 2011 年版本于 2012 年 10 月执行。2015 年,国家卫生计生委统计信息中心组织开展了手术操作编码的扩码修订工作。在收集整理数千家医疗机构病案数据的基础上,兼顾临床、医疗行政管理和 DRGs 等方面的需求,将 ICD-9-CM-3 的 4 位编码在原分类框架下扩展为 6 位编码,纳入了卫生计生部门临床路径、医院评审、重点学科以及某些需要网络直报的手术、操作条目,使之更适合我国的应用;设计了可供医疗机构扩展的细目,确保所有手术、操作有码可编,有类可分,符合分类系统的特征。2018 年 1 月 1 日起正式实施《T/CHIA 001—2017 手术、操作分类与代码》。2022 年,为进一步推进日间手术,提高日间手术占择期手术的比例,国家卫生健康委办公厅印发了《日间手术推荐目录》,对日间手术目录进行了更新。ICD-9-CM-3 是医院管理(手术分级管理、准入制度)、国家首页手术数据上报、医疗付款、医教研资料检索等的重要依据。

2. 手术操作分类(ICD-9-CM-3)的发展史

1959 年,美国率先编辑手术分类作为 ICD 的补充。1971 年,WHO 组织编写国际医疗操作分类(ICPM-5)。1975 年,WHO 组织 ICD-9 的编写,包括类目表和索引两卷。1978 年,美国组织 ICD-9-CM 的临床修订本更新,适用于疾病数据的报告、报表的编制和资料的比较。ICD-9-CM 在保留原来 ICD-9 两卷内容的基础上,新增第三卷手术操作分类,内容源自改编的 ICPM 第五章。1979 年,美国组织 ICD-9-CM-3 的编写,细分 ICPM 第五章的内容,主要涉及外科手术、显微镜检查、X 线/超声诊断及其他诊疗操作的分类。手术分类变化大、更新快,因此美国每年对 ICD-9-CM-3 进行修订和补充,以保持与现代医学同步。

(二) ICD-9-CM-3 的结构

1. ICD-9-CM-3 的内容

ICD-9-CM-3 分为类目表和索引两部分。类目表共有:操作和介入,不能分类于他处;神经系统手术;内分泌系统手术;眼部手术;其他各类诊断性和治疗性操作;耳部手术;鼻、口、咽部手术;呼吸系统手术;心血管系统手术;造血和淋巴系统手术;消化系统手术;泌尿系统手术;男性生殖器官手术;女性生殖器官手术;产科操作;肌肉骨骼系统手术;体被系统手术;其他诊断性和治疗性操作十八章。除首尾和第五章为非手术性操作外,涵盖了各种诊断和治疗操作,其他各章是外科手术,分类轴心基于解剖学,其中按系统分类是第二、第三、第七、第八、第九、第十、第十一、第十五、第十六章,按部位分类是第四、第五、第六、第十二、第十三章,第十四章产科操作是唯一按专科分类的章节。

在索引中,主导词首先按首字拼音中字母的英文顺序排列。其次,如果首字拼音完全相同,那么就比较第二个字的拼音,依次类推。最后,如字同音,则根据字的四声排列;如字同音同调,则根据字的笔画由少到多排列;如字同音同调同笔画,则可以随意排列。主导词下一级及下属的更次级的排列顺序按字的拼音英文字母顺序排列。用人名命名的手术名称如有交叉索引,则其编码放在英文条目下。以人名命名的手术名称都放在字母顺序索引的最前面。在索引的每页书眉上标有汉语拼音和其所包含的汉字,以帮助编码人员查找索引。

2. ICD-9-CM-3 的专业术语、符号和缩写

ICD-9-CM-3 中的标点符号、术语、缩写、NOS，NEC、大括号、方括号、圆括号等用法与 ICD-10 完全一致，但又有一些区别，出现了一些新的标点符号、术语、缩写，如类目、亚目、细目、另编、省略编码、NOS 和 NEC。

类目指小数点前两位数，与 ICD-10 相比缺少英文字母，如 08 眼睑手术。亚目指第三位数字(即小数点后一位)，如 08.0 眼睑切开术。细目指第四位数字(即小数点后两位)，如 08.33 睑下垂修补术。"另编任何同时进行的操作"或"另编……手术"，指在编写主要编码的同时，需要另外编写附加编码。另编共有两种情况，第一种情况指同时完成的手术或操作的各个组成部分也需要编码，如手术肢体内部延长装置植入 84.54 另编码：肢体延长操作(78.30-78.39)，这里的"另编码"提示在手术肢体内部延长装置植入术中肢体延长操作也需编码；第二种情况指在手术中使用特殊附属操作或设备也需编码，如腔静脉—肺动脉吻合术中心肺分流术〔体外循环〕〔心肺机〕(39.61)，这里的心肺分流术〔体外循环〕作为附加编码也要编码。

省略编码指某个手术作为整个手术中的一个必需步骤，不用编码，如关节切开术作为手术入路可以省略不编。

NOS 指手术方式、部位、方法、入路等方面未特指。NEC 指缺少手术具体方式、部位、入路等，如性转变手术 NEC 64.5。

(三) ICD-9-CM-3 的使用

1. 手术编码查找方法

手术编码的查找方法和疾病分类编码的查找方法相同，第一步是明确手术方式(必要时参考手术记录以获取更多信息)，确定主导词。第二步是查找索引，在索引中根据必需和非必需修饰词找到合适编码，若未找到，则扩大主导词范围或变通主导词，在此过程中要始终注意索引中的见、另见等交叉索引。"见"明确提示直接到别处查找。修饰词分为必需修饰词和非必需修饰词。必需修饰词直接影响编码的选择，如喉气管切开术(暂时性)31.1，(永久性)31.29。非必需修饰词指主导词或必需修饰词后面圆括号内的一系列术语，其不影响编码的选择，如虹膜切除术(基底性)(周围性)(全部)12.140，"另见"指当不能根据现在的主导词找到合适编码时，"另见"引导编码者到另一个主导词下查找。"见类目"引导编码者到类目表进一步查找或参考特指部位，如瘘管切除术—另见闭合，痔，部位。第三步，核对类目表，注意章、节、类目、亚目中的包括和不包括注释。

2. 影响手术编码的要点

要准确对手术操作进行编码，首先要了解手术操作名称的组成成分。手术操作名称主要由部位＋术式＋入路＋疾病性质组成，另外手术操作伴随的特殊器械和方法、手术目的也是手术操作的组成部分。由此可见，手术编码的分类轴心以解剖分类为轴心，伴以手术方式为副轴心。其次，手术操作名称的准确、完整直接影响编码的准确性，一个不够详细、准确及完整的手术操作名称不能给予一个恰当的手术编码。因此，在手术编码中必须指出具体的手术部位和范围，如根治性乳房切除术应指出单侧 85.41 和双侧 85.42；明确

手术方式,如动脉瘤修补术中钳闭术 39.51 和动脉瘤冷凝术 39.52;确定疾病性质,如胰腺囊肿—空肠吻合 52.4 术中胰腺性质;说明手术入路,如垂体腺部分切除术的手术是经前额或经蝶骨入路;了解伴随的其他手术,如虹膜切除术 12.14—伴有囊切除术 13.65;提示手术目的,如视网膜冷凝术中为了再接 14.52 和为了撕裂的修补 14.32,才能准确编码。

3. 主导词的类型

在编码查找时,确定主导词是最重要的一步。主导词有三类,第一类是基本手术或操作方法的类型,置于整个术语的尾部,如结肠憩室切除术的主导词是切除术。第二类是手术部位结合基本术式的形式,如鼓室交感神经切除术的主导词是鼓室交感神经切除术。第三类是英文专有名词或音译名手术。以英文原名,即英文字母为准给予编码,中文译名与英文原名之间建立交叉索引。如 Barr 手术 83.75,见巴尔手术—见 Barr 手术。确定手术或操作名称的主导词应本着从后向前的原则,即先以第一类主导词基本术式查找,若没有则再向前扩大主导词范围,按第二类主导词查找,若还未找到,则需变通主导词或从类目表中排查。常见的主导词有切除术、修补术、去除术、植入术、插入术、切开术、引流术、移植物或移植术、修复术、置换术。主导词是"切开"的手术为引流术、探查术等,主导词是"修补术"的手术为缝合术、闭合术、移植术、补片术、结扎术、切除术、烧灼术等,分流术、搭桥术、吻合术、旁路术互为转换成主导词。

4. 其他编码规则

在内镜编码查找方法中,单纯内镜检查以"内镜检查"为主导词,经内镜的活组织检查以"活组织检查"为主导词,内镜检查伴有治疗的,按切除术或破坏术查找。

在肿瘤手术操作中,没有指出具体的切除方式,将假定为"病损切除术"进行编码。如是良性肿瘤,则按该部位病损或部分切除术编码;如是恶性肿瘤,且对该器官行全切术,则按该器官的切除术编码。具体编码的选择受术中切除范围影响,从小到大依次为病损切除~局部切除~部分(大部分)器官切除~全器切除~全器切除加周围组织切除,注意是否需要另编淋巴结清扫肿瘤根治术以"切除术"为主导词。

5. 手术方式的基本类型

手术方式的基本类型有切开术、诊断性操作、病损或组织的局部切除和破坏、组织切除、移植术、吻合术(分流术和搭桥术)、修补术 7 种,其中切开术包括引流术、异物取出术、探查术、减压术、穿刺术、切断术、消除术、脓肿去除术和血肿去除术 9 种,修补术包括建造术、成形术、再造术、整形术、重建术、矫正术、扩张术、缝合术、造瘘术、松解术和移植术 11 种。

6. 主要手术或操作的选择

主要手术或操作是与主要诊断的疾病相对应开展的手术或操作。在病案首页手术操作栏第一行填写主要手术操作。具体规则如下:

(1) 根据主要疾病诊断确定主要手术和操作。

(2) 多次手术的,以这次手术目的、技术难度最大、过程最复杂、医疗资源消耗最多、花费最大的手术为主。

例 1:患者因子宫肌瘤和卵巢囊肿入院,医生诊断是子宫肌瘤,行腹腔镜下子宫次全切和卵巢囊肿造袋术。

主要手术:腹腔镜下子宫次全切术 68.31

例 2:患者因胆管结石入住内科,在完善各项术前准备后,施行内镜下逆行胰胆管造影与内镜下括约肌和十二指肠乳头切开术。

主要手术:内镜下括约肌和十二指肠乳头切开术 51.85

次要手术:内镜下逆行胰胆管造影 51.10

例 3:患者行横结肠切除术(手术目的)伴大肠—大肠非端对端的吻合术。

主要手术:横结肠切除术(手术目的)45.74

次要手术:大痈—大肠非端对端的吻合术 45.94

例 4 患者 78 岁,男性,因右侧膝关节骨质增生入住骨科,完善术前检查,行全膝关节置换术,术后 1 周因左眼白内障转入眼科,行白内障超声乳化术和人工晶体置入术,术后 3 天从眼科出院。

主要手术:全膝关节置换术 81.54

次要手术:人工晶体置入术 13.71 白内障超声乳化术 13.41

(3) 主要手术或操作的选择只重规则,与其出院科室无关。

(4) 当同时存在手术和操作时,先编码手术,再编码操作。

(5) 当诊疗性操作和治疗性操作并存时,选择治疗性操作在先,诊断性操作在后。先根据病情轻重对治疗性操作和诊断性操作进行排序,病情重的操作放在首位,再根据操作日期先后排序。

二、操作和介入,不能分类于他处(NEC) (00)

本章是新增的辅助章节,是指分类不到其他章的介入治疗,包括 00.0 治疗性超声(循环系统治疗性超声和非血管治疗性超声)、药物制剂 00.1(如白细胞介素—2)、血管的血管内超声 00.2(非治疗性超声)、计算机辅助外科手术 00.3、附属血管操作 00.4、其他心血管操作 00.5(心脏再同步治疗)、血管操作 00.6 等。

(一) 介入治疗

血管内介入和非血管内介入是介入治疗的两种类型。

(二) 超声

心电图是传统的冠心病检测方法;冠状动脉造影是诊断冠状动脉狭窄的主要方法和标准,但有一定的局限性;而血管内超声显像能准确反映病变的性质及程度,是评价冠心病新的标准。超声分为介入性超声和诊断性超声(非侵入性超声)两类,介入性超声分为非治疗性超声(血管内超声显像 00.2)和治疗性超声(循环系统治疗性超声 00.01—00.03,非血管治疗性超声 00.09)两类,诊断性超声分为一般诊断性超声 88.7 和特殊器官超声(眼 95.13,内耳 20.79,心内超声心动图 37.28)。

(三) 计算机辅助外科

计算机机器人是辅助外科手术的重要手段之一,因此计算机机器人是辅助编码 0.3。达·芬奇手术机器人是一种计算机机器人,常用于泌尿手术。

（四）附属血管系统操作

按血管的操作数量编码为00.40—00.44，按支架植入的数量编码为00.45—00.48。这些编码适用于冠状血管和周围血管。同时，将这些编码与其他操作编码一起使用，以提供血管的操作数量和支架植入的数量等信息。

（五）支架植入

支架分为裸支架、药物涂层支架和药物洗脱支架三种。对于不同血管支架植入，其编码不一样。血管支架置入术或植入术的主导词为"插入"。血管支架置入术分为冠状血管支架置入术、周围血管支架置入术、非冠状血管支架置入术（裸支架或药物涂层支架）（00.63—00.65）。裸支架植入术39.90、药物涂层支架植入术39.90和药物洗脱支架植入术00.55是周围血管支架植入术的三种类型，裸支架植入术36.06，药物涂层支架植入术36.06和药物洗脱支架植入术36.07是冠状血管支架植入术的三种类型。

（六）血管成形术

血管成形术分为人脑前血管成形术00.61、人颅内血管成形术00.62和经皮腔内冠状动脉成形术（PTCA）00.66三种。

例：颅外血管经皮血管成形术（00.61）

主导词：血管成形术
　　　　—经皮经管腔
　　　　——颅外的

三、神经系统手术（01—05）

本章分类是按中枢神经系统和周围神经系统自上而下的解剖结构来排列的。本章主体分类虽然是手术，但也包括了一些非手术性操作的编码，如01.1颅、脑和脑膜诊断性操作。切开术、引流术、探查术三者的主导词可以互用，分流术、吻合术、旁路术三者的主导词可以互为参见。插入术、置入术、植入术以"插入"为主导词；修补术包括缝合、闭合、移植、补片、结扎、切除、烧灼等；清创术包括缝合术，而缝合术不包括清创术。

例：三叉神经根的减压术（04.41）

主导词：减压
　　　　—三叉（神经根）

四、内分泌系统手术（06—07）

手术范围是甲状腺、甲状旁腺、肾上腺、松果体、垂体腺和胸腺的手术，不包括胰腺、卵巢以及睾丸的手术。本章的主导词是"切除术"和"切除术（部分）"。"切除术"指器官或结构的全部切除，"切除术（部分）"指器官或结构的部分切除。在手术编码中，因为其范围更为广泛，一般使用第一个主导词。但也有特殊情况，如甲状腺切除术06.39的主导词为"甲状腺切除术"。

在实际编码时，甲状腺切开术与甲状腺区切开术编码相同，甲状腺一侧叶全切除术（伴峡部）与单侧甲状腺叶切除术06.2编码相同，甲状腺大部分切除术与部分甲状腺切除术06.39编码相同，甲状腺叶切除术与部分甲状腺切除术06.39编码相同，甲状腺次全切除术与部分甲状腺切除术 06.39 编码相同,甲状腺根治术与甲状腺全切术 06.4 编码相同,甲状腺全切除术伴喉切除与甲状腺全切术 06.4 编码相同,甲状腺残留切除与甲状腺全切术 06.4 编码相同,甲状腺瘤切除术与甲状腺病损切除术编码相同。

在异位甲状腺切除术(如舌部甲状腺切除术)编码时指应明手术入路,是经颈下还是口腔。垂体腺切除术的主导词是"切除术",首先要确定手术范围是部分或是全部,其次要确定手术入路是经额部或是经蝶部。肾上腺切除术 07.22 的主导词是"肾上腺切除术"或"切除术",编码时要区分单侧、双侧、部分、全部和残留。

松果腺区探查术(07.51)

主导词:探查术

　　　　—松果体(腺)

　　　　——区

五、眼部手术(08—16)

眼由眼球和眼的附属器官组成。眼球分为眼球壁和内容物。眼球壁分为外膜、中膜和内膜。外膜是眼球纤维膜,包括角膜和巩膜两部分。内膜内容物是晶状体、玻璃体和房水。本章主导词是"切开术""切除术""修补术""重建术"。

(一)眼睑手术

眼睑手术共有以下 3 类。

1. 眼睑的切除(病损、楔形、板层、全层)08.2

2. 睑内翻(睑外翻)矫正术

主导词:修补术

　　　　—睑下垂 08.3

　　　　—睑内翻 08.49

　　　　—睑外翻 08.4

3. 眼睑重建术

08.6 重建用皮瓣或移植

08.7 重建不用皮瓣或移植物

(二)泪器系统手术

泪器系统手术主要指结膜泪囊鼻腔吻合术 09.824。

(三)结膜和角膜手术

结膜和角膜手术主要有以下 2 种。

例 1:翼状胬肉切除术伴角膜移植(11.32)

主导词:角膜切除术

　　　　—用于翼状胬肉

　　　　——伴角膜移植

例 2:角膜移植术

主导词:角膜成形术(穿透性、板层、自体)

—移植术 11.60

如是异体角膜移植,则要注明供体来源(00.91—00.93)。

(四) 青光眼手术

青光眼是一种发病迅速,眼内压间断或持续增高导致视神经萎缩、视野缺损、视力减退的一种严重眼科疾病。眼内压增高会对眼球及周围组织造成损害,不及时治疗可致视野缺损而失明。青光眼手术共有以下4种。

1. 建立新的眼内房水流出途径的手术,包括建立眼内前后房之间新的通路的手术,如虹膜周切术。

2. 建立新的眼外房水流出途径的手术,包括滤过性手术,如小梁切除术、房内引流物植入术。

3. 疏通原来的房水流出途径的手术,如前房角切开、房角分离术、小梁切除术。

4. 减少房水生成的手术,如睫状体冷冻、透热及速凝术。

(五) 白内障手术

白内障手术共有白内障囊外摘除术 13.59、白内障囊内摘除术 13.19、白内障抽吸术 13.3、白内障超声乳化术 13.41,晶体囊膜切开球切除术 13.9 和光学虹膜切除术 6 种手术,主导词是"摘除术(抽吸术)"。要注意区分人工晶体的植入术是一期还是二期,若是一期手术,则除编人工晶体一期植入术 13.71 外,还要对不同手术方式的摘除术进行编码;若是二期手术,则只要编人工晶体的一期植入术 13.72,主导词是"插入"。

(六) 视网膜脱离手术

视网膜脱离分为孔源性、渗出性和牵拉性 3 种。视网膜脱离手术有环扎术、环扎＋巩膜外加压术等。

以下是几例常见视网膜脱离手术的编码。

例 1 患者因反复视网膜脱离住院,经后路切玻璃体、注入重水后,视网膜复位。

后路玻璃体切除术的目的是治疗视网膜脱离,其编码为 14.74;玻璃体腔重水注射术,用于视网膜复位,则编码为 14.59。

例 2 患者因反复视网膜脱离住院,经玻璃体气液交换、眼内激光、玻璃体硅油注射,视网膜复位。

经玻璃体气液交换术的目的是治疗视网膜脱离,其编码为 14.79;视网膜脱离激光治疗术,其编码为 14.54;玻璃体硅油置入术,用于视网膜再附着,其编码为 14.59。

(七) 热灼术

热灼术的主导词"烧灼术"。

(八) 透热术

例:脉络膜病损透热术 14.21 主导词"透热疗法"。

(九) 冷疗法

例:电凝视网膜撕裂冷冻修补术(冷疗法)14.32 主导词"修补术"。

(十) 眼内异物去除

眼内异物去除手术分为磁铁吸出手术和切开去除手术,但不同手术编码不一样。

例:眼睑异物不切开去除 98.22,眼睑异物切开去除 08.09。

(十一) 眼肌手术

临床手术名称斜视矫正术就是眼肌手术,但这个手术名称不规范。编码员在编码时需仔细查阅手术记录单,第一步要分清眼肌是一条、两条或多条,第二步要分清眼肌手术方式是全部暂切断、部分切断和不切断,其中对于不切断的手术,需要分清徙前术、缩短术、后徙术和延长术。

六、其他各类诊断性和治疗性操作(17)

这是一个新增的类目,包括以下亚目:

17.1 腹腔镜单侧腹股沟病修补术(伴有移植物或假体)

17.2 腹腔镜双侧腹股沟病修补术(伴有移植物或假体)

17.3 腹腔镜下大肠部分切除术

17.4 机器人援助手术(计算机援助机器人手术、外科医师控制的机器人手术等)

17.5 附加的心血管操作

17.53 经皮颅外血管粥样硬化切除术
    定向粥样硬化切除术
    准分子激光粥样硬化切除术
    旋磨激光粥样硬化切除术
    经激光切除术

17.54 经皮颅内血管粥样硬化切除术
    定向粥样硬化切除术
    准分子激光粥样硬化切除术
    旋磨激光粥样硬化切除术
    经激光切除术

17.55 经管腔冠状动脉粥样硬化切除术
    定向粥样硬化切除术
    准分子激光粥样硬化切除术
    旋磨激光粥样硬化切除术
    经激光切除术

17.56 其他非冠状血管粥样硬化切除术
    经皮经管腔动脉粥样硬化切除术

17.6 诱导下激光间质热疗法

17.7 其他诊断性和治疗性操作

17.71 手术中非冠状动脉造影

17.8 其他附属性操作

其中 17.5 心血管操作的主导词是"动脉粥样硬化切除术"。

七、耳部手术(18—20)

(一) 矫正术

煽风耳矫正术或耳前突矫正术指主要通过修补或重建手术调整耳的位置,主导词为"修补术"或"重建术",编码 18.5。

(二) 再造术和重建术

再造术又称再建造术,是采用患者自身组织或高科技生物材料移植手术重新再造器官,如耳缺失的再造术。重建术是通过手术完善原有的器官的功能或者形态,如中耳乳突封闭术的主导词"修补术"—乳突(窦)(腔)19.90。

(三) 撼动术

通过橙骨撼动术 19.0 用于治疗耳硬化症。

(四) 内耳注射和鼓室注射

两者操作的主导词是"注射"或"破坏"。鼓室注射指在鼓室中注射庆大霉素治疗梅尼埃病等眩晕疾病。

例:人工耳蜗植入

　　主导词:插入

　　—电测

　　——耳蜗 20.96—20.99

八、鼻、口、咽部手术(21—29)

鼻、口、咽部手术主要有以下几类。

(一) 鼻出血控制

主导词"控制",根据方法在细目上有所区分。

前鼻孔填塞 21.01

后鼻孔填塞 21.02

烧灼 21.03

动脉结扎 21.04 21.05 21.06

其他方法 21.09

(二) 鼻中隔手术

鼻中隔手术临床上称为"鼻中隔偏曲矫正术"或"鼻中隔矫正术"。"鼻中隔偏曲矫正术"是一个不规范的手术名称,规范的手术名称是"鼻中隔钻膜下切除术",应按"鼻中隔钻膜下切除术"编码。主导词"切除",鼻中隔钻膜下 25.1,或主导词"鼻中隔成形术"—用于鼻中隔钻膜下切除 21.5。

(三) 鼻腔内镜手术

鼻腔内镜手术的目的是精确清除病变组织和骨头,恢复鼻窦正常的功能。鼻窦有 4 对,左右成对,起共鸣作用,保护眼和颅。从上往下,鼻窦依次顺序前窦—筛窦—蝶窦—上颌窦,鼻腔内镜手术已扩展到眼的眶尖、眶内和颅底区域。在鼻腔内镜手术分类时,尚未体现内镜下的治疗编码。例如,内镜下鼻中隔黏膜下切除 21.5、内镜下上颌窦根治术 22.31等。

(四) 鼻内上颌窦切开术

鼻内上颌窦切开术传统的手术方法称为上颌窦根治术,临床上常称"下鼻道开窗术",这是一个不规范的手术名称。上颌窦切开术或上颌窦根治术的主导词"窦切开术(鼻的)"—上颌窦 22.31。

(五) 成形术、整形术、修补术

成形术、整形术、修补术一般以"修补术"为主导词,因为"修补术"范围更为广泛,如鼻、咽成形术以"修补术"为主导词。

例:额窦切开术(22.41)

主导词:窦切开术(鼻的)

　　　　—额的

九、呼吸系统(30—34)

呼吸系统手术主要有以下几类。

(一) 声带手术

声带又称声壁,是发声器官的主要组成部分。位于喉腔中部,由声带肌、声带韧带和黏膜三部分组成,左右对称。声带麻痹外科发展迅速,下列七型中Ⅴ、Ⅵ、Ⅶ型是中国学者提出的,Ⅶ尚在研究中。

Ⅰ型,使声带内移;

Ⅱ型,使声带外展;

Ⅲ型,使声带缩短;

Ⅳ型,使声带伸长;

Ⅴ型,女性喉结切除,适用于女性喉结患者;

Ⅵ型,男性喉结成形术,适用于男性无喉结患者;

Ⅶ型,即混合型。

声带麻痹的上述手术在分类中只能分到喉的其他手术,编码为 31.69。

(二) 肺手术

肺部手术从轻微到部分到全部,主导词"肺切除术""叶切除术""切除术"。

胸腔镜下肺楔形切除术 32.20

胸腔镜下肺叶节段切除术 32.30

胸腔镜下肺叶切除术 32.41

胸腔镜下全肺切除术 32.50

(三) 肺萎陷手术

肺萎陷这种疾病发生较少,其有如下两个编码,主导词为"萎缩"。

隔神经破坏术用于肺萎陷 33.31

气腹用于肺萎陷 33.33

（四）胸膜划痕术

胸膜划痕术施行较少,自发性气胸治疗采用该手术。在 34.6 编码下,包括胸膜划痕术和胸膜硬化术,不包括注射硬化剂固定胸膜 34.92。

（五）肺大疱结扎术

1. 在肺周围组织良好情况下,行肺大疱切除术,主导词为"折叠术"—大疱（气肿性）,肺 32.21。

2. 在肺周围组织有炎性病变或明显纤维化情况下,行肺叶切除术 32.41。

（六）喉切除术

喉切除术分为半喉、部分、全部和根治性（淋巴结清扫＋甲状腺切除＋气管造口）手术。

半喉切除术 30.1

全部喉切除术 30.3

根治性喉切除术 30.4 完全喉切除术伴根治性淋巴结清扫术（伴咽部切除、气管造口）

（七）声带息肉 30.09

（八）气管切开术

气管切开术分为暂时性气管造口术 31.1 和永久性气管造口术 31.29。

（九）气管切除术

气管切除术（部位＋病损）31.5

支气管切除术（病损切除 32.09,部分切除 32.1,内镜下切除 32.0）

（十）喉、气管、喉—气管瘘管切除术和瘘闭合术

主导词是"闭合"或"瘘管切除术"。

（十一）支气管镜检查

1. 经人工造口的光导纤维支气管镜支气管活组织检查伴肺刷洗活组织检查 33.24,主导词为"冲洗"。

2. 支气管灌洗 96.56

3. 全肺灌洗 33.99

（十二）肺减容术

1. 肺减容术指手术切除过度通气、无功能肺组织,主导词"减缩术"—肺容量 33.22。

2. 生物学肺减容术是肺气肿晚期的一种治疗方法,主导词"减缩术"—肺容量—生物学（BLVRS）33.79。

例:单侧肺移植术（33.51）

主导词:移植物,移植

　　—肺

　　——单侧的,单的

十、心血管系统手术(35—39)

(一) 辅助心血管手术的体外循环

主导词为"体外",编码 39.61。

(二) 心脏瓣膜手术

心脏瓣膜手术主要分为瓣膜修复和置换两类。心脏瓣膜的修补术、切开术分为闭合性(35.0)和开放性(35.1)两种。例如,二尖瓣闭式扩张术 35.02 是闭合性的手术,主导词为"瓣膜切开术"。二尖瓣缝合术 35.12 是开放性的手术,主导词为"瓣膜成形术"或"修补术"。值得注意的是,经皮的球囊瓣膜成形术不分类于闭合性心脏瓣膜手术,有独立的编码 35.96。以下为常见的 4 种心脏瓣膜手术。

1. 瓣膜切开术　闭合切开经心房和经心室,心脏瓣膜分为二尖瓣、三尖瓣、主动脉瓣和肺动脉瓣。

2. 瓣膜成形术(无置换的开放瓣膜切开)　心脏瓣膜分为二尖瓣、三尖瓣、主动脉瓣和肺动脉瓣。

3. 瓣膜置换术(瓣膜切除伴置换)　瓣膜置换术分为组织移植物(自体、异体、同种移植物)生物瓣和假体移植(部分、合成、全部)机械瓣 2 种。

4. 房、室间隔修补术(假体)

(1) 房间隔修补术—假体修补(卵圆孔)

切开 35.51 闭合法和心房间隔伞植入 35.52

(2) 室间隔修补术—假体修补

切开 35.53 闭合 35.55

(3) 心内膜垫缺损—假体修补房间隔缺损＋瓣膜缺损 35.5

(三) 先天性心脏病(工期矫正术)

1. 法洛四联症全部修补术 35.81 部分修补术:按具体手术编码

2. 肺静脉异常的矫正术 35.82

3. 动脉干修补 35.83

4. 大血管异位的矫正术 35.84 主导词"修补术""转位"

(四) 心脏血管手术(冠状动脉)

1. 注射溶栓剂(或血小板抑制剂)36.04

2. 血管成形术(去除梗阻)

开放性(入胸)36.03

去除梗阻 36.09

经皮腔内冠状动脉成形术(PTCA) 00.66

支架植入分为裸支架植入 36.06、药物涂层支架植入 36.06 和药物洗脱支架植入 36.07。

冠状动脉搭桥术 36.1

心肌血管成形术 36.3

（五）心脏和心包手术

1. 开胸消融 37.33

2. 经血管（数字减影血管造影）37.34

3. 经胸腔镜下 37.37

（六）起搏器编码

起搏系统包括起搏器（金属盒中电路和电池）、起搏器的导线（绝缘导线）和程控仪。

1. 导线的置入、置换、去除、修复、心脏装置的囊袋修复和临时起搏器置入 37.7

首次置入导线 37. 70 NOS

首次经静脉入心室置入导线 37.71

首次经静脉入心房和心室置入导线 37.72

首次经静脉入心房置入导线 37.73

心外膜导线置入 37.74

导线修复术 37.75

电极置换 37.76

导线去除 37.77

临时起搏器置入 37.78

心脏囊袋的修复与再定位 37.79

2. 起搏器不同类型装置的置入、置换、去除、修复 37.8

首次置入或置换永生性起搏器 37.80 NOS

单腔起搏器置入，未特指节律反应 37.81

单腔起搏器置入，特指节律反应 37.82

双腔起搏器置入 37.83

单腔起搏器置换，未特指节律反应 37.85

单腔起搏器置换，特指节律反应 37.86

双腔起搏器置换 37.87

起搏器去除或 CRT-P 去除 37.89

起搏器装置修复术 37.89

（七）血管手术

血管分为动脉和静脉（非冠状血管），部位共用细目 0—9。

1. 血管切开（血栓）去除 38.0

2. 血管切除伴吻合术 38.2（无移植物）

颈动脉瘤切除伴颈动脉吻合术 38.32

3. 血管切除伴置换术 38.4

颈动脉切除伴大隐静脉植入 38.42

4. 血管内修补术 39.7（动脉瘤、动静脉瘘）血管内修补术包括血管内栓塞、植入、闭合，去除、修补、移植物、插入。

腹主动脉血管内修补 39.71

头和颈部血管内修补 39.72

胸主动脉血管内修补 39.73

头和颈部血管内裸弹簧栓塞或闭合 39.75

头和颈部血管生物活性弹簧血管内栓塞或闭合 39.76

（八）搭桥术、吻合术、旁路术

1. 旁路移植术即旁路术，又称搭桥术，主要用于消化道和泌尿道，主导词是"旁路"或"吻合"。

2. 冠状动脉血管搭桥术的分类（36.10—36.19）在编码时要区分动脉的数量，有一根动脉、两根动脉、三根动脉、四根或更多数量动脉的搭桥术，如果病案中未记录是几根动脉的搭桥术，就假定为一根动脉的手术编码。

3. 吻合术指对两个外伤或其他原因造成的断端通过手术进行再连接。

例：颈部—腋动脉吻合术，人工架桥（39.22）

主导词：吻合术

　　　　—颈动脉锁骨下动脉

在查找索引的修饰成分中不能找到腋动脉，根据解剖知识得知腋动脉是锁骨下动脉的一部分，因此腋动脉归入锁骨下动脉类别。

（九）止血术

主导词为"控制"。

（十）冠状动脉溶栓

主导词为"输注"。

十一、造血和淋巴系统手术（40—41）

（一）淋巴结构手术

淋巴结构包括淋巴结和淋巴管两部分。根据手术目的不同，淋巴结构的切除编码亦不同，如为了活组织检查，则编码 40.11；如是治疗性的切除，则编码 40.2；如是防止肿瘤转移的区域性的清扫术和根治术，则编码在类目 40.3—40.5。

例：单侧甲状腺癌根治术，单侧颈淋巴结清扫术 06.2　40.41

主导词是"甲状腺切除术 NEC—单侧"和"切除术—淋巴的"。

（二）骨髓和造血干细胞移植

骨髓或造血干细胞移植编码 41.0，脐血干细胞移植编码 41.06，骨髓供体要用编码00.91—00.93 来说明。

十二、消化系统手术（42—54）

消化系统手术按消化器官从上到下排列，在每一个消化器官中，从外到内又按切开、诊断性操作、病损切除术、部分切除、全部切除的规律来排列。

（一）间置术

间置术指在管腔中间放置另一段管腔，共需三个编码，一个切除管腔的编码，一个是间置术的编码，一个是间置物的切除术的编码。

例:食管部分切除术伴胸内结肠间置术

编码:42.41 部分食管切除术

42.55 胸内食管吻合术伴结肠间置术(胸内结肠代食管术)

45.52 大肠段部分分离术

(二) 胃的手术

胃造口术:经皮内镜下胃造口术 43.11

胃病损切除术:息肉、肿物、溃疡、曲张静脉 43.41

胃部分切除术(43.5—43.9)

胃近端切除术(食管吻合术)43.5

胃远端切除术伴胃空肠吻合术(毕Ⅱ式)43.7

胃袖状、楔形切除 43.89

全胃切除手术 43.99

全胃切除伴食管与空肠吻合 43.99

全胃切除伴食管与十二指肠吻合 43.99

腹腔镜下全胃切除伴食管与空肠吻合手术 43.99

(三) 肠的手术

1. 肠的手术分为造口术、切除术和间置术 3 种。

肠段分离术为间置(小肠、大肠)45.51—45.52

小肠的部分和全部切除(十二指肠、空肠、回肠、多节段、全部)45.6

大肠的部分和全部切除(回肠末端与盲肠、回肠与结肠、结肠)45.7

腹内全结肠切除术 45.8(腹腔镜下 45. 81,开放式 45.82)

肠吻合术(非端与端肠吻合式)45.92—45.94

小肠与小肠吻合式 45.91

大肠与大肠吻合式 45.94

内镜与腹腔镜:17.33 腹腔镜下右半结肠切除术

17.36 腹腔镜下左半结肠切除术

2. 其他直肠手术。

经前会阴超低位直肠前切除术 48.59(保肛)

经骶尾后入路直肠切除术 48.61(直径<3 cm 的中下段癌)

经肛门内镜直肠显微手术 48.36(直肠中上段肿瘤)

经髓经肛门括约肌直肠病损切除术 48.61(中低位直肠肿瘤)

经腹直肠切除术 48.69(经肛门结肠肛管吻合器吻合术)

全直肠系膜切除术 48.59

痔上黏膜及黏膜下层环切术(吻合器)49.49

经肛门吻合器直肠切除术 49.74(直肠豁膜脱垂、前凸、松弛)

3. 直肠癌根治术直肠癌根治术不是一个规范的手术操作名称,有许多手术方式,只有根据具体的手术方式才能正确编码,编码范围是 48.5—48.6。

常见术式有经腹会阴联合直肠切除术(Miles 手术,切除直肠、肛管、乙状结肠所属系膜、腹膜、髓尾肌肛周皮肤)48.52 和经腹直肠前切除伴结肠造口术(Hartmann 手术)48.59 需二期远端肠道重建两种。

(四) 肝脏手术

肝的病损(部分)切除术 50.2

肝叶切除术 50.3

全肝切除术 50.4

肝移植 50.5 人工肝 50.51 肝移植(供体 00.91—00.93)

(五) 内镜下胆囊和胆道手术

内镜下逆行胰—胆管造影 51.10

内镜下逆行胆管造影 51.11

内镜下十二指肠乳头肌切开术 51.85

内镜下鼻胆管引流术 51.86

内镜下胆管支架置入术 51.87

内镜下胆管取石术 51.88

内镜下胰管造影 52.13

(六) 腹股沟疝修补术

疝按部位分为直疝、斜疝、股疝、脐疝、白线疝、切口疝和膈疝,按性质分为易复发性疝、难复发性疝、嵌顿疝和绞窄疝。

腹股沟疝修补术由有张力疝修补术(适用于儿童,通过肌肉拉紧缝合)发展为现在的无张力疝修补术。无张力疝修补术包括开放式疝修补术和腹腔镜下疝修补术,开放式疝修补术包括平片无张力修补术(最经典的手术)和网片无张力修补术,腹腔镜下疝修补术包括腹膜内疝修补术和腹膜外疝修补术。

(七) 剖腹探查术

治疗性手术和剖腹探查术同时进行,以治疗性手术为主要编码,可以省略剖腹探查术 54.11。例如,剖腹探查,胆囊部分切除术应编码胆囊部分切除术 47.0。

十三、泌尿系统手术(55-59)

(一) 脐尿管切除术

脐尿管未闭称为脐尿管疹或脐屡,属于膀胱疾病,因此脐尿管切除术也称脐尿管瘘切除术。脐尿管切除术属于膀胱的其他切除术 57.5 下,主导词"切除术"—脐尿管,编码为 57.51。

(二) 根治性膀胱切除术

男性根治性膀胱切除术指膀胱、前列腺、精囊和脂肪等男性盆腔内容物切除术。女性根治性膀胱切除术指膀胱、尿道和脂肪等部分内容物去除,全部盆腔内容物切除术则分在女性生殖器官手术章节中。根治性膀胱切除术包括尿路转流术,故尿路转流术作为根治性膀胱切除术的辅助编码,编码为 56.51—56.79,包括皮肤的输尿管—回肠吻合术 56.5、尿路内转流术 56.7 等。

（三）泌尿系结石治疗

泌尿系结石治疗共有手术治疗与非手术治疗两大类。这里指泌尿系结石手术治疗，共有肾盂或肾窦切开取石术 55.11（主导词"去除"—结石）、肾实质切开取石术 55.01、肾部分切除术 55.4、单侧肾切除术 55.51（主导词"肾切除术"）、输尿管切开取石术 56.26 和套石术 6 种方法。

（四）尿道会师术

尿道会师术即探子通道术，主导词用"探子通道，尿道"58.60。

十四、男性生殖器官手术（60—64）

（一）前列腺射频疗法

前列腺射频疗法归类于前列腺的其他手术，是通过射频电流破坏病变组织的手术，主导词是"破坏"。

（二）男性绝育术

男性绝育术包括输精管结扎术（输精管挤压、输精管切断）63.71、精索结扎术 63.72 或输精管切除术 63.73 等，未特指手术部位及类型的男性绝育术编码为 63.70，输精管结扎术主导词"结扎"—输精管 63.71。

（三）男性去势术

男性去势术即双侧睾丸切除术 62.4，主导词为"睾丸切除术"或"阉割"。

（四）性转变手术

性转变手术有女性转为男性、男性转为女性两种易性手术。性转变手术由一系列手术组成，如男性转为女性需要进行男性生殖器官的切除术和阴道的重造术，因此在编码时应全部编码。性转变手术 NEC 64.5 假定为女性转为男性的易性手术。

十五、女性生殖器官手术（65—71）

（一）卵巢癌根治术

卵巢癌分为四期，对于不同卵巢癌分期其编码亦不同。根据具体手术部位加以编码，如卵巢癌全切术指全子宫及双附件切除术、大网膜切除术、阑尾切除术、盆腔及腹膜后淋巴结清扫术。对于卵巢癌早期（Ⅰ-Ⅱα期）患者，手术范围是全子宫及双附件切除、大网膜切除、腹膜后淋巴结切除等。对于卵巢癌晚期（Ⅱb-Ⅳ期）患者，手术范围是盆腹腔内各脏器切除及腹膜后淋巴结切除等。

（二）女性去势术

女性去势术指女性双侧的卵巢切除术，一般用于减少乳腺癌的复发。查找编码时，主导词为"卵巢切除术"，手术编码是 65.51。腹腔镜下双侧卵巢切除术手术编码是 65.53。

（三）女性绝育术

女性绝育术包括输卵管结扎术、粘堵术、切断术和腹腔镜下输卵管电凝术。

例1：双侧输卵管结扎术和挤压术（66.31）

主导词:结扎

  —输卵管

  ——伴

  ———挤压(和结扎)

例2:双侧输卵管结扎术和切断术(66.32)

主导词:破坏

  —输卵管

  ——伴

  ———结扎

  ————伴

  —————切断

双侧输卵管内镜下破坏术或闭合编码66.21—66.29;如只写绝育术,则会被笼统分类到未特指手术部位及类型的女性绝育术66.39中。

(四)女性盆腔内容物摘除术

女性盆腔内容物摘除术指将卵巢、输卵管、子宫、阴道、膀胱和尿道等全部内容物摘除,编码是68.8。女性盆腔内容物摘除术用于治疗盆腔继发性恶性肿瘤。由于涉及输尿管,因此需要编码尿路转流术(56.51—56.79),必要时可能还需要编码结肠造口术(46.12—46.13)及淋巴结清扫术(40.3,40.5)。

十六、产科操作(72—75)

(一)产钳手术

产钳手术分为高位产钳72.39、中位产钳72.29、低位产钳72.0。和出口产钳72.0四种。

主导词:分娩

  —产钳

  —出口72.0

  —低位72.0

  —高位72.39

  —中位72.29

产钳失败73.3只能作为剖宫产的辅助编码。

(二)引产

主导词"诱发",本章的引产是为了分娩的引产。

(三)剖宫产

在类目74下有子宫下段式74.1、子宫体式74.0(又称古典式)、腹膜外剖宫产74.2和剖宫产的同时行子宫切除四种手术方式。

注意子宫切开终止妊娠74.91与其他产科操作的目的不同,其是治疗性目的的操作。

(四)羊膜腔内注射用于流产

前面产科操作为了获取活婴,该手术的目的是流产。

（五）胎儿和羊膜的其他子宫内手术

这些是对胎儿的操作，附在母亲的病案中。

十七、肌肉骨骼系统手术(76—84)

（一）肌肉骨骼系统手术

肌肉骨骼系统手术不包括鼻骨、颅骨等特殊部位的骨骼，它们归类于解剖系统的手术，在类目 77—80 下有标注具体的骨骼部位的共用细目表。

（二）脊柱融合术

根据融合部位 81.0x、手术入路 81.0x、手术植入物 84.51、融合的椎骨数量等不同情况 81.62—81.64 进行分类。

（三）膝五合一修补术

膝五合一修补术包括内侧半月板切除术、内侧副韧带修补术、股内侧肌徙前术、半键肌徙前术和鹅足转移术，不能分开编码。膝五合一修补术查主导词"修补术"—膝（关节）——五合一 81.42。

（四）移位术

移位术又称转移术，在组织移植的过程中，供体组织的二端（带蒂）仍在原位与身体保持有神经、血管和淋巴管的联系，待受体区域一端的组织长好后再将其切断，也称带蒂移植术。移植术指将同体或异体的组织从原来生长的部位转移到另一部位或机体所进行的操作。

例 1：手肌肉移位术 82.59

例 2：手肌肉移植术 82.58

（五）骨稳定术

该手术不同于骰骨固定术 78.46，主导词"稳定术"—髌骨 81.44。

（六）截骨术

该手术与用于移植的骨切除编码不同（称为取骨术），编码 77.70—77.79。

例：腓骨截骨术(77.27)

主导词：骨切开

　　—腓骨

　　　—楔形

（七）植骨术

该手术与骨填充物植入不同。

主导词"植入"—骨填充物 84.55。

例：骨移植术(78.00)

主导词：移植术

　　—骨

(八) 骨折复位术

骨折复位术分为闭合性复位术和开放性复位术。

例:胫骨闭合性骨折伴内固定(79.16)

主导词:复位术

  —骨折

  ——胫骨(闭合性)

  ———伴内固定

(九) 骨折单纯外固定(不伴复位术)

例:骨折外部夹板(牵引、石膏管)固定(NEC 93.44、NEC 93.53)

主导词:固定

  —骨

  —外部,不伴复位

  ——夹板

  ——牵引

  —石膏管型固定

(十) 假肢装置的植入或安装

这个操作是特殊情况,应归类到第十八章(其他诊断性和治疗性操作),现在归类在本章。假肢装置的植入或安装的主导词"植入"—关节(假体)—肢 84.40 或"插入"—假体装置——肢 84.40。

十八、体被系统手术(85—86)

体被系统是指乳房、皮肤和皮肤的附属结构(如指甲、男性会阴等),其中皮肤和皮下组织包括男性会阴、指甲等,不包括肛门、乳房、耳、眼睑、女性会阴、外阴、唇、鼻、阴囊、阴茎等。

(一) 单双侧手术

诊断性操作疾病分类编码不分单侧和双侧,手术分类编码分单侧和双侧,如单侧乳房切除术 85.41 和双侧乳房切除术 85.42 的编码不同。

(二) 乳房切除手术

在编码中,乳房的切除术按病损切除术、部分切除、全部切除、根治性切除和扩大根治性切除排序。

(三) 游离皮肤移植

游离皮肤移植 86.6 具有部位和类型双轴心分类。部位轴心是手、其他部位、毛发移植术 86.60—86.63(主要编码),类型轴心是异体、同种、人造皮肤(指移植物)移植术 86.65—86.67(次要编码)。在两个轴心分类中,以编码小的为主要编码。

例:手前臂全厚皮片移植(86.63)

主导词:移植物

  —皮肤

　　——特指部位

　　——全层

这是双轴心分类,有两个编码,其中 86.61 为主要编码,86.69 为次要编码。

十九、其他诊断性和治疗性操作(87—99)

(一) 诊断性操作

诊断性操作指各种诊断性检查(如放射性检查、标本检查等),不包括开放性或闭合性活组织检查(如颅骨活组织检查 01.15)、对器官的手术诊断性检查(如肾盂 X 线透视检查 55.22),以上不包括的操作被分类于各解剖系统手术章节。

(二) 粘连屏障物

抗粘连屏障分为液体屏障和固体屏障两类。粘连屏障物 99.77 指含有肝素等液体屏障物,主导词"使用"—粘屏障物(屏障物粘连)。

(三) 热像图

热像图即红外线照相术,如脑红外线照相术 88.81,主导词"热像图术"。

例:磁共振影像(NEC 88.97)

主导词:影像

　　　—磁共振

(四) 会诊 NOS 89.09

(五) 核医学

1. 核素用于治疗甲状腺功能亢进、恶性肿瘤骨转移等疾病。

例 1:核素疗法(NEC 92.23)

主导词:疗法

　　　—放射性核素

例 2:核素扫描(92.14)

主导词:扫描

　　　—放射性核素

　　　——影

2. 测定器官功能的检查,如骨密度检查 88.98 等。

第五节　肿瘤疾病分类编码

一、ICD-O 的概念及意义

　　ICD-O 是国际疾病分类肿瘤学专辑的缩写,国际疾病分类肿瘤学专辑第三版(International Classification of Disease for Oncology third edition, ICD-O-3),是一个"解剖学部位+形态学"双重分类和编码的系统,可以为所有肿瘤提供解剖学、组织形态学、动态表现(如恶性、良性、原位、行为不明的或转移的)及组织学分级与分化程度的编码系统。

目前,ICD-O-3 在全世界范围内被用来对病理学报告的肿瘤解剖学部位和组织形态学进行编码,供肿瘤或癌症进行登记及统计。在我国,很多省市为规范疾病编码、肿瘤登记、随访及科研,规定对肿瘤疾病使用 ICD-O-3 编码和统计管理。

2020 年中国保险行业协会与中国医师协会联合发布《重大疾病保险的疾病定义使用规范(2020 年修订版)》,其中规定:"恶性肿瘤——重度"指恶性细胞不受控制地进行性增长和扩散,浸润和破坏周围正常组织,可以经血管、淋巴管和体腔扩散转移到身体其他部位,病灶经组织病理学检查(涵盖骨髓病理学检查)结果明确诊断,临床诊断属于世界卫生组织(WHO, World Health Organization)《疾病和有关健康问题的国际统计分类》第十次修订版(ICD-10)的恶性肿瘤类别及《国际疾病分类肿瘤学专辑》第三版(ICD-O-3)的肿瘤形态学编码属于 3、6、9(恶性肿瘤)范畴的疾病。与前版重疾定义相比,《2020 版重疾定义》中引入了新的认定标准——《国际疾病分类肿瘤学专辑》第三版(ICD-O-3),且如出现 ICD-10 与 ICD-O-3 不一致的情况,以 ICD-O-3 为准。

二、肿瘤疾病分类编码的发展史

在对肿瘤命名和编码的早期(20 世纪 50 到 60 年代),疾病分类的主要系统是由世界卫生组织(WHO)出版的 ICD 系列。后来为了病案的存储和检索,ICD 被用于病案诊断的编码和列表,而 ICD 的第二章总是指定为对肿瘤的分类。

对肿瘤形态学的第一本编码手册是由美国癌症学会(ACS)于 1951 年出版的名为肿瘤命名及编码手册(MOTNAC),其中由两位数字的肿瘤形态学编码和一个表示肿瘤动态的第三位数字共同组成。这个编码是世界卫生组织在 1956 年推荐的对肿瘤形态学统计编码的基础。

1968 年,国际癌症研究机构(IARC)应世界卫生组织的要求,与世界卫生组织的癌症和 ICD 部门以及各国的机构共同磋商,建议使用 1968 年版的肿瘤命名及编码手册作为形态学(组织学)部分的基础:肿瘤命名及编码手册的形态学部分是基于 1965 年由美国病理学家学院出版的病理学系统命名法中的肿瘤部分。肿瘤命名及编码手册被广泛接受并被翻译成多种语言。

ICD-9 工作组也提出建议,为了实施计划中的治疗和开展研究工作,只了解肿瘤的部位或解剖学知识是不够的,要求对肿瘤的形态学进行记录与编码。例如,不同组织学类型的肿瘤,其发病率和生存率也会不同。工作组进一步提出编写 ICD 专科适用本的建议,指定国际疾病分类肿瘤学专辑作为肿瘤命名及编码手册的后续出版物供专家使用,以满足他们对肿瘤组织学分类更精细的要求。这个建议在 1971 年被世界卫生组织召集的疾病分类研究小组认可。

1976 年,世界卫生组织出版了国际疾病分类肿瘤学专辑第一版(ICD-O-1),它具有一个基于 ICD-9 恶性肿瘤标题的解剖部分和在肿瘤命名及编码手册形态学一位数字扩展编码基础上的形态学部分。美国病理学家学院采用 ICD-O 的形态学对病理学系统命名法进行修订并称为医学系统命名法(SNOMED)。

世界卫生组织于 1990 年出版国际疾病分类肿瘤学专辑第二版(ICD-O-2),是由世界卫生组织和国际癌症研究机构的工作组共同研制的,由康斯坦丝·珀西、瓦莱丽·范·霍尔滕和卡卢姆·缪尔编辑,供癌症登记处、病理学和其他肿瘤专科使用。它是一个对解剖部位和形态学进行双重分类和编码的系统。

2000年,国际疾病分类肿瘤学专辑第三版(ICD-O-3)对肿瘤,尤其是淋巴瘤和白血病的形态学编码进行修订。ICD-O-3于2019年5月份更新到了第二版(ICD-O-3.2)。

三、ICD-O-3的编码结构和格式

ICD-O-3是一个既有解剖部位又有形态学编码系统的双重分类。解剖部位编码描述肿瘤的原发部位,并使用与ICD-10恶性肿瘤相同的三位数和四位数类目(C00—C80);这就比ICD-10在对非恶性肿瘤可能给予的部位编码具有更大的特异性。形态学编码描述肿瘤的细胞类型和它的生物学活性,换言之,即肿瘤本身的特性。

ICD-O-3由五个主要部分组成。

Ⅰ.对解剖学和形态学的编码指导,它包括使用说明和对完成肿瘤(癌症)登记及病理学实验室报告的规则。

Ⅱ.解剖部位—数码表

Ⅲ.形态学—数码表

Ⅳ.字母索引

Ⅴ.第二版和第三版之间形态学编码的区别,这部分由一个现在认为是恶性的术语表、一个全新的形态学编码数码表和一个全部术语和加入现有编码定义的同义词表所组成。

ICD-O-3解剖学部位编码和形态学编码,见图9-2。

C	—	—	.	—	M	—	—	—	—	/	—	—
C	—	—	.	—	M	—	—	—	—	/	—	—
I	①	②	.	③	Ⅱ	—	①	②	③	④	/	⑤	⑥

图9-2　ICD-O-3的编码结构

图中Ⅰ部分:ICD-O-3解剖部位编码

Ⅱ部分:ICD-O-3形态学编码

①～④为ICD-O-3组织学编码

⑤为ICD-O-3动态编码(行为学编码)

⑥为ICD-O-3组织学等级和分化程度编码

1.解剖部位编码

ICD-O-3的解剖学部位编码描述肿瘤的原发部位,与ICD-10第二章肿瘤编码存在部分重合,也有部分不一致。C开头的是解剖部位编码,这里需要注意,在ICD-10中编码为C开头的代表恶性肿瘤,但ICD-O-3中C仅代表体位编码的开头,不代表良恶性。解剖编码举例见图9-3,ICD-O-3解剖学编码类目表见图9-4。

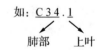

如: C34.1

肺部　　上叶

图9-3　解剖编码

• C00—C14　唇、口腔和咽部	• C50　乳房
• C15—C26　消化器官	• C51—C58　女性生殖器官
• C30—C39　呼吸系统和胸腔内器官	• C60—C63　男性生殖器官
• C40—C41　骨、关节和关节软骨	• C64—C68　泌尿道
• C42　造血和网状内皮系统	• C69—C72　眼、脑和中枢神经系统的其他部位
• C44　皮肤	• C73—C75　甲状腺和其他内分泌腺
• C47　周围神经和自主神经系统	• C76　其他和不明确部位
• C48　腹膜后和腹膜	• C77　淋巴结
• C49　结缔组织、皮下组织和其他软组织	• C80　原发部位未知

图 9-4　ICD-O-3 解剖学编码类目表

2. 形态学编码

ICD-O-3 的形态学编码描述了肿瘤的细胞类型和生物活性。形态学编码以 M（morphology，形态学）开头，其后为六位数，前四位是组织学编码，第五位是动态（也就是肿瘤性质），第六位是组织学分级或分化程度。编码示例如图 9-5。

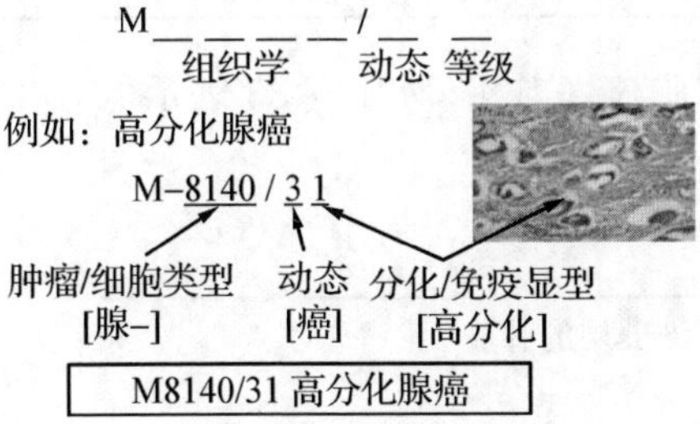

$$M\underline{\quad}\underline{\quad}\underline{\quad}\underline{\quad}/\underline{\quad}\underline{\quad}$$
组织学　动态 等级

例如：高分化腺癌

M-8140 / 3 1

肿瘤/细胞类型　动态　分化/免疫显型
[腺-]　　　　[癌]　[高分化]

M8140/31 高分化腺癌

图 9-5　形态学编码

（1）形态学编码的第五位数代表肿瘤的动态

编码中"/"后第一位数字代表了肿瘤的动态，即肿瘤的良恶性程度。病理学家根据观察来确定肿瘤的动态。一个肿瘤可以在一个位置没有潜在扩散地生长，即为良性（/0）；可以是恶性但仅在一个位置生长，局限于上皮内或非侵袭性，即原位癌（/2）；可以侵袭周围组织，我们经常讲的浸润突破基底膜生长，即为恶性肿瘤（/3）；甚至为从一个部位转移散布至另一部位生长，即恶性转移肿瘤（/6）。多数癌症登记处只收集恶性和原位肿瘤，即动态编码/3 或/2。动态编码/6，恶性，转移性部位，以及/9，恶性，原发或继发部位不确定，通常不被癌症登记处所用。动态编码数字代表的含义如表 9-7。

表 9-7　形态学编码第五位数含义

第五位数	术语
/0	良性
/1	良、恶性未确定（交界恶性、潜在低度恶性、潜在恶性未确定）
/2	原位癌（上皮内的、非浸润性、非侵袭性）
/3	恶性，原发部位
/6	恶性，转移部位（恶性，继发部位）
/9*	恶性，原发部位或转移部位未确定

（2）形态学编码的第六位数代表组织学等级或分化程度

等级或分化程度编码共 1 位数字，用以描述肿瘤的等级或分化程度，用 1、2、3、4、5、6、7、8、9 表示，具体意义如表 9-8。

表 9 - 8 形态学编码第六位数含义

编码	意义
1	Ⅰ级:高分化或已分化 NOS
2	Ⅱ级:中分化或已中等分化
3	Ⅲ级:低分化
4	Ⅳ级:未分化或间变
5	T 细胞
6	B 细胞/前 B 细胞/B 前体细胞(仅用淋巴瘤白血病)
7	无标记淋巴细胞或非 T/非 B 细胞(M9590-M9989)
8	NK 细胞
9	等级或分化程度未确定,未指出或不适用的

例如:C15.9,M8070/32 表示中分化食管鳞状细胞癌;C16.0,M8140/33 表示低分化胃贲门腺癌。

(2) 形态学编码类目表(见图 9 - 6)

- 800　肿瘤,NOS
- 801—804　上皮肿瘤,NOS
- 805—808　鳞状细胞肿瘤
- 809—811　基底细胞肿瘤
- 812—813　移行细胞乳头状瘤和癌
- 814—838　腺瘤和腺癌
- 839—842　附件和皮肤附属器肿瘤
- 843　黏液表皮样肿瘤
- 844—849　囊性、黏液性和浆液性肿瘤
- 850—854　导管性、小叶性和髓样肿瘤
- 855　腺泡细胞肿瘤
- 856—857　复合上皮性肿瘤
- 858　胸腺上皮肿瘤
- 859—867　特殊的性腺肿瘤
- 868—871　副神经节瘤和血管球瘤
- 872—879　痣和黑色素瘤
- 880—　软组织瘤和肉瘤,NOS
- 881—883　纤维瘤性肿瘤
- 884　黏液瘤性肿瘤
- 885—888　脂肪瘤性肿瘤
- 889—892　肌瘤性肿瘤
- 893—899　复合的混合性和间质性肿瘤
- 900—903　纤维上皮性肿瘤
- 904　滑膜样肿瘤
- 905　间皮肿瘤
- 906—909　生殖细胞肿瘤
- 910　滋养层的肿瘤
- 911　中肾瘤
- 912—916　血管肿瘤
- 917　淋巴管肿瘤
- 918—924　骨和软骨肿瘤
- 925　巨细胞肿瘤
- 926　其他骨肿瘤
- 927—934　牙源性肿瘤
- 935—937　其他肿瘤
- 938—948　神经胶质瘤
- 949—952　神经上皮性肿瘤
- 953　脑(脊)膜瘤
- 954—957　神经鞘瘤
- 958　颗粒细胞肿瘤和软组织腺泡状肉瘤
- 959—972　霍奇金和非霍奇金淋巴瘤
- 973　浆细胞肿瘤
- 974　肥大细胞肿瘤
- 975　组织细胞和附属淋巴样细胞肿瘤
- 976　免疫增生性疾病
- 980—994　白血病
- 995—996　慢性骨髓增生性疾患
- 997　其他血液性疾患
- 998　骨髓增生异常综合征

图 9 - 6 形态学编码类目表

3. "NOS"(其他未特指)的含义及使用

在解剖学和形态学术语后面大写的"NOS"与一个附加的修饰词或短语一起出现在 ICD-O 的各处。在字母索引中,"NOS"被首先列出,后面是修饰词的字母列表。当以下情况时,对后面跟有"NOS"的术语使用编码:1. 一个解剖学或形态学术语未被修饰;2. 一个解剖学或形态学术语具有一个未出现在他处的形容词;3. 一个术语被用于一种普通情况。例如:图 9-7 显示在字母索引中"腺癌,NOS"后面跟着长长的形容词描述符列表,每个都有自己特定的编码。

M8140/3	NOS
M-6140/6	NOS,转移性
M8280/3	嗜酸细胞
M-8550/3	腺泡
M-8550/3	腺泡细胞
M-8370/3	肾上腺皮质
M-8251/3	肺泡
M-8244/3	和类癌混合性

图 9-7　腺癌(另见癌)

四、肿瘤疾病分类编码的规则

1. 规则 A:解剖学区域和不明确部位

如果诊断中未特指起源的组织,则编码到按照字母索引对每个不明确部位建议首选的"NOS"类目所对应的适当组织。

例如:"臂,NOS":意指没有更具体说明原发部位者,应编码到 C76.4。而臂的癌瘤、黑色素瘤和痣则应被编码到 C44.6,(臂的皮肤),而非 C76.4(臂, NOS)。同样,肉瘤和脂肪瘤被编码到 C49.1,用于臂的各种软组织的解剖学编码。"臂骨"的编码是 C40.0,指明它是"上肢的长骨、肩胛骨和相关的关节"。

2. 规则 B:前缀

如果解剖部位被前缀如"周围"、"旁"或在 ICD-O 中未特指的类似的词所修饰的话,则编码到适当的不明确的亚目 C76(部位不明),除非肿瘤的分型指出其起源于一个特定的组织。详情见图 9-8。

• C76.0	头、面和颈,NOS
• C76.1	胸,NOS
• C76.2	腹,NOS
• C76.3	骨盆,NOS
• C76.4	上肢,NOS
• C76.5	下肢,NOS
• C76.7	其他不明确的部位

图 9-8　C76 其他和不明确部位的肿瘤

这样的前缀表明这个解剖学部位是不明确的。这条规则同样可应用于对其他不精确名称，如在一个具体解剖学部位的"范围"或"区域"内。

3. 规则 C：超过一个解剖学类目或亚目

当一个肿瘤交搭跨越两个或更多的类目或亚目而且其起源处不能被确定时，则使用亚目".8"。

除外：1. 起源处确定：舌尖癌扩展并累及腹面—C02.1 舌尖；2. ICD 指定了编码：食管和胃的癌—C16.0（贲门癌）；3. 部位不相邻

肿瘤交搭跨越的编码原则交搭跨越发生在：

（1）同一三位数内则编码到该三位数的.8；

（2）同一系统或同类疾病不同三位数内则编码到该系统或该类疾病的部位未特指三位数的.8（见图 9-9）。例如：胰头癌编码 C25.0，胰体癌编码 C25.1，"胰头胰体癌"应编码C25.8（交搭跨越）。

• C02.8　舌交搭跨越的损害	• C41.8　骨关节和关节软骨交搭跨越的损害
• C08.8　大涎腺交搭跨越的损害	• C49.8　结缔组织、皮下组织和其他软组织交搭跨越的损害
• C14.8　唇、口腔和咽交搭跨越的损害	
• C21.8　直肠、肛门和肛管交搭跨越的损害	• C57.8　女性生殖器官交搭跨越的损害
• C24.8　胆道交搭跨越的损害	• C63.8　男性生殖器官交搭跨越的损害
• C26.8　消化系统交搭跨越的损害	• C68.8　泌尿器官交搭跨越的损害
• C39.8　呼吸系统和胸腔内器官交搭跨越的损害	• C72.8　脑和中枢神经系统交搭跨越的损害

图 9-9　身体各系统交搭跨越的亚目

注意：这里所说的交搭跨越其实只有"交搭"没有"跨越"的含义。

4. 规则 D：淋巴瘤的解剖学编码

如果一个淋巴瘤涉及多个淋巴结区域，则编码到 C77.8（多个部位的淋巴结）。把结外淋巴瘤编码到起源的部位，该部位可能不是活组织检查的部位。如果没有指出淋巴瘤的部位，则编码到 C77.9（未特指的淋巴结）。

淋巴瘤主要发生在淋巴结或淋巴组织，如扁桃体、脾、瓦尔代尔环、小肠的派伊尔淋巴集结或胸腺；这些都称为"结性"淋巴瘤。结外或淋巴外：发生在具体部位的淋巴瘤。当提及结性或结外淋巴瘤时，重要的是去识别肿瘤的原发部位，原发部位可能不是活组织检查的部位或播散、转移的部位。例如：如果原发部位是特指的淋巴结，则编码到特指的淋巴结的编码；反之，用"未特指的淋巴结（C77.9）"。如果原发部位不是淋巴结，适当的编码是"原发部位未知（C80.9）"。

5. 规则 E：白血病的解剖学编码

除了髓样肉瘤（M9930/3）以外，把所有的白血病编码到 C42.1（骨髓）。髓样肉瘤是在一个器官或组织中的白血病性沉淀，而且应编码到起源的部位。

6. 规则 F：形态学的动态编码

即使确切的术语未列在 ICD-O 中，也要使用适当的第五位数动态编码。

这里所指定的动态编码是指大多数病理学家认为这是通常的动态。如果病理学家不同意指定的 ICD-O 编码或就某个具体案例有不同意见，可以改变动态编码。例如，在

ICD-O 中的乳头(乳房)佩吉特病是恶性的。最近一些病理学家认为由于不存在可论证的肿瘤,它应被看作是"原位"的。

7. 规则 G:等级或分化程度编码

对诊断状态中描述的情况指定最高等级或分化程度的编码。当诊断指出两个不同的等级或分化程度,应使用较高的号码作为等级编码。如"中分化鳞状细胞癌伴有低分化区"应给予较高的等级编码"3",即 M8070/33。

8. 规则 H:与部位相关的形态学术语

如果在诊断中未指出解剖学部位时,则使用提供的解剖学编码。如果已知肿瘤发生在另一个部位,则对这个解剖学编码可以不予理睬。在肿瘤形态学术语后面的括号内列出了适当的具体部位的编码,这些肿瘤通常发生在同一个部位或组织,例如"视网膜母细胞瘤"(C69.2 视网膜)。如果在诊断中未指出部位,则使用建议的编码。

9. 规则 J:复合性形态学诊断

在一个复合性术语中,如果术语未在 ICD-O 中列出,则可以改变词根的次序。不是所有的复合性词都被列出。例如"黏液纤维肉瘤"没有在 ICD-O 中列出,但"纤维黏液肉瘤"被列出。如果第一个词根没有找到,可以查找词根各种不同的排列。

10. 规则 K:多个形态学术语的编码

当没有单一的编码可以包括所有诊断术语时,如果单一肿瘤的诊断包括了具有不同编码号的两个修饰性形容词,则使用在数值上更高的编码号。

例如:"移行细胞上皮样癌"该诊断中包括了两种细胞类型。其中:

(1) 移行细胞癌,编码到 M8120/3。

(2) 上皮样癌,则编码到 M8070/3,当没有单一编码能够包括全部诊断性成分时,编码者应使用数码较高的编码号,在本例是 M8120/3,因为通常它更特异。

上述 ICD-O-3 主要编码规则详见表 9 - 9。

表 9 - 9　肿瘤疾病分类编码的规则

规则	题目	主要内容
A	解剖学区域和不明确部位	按照索引查找"NOS"类目所对应的适当组织
B	前缀	编码到适当的不明确的亚目 C76
C	超过一个解剖学类目或亚目	肿瘤发生交搭跨越,则使用亚目".8"
D	淋巴瘤的解剖学编码	编码到 C77.8(多部位)或 C77.9(淋巴结,NOS)
E	白血病的解剖学编码	编码到 C42.1(骨髓)
F	动态编码	使用适当的第五位数动态编码
G	等级或分化程度	指定最高等级或分化程度的编码
H	与部位相关的形态学	使用提供的解剖学编码
J	复合性形态学诊断	复合性术语可以改变词根的次序
K	多个形态学术语的编码	使用在数值上更高的编码号

五、ICD-O-3 与 ICD-10 的区别与联系

ICD-10 为临床所有疾病提供分类和编码,而 ICD-O-3 是专门针对肿瘤的编码系统,一个既有解剖部位又有形态学码系统的双轴心分类。在 ICD-O-3 和 ICD-10 的结构之间存在本质的差别。ICD-10 第一卷的第二章(肿瘤)其解剖部位编码通过指定它到一个特定的可以识别每一个动态类型的编码范围而描述了肿瘤的动态(恶性、良性、原位,或者恶性或良性未肯定)。ICD-10 与 ICD-O-3 在编码结构上的主要区别详见表 9-10。因此,在 ICD-10 中,要描述所有的肺部肿瘤需要用到五个不同的四位数条目。在 ICD 中很少对组织学类型加以识别。例如,在 ICD 中无法区别肺的腺癌和肺的鳞状细胞癌,两者都编码到 C34.9。

表 9-10 ICD-10 与 ICD-O-3 在编码结构上的主要区别

特征	ICD-10	ICD-O-3
轴心	单轴心分类	双轴心分类
主要编码	解剖学部位(C00-D48)可以区分肿瘤的动态,如:恶性(原发、继发),原位,良性,动态未定或未知	1. 解剖学部位(C00-C80.9)不能区分肿瘤的动态 2. ICD-O-3 形态学编码(M800-M998)
辅助编码	ICD-O-2 形态学编码	第六位数等级码

(一) ICD-10 特有的编码

1. C00—C97 恶性肿瘤中的下列编码,详见图 9-10。

```
C43         皮肤恶性黑色素瘤
C45         间皮瘤
C46         卡波西肉瘤
C78—C79 继发性恶性肿瘤
C81—C96 淋巴、造血和有关组织
C97         独立多部位原发恶性肿瘤
```

图 9-10 C00—C97 恶性肿瘤编码

2. D00-D48 非恶性肿瘤的全部编码。

(二) ICD-O-3 的专用编码

在 ICD-10,类目 C77 是用于淋巴结的继发性和未特指恶性肿瘤。而在 ICD-O-3 中 C77 用于淋巴结的解剖部位编码。lCD-10 中恶性淋巴瘤的大多数(C81—C85)就被编码到了 ICD-O 的解剖部位编码 C77 中。在 ICD-10 中 C42 是空类目,但是在 ICD-O-3 中它被用来指定为造血和网状内皮系统的一些解剖部位。这个类目主要用于 ICD-10 中分类于 C90—C95 中的大多数白血病和有关情况的解剖部位。ICD-O-3 中 C42 的亚目详见图 9-11。这个类目主要用于 ICD-10 中分类于 C90—C95 中的大多数白血病和有关情况的解剖部位。

```
C42     造血和网状内皮系统的肿瘤
C42.0   血液
C42.1   骨髓
C42.2   脾
C42.3   网状内皮系统,NOS
C42.4   造血系统,NOS
```

图 9-11   ICD-O-3 中 C42 造血和网状内皮系统的肿瘤

第六节   中医分类编码

中医临床诊疗使用的中医分类编码主要有《中医病证分类与代码》和《中医临床诊疗术语》。《中医病证分类与代码》首次发布于 1995 年 7 月 25 日,国家技术监督局以技监国标函(1995)154 号文批准其为国家标准,编号为 GB/T 15657—1995,并于 1996 年 1 月 1 日起在全国实施。《中医临床诊疗术语》首次发布于 1997 年 3 月 4 日,国家技术监督局以技监国标函(1997)14 号文批准其为国国家标准,该标准由三部分组成,《中医临床诊疗术语 疾病部分》(GB/T 16751.1—1997)、《中医临床诊疗术语 证候部分》(GB/T 16751.2—1997)、《中医临床诊疗术语 治法部分》(GB/T 16751.3—1997),并于 1997 年 10 月 1 日起在全国实施。

2021 年 10 月—2023 年 3 月,国家市场监督管理总局和国家标准化管理委员会陆续发布了新版的《中医病证分类与代码》(GB/T 15657—2021)、《中医临床诊疗术语 第 1 部分:疾病》(GB/T 16751.1—2023)、《中医临床诊疗术语 第 2 部分:证候》(GB/T 16751.2—2021)、《中医临床诊疗术语 第 3 部分:治法》(GB/T 16751.3—2023)国家标准,之前相应的版本随即废止。

新版《中医病证分类与代码》和《中医临床诊疗术语》标准两者在分类与术语方面一致,前者主要是分类与代码,后者为前者收录的术语提供定义解释。本文主要介绍 2021 版《中医病证分类与代码》。

2020 年 11 月 23 日,国家卫生健康委员会和国家中医药管理局联合印发关于《中医病证分类与代码》和《中医临床诊疗术语》的通知(国中医药医政发〔2020〕3 号),公布了《中医病证分类与代码》(修订版)、《中医临床诊疗术语 第 1 部分:疾病》(修订版)、《中医临床诊疗术语 第 2 部分:证候》(修订版)、《中医临床诊疗术语 第 3 部分:治法》(修订版)4 项标准,通知要求:"自 2021 年 1 月 1 日起,各级中医医疗机构、非中医医疗机构的中医临床科室及基层提供中医药服务为主的医师,应当按照新修订的《中医病证分类与代码》《中医临床诊疗术语》等规范中医病案首页填报及中医病历书写。"

2021 年 10 月 11 日,国家市场监督管理总局和国家标准化管理委员会正式发布了新版《中医病证分类与代码》(GB/T 15657—2021)代替 GB/T 15657—1995。该标准的牵头单位为上海中医药大学,主要起草人为:严世芸、朱邦贤、李德新、周强、朱伟常、李灿东、李照国、朱建平、桑珍、罗颂平、阎小萍、刁庆春、陈小宁、段俊国、竺丽明、周崇仁、程磐基、包来发、窦丹波、苏励、李明等。

2021年11月28日，国家医疗保障局和国家中医药管理局联合发布"国家医疗保障局办公室 国家中医药管理局办公室关于做好医保版中医病证分类与代码更新工作的通知"（医保办函〔2021〕19号），通知要求："国家医疗保障局决定按照《中医病证分类与代码》(GB/T 15657—2021)对医保疾病诊断和手术操作分类与代码中的中医病证分类与代码进行更新，定于2022年1月1日起开始使用。"

2021版《中医病证分类与代码》主要包括中医疾病、证候、治法三部的内容，本文从使用范围、编制原则、分类与代码等方面介绍2021版《中医病证分类与代码》的内容。

一、使用范围

2021版《中医病证分类与代码》完善了中医疾病、中医证候相关的术语和分类体系，并在附录中新增了中医治法相关的术语和分类体系。该标准适用于中医医疗、卫生统计、中医病案管理、中医临床医疗质量评定、科研、教学、出版及国内外学术交流等领域。

二、编制原则

（一）中医病证法分类

中医的临床诊断，要求在明确疾病诊断后，需进一步辨析患者的病机属性（包括邪正盛衰、阴阳失调等）以确定证候诊断，再根据中医病证诊断确定其治则、治法或疗法，以指导临床治疗。中医的辨病、辨证、治法是其诊断和指导临床治疗密不可分的三个重要组成部分。

2021版《中医病证分类与代码》规定，按照中医理论及病证类属关系对疾病名和证候名术语分别予以分类，并首次在规范性附录A中新增"中医治法名术语与分类代码表"。

（1）中医疾病分类原则

2021版《中医病证分类与代码》遵从中医学术理论本体，满足中医临床诊断需求，参考国际医学术语标准的发展趋势，对中医疾病名术语进行分类和编制。

（2）中医疾病类目

2021版《中医病证分类与代码》规定，将中医疾病名术语分为外感病类术语、寄生虫病类术语、中毒与意外伤害病类术语、脏腑病及相关病类术语、情志病类术语、气血津液病类术语、头身形体病类术语、皮肤黏膜病类术语、生殖病类术语、小儿相关病类术语、眼病类术语、耳病类术语、鼻病类术语、咽喉病类术语、口齿病类术语、瘤癌病类术语、临时诊断用术语17个大类，根据术语类属关系归入类目及系统。

（3）中医证候分类原则

2021版《中医病证分类与代码》遵从中医学术理论本体，满足中医临床诊断需求，参考国际医学术语标准的发展趋势，对中医证候名术语进行分类和编制。

（4）中医证候类目

2021版《中医病证分类与代码》规定，将中医证候名术语分为八纲证候类术语、病因证候类术语、气血阴阳精髓津液证候类术语、脏腑官窍证候类术语、经络证候类术语、六经证候类术语、三焦证候类术语、卫气营血证候类术语、其他证候类术语（指无法归入上述各类的证候术语)、期度类术语 10 个大类,根据术语类属关系归入类目及系统。

(5)中医治法分类原则

2021 版《中医病证分类与代码》遵从中医学术理论本体,满足中医临床诊断需求,参考国际医学术语标准的发展趋势,在规范性附录 A 中新增"中医治法名术语与分类代码表",对中医治法名术语进行分类和编制。

(6)中医治法类目

2021 版《中医病证分类与代码》规定,将中医治法名术语分为治则类术语、治法类术语、疗法类术语 3 个大类,根据术语类属关系归入类目及系统。

(二)编码原则及编码

(1)编码原则

2021 版《中医病证分类与代码》编码原则是依据中医病证名术语的类属关系进行分类和分层次的混合编码结构。将病证名术语按照中医学术本体及其类目隶属关系形成大类,再分门别类,形成若干类目、子类、细类,直至术语名,以确立每个病证名术语的类属关系。

(2)术语编码

以"A"代表疾病名术语的标识符,以"B"代表证候名术语的标识符,以"C"代表治法名术语的标识符(治法名术语分类与代码遵照附录 A 的规定,治法名术语来源于《GB/T 16751.3 中医临床诊疗术语　第 3 部分:治法》),以"."表示分类层级,再加序号来给具体的术语条目编码;"."两边的病证名术语是上下层关系,两"."之间的病证名术语是并列关系,编码末尾带"."的病证名术语表示一个术语类,编码末尾带"."的病证名表示该术语具有类目属性,2021 版《中医病证分类与代码》中具有类目属性的术语一般不宜用于临床诊断。

(三)编码结构说明

2021 版《中医病证分类与代码》类目按学术体系分类排列,其下位术语按概念等级关系排列;同级术语按数字顺序排列。

示例 1(见图 9 - 12):

"暑脱"的编码是"A01.01.02.03.01",其中"A"表示它是中医疾病概念属性,4 个"."表示它是该疾病术语范畴内疾病分类四个层级下的疾病名术语,4 个分类层级从大到小(即从左至右)依次是:外感病类术语(A01.)、外感时令类病(A01.01.)、暑病(A01.01.02.)、中暑(A01.01.02.03),它是在"中暑"疾病分类中序号为 01 的疾病名术语。

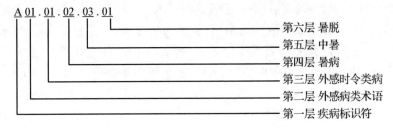

图 9 - 12　编码结构分层示例　暑脱

示例 2(见图 9 – 13):

"余湿未尽证"的编码是"B02.01.01.03.01.02",其中"B"表示它是中医证候概念属性,5 个"."表示它是该证候术语范畴内证候分类五个层级下的证候名术语,5 个分类层级从大到小(即从左至右)依次是:病因证候类术语(B02.)、邪证类(B02.01.)、正邪相搏证(B02.01.01.)、正虚邪衰证(B02.01.01.03.)、余邪未尽证(B02.01.01.03.01.),它是在"余邪未尽证"证候分类中序号为 02 的证候名术语(图 9 – 13)。

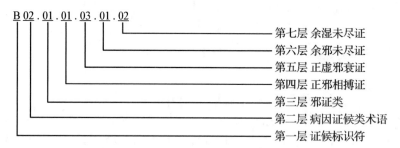

B 02 . 01 . 01 . 03 . 01 . 02

第七层 余湿未尽证
第六层 余邪未尽证
第五层 正虚邪衰证
第四层 正邪相搏证
第三层 邪证类
第二层 病因证候类术语
第一层 证候标识符

图 9 – 13　编码结构分层示例　余湿未尽证

三、分类与代码

2021 版《中医病证分类与代码》的分类与代码主要包括 4 部分"中医疾病名标识符、术语类目名称和代码表"、"中医疾病名术语与分类代码表"、"中医证候名标识符、术语类目名称和代码表"、"中医证候名术语与分类代码表"。其中,治法部分的分类与代码在"附录 A"中,为"中医治法名术语与分类代码表"。

(一)中医疾病的分类体系和代码表

2021 版《中医病证分类与代码》和 2023 版《中医临床诊疗术语 第 1 部分:疾病》均收录了 1369 条疾病名术语,两者在中医疾病分类与术语方面完全相同,相互对应。

(1)中医疾病的分类体系

2021 版《中医病证分类与代码》放弃了 1995 版按照临床学科的分类方式,将 1995 版的疾病名术语二级分类与 1997 版的《中医临床诊疗术语 疾病部分》的传染病寄生虫病类、脑系病类、心系病类、肺系病类、脾系病类、肝系病类、肾系病类、男性前阴病类、颈瘿病类乳房病类、疮疡病类、皮肤病类、妇女经带杂病类、胎产及其疾病、新生儿病小儿特发病、眼病类、耳鼻咽喉口齿病类、肛肠病类、躯体痹痿瘤、时行病中毒及其他病类、症状性名称等 20 个大类,重新整合为 2021 版《中医病证分类与代码》的外感病类术语、寄生虫病类术语、中毒与意外伤害病类术语、脏腑病及相关病类术语、情志病类术语、气血津液病类术语、头身形体病类术语、皮肤黏膜病类术语、生殖病类术语、小儿相关病类术语、眼病类术语、耳病类术语、鼻病类术语、咽喉病类术语、口齿病类术语、瘤癌病类术语、临时诊断用术语等 17 个大类,从而形成了以中医病因、病机、病位等为基本要素,既与 WHO ICD-11 疾病分类思想相衔接,又具有中医学术理论支持,与中医临床路径相统一的疾病分类体系。

(2)中医疾病名术语与分类代码

2021 版《中医病证分类与代码》共收录了 1 369 条疾病名术语,新增了暑脱、暑厥、肝热病、湿热病、胎怯、手足口病、小儿哮喘、新感温病、伏气温病等 741 个术语。其中暑脱、暑厥、肝热病、湿热痢等490个术语来自1997版的《中医临床诊疗术语 疾病部分》,其他251个疾病名术语分别来自《中医药学名词》《中医常见病诊疗指南》《中医临床诊疗路径》及新版教材、辞典等工具书。

2021版《中医病证分类与代码》删除了1995版中的"内科病""外科病""妇科病""内科瘤病类""内科癌病类""外科瘤病类""妇科瘤病类"等34个类目词;删除了"外感高热病"和"闭病"2个术语,"闭病"改为"闭证"移入证候部分。同时,2021版《中医病证分类与代码》合并或拆分了1995版部分术语,如"昏迷病"和"神昏病"合并为"昏迷","神昏"作为其可选用词;"产后自汗、盗汗病"拆分为"产后自汗""产后盗汗"2个术语(表9-11)。

表9-11 中医疾病名术语与分类代码表(部分)

术语类目代码	中医疾病名术语与分类
A01.	外感病类术语 外感病
A01.01.	外感时令类病 时令病
A01.01.01	感冒
A01.01.01.01	伤风
A01.01.01.02	时行感冒 时邪感冒
A01.01.02.	暑病
A01.01.02.01	疰夏
A01.01.02.02	冒暑病 冒暑 伤暑
A01.01.02.03	中暑
A01.01.02.03.01	暑脱
A01.01.02.03.02	暑厥 暑闭
A01.01.02.03.03	暑风 暑痉
A01.01.02.04	暑秽病 暑秽

(二)中医证候的分类体系和代码表

2021版《中医病证分类与代码》和2022版《中医临床诊疗术语 第2部分:证候》均收录了2060条证候名术语,两者在证候分类与术语方面完全相同,相互对应。

(1)中医证候的分类体系

2021版《中医病证分类与代码》将1995版的病因证候、阴阳气血津液痰证候、脏腑经络证候、六经证候、卫气营血证候、其他证候6个大类,更改为八纲证候类术语、病因证候类术语、气血阴阳精髓津液证候类术语、脏腑官窍证候类术语、经络证候类术语、六经证候类术语、三焦证候类术语、卫气营血证候类术语、其他证候术语、期度类术语 10 个大类。

（2）中医证候名术语与分类代码

2021 版《中医病证分类与代码》共收录了 2 060 条证候名术语，新增"阴证、阳证、表虚证、实中夹虚证、风邪犯头证、风燥犯表证"等 974 个证候名。其中，表闭水停证、实中夹虚证、风袭表疏证等 394 个证候术语来自 1997 版《中医临床诊疗术语 证候部分》；其他新增的 580 个证候术语，主要来自：《中医内科常见病诊疗指南》，如"风盛挛急证""肝气犯肺证""表寒证"等；《中医药学名词》，如"真虚假实证""内燥证""相火妄动证"等；以及中医外科、妇科、耳鼻喉科、肛肠科、皮肤科等常见病诊疗指南和其他中医标准、教材、辞典等。

2021 版《中医病证分类与代码》删除了 1995 版中疾病类目名称中含有顿号的术语，如"风、湿证类"等；删除了部分"期度型"术语，如"初咳期""成熟期""糜烂型"等；部分临床上不常用的证候术语，如"火毒外泄证""热退阴伤证""太阳下焦滑脱痞证"等；部分证候术语移入"疾病部分"，如"暑厥证""蛔厥证""暑风证""败血冲心证""干痄证""痄积证"等（表9－12）。

表 9－12　中医证候名术语与分类代码表（部分）

术语类目代码	中医证候名术语与分类
B01.	八纲证候类术语
B01.01.	阴证
B01.02.	阳证
B01.03.	表证
B01.03.01	表虚证
B01.03.02	表实证
B01.03.02.01	表闭水停证
B01.04.	里证
B01.04.01	里虚证
B01.04.02	里实证
B01.05.	寒证
B01.05.01	表寒证
B01.05.02	里寒证 内寒证
B01.05.03	表里实寒证 表里俱寒证
B01.05.03.01	表寒里饮证
B01.05.04	真寒假热证 阴盛格阳证
B01.06.	热证
B01.06.01	表热证

（三）中医治法的分类体系和代码表

1. 中医治法的分类体系

2021 版《中医病证分类与代码》首次在规范性附录 A 中新增"中医治法名术语与分类代码表"，将中医治法名术语分为治则类术语、治法类术语、疗法类术语 3 个大类。其中，治法类术语分为解表法、表里双解法、涌吐法、攻下法、和解法、清热法、理气法、理血法、祛湿法、润燥法、补益法、温里法、祛暑法、治风法、祛痰法、开窍法、杀虫法、安神法、消导法、固涩法、治痈疡法、治五官法、其他治法 23 个类别；疗法类术语分为针灸疗法、推拿疗法、外治疗法、饮食疗法、意疗法、杂疗法 6 个类别。

2. 中医治法名术语与分类代码

2021 版《中医病证分类与代码》首次新增了中医治法部分的分类与代码，共收录了 1 168 条治法名术语。该治法术语主要来源于 1997 版的《中医临床诊疗术语 治法部分》，在 1997 版的基础上进行了修订。2021 版《中医病证分类与代码》在 1997 版的《中医临床诊疗术语 治法部分》的基础上，新增了"治法类术语"和"疗法类术语"2 个一级类目词；新增了"治未病""已病防变""未病先防""瘥后防复"等 8 个中医治则名术语；④ 新增了"散寒和营"、"求汗于血"、"急下存阴"等 72 个中医治法名术语；新加了"小针刀疗法"、"牵引疗法"、"拖线疗法"等 14 个中医疗法名术语（表 9 - 13）。

表 9 - 13　中医治法名术语与分类代码表（部分）

术语类目代码	中医治法名术语与分类
C01.	治则类术语
C01.01.	治未病法
C01.01.01	未病先防
C01.01.02	已病防变 既病防变
C01.01.03	瘥后防复
C01.02	急则治标
C01.03	缓则治本
C01.04	标本兼治 标本同治
C01.05	因时制宜
C01.06	因地制宜
C01.07	因人制宜
C01.08	扶正祛邪 扶正达邪
C01.09	扶正固本 扶正培本
C01.10	祛邪扶正 祛邪安正

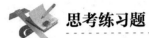 **思考练习题**

1. 详述 ICD-10 中的术语、符号和缩写的含义及用法。
2. 阐释主要诊断选择的规则。

第十章　病案质量管理

学习目标 >>>>>

● 能够结合四级病案质量管理方法开展医疗机构的病案质量控制工作,掌握病案质量评定标准,能够评定甲、乙、丙级病案。

● 具有全程病案质量管理能力,能够对运行病历、终末病案进行质量管理。

● 熟悉病案首页质量管理的规则,并具备病案质量控制能力。

● 了解病案管理应急预案制定程序与报告程序。

病案作为医疗记录的载体,反映了医疗质量和医院管理质量,病案质量管理是医疗质量管理的基础。做好病案质量管理工作首先要树立和坚持系统观,应用先进的管理理论、技术和方法,建立病案质量管理体系。秉持"全生命周期管理"为理念,由终末控制转向前端控制、全程控制,以患者为中心,从病历书写质量到内涵质量监督控制(监控),从而不断提高医疗质量,保障医疗安全。

病案质量控制包括病案(病历)内容质量监控和病案管理质量控制两部分。病案(病历)内容质量监控主要包括书写质量与内涵质量。通过对病案(病历)书写质量进行监督、指导、检查和控制等,从病历格式到内容(如诊疗措施的合理性、及时性等)进行全面监控。病案管理质控是指对病案管理工作各个流程进行质量检查、评估,如《病案管理质量控制指标(2021年版)》包括人力资源配置指标、病历书写时效性指标、重大检查记录符合率、诊疗行为记录符合率、病历归档质量指标5个方面27个指标。

第一节　四级病案质量管理

病案(病历)内容质量监控是医疗中的重大环节,医疗机构的日常工作均通过病案来体现,它有医疗作用,还有研究、教学、管理、医疗付款、医疗纠纷和医疗法律依据等重大作用,为加强病案质量管理,医疗机构必须依据四级病案质量监控系统。

一级病案质量监控系统,是由科主任、主治医师、护士长组成的科室病案质量监控;科主任和科室病案质控员(责任主治医师)负责科内病案质量的一级质控。科内实行逐级检查制度,住院医师或带教老师对实习(进修)医师书写的病案及时进行审查、修正;经治、主治医师、科主任对住院医师书写的病历及时进行审查、修正、签字;科室病案质控员负责对每份住院患者的病历按《病历书写规范》的要求,逐项检查。

二级病案质量监控系统,由医务处(部、科)或下属质控部门组织开展住院病案质量监控。门诊部联合医务处或下属质控部门开展门诊病案质量监控。二级病案质量监控中出现的重大缺陷,医务处(部、科)或下属质控部门需要进一步核实,定期或不定期对医院病案质量进行汇总,并向上级领导进行报告,同时将检查情况及时反馈到临床科室。二级病案质量监控系统中的检查结果可与科室绩效考核、责任医师职务、职称晋升、评奖评优等挂钩,对重大缺陷病案责任人将依相关制度进行处罚。

三级病案质量监控系统,是由病案科质控医师及病案科质控技师组成的终末质量监控;病案科配备专职人员,成立终末质量控制小组,分别对部分出院病案书写质量按《病历书写规范》《住院病案质量评定标准》进行检查,对检查中发现的问题和缺陷,随时通告临床医护人员进行填补和纠正。每月末将检查结果进行汇总,在科主任会议上进行反馈,同时上报分管院领导,并按有关制度进行奖罚,质量缺陷可在一定范围进行公示。

四级病案质量监控系统,是以医疗机构病案管理委员会为核心,由各专业专家组成。监督、指导、检查全院病案质量管理工作,审定各科新医疗文书、病历表单、病历表格等,定期或不定期邀请有关专家抽查各科门诊病历、住院病历、归档病案及医技检验检查报告单质量,负责对乙级、丙级病案作最终评定,对试用期医生进行门诊和住院病案考核。原则上,病案管理委员会,每季度召开一次病案质量监督控制专项例会。

病案质量监控以"全生命周期管理理论"为指导,采取前端控制,以环节质量检查为主、终末检查为辅的方式,重点在于病历书写过程中,上级医师对住院医师的指导和监督。医务处定期加强对运行病历的监管工作,重点检查各项内容书写是否及时、规范,抓好环节质量控制,发现问题及时反馈给科室或个人整改。病案科质控医师(技师)应按照既定的比例对部分或全部归档的病案进行质量分析评分。

第二节　病案质量评定标准

病案质量评定标准,按照国家卫生健康委员会《病历书写基本规范》的要求进行,严格把握客观、真实、准确、及时、完整、规范等要求。

一、门(急)诊病案质量评定标准

(一) 门(急)诊病案质量监控要点

门(急)诊病案监控要点,一般项目填写完整,每页门诊病案记录纸必须有病案号和患者姓名、联系方式;病史采集准确、完整;查体记录具体、确切;确诊及时、正确;三次确诊;处理措施及时、得当;检查、治疗有针对性;维护患者的权利(知情权、隐私权)等。

门(急)诊病案具体内容方面要求如下,凡达不到上述要求之一者属不合格病历。

1. 一般项目:封面应填写姓名、性别、出生年月、民族、婚姻、职业、工作单位或住址、药物过敏史、身份证号等,以及就诊日期(年、月、日,急诊患者应加注时、分)。

2. 初诊病历书写应含有就诊日期、科别。

3. 主诉:患者就诊最主要的原因,包括主要症状(或体征)及持续时间。

4. 病史:现病史重点突出(包括与本次发病有关的既往史、个人史和家族史)。

5. 体检:有一般情况,阳性体征及有助于鉴别诊断的主要阴性体征(专科医院应有针对性检查）。

6. 急诊病历书写就诊时间要求具体到分钟。急危重患者必须有体温、脉搏、呼吸、血压、意识状态、诊断和抢救措施等记录。抢救无效的病例，应有抢救经过记录、死亡日期及时间、死亡诊断等。急诊留观记录需重点记录患者观察期间的病情变化和诊疗措施，记录简明扼要，并注明患者去向。

7. 其他必须做的实验室检查、器械检查或会诊记录。

8. 诊断：有诊断或初步诊断。"待查"则应有进一步检查措施或建议。

9. 处理：应正确、合理、及时。法定传染病应注明疫情报告情况。

10. 复诊病历书写格式同上，还应记载上次诊治后的病情变化和治疗反应，体检着重记录原阳性体征的变化和新的阳性体征，补充的实验室和其他器械检查、诊断或修正诊断。

11. 同一医疗机构内三次门诊（含复诊）不能确诊者应请上级医师或专科会诊，并注明会诊意见。

12. 书写应字迹清楚，易于辨认。

13. 医生签名：应签全名，字迹清楚。

（二）急诊留观病案监控要点

如果患者因为病情较重，需要急诊留观，则产生留观病案，留观病案的质量监控要点如下：留院观察病历必须有初诊病历记录（门、急诊就诊记录）；急诊留院观察必须有病程记录；普通患者急诊留院观察时留院观察病历的病程记录每 24 小时不得少于两次，急、危、重症患者或患者病情发生变化时则应随时记录；留院观察病历 24 小时内应有上级医师查房意见；交接班、转科、转院均应有病程记录；须有患者就诊时间和离开观察室时间，并记录去向；被邀请急会诊的科室医师须有详细的会诊记录，急诊留观医师应有执行记录；留观时间≥48 小时应有病情小结。

二、住院病案质量评估标准

住院病案的质量监控重点包括病案首页、入院记录、病程记录、各项特殊检查及特殊治疗的知情同意书、医嘱单、各种检查报告单和出院/死亡记录等内容。

1. 住院病案质量监控可以依据《质量评定标准》（详细内容见下）进行，每份病案均需对照质量评定标准逐项、全面检查，不得漏项。

2. 质量评定标准一般包括基本规则、病案首页、住院病历、病程记录、知情同意书、出院（死亡记录）和其他等部分，每个部分会包含若干个条款（各个地区可能会有略微调整），每个条款会被赋予一定的扣分标准。如表 10-1 所示。

表 10-1　住院病案质量评定标准

项目	缺陷内容	扣分标准	扣分	扣分理由
基本规则	（1）字迹潦草难以辨认、不能通读；有两处以上重要内容明显涂改；代替、模仿他人签名	重度缺陷		
	（2）病历记录系拷贝行为导致的原则性错误	重度缺陷		
	（3）病历内容（含首页、眉栏）记录有缺陷，填写不完整	1/处		

续　表

项目		缺陷内容	扣分标准	扣分	扣分理由
基本规则		(4) 病历书写欠规范,存在描述不正确、语句不通顺、有错字和漏字、单位符号书写不规范等	1/项		
		(5) 使用无电子签名的计算机电子文档打印病历	重度缺陷		
		(6) 缺入院记录、住院病历,或非执业医师书写入院记录、首次病程记录	重度缺陷		
		(7) 入院记录、住院病历、首次病程记录、手术记录、出院(死亡)记录等重要记录未在规定时间内完成	5/项		
		(8) 其他各项记录未按规定时限完成	2/项		
		(9) 缺应有医嘱及医嘱开立的检验、检查报告单	2/项		
		(10) 缺对诊断治疗有重要价值的检验、检查报告单	5/项		
		(11) 上级医师审核病历不及时或漏签名或缺电子病历系统打印的纸质病历手工签名	2/次		
病案首页		(12) 门(急)诊诊断未填写或填写有缺陷,出院次要诊断遗漏或填写有缺陷	2/项		
		(13) 出院主要诊断选择错误	5		
		(14) 药物过敏栏空白或填写错误或漏填	2		
		(15) 手术及操作名称填写不规范或漏填	3/项		
		(16) 疾病诊断、手术及操作编码填写不完整、不准确,缺编码员签名	2/项		
住院病历	病史	(17) 主诉记录不完整,不能导致第一诊断	5		
		(18) 主诉与现病史不相关、不相符	5		
		(19) 现病史中发病情况、主要症状特点及其发展变化、伴随状况、诊治经过及结果等描述不清	2/项		
		(20) 缺与鉴别诊断有关的阳性或阴性资料	2		
		(21) 既往史中缺与主要诊断相关内容(包括重要脏器疾病史、传染病史、手术外伤史、输血史、药物过触等)	1/项		
		(22) 个人史、婚育史、月经史、家族史不完整;或遗漏与诊治相关的内容,记录不规范	1/项		
	体格检查	(23) 遗漏主要阳性体征或重要脏器体征描述不全	5		
		(24) 阳性体征描述不规范或缺有鉴别诊断意义的阴性体征	3		
		(25) 缺专科情况记录、专科检查不全面,应有的鉴别诊断体征未记录或记录有缺陷(限需写专科情况的病历)	2		
	诊断	(26) 诊断不确切,依据不充分	重度缺陷		
		(27) 主次排列颠倒、缺初步诊断或入院诊断或修正诊断	2/项		
		(28) 其他主要疾病误诊、漏诊	5		

续　表

项目	缺陷内容	扣分标准	扣分	扣分理由
病程记录	(29) 首次病程记录缺病例特点、拟诊讨论(入院诊断、诊断依据及鉴别诊断),或诊疗计划空洞无针对性、无主治及以上医师审签等	3/项		
	(30) 对待诊、待查的病例首次病程记录中缺拟诊讨论(诊断及鉴别诊断)	10		
	(31) 主治医师或上级医师首次查房记录未在 48 小时内完成,无对新入院、危重、诊断未明、疗效不佳的病人进行重点检查、分析讨论及审签	重度缺陷		
	(32) 科主任或副主任医师及以上人员查房记录无危重、疑难病例进行的病史补充、查体新发现、病情分析、进一步诊疗意见及审签	重度缺陷		
	(33) 未按照规定书写各级医师查房记录	3/次		
	(34) 缺患者入院后或治疗前、治疗中、出院前病情评估记录	3		
	(35) 病情变化时无分析、判断、处理及结果的记录	3/次		
	(36) 缺重要检查结果异常的分析及相应处理意见的记录	5		
	(37) 缺反映特殊检查(治疗)情况的记录	2		
	(38) 缺会诊记录或会诊记录不规范	2		
	(39) 缺反映会诊意见执行情况的记录	2		
	(40) 缺更改重要医嘱理由的记录	3		
	(41) 缺重要治疗措施的记录	3		
	(42) 输血治疗病程记录不完整,缺输血适应证、输血成分、血型和数量、输血过程当天观察情况记录及有无输血不良反应记录	5		
	(43) 已输血病例中缺输血前 9 项检查报告单或化验结果	5		
	(44) 缺抢救病人的抢救记录(患者放弃抢救除外)	5		
	(45) 抢救记录书写不规范	3		
	(46) 缺交(接)班记录、转科记录、阶段小结等或记录不完整	3/项		
	(47) 住院 30 天以上病例缺大查房记录、评价分析记录	3/次		
	(48) 确诊困难或疗效不确切的病例无以科室为单位的疑难病例讨论记录;记录无明确的进一步诊疗意见,仅有床位医师和主持者总结发言记录,缺记录者签名及主持者审签	重度缺陷		
	(49) 应该有术前讨论或病情较重、手术难度较大的病例无以科室为单位的术前讨论记录;记录无手术方案、术中注意事项、手术可能出现的意外及防范措施、术后观察事项及护理要求,仅有床位医师和主持者总结发言记录,缺记录者签名及主持者审签	重度缺陷		
	(50) 疑难病例讨论记录、死亡病例讨论记录、术前讨论记录书写不规范、不完整,缺主持者总结发言记录	3/项		

项目	缺陷内容	扣分标准	扣分	扣分理由
病程记录	(51) 缺术前小结、上级医师术前审批意见,或缺手术者术前查看患者的相关记录,或缺特殊手术相关审批记录单	2/项		
	(52) 缺手术病人的手术记录、麻醉记录,或手术诊断、手术部位描述错误	重度缺陷		
	(53) 缺有创诊疗操作记录	5/项		
	(54) 手术、麻醉、有创诊疗操作(介入、胸穿、腹穿、腰穿、骨穿等)记录不完整、不规范	3/项		
	(55) 缺手术安全核查记录	重度缺陷		
	(56) 缺麻醉术前、麻醉术后访视记录或记录不完整	2		
	(57) 植入体内的人工材料的条形码未粘贴在病历中或条形码粘贴不全	重度缺陷		
	(58) 缺术后连续 3 天病程记录,或术后 3 天内无上级医师查房记录	2		
	(59) 治疗措施不正确或不及时而贻误抢救与治疗	重度缺陷		
	(60) 缺慢性消耗性疾病患者临终前的救护记录	5		
	(61) 缺传染病疫情报告记录	2		
	(62) 缺上级医师同意患者出院记录	2		
	(63) 死亡病例无以科室为单位的死亡病例讨论记录;无死因分析和诊疗过程中的经验教训记录;仅有床位医师和主持者总结发言记录,缺记录者签名及主持者审签	重度缺陷		
知情同意书	(64) 缺特殊检查(治疗)、手术等各类知情同意书或缺患者(被委托人)签名	重度缺陷		
	(65) 缺术中扩大手术范围的知情同意书(术前已告知的除外)或缺患者(被委托人)签名	重度缺陷		
	(66) 特殊检查(治疗)、手术等各类知情同意书等缺谈话医师签名	5/项		
	(67) 非患者本人签字的知情同意书,缺患者本人授权委托书、缺患者及被委托人的有效身份证明复印件	重度缺陷		
	(68) 患方选择或放弃抢救措施的病人,缺患者(被委托人)签名知情同意的记录	5		
	(69) 病危(重)患者无书面病危(重)通知书	5		
	(70) 缺医患沟通记录或记录简单、不规范	2/次		
	(71) 应用特殊药品、耗材等,缺患方签字同意的记录	2/项		
	(72) 将特殊检查(治疗)、手术等各类知情同意书擅自更改为"志愿书""协议书"等不规范格式;或授权委托书、知情同意书书写不规范(如非患者本人签字、未注明签字人与患者关系或条款内容等)	3/次		

续 表

项目	缺陷内容	扣分标准	扣分	扣分理由
出院（死亡）记录	（73）出院记录中遗漏出院诊断或诊断与病案首页不相符合	2		
	（74）缺出院（死亡）记录	重度缺陷		
	（75）死亡原因和死亡诊断混淆，填写不规范；出院（死亡）记录不完整、不规范	5		
其他	（76）医学院附属医院相关病历缺教学查房记录（可另页）	2		
	（77）记录内容医护描述不一致或检查医嘱与报告单不一致；同级医疗机构检验检查结果互认执行情况记录不规范	2/项		
	（78）医嘱开立和停止时间不明确、医嘱书写及执行记录不规范、缺医师签名、临床路径执行情况记录不规范	2/项		
	（79）其他病历书写缺陷（如页面不整洁、破损、排序有误、报告单粘贴错误、漏项、缺页、打印模糊或不完整等）	2/项		
	（80）病历中出现该标准中未能涉及的其他严重不符合规范者	酌情扣1～5		

3. 病案质量评定为甲级、乙级、丙级（即不合格病历）。

（1）每份病案的满分标准为100分。如果病案扣分≤15分为轻度缺陷，等同为甲级病案（也称甲级病历，下文同）；扣分达16—30分为中度缺陷，等同为乙级病案；扣分≥31分为重度缺陷，等同为丙级病案（即不合格病历）。

（2）质量评定标准中有18项扣分标准"重度缺陷"，如果病案中发现任何一项"重度缺陷"，则该份病案即为重度缺陷病案，也就是丙级病案（即不合格病历）。

4. 病案质量检查中对已发现有一项重度缺陷的病历不得终止检查，仍需按标准逐项检查；每份病历检查结束应计算总扣分数和重度缺陷数目及其项目序号。

三、临床路径病案质量控制

（一）临床路径的概述

临床路径（clinical pathway，CP）是由医生、护士及相关人员组成一组成员，共同对某一特定的诊断或手术做出最适当的有顺序性和时间性的照顾计划，使患者从入院到出院按计划进行，从而避免康复的延迟和减少资源的浪费，是一种以循证医学证据和临床诊疗指南为指导来促进治疗组织和疾病管理的方法。临床路径的实施，可以有效地规范医疗行为，保证医疗资源合理及有效使用。

1. 临床路径起源于美国。临床路径，最初源于美国Dupont公司在1957年为新建一所化工厂而提出的"关键路径法（critical paths method，CPM）"。1985年，美国马萨诸塞州波士顿The New England Medical Center的护士Karen Zander在临床护理工作中率先尝试临床路径管理模式。到2007年，临床路径管理模式在全美得到迅速推广，美国已有80％以上的医疗机构实施了临床路径管理模式，并在日本、新加坡、韩国、德国、英国、澳大利亚等国得到了广泛应用。2004—2005年，各国应用CP的患者占总患者比例：美国、新加坡、爱沙尼亚为21％～40％；澳大利亚、加拿大、英格兰为11％～15％。

2. 临床路径在我国的应用。1996 年,美国乔治梅森大学护理学院袁剑云博士首次将 CP 介绍到中国内地,但只有北京协和医院和四川华西医院等少数几家医院开展了临床路径探索。直到 2001 年才开始陆续出现较多关于临床路径的应用报道,从 2003 年起,全国范围内开展临床路径实践的医院开始逐渐增多。2009 年,国内有文献报道的实施临床路径的医院约有 162 家。除港澳台外,我国大陆的 31 个省、直辖市、自治区中,只有内蒙古、西藏、海南、青海和贵州没有相关数据资料。

3. 临床路径成为医疗改革的重点。2009 年 12 月原卫生部印发了《临床路径管理试点工作方案》,在 23 个省市 110 家医院开展临床路径管理试点工作,探索建立适合中国国情的临床路径管理制度、工作模式、运行机制以及质量评估和持续改进体系,为在全国范围内推广临床路径管理积累经验并提供实践依据。截至 2012 年,原卫生部在 3 年时间里,共制订下发了 22 个专业 331 个病种的临床路径,组织各地按照试点工作整体要求,探索性开展工作。实施临床路径管理将保证患者所接受的治疗项目精细化、标准化、程序化,减少治疗过程的随意化;提高医院资源的管理和利用,加强临床治疗的风险控制;缩短住院周期,科学、合理利用医疗资源。

(二) 临床路径文本的制订

根据各专业的实际情况,以原卫生部发布的 22 个专业 331 个病种的临床路径为基础,制订出临床路径医嘱类诊疗项目及健康教育指导和心理支持等非医嘱类诊疗项目,这些标准化诊疗项目与临床路径的内容相对应,使之科学化、规范化、程序化,并相对固定,以明确临床路径的操作流程。

根据临床专业和管理目标,制订与临床路径相配套的诊断治疗标准、准入标准、排除标准、临床路径实施效果的评价指标与变异分析表等。同时制订医师版、护理版和患者版的临床路径表单,三个版本内容基本相同但各有侧重,以促进医患交流,加强患者的参与和监控,保证临床路径的实施落实。

(三) 临床路径的变异

临床路径的变异是指患者在接受诊疗服务的过程中,出现偏离临床路径程序或在根据临床路径接受诊疗过程中出现偏差的现象。在临床路径的实施过程中,发生变异是正常、允许的,及时、有效的变异分析和处理,无论对纳入临床路径管理模式的患者还是对实施临床路径的科室都至关重要。

1. 变异的分类

变异的种类通常为:患方原因导致变异、医护原因导致变异和系统原因导致变异。

2. 变异处理的步骤

(1) 记录:医务人员应及时将变异情况记录在变异记录单内,记录应当真实、准确、简明。经治医师应与科室负责临床路径管理工作的管理员或上级医师交换意见,共同分析变异原因并制定处理措施。

(2) 报告:经治医师应及时向实施小组报告变异原因和处理措施,并与科室相关人员交换意见,提出解决或修正变异的方法。

(3) 讨论:对于较普通的变异,可以组织科内讨论,找出变异的原因,提出处理意见;也可以通过讨论、查阅相关文献资料,探索解决或修正变异的方法。对于临床路径中出现的复杂而特殊的变异,应组织相关的专家进行重点讨论。

医疗机构应当开展临床路径实施的过程评价,评价内容包括相关制度的制订、临床路径文本的制订、临床路径实施的记录变异和处理记录、临床路径表单的填写、患者退出临床路径的记录等。

(四)临床路径病案的质量控制

在临床路径具体执行中,病案质量监控是不可忽视的,通过病历记录可以监控临床路径的执行内容和流程,分析变异因素,有效论证临床路径实施方案的科学性、规范性和可操作性,使临床路径的方案不断完善。根据临床路径制订方案(医师版表单)所设立的内容,遵循疾病诊疗指南对住院病案质量进行重点监控。

1. 病案质控目的:对临床路径病案的质量控制是通过病案检验临床路径诊疗过程的实施及效果,核查患者安全措施的落实,通过对变异因素的分析以及运用循证医学的方法提出临床路径改进的依据,有利于临床路径工作的持续改进。

2. CP病案质量监控依据:以原卫生部《病历书写基本规范》《22个专业112个病种临床路径》及《三级综合医院评审标准(2022版)》作为临床路径病案质量控制的依据,从监控内容上,强调了诊疗操作的规范性、实施诊疗的时限性及病历书写内容的完整性。

3. 重点控制项目:通过病案对临床诊断、诊疗方案、执行时间、治疗效果和出院时情况进行检查,并结合相应临床路径表单(医师版),审核病案记录是否与表单所列项目相符。

(1)进入路径标准:病种的选择是以疾病的诊断、分型和治疗方案为依据进入相应的路径。是否符合入径标准,可以通过入院记录中现病史对主要症状、体征的描述,体格检查中所记录的体征、辅助检查的结果是否支持该病种的诊断,上级医师查房对病情的评估等几个方面进行评价。

(2)治疗方案及治疗时间:根据病程记录,以日为单位的各种医疗活动的多学科记录,观察治疗方法 手术术式、疾病的治疗进度、完成各项检查及治疗项目的时间、流程,监控治疗措施的及时性、抗凝药物的使用是否规范。

(3)出院标准及治疗效果:检查患者出院前的病程记录和出院记录,根据患者出院前症状、体征及各项检查、化验结果,对照诊疗指南制订的评价指标和疗效及临床路径表单(医师版)制定的出院标准。

(4)变异因素:对出现变异而退出路径的病历,应进行重点分析。确定是不是变异,引起变异的原因,同一变异的发生率是多少,等等。

(5)患者安全:在执行临床路径过程中,患者安全也是病历质量监控的主要目的。治疗过程中其治疗方式对患者的安全是否造成危害,路径的选择对患者是不是最优化的治疗,避免盲目追求入径指标而损害了患者的利益。

(6)标准的设计:有6项内容,包括监控项目、监控重点(监控内容)、分数、减分理由、住院时间和备注。表的横栏是标准化的,对每一个病种的监控项目都是按时间顺序,对每一个监控的要点都列出了应当评估的要点,监控病历记录的某一部分内容、得分的结果,同时给出扣分的理由。表的纵栏是按时间顺序,应完成的病历各个部分。如:第一天完成入院记录、首次病程记录,手术前应完成术前准备:术前小结、术前讨论、手术知情同意书、麻醉知情同意书、麻醉术前访视记录、输血知情同意书、麻醉记录单等。手术当天应完成手术记录、手术安全核查记录、手术清点记录、术后首次病程记录、麻醉术后访视记录,出院前应完成出院记录等。

（7）评价流程：

① 审核是否符合进入路径标准,对照疾病分类编码,检查入院诊断是否符合。

② 依据《22 个专业 112 个病种临床路径》表单,审核患者住院天数与该病种临床路径所要求的住院天数是否一致。

③ 对照临床路径质控表,检查各住院时间段内计划项目的实施情况,有无遗漏,病历记录是否准确和完善。

④ 检查医嘱执行情况,医嘱执行的内容是否符合相关要求,并在病程记录中体现。

⑤ 根据《病历书写基本规范》的要求检查病历记录的完整性、及时性和客观性。

第三节　全程病案质量管理

一、运行病历质量管理

（一）运行病历的书写质量控制工作由相应治疗组主任负责；护理病历质量由护士长负责；病区主任、护士长为运行病历质量负管理责任。

（二）各科室 QC 活动小组应重视病历书写与内涵质量,定期检查本科室的运行病历质量。

（三）医务处(或质控科,下同)定期对临床各科室的运行病历质量进行抽查。

（四）各临床科室副主任医师以上职称人员经培训合格后可参与运行病历质量检查,每月由医务处确定检查人员。

（五）医务处每月随机抽样,对抽取科室的部分运行病历,按照《病历书写规范》,并结合临床诊疗指南,进行系统检查。危重、疑难、新入院、手术后病案为检查重点。

（六）对检查中发现的一般性问题,检查者可责令当事人立即整改,对发现的严重质量问题,应予以记录并按照《医疗质量与医疗安全奖惩考核办法》予以惩罚。

二、病案终末质量管理

（一）病案质量检查工作由病案科具体执行,各临床科室应密切配合,加强协作。

（二）各临床科室副主任医师以上职称人员经培训合格后可参与病案质量检查,参与检查人员原则上由病案科确定。

（三）终末病案质量检查对象为,随机抽查病案为上月归档病案,重点为各专科危重、疑难、死亡、重大手术病案,检查数量控制在上月归档病案数的 10%—20%。

（四）参与检查的人员应认真对照病案质量标准,严格评阅,及时完成,本着客观、公正的原则并对评阅结果负责。

（五）对于检查结果优秀的责任医师与科室进行奖励,如果检查中发现丙级病案,可依据"三级查房"医疗质量安全核心制度,分别对三级责任医师进行惩罚。

（六）检查工作在每月上旬完成，并将检查结果上报分管领导。检查结果同时作为医师定期考核、职务聘任、职称晋升及医院绩效考核重要参考依据。

三、病案首页质量管理

（一）为加强住院病案首页质量管理与控制，提高住院病案首页质量，根据国家卫生健康委《住院病案首页数据填写质量规范（暂行）》（2016版）和《住院病案首页数据质量管理与控制指标（2016版）》《三级综合医院评审标准实施细则》（2022版）等文件精神，结合医院实际情况，规范病案首页质量管理。

（二）医生填写住院病案首页应当客观、真实、及时、规范，项目填写完整，准确反映住院期间诊疗信息。病案首页质控人员在质量检查过程中，如果发现与实际情形不符，需要将病案记为错误病案，并加以汇总上报。如果病案首页质控人员在检查过程中发现有任何与事实相悖的信息错误，有权要求相关医生在规定时间内修正错误。

（三）病案首页质控人员首先应对病案首页中患者的社会信息进行检查，如患者基本信息是否与病案内容实际相符，家庭住址身份证号码、联系电话、邮政编码、联系人信息等是否准确？对于住院信息，重点检查入院病情、出院转归等。

（四）病案首页质控人员在检查住院病案首页中，需要对疾病诊断和手术操作名称、填报完整率、主要诊断选择正确率、主要手术及操作选择正确率、其他诊断填写完整正确率、主要诊断编码正确率、其他诊断编码正确率等有重要影响的指标进行质控。

（五）在进行病案首页质控中，病案首页质控人员负责对病案主要诊断编码、其他诊断编码、病理诊断、损伤中毒编码、手术操作编码等诊断信息进行核查，检查其是否合乎编码规则，是否与患者实际住院病情相符。如果发现有任何编码问题，或与实际情况不相符的情况，则需要将其记为错误病案，并进行汇总上报。

（六）病案首页质控人员按照规范要求准确核查疾病诊断分类编码与手术操作分类编码。疾病诊断编码、手术与操作编码一律使用国家标准——疾病分类与代码国家临床版、手术操作分类代码国家临床版。临床医师已作出明确诊断，但书写格式不符合疾病分类规则的，编码员可按分类规则实施编码。

（七）病案首页质量控制可采取二级质控机制，即科室病案质控小组负责对本科室出院的所有病案首页进行一级质控，强调全员参与、全程控制和全面管理，前端质控，层层把关；病案首页质控人员负责对病案首页进行二级质控。

（八）病案首页质控人员应认真对照标准，严格查看，及时完成，本着客观、公正的原则并对检查结果负责。

（九）病案首页质控人员应每月将质量检查结果汇总上报医务处、人事绩效管理等部门。病案质量检查结果，与科室、责任医师日常管理、绩效考核、评奖评优等挂钩，实行奖惩。

第四节　病案管理应急预案

根据病案载体的不同要求对病案进行存储和保管。病案存储和保管应当确保实体安全和信息安全。医疗机构应当制定病案管理应急预案并定期组织演练，以应对突发事件和自然灾害,切实提高病案管理人员预防和处置突发事件的能力。病案管理应急预案应当纳入医疗机构总体应急预案。

一、应急预案适用的范围

病案科办公区域中遭遇、发生的各类突发事件。病案科应急预案与医疗机构其他应急预案可联动响应。

二、应急救援工作的原则

(一)统一领导、分级负责、自救与团结救助相结合。

(二)明确职责、落实责任、依靠科学、反应及时、措施果断。

(三)救助中,要坚持先主后次、先急后缓、先重后轻的原则,重点保护病案。

(四)病案科所有工作人员有责任和义务参加或配合应急救援工作,并服从统一指挥。

三、报告程序

工作时间内,自然灾害、事故灾难、公共卫生等突发事件发生后,发现人员要在第一时间向科室领导汇报,科室负责人依据应急预案进行处置,同时向分管院长报告,并积极组织自救。节假日、下班后期间,如遇自然灾害、事故灾难、公共卫生等突发事件,值班人员要在第一时间向科室领导和相关处置部门报告,同时组织安保人员自救。

四、突发事件应急措施

(一)火灾

1. 办公场所发生火灾时,应积极自救,扑灭火灾。现场最高级别职务人员为应急救援处置负责人,直到更高级别职务领导到达,转移指挥权。

2. 现场负责人需要立即拨打"119"报警。报警时要说明单位、地点、物质燃烧种类、是否有人员被围困、火势情况,请求灭火,报告人姓名,并记录报警时间。

3. 现场负责人报警后要安排人员到指定地点迎接消防车,引导消防车辆人员到达指定位置。

4. 消防人员到达现场后,现场负责人要向消防负责同志报告情况,移交指挥权,协同公安消防做好灭火工作。

5. 要按照现场指挥员的要求边救火边负责内外警戒,维护公共秩序,严禁无关人员进入,保证人员通道畅通。

6. 火灾扑灭后,现场负责人、病案科负责人要组织人员负责保护好火灾现场,配合消防人员调查火灾发生的原因,并组织维修人员迅速检修、恢复各系统设备的正常运行,保洁人员负责清洗打扫现场卫生。

(二)突发漏水

1. 工作人员发现漏水事件后,应及时报告病案科领导,并通知后勤处维修人员要第一时间赶赴现场处置。

2. 后勤处维修人员到达现场后,视漏水情况,妥善采取紧急应对措施。若水势过大漏水严重,应切断电源,防止漏水漏电伤人。在条件允许的情况下,后勤处维修人员应尽量将漏水点控制住(如关闭水阀、用水桶接住漏水点等)。

3. 病案科负责人要组织工作人员转移漏水现场重要资料、贵重物品,并指定人员看管,防止丢失。

(三) 盗窃案件

1. 病案科遇到或发现有盗窃案件时,为保护医疗机构财产安全,发现人要立即向病案科领导和医院保卫处报告,同时封锁病案科的各个出口,若发现犯罪嫌疑人逃跑,一时又追捕不上时要记清人数、衣着、相貌、身体特征,逃离方向。如犯罪嫌疑人驾车逃跑时应记下车牌号码。

2. 遇重大案件,病案科负责人要立即拨打"110"电话报警,等待公安人员到达现场。病案科全体人员要保护好案发现场,任何人不得擅自触摸和移动任何东西,包括罪犯经过的通道,爬越的窗户,打开的箱柜、抽屉等留下的一切手痕、脚印、烟头等,待公安人员勘查现场或勘查完毕后,方可恢复原状。

3. 要记录好被盗物品的名称、价值等情况。

4. 对犯罪分子遗留下的各种物品、作案工具等妥善保存,交公安部门处理。

(四) 停电

1. 工作中出现突然停电,病案科工作人员应及时打电话通知后勤处维修。

2. 病案科工作人员应切断电源开关,同时拔掉电脑、打印机、复印机、碎纸机等电器电源插头,防止供电恢复时损坏机器。

(五) 办公设备及病案管理软件安全管理,需要指定专人对各项病案管理软件进行维护管理,出现问题及时解决(包括与开发商联系)。病案统计人员应定期对各类统计数据进行备份,电脑、打印机、复印机等出现故障应及时维修。

第五节　病案管理质量控制

病案是记录医疗行为的载体,是医疗机构医疗质量安全管理水平、技术能力、规章制度落实情况的具体体现,是医疗质量管理数据信息的主要来源,是各临床专业开展质控工作的基础。随着健康中国进程持续推进,医疗管理工作的科学化、精细化、信息化程度不断提升,对病案质量的要求越来越高。为进一步提高病案质量,满足医疗管理工作的需要,促进医院通过提升病案内涵质量全面加强管理,不断提升医疗技术能力和医疗质量水平,国家卫生健康委员会组织病案管理国家质控中心及有关专家制定了《病案管理质量控制指标(2021年版)》。

一、病案管理质量控制指标

病案管理质量控制指标有以下几个方面:

（一）人力资源配置指标

住院病案管理人员月均负担出院患者病历数、门诊病案管理人员月均负担门诊患者病历数、病案编码人员月均负担出院患者病历数。

（二）病历书写时效性指标

入院记录 24 小时完成率、手术记录 24 小时完成率、出院记录 24 小时完成率、病案首页 24 小时完成率。

（三）重大检查记录符合率指标

CT/MRI 检查记录符合率、病理检查记录符合率、细菌培养检查记录符合率。

（四）诊疗行为记录符合率指标

抗菌药物使用记录符合率、恶性肿瘤化学治疗记录符合率、恶性肿瘤放射治疗记录符合率、手术相关记录完整率、植入物相关记录符合率、临床用血相关记录符合率、医师查房记录完整率、患者抢救记录及时完成率。

（五）病案归档质量指标完成情况

出院患者病历病案二日归档率、出院患者病历归档完整率、主要诊断填写/主要诊断编码正确率、主要手术操作填写/主要手术操作编码选择正确率、不合理病历复制发生率、知情同意书规范签署率和甲级病历率。

以上是病案管理质量控制指标的几个方面，各医疗机构可以根据实际情况进行评估和管理。

二、病案管理质量控制指标主要特点

病案管理质量控制指标遴选制定主要体现以下几个方面特点：

（一）科学性

在涵盖门诊、住院病案的同时，覆盖病案首页、病案内容、病案归档等病案管理的各个环节，围绕重大诊疗行为（特别是有创操作）、重要检查检验、重要异常结果、重要病情变化和医疗质量安全核心制度的落实情况设定指标，保障医疗行为的可追溯性，为加强医疗管理和质控工作奠定基础。

（二）规范性

参照国际通行做法，对指标的定义、计算公式、意义进行了明确界定，对部分指标进行了补充说明，防止出现误解误读。

（三）可操作性

充分考虑指标相关信息的可获得性，并对指标进行了统一编码，便于行业交流和信息统计，适合各级卫生健康行政部门、质控组织和各级各类医疗机构在管理工作中应用。

三、病案管理质量控制指标的应用

各级各类医疗机构要结合自身实际情况，充分利用病案管理指标开展质量管理工作，不断提升病案内涵质量，积极配合卫生健康行政部门和质控组织做好相关指标信息的上报工作。各级卫生健康行政部门和相关专业质控中心要加强对辖区内医疗机构的培训和指导，采用信息化手段加强相关信息收集、分析和反馈，强化结果运用，指导医疗机构持续改进医疗质量。

 思考练习题

1. 简述四级病案质量管理的内容。

2. 结合《病案管理质量控制指标(2021年版)》，分析病案管理质量控制指标类别。

3. 简述甲级、乙级、丙级病案的评定标准。18项重缺指的是什么？

第十一章 病案管理与医保支付

学习目标 ▶▶▶▶▶

● 能够区别医保结算清单与病案首页的区别与联系，拥有 DRGs 分组器的基础知识。

● 具备在医院运营管理中能够运用 DRGs 为医院绩效评价服务的能力。

第一节 医保结算清单

一、医保结算清单

医保结算清单的全称为"医疗保障基金结算清单"，是医保定点医疗机构在开展住院、门诊慢特病等医疗服务后，向医保部门申请费用结算时提交的数据清单。国家医疗保障局于 2021 年 7 月 5 日在医保办发〔2021〕34 号文件中发布了对《医疗保障基金结算清单》（医保发〔2019〕55 号）进行修订以后的版本，共分为 4 个部分：基本信息、门诊慢特病诊疗信息、住院诊疗信息和医疗收费信息，共计 193 项，见表 11-1。

表 11-1 ××省(自治区、直辖市)××市医疗保障基金结算清单

清单流水号

定点医疗机构名称　　　　　　　　定点医疗机构代码　　　　医保结算等级

医保编号　　病案号　　申报时间　　　　　　　　　　　　年　月　日

一、基本信息
姓名　　　　　　　性别□ 1.男 2.女　出生日期　　　　年　月　日　年龄　岁　国籍 (年龄不足 1 周岁)年龄　天　民族　　患者证件类别　　　　患者证件号码 职业　　　　　　　　　　现住址 省(区、市)　市　县 工作单位及地址　　　　　　　　　　单位电话　　　　　　邮编 联系人姓名　　　　　　　关系　　　地址 省(区、市)市　县　　电话 医保类型　　　　　　特殊人员类型　　　　　　参保地 新生儿入院类型　　　　新生儿出生体重　克　　　　新生儿入院体重　克
二、门诊慢特病诊疗信息
诊断科别就诊日期

病种名称	病种代码	手术及操作名称	手术及操作代码

续　表

三、住院诊疗信息

住院医疗类型□　1. 住院　2. 日间手术

入院途径□　1. 急诊　2. 门诊　3. 其他医疗机构转入　4. 其他

治疗类别□　1. 西医　2. 中医　（2.1 中医　2.2 民族医）　3. 中西医

入院时间　年　月　日　时	入院科别	转科科别
出院时间　年　月　日　时	出院科别	实际住院　天

门（急）诊诊断（西医诊断）　　　　　　疾病代码
门（急）诊诊断（中医诊断）　　　　　　疾病代码

出院西医诊断	疾病代码	入院病情	出院中医诊断	疾病代码	入院病情
主要诊断：			主病：		
其他诊断：			主证：		

诊断代码计数

主要手术及 操作名称	主要手术及 操作代码	麻醉方式	术者医师姓名	术者医师 代码	麻醉医师 姓名	麻醉医师代码

手术及操作起止时间：　　　　　　麻醉起止时间：

其他手术及 操作名称 1	其他手术及 操作代码 1	麻醉方式	术者医师姓名	术者医师 代码	麻醉医师 姓名	麻醉医师代码

手术及操作起止时间：　　　　　　麻醉起止时间：

其他手术及 操作名称 2	其他手术及 操作代码 2	麻醉方式	术者医师姓名	术者医师 代码	麻醉医师 姓名	麻醉医师代码

手术及操作起止时间：　　　　　　麻醉起止时间：

......
手术及操作代码 ·················· 计数
呼吸机使用时间_____天_____小时_____分钟
颅脑损伤患者昏迷时间： 入院前 天 小时 分钟 入院后 天 小时 分钟

重症监护病房类型 （CCU、NICU、EICU、 SICU、PICU、RICU、其他）	进重症监护室时间 （_年_月_日_时_分）	出重症监护室时间 （_年_月_日_时_分）	合计（小时）*

输血品种	输血量	输血计量单位

特级护理天数_____ 一级护理天数_____ 二级护理天数_____ 三级护理天数_____
离院方式□ 1.医嘱离院 2.医嘱转院,拟接收机构名称 3.医嘱转社区卫生服务机构/乡镇卫生院,拟接收机构名称 4.非医嘱离院 5.死亡 6.其他
是否有出院31天内再住院计划□ 1.无 2.有,目的_____

主诊医师姓名	主诊医师代码
责任护士姓名	责任护士代码

四、医疗收费信息

业务流水号： 票据代码： 票据号码：	结算期间： 年 月 日— 年 月 日				
项目名称	金额	甲类	乙类	自费	其他
床位费					
诊察费					
检查费					
化验费					
治疗费					
手术费					
护理费					
卫生材料费					

续　表

西药费				
中药饮片费				
中成药费				
一般诊疗费				
挂号费				
其他费				
××(按病种收费名称＋代码)				
金额合计				

医保统筹基金支付			个人负担	个人自付	
补充医疗保险支付	职工大额补助				
	居民大病保险				
	公务员医疗补助			个人自费	
医疗救助支付					
其他支付	企业补充		个人支付	个人账户支付	
	商业保险				
	……			个人现金支付	
……					

医保支付方式□　1.按项目　2.单病种　3.按病种分值　4.疾病诊断相关分组(DRGs)　5.按床日
　　6.按人头……

定点医疗机构填报部门医保经办机构代码
医疗机构填报人医保机构经办人代码

二、医保结算清单与病案首页的区别和联系

1. 病案首页与医保结算清单指标项目的比较

住院病案首页与医保结算清单均包含基本信息、住院诊疗信息和费用信息。其中，基本信息用于记录患者就诊的医疗机构及患者个人身份信息，住院诊疗信息用于记录患者入院、诊断、治疗、出院等全部诊疗过程，费用信息则记录了患者住院的费用情况。住院病案首页与医保结算清单重合的数据项目主要是在基本信息和住院诊疗信息部分。

住院病案首页位于一册病案之首，浓缩了整册住院病案中最重要的内容，是医疗、医院统计、临床研究及国家卫生统计信息的主要数据来源。目前全国统一使用的住院病案首页是原卫生部对 2001 年下发的住院病案首页在 2011 年进行修订并于次年 1 月 1 日起正式施行的版本，主要包括 4 部分：患者基本信息、住院过程信息、诊疗信息、费用信息，共计 123 个指标。病案首页更侧重反映患者此次住院的医疗情况，因此比医保结算清单多一些可能不涉及收费问题但与住院诊疗有关的重要信息，比如损伤中毒的外部原因、病理诊断及疾病编码、药物过敏情况、ABO 和 Rh 血型、手术切口类型及愈合

等级等。

医保结算清单因其主要用于医保结算管理,设有一些独有的指标,比如诊断代码计数、手术及操作代码计数等,门诊慢特病诊疗信息是其特有的部分。两者在费用信息部分也有比较大的差异。

2. 医保结算清单与病案首页填写规范的比较

医保结算清单中诊疗信息数据指标填报主要来自住院病案首页信息,但两者在填写规范上还是存在较大差异。例如,在疾病诊断和手术操作代码上,住院病案首页目前使用的是临床版 ICD-10 和临床版 ICD-9-CM-3,而医保结算清单则使用医保版 ICD-10 和医保版 ICD-9-CM-3。在主要诊断的选择上,住院病案首页更强调对患者健康的危害程度,而医保结算清单更突出医疗资源的消耗。在其他诊断的填写上,住院病案首页要填写所有除主要诊断以外的疾病、症状、体征、病史及其他特殊情况,而医保结算清单无需填写那些对当前住院治疗过程没有影响、没有医疗资源消耗的诊断。

3. 医保结算清单与病案首页功能用途的比较

医保结算清单的基础功能是服务于医保结算,反映参保患者实际诊疗过程和实际医疗费用,为医保部门关联患者治疗信息与费用信息、进行医保基金支付提供依据,便于医保基金监管。同时,医保结算清单涵盖诊断相关分组(Diagnosis Related Groups,DRGs)分组所需的核心数据项,如"疾病诊断代码""手术及操作代码"等,有利于统一 DRGs 医保信息采集标准,可以满足 DRGs 支付对分组数据的需求。

住院病案首页是病案信息最核心内容的体现。病案首页信息可为临床教学和科研提供原始资料;可用于衡量医疗机构的医疗质量水平,为医疗机构等级评审、三级公立医院绩效考核、临床重点专科评审等提供准确、客观的数据;经过统计分析后可为医院管理和运营发展决策提供重要依据。

第二节　DRGs 分组器

一、DRGs 分组器的发展

(一) 从 BJ-DRG 到 CN-DRG

CN-DRG 源于 BJ-DRG,即北京版 DRGs。BJ-DRG 分组器于 2008 年研发成功,并开始应用 DRGs 系统评价全市二级及以上医疗机构的医疗服务绩效;2014 年,在 BJ-DRG 的基础上,北京市医院管理研究所与国家卫生计生委医政医管局共同推出了适用于我国疾病和手术编码数据环境的 2014 版 CN-DRG 分组方案,并在国内首次出版发行。

2015 年 3 月 1 日,根据《国家卫生计生委医政医管局关于指定北京市公共卫生信息中心作为疾病诊断相关分组质控中心的函》文件要求,为推动运用疾病诊断相关分组开展医院信息化监管,国家卫生计生委医政医管局正式指定北京市公共卫生信息中心作为国家 DRGs 质控中心,开展全国 DRGs 的研究与推广工作,CN-DRG 较 BJ-DRG 和 C-DRG 的应用范围更广,目前已在全国 29 个省的千余家医疗机构和 16 个省、47 个地市级行政区域使用。并且,所有参加 CN-DRG 推广省份的专家可以与国家质控中心的专家合作,逐步将一些地方特色的疾病和治疗方案补充进来,共同维护 CN-DRG。此套分组方案共包括 783 个 DRGs 组,26 个主要诊断分类 MDCs,覆盖所有短期住院病例,即住院天数小于 60 天。

2018 年,国家 DRGs 质控中心正式发布 CN-DRG 分组方案 2018 版,相较于 2014 版做出了一些调整:

一是 DRGs 组数增加。在 2018 版 CN-DRG 分组方案中,DRGs 的组数从 783 个增加到 804 个。北京市所有出院病人的病历首页采集录入到了北京市卫生计生委信息中心,入组率保持在 99% 以上,基本上不存在无法入组的病历。

二是组内差异度缩小。组内差异即 CV 值,CV 值≥1 的组数从 2014 版的 40 个组减少到 2018 版的 22 个组。也就是说,组内差异大的 DRGs 组数有所减少。

三是有专有名词和术语的变化。疾病诊断、手术操作等术语,随着医疗技术的发展和医疗设备的完善而发生了改变,而进行增改。具体来说,部分手术操作的扩充,如目前比较普遍的乳腺成型再造术,过去这样的手术操作病例数较少,没有纳入术语库;还出现了一些新的治疗方法,比如溶栓治疗、恶性肿瘤的介入和射频治疗等,也在逐步纳入新的版本中。此外,还删除或合并了一些组。有些组因为病历数太少,在更新和维护的过程中几乎就没有入组病历,不足以单独成组,就因此删除或并入其他组。比如结肠镜、胃镜等检查,此前是单独为一组,但现在消化系统的恶性肿瘤、溃疡出血等疾病大多会进行此类操作,所以 2018 版 CN-DRG 为了精准入组就把这类操作与相应的疾病组合并了;同时还合并了一些治疗方法比较一致的组,如心脏瓣膜手术组等。

CN-DRG 虽然目前主要应用于医院服务的绩效评价和质量监管,但与应用于医保付费相比,二者的基础工作是一样的。把标准化后的病案首页数据通过分组器进行分组以后,入组率能达到 90% 以上,就可以应用于付费。所以,DRGs 应用于医院评价的工作为 DRGs 医保付费的开展起到了铺垫作用。而且相较于 C-DRG 使用的不同于 ICD-10 的全新编码体系,在试点医院实际应用过程中有阻力,CN-DRG 在分组方案上能够与 ICD 编码衔接起来,在历史数据和国际标准上的易用性和适用性更强,使其在未来医保支付方面展现了巨大的潜力。

(二) CHS-DRG 分组器的产生

21 世纪初,我国大陆地区开始探索 DRGs 系统的开发和应用,先后形成了 BJ-DRG、CN-DRG、CR-DRG、C-DRG 共四个主要版本,并应用于我国部分省市。其中,BJ-DRG 侧重费用支付和医保管理、CN-DRG 侧重于绩效评价和质量监管、CR-DRG 反映基层疾病谱的特点且适用于新农合和城乡居民的支付管理、C-DRG 覆盖全疾病谱且相对较为完善。这些 DRGs 版本的使用目的和适用范围各有侧重,若想应用于全国范围内的付费实践,存在一定困难。

2017 年,《国务院办公厅关于进一步深化基本医疗保险支付方式改革的指导意见》(国办发〔2017〕55 号)正式明确提出,要在全国范围内开展按疾病诊断相关分组(DRGs)付费试点。因此,为统一全国医保 DRGs 分组标准和付费实施路径,保证国家 DRGs 付费试点顺利开展,国家医保局开始牵头组织专家进行技术攻关,编写相关 DRGs 规范,以期为全国 DRGs 付费试点提供统一的技术规范和指导标准。

CHS-DRG 是国家医疗保障疾病诊断相关分组（China Healthcare Security Diagnosis Related Groups）的简称。该项目的专家组本着统筹全局、科学严谨的态度，在全面回顾和总结国内外各种 DRGs 分组与付费技术的基础上，梳理了国内主流 DRGs 版本的主要分组与付费技术标准，融合了各版本分组和实践的成功经验，形成了统一的国家 DRGs 付费试点基本规则，对 CHS-DRG 的基本原理、适用范围、有关名词定义、实施的数据要求、数据准备、数据质控、数据标准化上传规范、分组策略与原则、具体分组标准、权重和费率的确定、付费结算的方法、监管考核指标等进行了初步规范，并通过多轮专家论证形成了最终的发布版本。2019 年 10 月，国家医保局正式发布《国家医疗保障 DRGs 分组与付费技术规范》（以下简称《技术规范》）和《国家医疗保障 DRGs（CHS-DRG）分组方案》（以下简称《分组方案》），随后又于 2020 年 6 月发布了《国家医疗保障 DRGs（CHS-DRG）细分组（1.0 版）》，标志着我国医保 CHS-DRG 技术体系基本成型，迈出了 DRGs 版本从分散无序走向统一规范的重要一步，CHS-DRG 进入正式落地实施阶段。

二、DRGs 分组器的原理

最初的分组器是 2017 版 BJ-DRG 有 796 个 DRGs 组，覆盖所有急性住院病例，利用住院诊断和相关的手术操作，均可以在 BJ-DRG 中找到唯一对应的 DRGs 组。目前本系统使用的疾病编码为 ICD-10 北京临床 6.01 版共 20 000 多个，手术编码为 ICD-9 第三卷临床版共 6 000 多个。分组器需要将这些诊断和手术操作按照"临床过程一致性"和"资源消耗相似性"的原则，进行分类组合，区分外科部分的 DRGs 组、内科部分的 DRGs 组及操作部分的 DRGs 组，并且结合临床过程的其他因素，最终形成 796 个 DRGs 组。基本过程如下（图 11-1）：

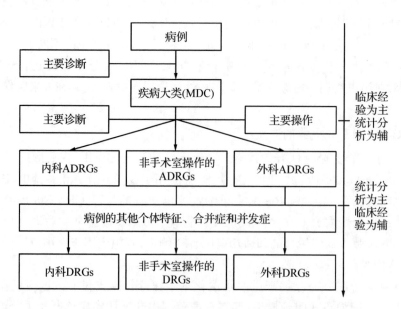

图 11-1　BJ-DRG 的基本逻辑和病例组合过程

BJ-DRG 的基本逻辑与国际上其他 DRGs 版本的逻辑相近。按照三个步骤的分类策

略,即:

(一) 先将病例按照主要诊断进行分类,形成以解剖和生理系统为主要分类特征的主要诊断类目;

(二) 综合考虑主要诊断和主要操作,将病例细分为 ADRG;

(三) 综合考虑病例的其他个体特征、合并症和并发症,将 ADRG 细分为 DRGs。

ADRG 是指主要诊断和(或)主要操作相同的病例,或从分类过程上看,指只利用主要诊断和操作进行分类,而未考虑病例个体特征、合并症和并发症的病例类别。1 个 ADRG 中包括 1 个或以上的 DRGs(图 11 - 2)。

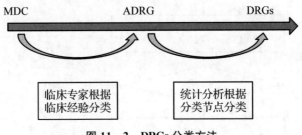

图 11 - 2　DRGs 分类方法

三、DRGs 分组器的分组方法

从 ADRG 的过程到 DRGs 的过程主要通过变异系数来寻求分类节点。变异系数的目标变量是住院医疗费用和住院时间。其计算公式是:

$$医疗费用(或住院时间) 的变异系数 = \frac{医疗费用(或住院时间) 的标准差}{医疗费用(或住院时间) 的均数}$$

考虑到医疗费用及住院时间多为偏态分布,在计算变异系数之前,对数据进行“裁剪(trimming)”以去除特殊值(outliers)并调整数据的分布。裁剪数据的方法采用国际上通用的“中段区间法”(inter quartile range, IQR)。其计算公式是: 低位点 $= Q_1 - 0.5 \times (Q_3 - Q_1)$, 高位点 $= 1.5 \times (Q_3 - Q_1) + Q_3$。

其中,Q_1 是指前 25% 的数据,而 Q_3 是指前 75% 的数据。在高低位点之间的数据进入变异系数的计算,而在高低位点以外的数据被去除。

国际上把某一 DRGs 的目标变量组内变异系数是否小于 1 作为评判组内一致性的标志。而 BJ-DRG 中由于对数据进行了裁剪,因此在实际分类判别时,采用了“变异系数 < 0.8”为标准。具体判别过程如下(图 11 - 3)。

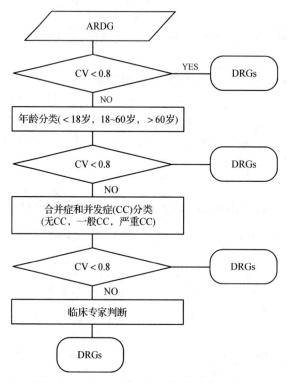

图 11 - 3　从 ADRG 到 DRGs 的过程示意图

四、DRGs 相关指标的计算

(一) 权重计算

权重是 DRGs 系统的核心问题。一般来讲,权重通过以下公式初步算得:

$$某 DRGs 的权重 = \frac{该 DRGs 病例的平均费用或成本}{本地区所有病例的平均费用或成本}$$

各个医院的权重应用有所不同,医院可以根据建立 DRGs 系统的目的选择不同的权重或者权重计算方法。

(二) 其他相关指标计算

一般而言,可从能力、效率和安全 3 个维度进行医疗机构服务绩效的评估(表 11 - 2)。

表 11 - 2　江苏省某人民医院基于 DRGs 进行医疗服务绩效评估的指标

维度	指标	评价内容	应用
能力	DRGs 组数	治疗病例所覆盖疾病类型的范围	
	DRGs 总权重	住院服务总产出	
	病例组合指数 (Case Mix Index,CMI)	医疗服务整体技术难度	

维度	指标	评价内容	应用
能力	每床位权重	每床位的住院服务产出	医院层面 科室层面 医生层面
	每医师权重	每医师的住院服务产出	
效率	时间消耗指数	治疗同类疾病所花费的时间	
	费用消耗指数	治疗同类疾病所花费的费用	
安全	低风险组死亡率	疾病本身致死亡概率极低的病例死亡率	医院层面 科室层面 医生层面
	中低风险组死亡率	疾病本身致死亡概率较低的病例死亡率	
得分	诊疗范围分数	评价医院的诊疗范围	
	技术难度分数	评价收治患者的难度	
	效率分数	评价医院服务效率	
	安全分数	评价医疗安全	
	综合得分	综合评价得分	

1. 能力指标

(1) DRGs 组数:该医院当期出院病例所覆盖的 DRGs 组数。假设某医院的病例数据经过 DRGs 分组器的运算可以分入 k 个 DRGs。那么,这个医院的"DRGs 数量"即为"k"。

(2) DRGs 总权重:如果用 n_1、n_2、$\cdots$、n_k 分别表示这个医院各个 DRGs 覆盖的病例数,W_1、W_2、$\cdots$、W_k 分别表示这个医院各个 DRGs 组的权重,那么,这个医院 总权重数 $= \sum_{i=1}^{k} W_i \times n_i$。

(3) CMI 值:病例组合指数值=该医院的总权重数/该医院的总病例数。

(4) 每床位权重:每床位权重=该医院的总权重数/该医院的实际开放床位数。

(5) 每医师权重:每医师权重=该医院的总权重数/该医院的医师数。

2. 效率指标

效率指标主要为时间消耗指数和费用消耗指数(表 13-3):

具体而言,是把医疗费用和住院时间经过 DRGs 标准化变换,构建出费用消耗指数和时间消耗指数两个指标。

(1) 计算全样本各个 DRGs 的例均费用($\bar{C}_i$)和平均住院日($\bar{D}_i$);

(2) 计算全院各个 DRGs 的例均费用($\bar{c}_i$)和平均住院日($\bar{d}_i$);

(3) 计算医院与全样本比 k;

费用比 $k^c = \dfrac{c_i}{\bar{C}_i}$,平均住院日比 $k^d = \dfrac{d_i}{\bar{D}_i}$;

(4) 费用消耗指数 $E_c = \dfrac{\sum\limits_{j} k_j^c n_j}{\sum\limits_{j} n_j}$,时间消耗指数 $E_d = \dfrac{\sum\limits_{j} k_j^d n_j}{\sum\limits_{j} n_j}$。

其中 n_j 为该医院诊治的第 j 组 DRGs 的病例数。

利用费用消耗指数和时间消耗指数评价医院的绩效,如果计算值在 1 左右,表示接近平均水平;小于 1,表示医疗费用较低或住院时间较短;大于 1,表示医疗费用较高或住院时间较长。

表 11-3　基于 DRGs 测算某医疗机构"效率"的方法

DRGs	病例数	医院 A 例均费用	全样本例均费用	费用比	医院 A 例均住院日	全样本例均住院日	时间比
DRG_1	n_1	e_1	E_1	e_1/E_1	d_1	D_1	d_1/D_1
DRG_2	n_2	e_2	E_2	e_2/E_2	d_2	D_2	d_2/D_2
…	…	…	…	…	…	…	…
DRG_100	n_{200}	e_{200}	E_{200}	e_{200}/E_{200}	d_{200}	D_{200}	d_{200}/D_{200}
合计	N	$E = \sum (e_i/E_i \times n_i)$			$D = \sum (d_i/D_i \times n_i)$		
费用消耗指数 $=E/N$;时间消耗指数 $=D/N$							

3. 医疗安全指标

评价医疗安全的指标主要为:低风险组死亡率。

本评估中医疗安全和质量的指标,是通过对住院病人死亡率的标准化处理来实现的。具体而言,利用各 DRGs 病例的住院死亡率对不同 DRGs 组进行死亡风险分级。具体步骤如下:

(1) 计算各 DRGs 组的住院死亡率(M_i);

(2) 取自然对数($Ln(M_i)$),使其服从"正态分布";

(3) 计算 $Ln(M_i)$ 的均值($\overline{Ln(M_i)}$)和标准差(s_i);

(4) 计算死亡风险评分。

各个"死亡风险级别"的定义(表 11-4、图 11-4)。死亡风险评分为"0"分者表示归属于这些 DRGs 的病例没有出现死亡病例;"1"分表示住院死亡率在低于负一倍标准差;"2"分表示住院死亡率在平均水平与负一倍标准差之间;"3"分表示住院死亡率在平均水平与正一倍标准差之间;"4"分表示住院死亡率高于正的一倍标准差。

表 11-4　死亡风险评分及其定义[11]

风险评分	定义
0	$M_i = 0$
1	$Ln(M_i) < \overline{Ln(M_i)} - 1s_i$
2	$\overline{Ln(M_i)} - 1s_i \leqslant Ln(M_i) < \overline{Ln(M_i)}$
3	$\overline{Ln(M_i)} \leqslant Ln(M_i) < \overline{Ln(M_i)} + 1s_i$
4	$Ln(M_i) \geqslant \overline{Ln(M_i)} + 1s_i$

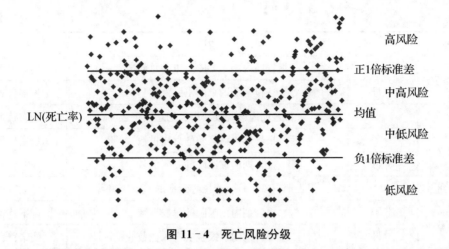

图 11-4　死亡风险分级

　　经过"死亡风险评分"以后,风险评分为 1 分、2 分、3 分和 4 分的 DRGs 分别称"低风险组"、"中低风险组"、"中高风险组"和"高风险组"。在本次评估中,低风险组和中低风险组的死亡率,用于度量医院住院服务的安全和质量。其基本原理是:病例并不危重,一旦发生死亡,意味着死亡原因很可能不在疾病的本身而在临床过程;因此,低风险及中低风险 DRGs 病例的死亡率,提示临床或管理过程可能存在问题。

　　4. 得分指标

　　(1) 诊疗范围分数。某科室的 DRGs 组数除以各科室 DRGs 组数的平均值,便得出该医院的诊疗范围分数。

　　(2) 技术难度分数。某科室的 CMI 值除以全院各科室 CMI 的平均值,便得出该科室的技术难度分数。

　　(3) 效率分数。效率分数等于"1/费用消耗指数"×"1/时间消耗指数"。

　　(4) 安全分数。首先,计算"低风险死亡分数"和"中低风险死亡分数":分别按照"低风险组死亡率"和"中低风险组死亡率"由低至高赋值。对于"低风险组死亡率","0"赋值 100%,0<低风险组死亡率<0.05% 赋值 90%,0.05%≤低风险组死亡率<0.1% 赋值 80%,如此类推。对于"中低风险组死亡率","0"赋值 100%,0<中低风险组死亡率<0.25% 赋值 90%,0.25≤中低风险组死亡率<0.5% 赋值 80%,如此类推。其次,安全分数 $=\sqrt{(低风险死亡得分 \times 中低风险死亡得分)}$。

　　(5) 综合得分。综合得分=诊疗范围得分+技术难度得分+效率得分+安全得分,其他指标计算方法(表 11-5)。

表 11-5　其他相关指标计算方法说明

指标	分子/分母	说明	数据来源
总例数	/	报告期内总的出院例数	病案首页
大于 60 天	/	报告期内住院时间>60 的出院例数	病案首页
60 天内	/	报告期内住院时间≤60 的出院例数	病案首页
入组例数	/	报告期内纳入 DRGs 组的总例数	病案首页

续　表

指标	分子/分母	说明	数据来源
入组率	分子	报告期内纳入 DRGs 组的总例数	病案首页
	分母	报告期内总的出院例数	病案首页
总权重	/	报告期内该院收治患者的总权重数	病案首页
CMI 值	分子	报告期内该医院的总权重数	病案首页
	分母	报告期内该医院的总病例数	病案首页
DRGs 组数	/	报告期内该医院收治患者囊括的 DRGs 组数	病案首页
每床位权重	分子	报告期内该医院的总权重数	病案首页
	分母	报告期内该医院实有床位数	病案首页
每医师权重	分子	报告期内该医院的总权重数	病案首页
	分母	报告期内该医院总医师数	人事管理系统
平均住院日	分子	报告期内该医院患者总住院天数 （住院时间不满 24 小时的按一天计算）	病案首页
	分母	报告期内总的出院例数	病案首页
平均费用	分子	报告期内该医院患者总住院费用	病案首页
	分母	报告期内总的出院例数	病案首页
例均药费	分子	报告期内该医院患者总药费	病案首页
	分母	报告期内总的出院例数	病案首页
药占比(%)	分子	报告期内该医院患者总药费	病案首页
	分母	报告期内该医院患者总住院费用	病案首页
死亡例数	/	报告期内该医院出院患者中死亡例数	病案首页
转上级(%)	分子	报告期内离院情况为医嘱转院的出院例数	病案首页
	分母	报告期内总的出院例数	病案首页
转下级(%)	分子	报告期内离院情况为医嘱转社区卫生服务 机构/乡镇卫生院的出院例数	病案首页
	分母	报告期内总的出院例数	病案首页

5. 综合能力

26 个主要基本分类(MDC)反映了不同的医学专业(表 11-6)，如果某医院在某个 MDC 上没有病例，则认为其出现"缺失专业"。

表 11-6　用于评价综合医院学科发展均衡性的 MDC

MDC 编码	定义
MDCB	神经系统疾病及功能障碍
MDCC	眼疾病及功能障碍

MDC 编码	定义
MDCD	耳、鼻、口、咽疾病及功能障碍
MDCE	呼吸系统疾病及功能障碍
MDCF	循环系统疾病及功能障碍
MDCG	消化系统疾病及功能障碍
MDCH	肝、胆、胰疾病及功能障碍
MDCI	肌肉、骨骼疾病及功能障碍
MDCJ	皮肤、皮下组织、乳腺疾病及功能障碍
MDCK	内分泌、营养、代谢疾病及功能障碍
MDCL	肾、泌尿系统疾病及功能障碍
MDCM	男性生殖系统疾病及功能障碍
MDCN	女性生殖系统疾病及功能障碍
MDCO	妊娠、分娩及产褥期
MDCP	新生儿及其他围生期新生儿疾病
MDCQ	血液、造血器官、免疫疾病及功能障碍
MDCS	感染及寄生虫病(全身性或不明确部位的)
MDCV	创伤、中毒及药物毒性反应
MDCZ	多发严重创伤

第三节 DRGs 在医疗服务绩效评价中的应用

由于医疗服务技术壁垒高、产出多样化等因素客观存在,在评价医疗机构提供的医疗服务时,需要对其系统风险进行调整,才能保障绩效评价结果的可靠性。在众多风险调整工具中,诊断相关分组(Diagnosis Related Groups,DRGs[①])应用较为广泛。在现阶段推行 DRGs,最大解决了临床医疗行为的"不可比性"问题,可以对医疗机构收治病人的数量、质量、效率和安全采用统一的尺子进行衡量,这对于医疗管理是一个质的飞跃,对于提高病案内涵质量也是一个重要的手段。

一、医院精细化管理需要 DRGs

将 DRGs 应用在医院精细化管理中,能够进一步加强医疗费用管理,规范医疗服务行为,提升医院的医疗效率和服务质量,其在医院的发展中扮演着非常重要的角色。DRGs设计的目的之一是使医疗服务绩效评价更加标准化。同一个 DRGs 分组内的同病种病例

---

① DRGs 与 DRGs 均出现在国家相关部门政策文本中,从学术界的定义来看,DRGs 优于 DRGs,强调诊断相关组是复数。

具有同质性,这解决了病历"标准化"的问题。以 DRGs 为管理工具可以有效地实行医院内部精细化管理,通过对相同专业组的医疗质量进行监管,质量指标量化,更具有可比性和可操作性,便于客观科学地评价临床能力并进行绩效考核,具有独创性。可以积极促进医院提质升效并降低运营成本,更利于医疗改革,达到医院、医保、患者三方和谐。

利用 DRGs 的病种分组原理,可以在全院、科室、病区、医疗组、医师这几个方面进行考核,引导各个临床科室和医生依据实际数据结果,有针对性地查找问题,再有目的性地整改,以达到持续改进的目的。

二、DRGs 可用于评价医疗服务

医疗服务的技术壁垒高是医疗服务的重要特点之一。未受过严格医学训练的人员,很难评判医疗服务产出的优劣,即便是专业的医生,也难以熟悉所有的临床专科。对于这个问题,评估者可以采取比较法,通过对不同医疗服务提供者的横向比较,找出其绩效差别,从而评判高低优劣。然而,医疗服务的另一个重要特点,即"产出多样化",则使得"横向比较"困难倍增。由于不同的医疗服务提供者收治的病例类型差别很大,凭借医疗结果很难评判不同服务提供者的技术水平。例如,如果从收治病例数上看,A 医生高于 B 医生;如果从收治病例的复杂程度看,B 医生高于 A 医生,最终很难评判两位医生医疗服务的高低。

科学地评价医院医疗服务绩效是医疗服务管理的基础和重要部分。由于医务服务具有多样性、复杂性、不易比较等特点,因此,科学地评价医院医疗服务绩效较困难。传统的评价医疗服务绩效的指标有出院人数、平均住院日、平均费用等,没有根据疾病的严重程度进行科学地分类,而 DRGs 采用风险调整(risk-adjustment)的方式使各个病例具有可比性,为最终的评估结果提供了可靠的保障。

三、基于 DRGs 三个维度评估医疗服务能力

从能力、效率和安全 3 个维度可以对医疗机构的医疗服务能力及其绩效进行评估,基于 DRGs 评估医疗机构的能力,可以通过计算 DRGs 组数、总权重、CMI 值、每床位权重和每医师权重获得。这 5 项指标分别代表该医疗机构收治病例的覆盖病例类型范围、住院服务总产出、收治病例的技术难度、每床位的住院服务产出和每医师的住院服务产出。基于 DRGs 评估医疗机构的住院服务效率,可以使用时间消耗指数、费用消耗指数和标化的平均住院日指标,分别表示治疗同类疾病住院时间的长短、费用的高低和同样难度系数下的平均住院时间。而医疗安全指标可以使用低风险组死亡率和中低风险组死亡率指标,用来反映那些病情并不严重的病例最终发生死亡的概率。

四、DRGs 应用于医院管理的展望

(一)病案基础数据质量是关键

2016 年 11 月 17 日,原国家卫生计生委主任李斌在第三届世界互联网大会"互联网+智慧医疗"分论坛致辞时表示:信息标准是互联互通的基础,中国已经初步建立起适合国情、对接国际的医学信息标准体系,提出了尽快实现临床数据规范化管理的"四统

一”。

"四统一"指的是统一病案首页的书写规范,统一疾病的分类编码,统一手术操作的编码,统一医学名词术语。通过"四统一"的基础性工作可以确保病案基础数据质量,有效地打破了"信息孤岛",对于推动医疗信息在全行业互联互通、无障碍应用,具有重大而深远的意义,也为开展精细化的支付方式改革,特别是按DRGs付费改革打下坚实基础。

1. 统一病案首页的书写规范。医务人员病历书写质量意识淡薄、医疗机构"三基"培训不到位、病案管理员能力有限等多种问题合并存在,使得病案基础数据质量无法得到保证,就难以保证DRGs指标数据的准确性。2011年印发的《卫生部关于修订住院病案首页的通知》(卫医政发〔2011〕84号),就对住院病案首页有关项目的填写进行了明确要求,但在对病案首页数据的实际使用过程中,发现部分医疗机构存在首页内容填写不全、疾病诊断或手术名称不准确等问题,导致大量病案首页数据质量较差,无法满足统计使用,病案首页数据价值未能充分体现,严重阻碍了医疗行业信息化进程。2018年6月27日,原国家卫生计生委官网公布了《住院病案首页数据填写质量规范(暂行)》和《住院病案首页数据质量管理与控制指标(2016版)》(以下简称《规范》),旨在加强住院病案首页质量管理与控制,提高住院病案首页填写质量,对加强医疗机构病案首页数据质量的管理提出明确要求。

2. 统一疾病的分类编码。国内现存的疾病分类编码版本众多,且存在各自为政的现象,有国标版、北京版、北京临床版和很多医疗机构自行修订版本,无法统一的疾病分类编码为大数据研究和分析以及DRGs的推广带来很大的困难。

2018年12月21日,国家卫生健康委医政医管局发布了《关于印发国际疾病分类第十一次修订本(ICD-11)中文版的通知》(国卫医发〔2018〕52号)(以下简称《通知》),要求:充分认识统一疾病分类与代码的重要意义。疾病分类与代码、手术操作分类与代码、病案首页、医学名词术语等是推进医疗服务规范化、标准化管理的重要基础。近年来,国家卫健委大力加强医疗机构病案管理,先后明确要求医疗机构在病案书写中统一使用ICD-9、ICD-10。推广使用世界卫生组织最新修订公布并经国家卫生健康委组织编译的ICD-11中文版,对于提高医疗服务标准化水平和医疗管理效率,促进诊疗信息有效互联互通具有积极意义。同时强调要积极推进ICD-11中文版全面使用。

国家卫生健康委为统一疾病的分类编码做了大量的工作,也进一步推进了疾病分类编码的统一,为全国DRGs大数据工作做好准备。

3. 统一手术操作的编码。目前我们用的手术操作编码是ICD-9-CM-3,是目前通用并且统一性较高的编码。

自2019年《国务院办公厅关于加强三级公立医院绩效考核工作的意见》(国办发〔2019〕4号)发布以来,国家对于疾病编码与手术操作编码都进行了几轮修订,最终确定了标准的版本供全国各医疗机构使用,并且会随着疾病、手术、操作的更新而更新。

4. 统一医学名词术语。为统一我国的临床医学名词,实现医疗服务规范化标准化管理,全面推进病案首页书写规范、疾病分类与代码、手术操作分类与代码、医学名词术语"四统一"工作,国家组织制定了《常用临床医学名词(2019年版)》。

(二) 统一DRGs分组器

国内使用的DRGs分组器主要包括CN-DRG、C-DRG、上海版DRGs、上海孙木版DRGs

等等,用于管理和医保的 DRGs 分组器基本以国家卫健委实行的 CN-DRG 和国家医保局实行的 CHS-DRG 为主。CN-DRG 和 CHS-DRG 分别用于对不同级别公立医院的绩效考核和不同地区的医保支付,从而了解各家医院的水平,为医院住院医疗服务绩效管理服务。

将 DRGs 分组器应用于公立医院绩效评价,对公立医疗机构的服务量、服务质量、服务效率等绩效指标进行校正,综合考虑病例整体的复杂性和困难性,以量化的结果反映出来,实现不同性质、等级医院的绩效评价,提高绩效评价的可比性和评估结果的可靠性。前期还需要结合各省市病例数据,开展大量基础数据的细致分析和研究。此外,DRGs 还可与其他参数、非参数方法相结合,如投入产出评价、生产率或生产效率的测量等,提供更多的医院绩效评价指标和评价方法,使评价结果更加科学、全面、合理。将医疗服务质量作为对医院补偿的影响因素之一。

(三)建立动态调整机制

建立专门的评估机构与审查机构,确保 DRGs 付费制度合理运行。1986 年美国国会成立了专门的 DRGs 付费制度评估委员会,对 DRGs 付费制度的实施效果进行评价,并对其更新方案提出建议,如因为医疗技术进步或通货膨胀需要提高费率,因为生产力的提高需要降低费率等。此外还有专门的同行审查组织,对入院的必要性、入院的合理性、分组准确性、医疗服务的完整性与恰当性及转诊病例和线外病例进行重点关注。评估与审查是确保 DRGs 付费制度实现预期改革效果的重要保证,中国同样可以通过设立专门的机构,以保证 DRGs 付费制度合理运行和及时更新,同时对 DRGs 付费制度的评估与审查以制度的形式加以推广。政府委托行业组织、研究机构或专业的社会评价机构,从医疗机构、病种、专科等各个层面,对全国范围内的各级医疗机构广泛开展绩效评价。

为了解决可比性的问题,可以从病种层面开展绩效指标分析,既能引导提高临床诊疗质量,又能为完善疾病诊断相关分组、实施按病种付费制度提供参考依据。评价指标和指标权重也应随着绩效评价工作的深入、当前医改措施的推进,以及重大项目的推广而不断调整,现阶段应考虑向基于病种影响因素分析的核心质量指标、临床研究、住院医师规范化培训等指标倾斜,加强对公益性、健康产出等指标的分解和研究。

(四)深度挖掘病案数据

完整、准确的病案信息和病案首页是实施 DRGs 分组医疗管理的重要依据。我国前期开展 DRGs 研究,面临的一个重要问题就是病案首页信息的不完整和录入标准的不统一,不同数据库之间不能无障碍地完成数据传递、比较、分析。为此,数据填写和数据上传的各类统一和标准化,实行 DRGs 分组器的统一、病案首页内容的统一、诊断编码的统一、手术操作编码的统一、数据上传标准的统一等是健全 DRGs 的重要工作。在此基础之上,通过国家卫生健康委建立覆盖全国所有医疗机构的国家卫生信息平台,完成数据采集和接口的统一性和及时性,具有十分重要的意义。同时,卫生健康行政管理部门以及医疗机构应加大对病案首页质量的管理和控制,提高病案首页数据质量。只有在优秀的病案数据基础之上进行深度数据挖掘、分析,才能推进医疗机构精细化绩效管理,提高评价工作效率。通过国家卫生信息平台,医院可以进行自身纵向比较和同类医院之间的横向比较,运用国家制定的统一标准进行排名、定位、改进,最终促进病案数据为全人类命运共同体健康服务。

第四节　DRGs 在医疗保险管理的应用

一、CHS-DRG 的发展与应用

CHS-DRG 是我国第一部国家级的,以实现医保 DRGs 付费为目标编制的工具,其目标是实现"医—保—患"三方共赢,即通过实施 DRGs 付费,实现医保基金不超支,使用效率更加高效,对医疗机构和医保患者的管理更加精准;医院诊疗行为更加规范,医疗支出得到合理补偿,医疗技术得到充分发展;患者享受高质量的医疗服务,减轻疾病经济负担,同时结算方式也更加便捷。

(一) CHS-DRG 的产生背景

21 世纪初,我国大陆地区开始探索 DRGs 系统的开发和应用,先后形成了 BJ-DRG、CN-DRG、CR-DRG、C-DRG 共四个主要版本,并试用于我国部分省市。其中,BJ-DRG 侧重费用支付和医保管理、CN-DRG 侧重于绩效评价和质量监管、CR-DRG 反映基层疾病谱的特点且适用于新农合和城乡居民的支付管理、C-DRG 覆盖全疾病谱且相对较为完善。这些 DRGs 版本的使用目的和适用范围各有侧重,若想应用于全国范围内的付费实践,存在一定困难。

2017 年,《国务院办公厅关于进一步深化基本医疗保险支付方式改革的指导意见》(国办发〔2017〕55 号)正式明确提出,要在全国范围内开展按疾病诊断相关分组(DRGs)付费试点。因此,为统一全国医保 DRGs 分组标准和付费实施路径,保证国家 DRGs 付费试点顺利开展,国家医保局开始牵头组织专家进行技术攻关,编写相关 DRGs 规范,以期为全国 DRGs 付费试点提供统一的技术规范和指导标准。

CHS-DRG 是国家医疗保障疾病诊断相关分组(China Healthcare Security Diagnosis Related Groups)的简称。该项目的专家组本着统筹全局、科学严谨的态度,在全面回顾和总结国内外各种 DRGs 分组与付费技术的基础上,梳理了国内主流 DRGs 版本的主要分组与付费技术标准,融合了各版本分组和实践的成功经验,形成了统一的国家 DRGs 付费试点基本规则,对 CHS-DRG 的基本原理、适用范围、有关名词定义、实施的数据要求、数据准备、数据质控、数据标准化上传规范、分组策略与原则、具体分组标准、权重和费率的确定、付费结算的方法、监管考核指标等进行了初步规范,并通过多轮专家论证形成了最终的发布版本。2019 年 10 月,国家医保局正式发布《国家医疗保障 DRGs 分组与付费技术规范》(以下简称《技术规范》)和《国家医疗保障 DRGs(CHS-DRG)分组方案》(以下简称《分组方案》),随后又于 2020 年 6 月发布了《国家医疗保障 DRGs(CHS-DRG)细分组(1.0 版)》,标志着我国医保 CHS-DRG 技术体系基本成型,迈出了 DRGs 版本从分散无序走向统一规范的重要一步,CHS-DRG 进入正式落地实施阶段。

(二) CHS-DRG 的关键技术环节

CHS-DRG《技术规范》主要包括 DRGs 分组和付费两部分内容,其中规范和科学的分组是 DRGs 实施的重要前提,而精确的付费是 DRGs 实施的重要保障。在实施 CHS-

DRG 的过程中,主要有以下六大关键技术环节:

1. 数据采集和质量控制

CHS-DRG 采用国家医保局最新发布的《医疗保障基金住院费用结算清单》,实时采集各试点医院出院病例信息用于分组和结算;疾病诊断和手术操作编码则统一使用国家医保版的 ICD-10 和 ICD-9-CM-3。试点医院应根据 CHS-DRG 数据标准,在规定的时限内(一般为出院 3 日内)对收集的病例信息进行标化处理后上传到医保经办机构,医保经办机构将对各试点医院上传数据的完整性、合理性和规范性进行审核,审核合格后方提交分组平台进行 DRGs 分组服务。如数据质量不合格或不能分组,将返回医疗机构核对并补充完整后进行二次上传,以保证分组的规范性和可靠性。分组数据流见图 11-5。

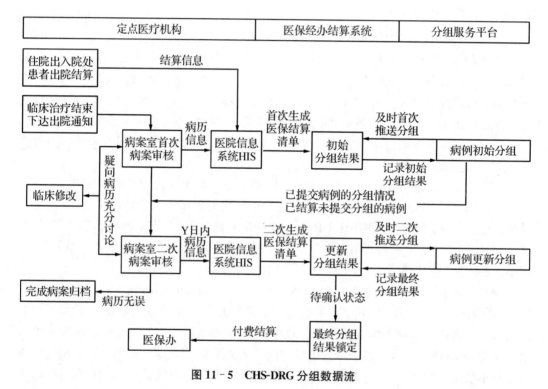

图 11-5　CHS-DRG 分组数据流

2. DRGs 分组与细化

CHS-DRG 分组采用病例组合(Case-mix)思想,疾病类型不同,通过诊断区分开;同类病例但治疗方式不同,通过手术与操作区分开;同类病例同类治疗方式,但病例个体特征不同,则通过年龄、并发症与合并症、出生体重等因素区分开,最终形成 DRGs 分组。

CHS-DRG 分组遵循以下 4 个原则:(1)逐层细化、大类概括;(2)疾病诊断、手术或操作的临床过程相似,资源消耗相近;(3)临床经验与数据验证相结合;(4)兼顾医保支付的管理要求和医疗服务的实际需要。

CHS-DRG 的分组思路包括如下几个步骤:

第一步是以医疗保障基金结算清单(或病案首页)的主要诊断为依据,以解剖和生理系统为主要分类特征,参照 ICD-10 将病例分为主要诊断大类 MDC。

第二步是在各主要诊断大类下,根据治疗方式将病例分为"外科手术""非手术室操作"和"内科"三类,并在各类下将主要诊断和/或主要操作相近的病例合并成核心疾病诊断相关组 ADRG,在这部分分类过程中,主要以临床经验分类为主,考虑临床相似性,统计分析仅作为辅助。经过专家多轮论证,CHS-DRG 最终有 376 个 ADRG,包括 167 个外科手术组、22 个非手术室操作组、187 个内科诊断组,基本可覆盖全部危急重短期(60 天以内)住院病例。

第三步是在 ADRG 分类的基础上,综合考虑病例的性别、年龄、体重(新生儿)、合并症和并发症等个体特征,进一步将临床过程相似、资源消耗相近的疾病诊断细分为诊断相关组,即 DRGs。这一过程中,主要以统计分析寻找分类节点,主要考虑资源消耗的相似性,最终,376 个 ADRG 中有 121 个进行了细分,形成 CHS-DRG 细分组 1.0 版,共包括 618 个细分 DRGs 组。

3. DRGs 相对权重的计算与调整

分组完成后,须通过计算 DRGs 相对权重,来反映每一个 DRGs 的难度系数及资源消耗程度相对于其他疾病的程度。鉴于目前我国医疗成本数据尚不完整,CHS-DRG 主要采用费用数据来计算基础权重,根据前 3 年历史费用数据按 7∶2∶1 的比例加权计算 DRGs 病组的例均费用。CHS-DRG 基础权重的计算公式如下:

$$某 DRGs 权重 = 该 DRGs 中病例的例均费用 / 所有病例的例均费用$$

同时,为了解决医疗费用与成本之间的矛盾,并体现医保鼓励三级医院收治疑难重症,推动分级诊疗的政策导向,需在保持总权重不变的前提下对不同 DRGs 组的权重进行微调,以实现医保的政策目标。通常根据不同 DRGs 组的资源消耗结构、疾病诊治难易程度和医保政策目标等来调整。

4. 费率与付费标准测算

CHS-DRG 费率与付费标准测算遵循以下原则:

(1) 区域总额预算。基于本级可用的医保住院统筹基金总额测算,不突破总额;区域预算共享,试点医院通过开展医疗服务竞争预算。

(2) 给出医疗费用的合理增长空间。考虑医疗技术发展带来的合理费用增长,但不得超过同期医改政策对费用增长的要求。

(3) 同级医院同病同价。考虑医疗机构间服务能力差异和价格差异的现状。

(4) 实行全费用测算,防止费用转嫁。

(5) 适时调整付费标准。理论测算与实际运行效果验证相结合,适时调整支付标准。

(6) 体现医保政策导向。建立医保引导医疗机构积极主动开展分级诊疗的机制;建立费用超高/超低、新技术患者特例处理机制,保证急危重症患者的治疗。

付费标准测算基本思路:在 DRGs 权重调整的基础上,将可用于 DRGs 付费的住院基金预算作为总量,逆向推算出住院总费用后,再分配到每一权重上,从而得到费率。各 DRGs 组依据费率乘以自身权重就可获得相应 DRGs 组的付费标准。具体流程如图 11 - 6 所示。

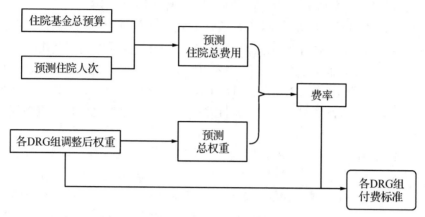

图 11-6　CHS-DRG 付费标准测算流程

5. DRGs 结算细则制定与实施

DRGs 付费标准规定了每个 DRGs 组固定的全费用水平,包括了目录外费用、起付线等由病人支付的费用,以及应由医保住院统筹基金支付的费用等所有费用。而医保基金对于协议医疗机构的实际支付只体现为住院统筹基金支付费用,至于这个支付费用如何计算,又如何支付给协议医院,需要各地医保经办机构在 DRGs 结算细则或办法中予以明确。

DRGs 结算细则通常要对 DRGs 结算应用的范围、数据编码与上传方法、特殊病例(如极高费用病例、极低费用病例、≥60 天的超长住院病例、未入组病例等)结算方法、基金结算与拨付方式、质量保证金兑现等内容进行详细规定,并明确相关结算程序和规则。各地可根据当地的医保结算政策具体制定。

6. 监管考核与评价

为避免并遏制 DRGs 付费过程中可能存在的医疗机构选择轻病人住院、推诿重病人、升级诊断和服务不足等现象,医保经办机构应建立相应的 DRGs 付费监管考核制度,引入智能监管手段开展实时监管,对 DRGs 试点医疗机构的行为,以及 DRGs 实施的过程和结果进行全程监督和管理,确保医疗机构产生期望的医疗行为改变,保证医疗服务质量和合理支付。

核心监管指标包括医疗服务能力、质量、效率、安全和费用等。

(三)CHS-DRG 的落地实施要点和展望

实施 CHS-DRG 是一项系统工程,需要做好国家医疗保障版疾病诊断和手术操作编码等技术规范的应用,同时完善 DRGs 付费结算流程,搭建起 CHS-DRG 赖以运行的 DRGs 分组器等信息支撑平台。在此基础上,制定完善相关的医疗服务管理和医保结算管理相关制度,逐步规范疾病临床治疗路径,提高医疗服务质量,加强医疗成本管理,完善监管考核体系,从而最终推动医保精细化管理,提高医保基金使用效率。

掌握 CHS-DRG 分组与付费技术规范,严格执行国家分组策略和方案,并结合本地实际情况,制定本地的 DRGs 分组和管理方案,从而确保 CHS-DRG 付费试点全国"一盘棋",分组精准"本地化",具体付费符合各地实际,使 CHS-DRG 成为国家医保支付领域的

"通用语言",是对试点城市的要求,也是国家医保局制定落实 CHS-DRG 的初心。CHS-DRG 作为医保支付改革领域的关键举措,已逐步向全国推广应用,成了中国医疗服务和医保支付领域的新常态。

二、DIP 与 CHS-DRG 的区别与联系

随着医疗大数据应用不断推进,推行以按病种付费为主的多元复合式医保支付方式改革,成为管用高效的支付机制的重要路径。支付方式改革的难点是探索发现合理的医疗服务成本,形成医疗服务资源配置标准。一般均衡理论在医疗保健福利经济学领域的应用,为医疗卫生非竞争市场环境下基于病种组合(Case Mix)随机均值的资源配置模式提供了理论基础。进入大数据时代,我国的制度优势使得医保医疗数据充分集聚,为病种组合的"随机""均值"奠定了基础条件。按病种分值付费(Diagnosis-Intervention Packet,DIP)改变了样本推算总体的仿真、预测乃至精算模式,利用真实、全量数据客观还原病种的疾病特征及医疗行为,通过对疾病共性特征及个性变化规律的发现,建立医疗服务的"度量衡"体系,较为客观地拟合成本、计算分值、结算付费,形成对医保支付方式改革的重要技术支撑。

DIP 是指根据不同疾病类别所发生费用之间的比例关系,给相应的病种确定病种分值,并在总额预算机制下,根据年度医保支付总额、医保支付比例及各医疗机构病例的总分值计算分值点值。2020 年 10 月,国家医保局发布《区域点数法总额预算和病种分值付费试点工作方案》,试点覆盖了 71 个城市,自此开始,国家进入 DIP 阶段。在统筹地区,医保总额预算与点数法相结合,实现住院患者以 DIP 为主的多元复合支付方式。DIP 是医保、医疗大数据的挖掘利用,在分组方法、实施路径等方面实现了理论和方法的创新,有待于在实际运用中进一步完善。

DRGs 和 DIP 国家试点工作安排参见表 11 - 7。

表 11 - 7　DRGs 和 DIP 国家试点工作安排

	DRGs	DIP
公布时间	2019 年 5 月	2020 年 11 月
试点城市	30 个	71 个
覆盖省份	29 个	27 个
实际付费前准备时间	2 年	1 年
覆盖医疗机构	每地至少 3 家以上(具备试点条件的)	对辖区内医疗机构全覆盖
实施步骤	2019 年顶层设计; 2020 年模拟运行; 2021 年启动实际付费	2020 年 10—11 月报送历史数据; 2020 年 12 月预分组,技术准备; 2021 年 3 月可启动实际付费; 2021 年年底前全部实际付费

1. DIP 与 CHS-DRG 的相同点

(1)制度设计层面

一是改革试点目标相同。DIP 和 DRGs 付费改革均以实现医、保、患三方共赢为目

标。即以提高医保基金使用绩效,不断提升医保科学化、精细化、规范化管理服务水平,保证医保基金安全可持续;发挥"经济杠杠"的作用,调节卫生资源配置总规模、结构,引导医疗机构管控成本,推进医疗费用和医疗质量"双控制";让患者享受适宜的医疗服务,减轻疾病经济负担。

二是适用范围相同。两者都是定点医疗机构的住院患者付费结算。

三是都属于付费端(医保与定点医疗机构的付费结算)改革,未涉及收费端(定点医疗机构对病人的收费)的改革,收费端仍实行按项目收费结算。

(2)技术实施层面

一是实施条件和数据要求基本相同。均要求基础代码统一,以医保结算统一、规范使用的医疗保障疾病诊断分类及代码(ICD-10 医保版)和医疗保障手术操作分类与编码(ICD-9-CM3 医保版)为基础,历史数据中采用的国标版、临床版代码,要完成与医保版疾病分类与代码、手术编码的映射与转换,以保证标准一致和结果可比。

相比之下,略有差异的是,DRGs 的实施条件和数据要求较高。比如,DRGs 实施的基础条件包括医保信息系统、病案质量及人员管理等多方面。要求试点城市医保信息系统具有相对统一的医保药品、诊疗项目和耗材编码;能够提供近三年的完整、规范、标准化医保结算数据;具备安装 DRGs 分组器的硬件网络环境和运维能力,支持与医疗机构信息系统、DRGs 分组器互联互通,保证数据传输的及时性、完整性和准确性。

DIP 实施的基础条件相对简单。主要是医保结算清单质量、组织管理等方面。要求试点城市具备使用全国统一的医保信息业务编码的基础条件,并在此基础上开展医保结算清单、医保费用明细表等质控。基于国家 DIP 分组标准,医保信息系统可在少量改造的情况下实现与 DIP 系统的兼容,主要改造软件系统的数据接口。

二是相对权重(RW)与分值测算的原理相同。两者都是基于历史费用数据,按照病组或病种相对于全口径病组或病种费用水平,计算病组费率或病种分值。

三是都要建立结算、监管与考核机制。两者都要确定月度预付、年终结算清算等办法。

四是都有监管、考核等管理办法。如在支付标准测算中,若支付系数与医疗机构级别强关联,则易导致医疗机构级别越高,分值(权重)越高,支付额度越多,存在进一步固化大医院虹吸患者就诊现状的风险。另一方面,均存在医疗机构分解住院、高靠分值、推诿病人、低标入院、择机出院、住院成本向门诊转移的风险。

2. DIP 与 CHS-DRG 的差异

(1)付费设计的立足点不同

DRGs 付费侧重于以病例组合为单位,体现对医疗机构规范"同病同操作"病例诊疗路径的导向作用,激发医疗机构控制成本的内生动力,在保证治疗质量的前提下,选择资源消耗低的治疗方法,发挥医保支付的激励约束作用。DIP 利用大数据对不同地区、不同时期、不同医疗机构的行为进行分析和引导,侧重于以病种组合为单位,根据各级医疗机构的功能定位,通过对不同病种赋予分值的大小差异,体现对治疗方式的导向作用。同时,尊重医疗服务规律,通过真实反映疾病治疗的资源消耗,体现对合理成本的导向作用。

（2）分组原理不同

DRGs 分组由粗到细，强调以临床经验为基础，依赖临床路径选择和专家人为判断，从疾病诊断大类出发，结合手术、操作将其不断细化，按诊断和治疗方式的共性特征主观区隔成不同病例组合，具有"多病一组"或"多操作一组"及组内差异较大等特点，一般不超过 1 000 组（除金华外）。要求试点城市严格执行国家版分组方案，确保 26 个主要诊断分类（MDC）和 376 个核心 DRGs 分组（ADRG）全国一致，以此为前提自行制定本地的细分 DRGs 分组（DRGs）。

DIP 分组由细到粗，强调对临床客观真实数据的统计分析，通过对历史数据中病例的疾病诊断和手术操作进行穷举聚类，按疾病与治疗方式的共性特征客观形成自然分组，具有"一病一操作一组"及组内差异较小等特点，目前国家版主目录有核心病种 11 553 组，综合病种 2 499 组。统一由医保研究院根据各试点城市报送的历史数据，形成各试点城市版本的 DIP 目录库，要求分组规则须与国家版一致，每个城市的病种数量可以不相同，见表 11 - 8。

表 11 - 8　DRGs 和 DIP 分组的区别

		DRGs	DIP
分组依据		临床路径（经验）	临床数据
分组目标		覆盖所有编码（疾病编码和手术操作代码）	覆盖所有住院病历
分组思路		人为主观筛选、归并	穷举匹配、客观聚类
分组指南		固定分组框架	确定分组标准（公式、指标及目录体系）
分组层级		三层（MDC，ADRG，DRGs）	四层（三级、二级、一级、主索引）
最细组别的变异系数（CV）		<0.7 即可	平均值<0.6
国家版分组	病例费用数据来源	30 个城市近三年 6 500 万份	东、西、中部 10 个省市近 6 000 万份
	修改完善	根据临床论证，人为修改	根据真实数据拓展，动态调整
本地化分组		MDC，ADRG 须与国家版一致	分组标准须与国家版一致

（3）费率与点值的差别

DRGs 付费支付标准的计算分为相对权重与费率的测算。首先是测算每个病例组合的权重，反映该病例组合的技术难度、资源消耗相对于其他病例组合的差异。其次是根据试点地区计划用于支付参与 DRGs 付费改革医疗机构的医保基金预算总费用，来测算每个相对权重值对应支付的基金额度，即当年 DRGs 费率＝当年预测住院总费用/预测 DRGs 总权重。

DIP 支付标准的测算分为病种分值与点值的测算。首先是测算每个病种组合的病种分值，反映该病种组合的疾病严重程度、治疗方式的复杂与疑难程度相对于其他病种组合的差异。其次是根据前几年（通常为三年）的住院总费用核算加权平均年度住院总费用来测算每个相对权重值对应的支付标准，即 DIP 预算点值均值＝加权平均年度住院总费用/

预测 DIP 总分值;根据试点地区的医保基金支出预算指标与医保支付比例核定当年住院总费用,来测算每个相对权重值对应支付的基金额度,即当年 DIP 结算点值均值＝当年住院总费用/当年 DIP 总分值,而后分别采用优质区间模型计算的方式最终确定预算点值和结算点值。

(4) 监管难点有差异

DRGs 付费实施过程中,存在的监管难点有:一是需要按疾病大类进行案例式的临床论证,分组过程中对分组器和专家的依赖程度很高,地方医保部门难以发挥主导作用。二是编码未完全统一的地区难以达到分组要求,且受限于医疗机构临床路径的发展实际,目前暂时无法实现住院病例全覆盖,地区试点时,部分医疗机构的 DRGs 付费病例占比仅为50%左右。三是国家 DRGs 分组主框架固定,根据各试点城市临床反馈的问题,需通过碎片化、案例式的临床论证才对 MDC 和 ADRG 组别进行修改。四是各级医疗机构的诊疗方式、临床路径存在较大差异,对分组和入组都提出较大的挑战。五是要求医生对同一个病例组合的诊疗行为标准化,一定程度上会限制医疗技术进步,且推诿重症患者等风险较大。六是根据指标主观确定同等级医疗机构的总额,对于基金年度决算具有未知性,医保基金风险较大。

DIP 实施过程中,存在的监管难点有:一是依赖历史病案数据,而历史数据中存在的问题暂时不能完全排除,需随着支付方式改革不断推进,及时基于逐步规范的临床诊疗数据和编码动态更新病种目录库。二是使用疾病诊断与治疗方式进行分组,并据此制订病种分值进行付费,可能存在着诱导医疗机构采用复杂技术、高分值治疗方式的风险。三是分组细,医保监管难度较大,部分病种分值差距较小,难以判断治疗方式选择的合理性,高套分组的风险大。四是采用累计的病种分值进行结算,年终计算每分值点值进行清算,以严格控制医保预算,存在医疗机构争相"冲工分"导致分值贬值的风险。

3. DIP 与 CHS-DRG 的各自优势

(1) DRGs 的突出优势

① 制度优势。DRGs 国内外典型经验多,起源于国外,名字的知晓度比较高。它根据临床解剖部位和治疗类别进行"粗分组",在一个组内可能有不同的治疗方式,一是便于医疗机构比较院内同一个病例组合中不同治疗方式的成本差异,在保证质量前提下,激励医疗机构采取低资源消耗的治疗方式。二是与临床按科室管理、按疾病和治疗分类的思路一致,临床易理解,有利于将精力集中到异常病组的管理中。

② 技术优势。一是 DRGs 分组使用 ICD-10 编码前 6 位,更细致,对疾病的标识更为精准,对医疗机构编码行为的调整更加明显。二是 DRGs 侧重于使用病例组合的成本数据计算权重。在目前成本数据不完善的情况下,除了使用历史费用外,还使用作业成本法、病种费用分类构成等方法对病例组合的权重进行调整,能够消除一部分不合理诊疗对病组费用的影响,以保证病例组合的权重更趋合理。三是事先确定的细分组可引导医疗机构在诊疗患者时,规范相似诊断或操作病例的临床路径,提高组内病例诊疗的同质化程度,进而实现"同病同操作"的诊疗规范化目标。

(2) DIP 的突出优势

① 制度优势。DIP 属于中国原创的支付方式。在一些地方先行先试,适应我国国

情,基于信息化、大数据的广泛认知和应用的现实条件,具有中国特色、时代特征。DIP 在统筹区范围实施,便于比较同一病种组合在不同医疗机构间的治疗费用差异,将有效促进区域内医疗机构间的专业分工、良性竞争,有利于业务主管部门考核与监管。

② 技术优势。一是基于大数据理念,以病种为付费单位监管、分析对象,对促进医保精细化、科学化管理,购买价值医疗,奠定了极为科学和坚实的基础。二是起步阶段,来自基础条件和分组技术方面的障碍少。如 DIP 分组使用 ICD-10 编码的前 4 位,对编码的适应性强,便于动态调整和拓展,适用于编码未完全统一、历史病案数据质量不高的地区,且留有逐步完善数据质量的补短期,能有效平衡临床应用与医保支付间的关系。三是跨区域推广及其在考核管理上的借鉴意义更高。尤其是因为基于大数据进行分组,以公式与指标作为分组的主要依据,对分组器无特殊依赖,便于监管部门发挥主导作用,进行质量和费用的控制。四是 DIP 更具包容性,承认医院过往的临床诊疗行为习惯,更易于接受,落地阻力较小,医院发展优势学科、运用新技术的积极性也更高。

4. DRGs 和 DIP 在各省市的应用情况

(1) DRGs 试点成效——历时 3 年,逐渐进入状态

2019 年 5 月,国家医保局启动 DRGs 付费试点工作,发布了 30 个试点城市,至此以国家医保局为主导的 DRGs 支付方式改革拉开了帷幕。除了少数试点城市有 DRGs 实践经验,大多数并没有相关经验。同时,为了让试点城市全方位积累经验,在试点城市规模上涵盖了超大型城市、大型城市、中型城市以及偏远的县级市。

2021 年,国家医保局根据 30 个试点城市的实际付费情况又做了相应更新,发布了 CHS-DRG 细分组方案 1.1 版。这一版本相比之前更为完善,得到了"把国外的这项技术向中国的本土化落地迈出了坚实的一步,并更加契合我国的临床实际"的高度评价。截至同年 10 月,30 个试点城市 DRGs 实际付费已覆盖 807 家医疗机构,三级医院覆盖率达 43.49%。ADRG 一致性提高,30 个试点城市实际病例分组结果与国家 ADRG 对比,2021 年测试样本量一致率在 80% 以上的有 27 个,比 2020 年的 7 个大幅提高。

DRGs 试点三年以来,各试点城市医疗机构的医疗行为逐渐规范。体现技术难度的手术组和操作组占比呈上升趋势,代表保守用药治疗的内科组则出现下降趋势。此外,试点城市非必要住院降低,"小病大治"的情况得到了缓解。以北京市为例,医疗机构平均药占比从 38.8% 下降至 24.2%,医疗服务费用占比则从 30.6% 提高到 36%。

参保人员的负担也因此得到降低。相比受消费价格指数影响较大的次均费用,DRGs 实施后提供了更为科学的每权重费用统计。30 个试点城市病组结构标化后每权重费用呈现下降趋势。北京市在应用 DRGs 十年来,在居民消费价格指数十年提高 28.4% 的前提下,住院每权重费用仅提高了 17.8%,参保人员个人负担由 33% 下降至 28%。

此外,配合相应的药械集采政策,DRGs 通过规范医疗行为去除了虚高费用,兑现了临床价值。以北京市为例,在冠脉支架集中带量采购政策后推出 FM19 冠脉支架植入病组 DRGs 付费,以实现"1+1>2"的效果。

在国家医保局的总结中,广西壮族自治区梧州市在改革中全面发力,取得了令人瞩目的成绩。相比其他试点城市,梧州市对数据质控、结算清单落地、同城同病同价、谈判药双通道支付、中医特色付费标准、创新监管模式等 6 个方面进行探索和创新。

2021 年 1 月梧州市启动实际付费,截至 9 月,当地参与试点的医疗机构相应指标实现了"三降一升":平均住院日、次均住院费用、患者自付比例分别同比下降 10.3%、6.1% 和 4.7%;反映收治病例难易程度的 CMI 指数(病例组合指数)同比上升 11%。

辽宁省沈阳市进一步将 DRGs 分组分为两部分,将常见病多发病划分到 20 个目标性总控组,例如,无合并症的上呼吸道感染、高血压等。沈阳市对这一部分病组采取了较为严格的控费,希望将这些常见病分流到基层医疗机构,从而使得三级医院可以腾出资源主攻疑难杂症。

通过"双控管理",沈阳市有效解决了逐年攀升的轻症无序住院问题,2018 年、2019 年、2020 年的住院率分别为 26%、22% 和 16%,逐年下降。这一助推分级诊疗的"双控管理"模式也得到了国家医保局的好评,并为未来医保管理的方向从单纯控制费用向合理配置资源转变进行了探索。

在对医保基金整体控制上,江苏省无锡市和北京市也做出了相应的探索。前者采取了灵活的总额预算下的 DRGs 浮动费率机制,年初费率作为指导,年底根据实际发生服务量和预算再次进行修正和分配,保证整体基金不失控。北京市则采用了总额预算医院质量核定指标体系(Global Budget and hospital quality assessment Index,GBI)+ DRGs 的多维管理模式。简而言之,GBI 针对院长,侧重提升医院管理;DRGs 针对医生,侧重于规范临床行为。

总的来说,DRGs 试点至今,试点城市医院的管理效率显著提高,临床行为逐步规范,参保人员负担减轻,临床价值得到兑现。按照三年行动计划,国家医保局在 2022 年第四季度发布 CHS-DRG 分组方案 1.2 版。逐年定期升级,使分组方案更符合我国临床现状。

(2)DIP 试点成效——历史数据质量不够理想,试点成效明显

DIP 是我国原创的支付方式,由广州市最先在 2018 年 1 月 1 日起开展探索。DIP 与传统 DRGs 最大的区别是不设人为的分组器,完全由大数据生成。以广州市为例,全市病例的全样本归类为 1 688 个相似的疾病诊断,再与不同的治疗方式组合,总计形成约 12 000 个病种组合。在医保总额控制的前提下,每种病种组合被给予一定的分值,每家医院的总分值乘以费率的结果,即是每年医保支付给医院的费用。

2020 年 11 月 4 日,国家医保局发布《关于印发区域点数法总额预算和按病种分值付费试点城市名单的通知》,将 21 个省级行政区共 71 个城市纳入试点。11 月底,DIP 技术规范和病种目录库也先后发布。这标志着我国医保支付方式改革又迈出了新的一步,从国家层面上确定了通过同时推进 DRGs 和 DIP 两种支付方式改革试点平行推进的改革思路。

相对于 DRGs,DIP 分组是由大数据完成,对于医疗机构数据质量相对要求较低。因此,DIP 对于医疗信息基础相对较差的地区更为友好。

DIP 的 71 个试点城市总共覆盖了基本医保参保人 3.19 亿人,占全国总参保人数 23.4%;覆盖统筹基金收入 4 435 亿元,统筹基金支出 3 977 亿元,分别占全国统筹基金收入和基金支出的 24.2%、24.7%。目前,71 个试点城市均在国家预分组基础上,按照国家技术规范要求,使用历史数据进行 DIP 分组;并通过征求试点医疗机构意见,根据有效意见进行纠偏和反馈,确定了地方病种目录库。

改革之初,效果可见一斑。根据统计,试点城市 2017—2019 年历史病例核心病种入组率差异较大,最高的莆田达到了 92.58%,最低的鄂尔多斯仅有 14.84%。试点城市核心病种入组率平均值为 67.29%,中位数为 70.69%,入组率超过 85% 的城市仅有 10 个。但是,随着试点的逐步深入,数据质量总体将会逐步改善。

随着 12 月 15 日日喀则进入实际付费,71 个试点城市在 2021 年底前进入实际付费的阶段性目标已经全面实现。从较早进入实际付费的试点城市的情况来看,DIP 试点城市还是取得了初步成效:

首先,医药费用增速放缓,基金支出压力减轻。江苏、安徽、福建、山东和湖北等省份试点城市的医疗费用和次均住院费用增速明显下降,控制在 4% 以内,且同比下降最多达 7.3%。医保支付住院费用增长率最多下降 4.8%,明显降低了基金支出压力。

其次,基层医疗机构就诊人数占比提高。江苏、安徽和云南等省份部分试点城市基层医疗机构就诊人数占比提高,平均增幅超过 5%,最高达 8.1%。

再次,试点城市的医疗服务质量得到提高。根据广州市在实施 DIP 前后的比较,当地 30 天内再入院率从 69.6% 大幅下降至 22.5%。

最后,试点城市的病人自付比例稳中有降;DIP 点值单价目前也较为稳定,使得医院发展得到了保证。总的来说,经过一年的试点,DIP 改革基础条件逐步到位、技术规范得到有效落实、关键机制初步构建、年底前进入实际付费的阶段性目标全面实现,也为未来的发展奠定了基础。

国家推动医保 DRGs 和 DIP 付费改革试点意义重大,旨在指导地方"打造以按病种付费为主的多元复合式医保支付方式"和"建立管用高效的医保支付机制",减少按项目付费比重,并通过科学的补偿机制促进医疗机构从规模扩张向内涵式发展转变。但在战略定位上要目标清晰,未来要向国家统一版的 DRG-PPS 付费改革方向靠拢,在战术选择上要因地制宜,各统筹区要结合自身基础条件,做出 DRGs 或 DIP 付费的适宜路径选择。

三、DRGs 医保支付方式对医院的长远影响

DRGs 付费的推行主要是为了控制医疗费用不合理增长,DRGs 支付方式改革对医院病种成本、医保服务行为管理提出更高要求,对科室服务病种结构、医疗技术及学科发展方向产生重要影响。从医院层面来看,医保支付方式对推进医疗行为规范,转变医院运营管理理念等产生极深远的影响。在 DRGs 付费方式下,医院以低于支付标准的成本来提供同等质量的医疗服务将有所结余,并且可以留用结余,这将激励医院降本增效。

(一)DRGs 利于医疗资源配置

DRGs 医保支付方式有利于优化医院的医疗资源配置、规范医疗行为、降低百姓医疗负担、提升医保基金使用效率。

1. DRGs 医保支付助力医院推进优化资源配置。DRGs 医保支付提升医保病种组成本管理意识,能够促进诊疗过程优化,推进医院寻找质量安全前提下的最优诊疗方式,能够降低整体医疗资源消耗;同时,DRGs 基础病种组的推行,利于地区分级诊疗,优化区域资源配置。

2. DRGs 医保支付助力医院推进临床路径应用。DRGs 医保支付是基于服务质量基

础上的病种组付费,最终目标是探索质量与费用之间的平衡。临床路径推进能够使医疗过程标准化,在一定程度上既保障医疗质量,又能够实现费用高效、合理管理。

3. DRGs 医保支付助力规范服务行为,提高医疗效率。DRGs 支付方式改革,促进不同医院、不同科室、不同诊疗组之间的诊疗结果以及效率的同质化对比,强化医疗行为"四合理",提高医疗效率,最终病种组支付标准必然回归到区域平均成本水平,同时也会在一定程度上推动区域诊疗标准化。

4. DRGs 医保支付助力医院有效控制成本,降低百姓医疗经济负担、提升医保基金使用效率。医保支付方式改革的核心在于管理费用、提升成本管理意识,促进费用合理化。医院降本增效的同时,患者医疗经济负担减轻、医保基金运行效率提升。

(二) DRGs 利于医院高质量发展

DRGs 医保支付方式有利于推动医院内部管理制度改革,提升医疗质量与医疗效率,促使医院聚焦内涵式高质量发展。

1. DRGs 医保支付助力医院向质量效益型转变。由于病种组支付标准固定,医院要关注病种组成本、病种组收入和病种组支付。只有成本低于支付标准,才能真正获得效益。因此,医院的运营模式将带来转变,聚焦成本管理,在保障服务质量的前提下,注重医疗效率,合理管理费用。

2. DRGs 医保支付助力医院绩效管理体系改革。DRGs 医保支付方式改革促使医院更加重视医生服务行为规范,避免因过度医疗带来的医疗成本过高。为此,医院将建立基于 DRGs 病种组成本核算基础上、与 DRGs 支付方式匹配的绩效体系,向"多劳多得、优劳优得"转变。

DRGs 支付方式改革是保障广大人民群众获得优质医疗服务、提高基金使用效率的关键环节,是深化医疗体制改革、推动医院高质量发展的必然要求。DRGs 付费改革是中国医改的必由之路,对于医院来说,DRGs 改革必然对医院精细化管理带来挑战,也必然给更有价值、效率更高的科室带来机遇。如果医院能够快速转变发展模式和经营理念,建立基于 DRGs 的精益管理体系,同时充分运用人工智能与大数据等先进技术手段,将临床科室与运营管理部门紧密协同起来,形成诊前定标、诊中辅助、诊后评价的全流程一体化管理体系,在新的支付环境中,医院必将大幅提升核心竞争力。

 思考练习题

1. 简述医保结算清单与病案首页的区别和联系。

2. 简述 DRGs 分组器的原理。

第十二章　病案管理与法律法规

学习目标 >>>>>>

● 初步具备病案相关法律法规基础知识,熟悉立法的基本程序,了解病案相关法律法规。

● 具备运用病案相关法律法规内容解决病案管理中的实际问题的能力。

第一节　法的基础知识

一、定义

(一) 法的定义

是由一定的物质生活条件所规定的,由国家制定和认可并由国家强制力保证实施的具有普遍效力的行为规范体系。是法律、法规、规章、条例的基本法源和最高级规范。

(二) 法律

由国家行使立法权的机关(全国人民代表大会及其常务委员会)依照立法程序制定的规范性文件,由国家强制力保证执行的行为规则。是法的表现形式之一,具有一定文字形式。

(三) 法规

泛指法律、法令、条例、规则、章程等法律文件的总称。

二、法的制定与特征

法的制定,简称立法,是指有关国家机关依据宪法与法律规定的职权和程序,从事制定、修改和废除法律的专门活动。法由国家制定和认可,由国家强制力保障实施且规定人们的权利义务。

制定法的三个层次:

(一) 全国人民代表大会(简称"人大")是我国最高立法机关。由全国人大或人大执行机关常务委员会通过的宪法和有关法律,是我国各个领域(包括医药卫生界)的立法根据。

(二) 国务院颁布或国务院批准颁布的法律规范,必须符合宪法和有关法律。

(三) 国务院下属的行政机关(包括卫生行政机关如卫健委)根据有关法律、法令制定和颁布的法规。

三、立法的原则

（一）以宪法为依据，以自然科学为基础。

（二）代表广大人民群众的根本利益。

（三）实事求是从实际出发。

（四）原则性与灵活性相结合。

（五）借鉴外国经验，结合本国实际。

四、立法的基本程序

立法的程序分为四个阶段：提出法律草案、审查和讨论、通过草案、公布法律。这四个阶段都是根据人大组织法规定进行的。

五、法律关系及责任判定

（一）法律关系

法律关系一般为刑事法律关系、行政法律关系、民事法律关系。弄清法律关系，才能正确进行法的适用。医疗机构与患者之间是平等主体间的民事法律关系。

（二）责任判定

运用法律制裁时，首先要明确法律责任。法律责任是指违法者依法应负的责任，是违法行为的法律后果，是违法者由于作为或不作为而承担一定的带强制性的法律义务。包括民事责任、行政责任、刑事责任等。民事责任是侵犯民事权利，违反民事义务而依法应承担的责任。如：有过失的医务人员或医疗机构应对受害人（患者）进行经济赔偿的责任。法律责任以相应的法律规范为前提。例如，对于隐匿、销毁医学文书的，《中华人民共和国执业医师法》中阐明：隐匿、伪造或者擅自销毁医学文书及有关资料的，泄露患者隐私造成严重后果的，要受到警告或暂停 6 个月以上 1 年以下执业活动；情节严重的，吊销其执业证书；构成犯罪的，依法追究刑事责任。

第二节　病案在法律中的作用

病案是真实记录医务人员对患者的疾病诊疗全过程的原始信息的资源载体，是临床进行科学诊断、治疗的基础资料，也是科研、教学的宝贵资料。随着新的《医疗事故处理条例》的颁布，病案在处理医疗纠纷、医疗保险、人身保险、伤残事故以及司法机关的审理民、刑事案件等诸多方面均具有重要的证据效力。

一、病案的法律属性

《全国医院工作条例》规定"病历是医疗、科研和教学的重要资料，也是法律依据"。病案不仅是完整的记录疾病发生、发展和转诊以及整个诊疗活动的医疗文书，从法律的角度审视，一旦发生医疗纠纷，一份病历就将成为还原、证明诊疗事实的客观依据，具备真实性、科学性和相关性的证据属性,属于我国民事法律规定的"书证"范畴。尤其是病历作为检查、诊断、治疗、护理等医疗全过程的书面记录,是临床工作的重要资料,具有其他证据所不具有的原始性和权威性。其原始性在于:受害人或患者经过治疗与抢救,其病患部位或器官都发生了不可逆转的变化,病人已经痊愈或者死亡,需要证明的诊疗事实难以保全或者灭失,无论是医患双方进行医疗纠纷的调查处理,还是有关部门进行医疗事故的鉴定,只有病案才能成为这一特殊过程的原始证明,其权威性在于:在医疗纠纷引发的法律诉讼中,病案作为医疗过程的原始证据,一经法庭认证,即为定案依据,对于医疗纠纷的定性和责任划分起着一锤定音的决定性作用。

二、病案的法律作用

病案是法律凭据的一种,在医患纠纷经过法律手段处理时,病案起到关键性作用。病案包含了患者就诊的全部诊疗记录,其具有一定的法律价值,可以作为证据证明医方的诊疗活动有无过错。同时病案还在患者的医疗保险报销、人身伤害赔偿等法律问题上具有一定法律价值,是重要的法律证据。

(一) 病案的法律监督与保障

病案具有法律效力,医务工作者必须提高对病案重要性的认识,自觉保护病案的原始性、真实性和可靠性,使病案在法律的监督下,管理更科学性和规范化,病案信息更具有真实性和可靠性。

(二) 病案具有如下法律效力

1. 是决定公民民事权利的证据。
2. 是判断患者具有行为能力的一个重要证据。
3. 是鉴定受伤程度及身体恢复情况的重要依据。
4. 是司法鉴定劳动能力、保险赔偿等重要依据。在法律诉讼中的"举证倒置"的规定是医院面临新的问题,医疗行为和医疗损害之间的因果关系需要医疗机构自我证明无过错,这就使得医疗工作要求更加透明,所有的医疗行为将对病人公开,病案作为记录医疗过程的法律文书,法律程序上对医疗工作的要求更高,医院的风险明显加大。当我们提供的病案存在不真实、不规范、不完整时,必然导致医疗矛盾和医疗纠纷的发生,在法律诉讼中将面临败诉的可能。

三、病案与医疗纠纷

解决医患矛盾最根本的立足点是预防。预防的前提是医务人员必须严格遵守国家颁布的法律法规,依法行医,客观真实地书写各种医疗文书和手术记录。11 条"医疗损害责任"被列入 2008 年颁布的《侵权责任法》第七章中,其立法指导思想为"保障和维护医患双方的合法权益",此法不仅首次确立了医疗损害责任的基本构成、归责原则和过错推定,还对其他相关医疗损害责任的边界进行了界定,如"患者隐私权"、"过度医疗"等。这些规定的出现,无疑给医疗卫生服务人员应该怎样规避医疗风险带来了曙光,因此在临床实践中应该学习掌握和应用这些法律法规,对规避医疗风险问题具有非常重要的现实意义。

病案作为法律重要证据,受到医患双方和社会各界的广泛关注。我国法律明确规定:"进行诉讼时,必须以事实为依据,以法律为准绳","证据必须是属实的,才能作为定案的根据",当证据在真实性方面受到质疑,就等于在法律上失去了应有的作用。

(一)病案在举证中的作用

病案是医疗行为活动的全记录,是各类诊疗信息的载体,同时更是必要的法律文书。当出现医患纠纷事件后,医患双方都希望通过公平手段解决纠纷,于是法律维权成为双方的必然选择。在医患纠纷进入法律程序后,双方需就自己的论点举证,就医方而言,根据《侵权责任法》的举证责任倒置要求,病案是证实其所有诊疗活动均无任何错误、纰漏的主要方法,完整的病案以证据形式呈现在法官面前,诊疗过程被还原,纠纷争议的焦点也能通过病案了解。因此,病案在医患纠纷事件的处理中可作为证据使用,对于医方的举证具有重要意义。

(二)维护医院合法权益的作用

随着人们法律意识的增强,依法处理医患纠纷成为医疗管理工作中的重要组成部分。而在医患纠纷事件中,病案作为法律证据的作用是无可辩驳的,其无疑是医患双方关注的焦点,医方可通过病案维护自身的合法权益,这也要求医院的病案内容必须客观、真实、准确、完整,避免举证不足而败诉。

病案在法律以及医疗纠纷中起着不可取代的作用,这需要我们必须依据法律管理好病案,不断提高法律意识,加强对病案形成的全过程的质量监控,督促和检查,建立健全严格的病案管理制度,全面提高病案管理人员的自身素质,并加强法律意识的培养。

第三节   病案管理与患者隐私

一、患者隐私内容

隐私就是一个人不允许他人随意侵入的领域,是最高级别的患者的秘密。任何人有一定的领域不容侵入。如个人身体的某些部分(包括生理特征、奇特体征、性器官异常)、个体健康状况(包括生理心理缺陷、特殊疾病、性病、妇科病等"难言之隐")、不愿意告诉他人或不愿意公开的有关人格尊严的私生活秘密(包括夫妻性生活、未婚先孕、堕胎、性功能缺陷等)、个人的婚恋、家属情况、个人某些行为和决定、心理活动等私人信息可以是隐私。还有患者的身世和历史秘密,包括患者的出生、血缘关系,如系非婚生子女、养子女、生育婚恋史和其他特殊经历。隐私就是个人的身体和精神与他人保持一定的距离,并不被别人观察,不被他人侵入的领域。《中华人民共和国执业医师法》第 22 条明确规定,医师在执业活动中要"关心、爱护、尊重患者,保护患者的隐私是医师在执业活动中应履行的义务"。第 37 条:"泄露患者隐私,造成严重后果的,根据情节将会受到有关处分,轻者可给予当事人警告或责令暂停 6 个月以上 1 年以下执业活动,情节严重的,可吊销其医师执业证书。"

《侵权法》第六十二条:"医疗机构及其医务人员应当对患者的隐私保密。泄露患者隐私或者未经患者同意公开其病历资料,造成患者损害的,应当承担侵权责任。"

二、病案的使用权限

病案及其信息资料属国家所有,医疗机构所有。医疗机构负责保管住院病历和门诊病历并严格管理病历。医疗机构也有权把病案作为统计、教学、科研材料,以实事求是的科学性态度研究医学,提高医学科学水平、教学水平,更好地为患者服务。

病案所包含的资料是患者生活中的一部分。任何关于患者的消息,必须得到患者的同意才能够转给他人。例如,不能通过电话报告给对方病案当中的任何信息。

《规定》第六条指出:除涉及对患者实施医疗活动的医务人员及医疗服务质量监控人员外,其他任何机构和个人不得擅自查阅该患者的病历。除非在某些特殊情况下,可以允许合法人或机构使用病案。如:

1. 直接参与该患者诊治医务人员或为科研目的;

2. 受传唤或法庭命令需要病案作为证据时,为法律义务提供资料;

3. 为患者利益通报病情,如为白血病患者募捐。调用患者信息时,必须说明调阅人的情况,调用病案的目的。

病案的使用受法律法规制约。《条例》及其相关文件对病案的使用有明确的规定。《规定》还指出:患者本人或其代理人、死亡患者近亲属或其代理人保险机构可以复印或者复制病案中的客观部分。发生医疗纠纷或医疗事故时,患方有权申请封存全部病案。封存的病案可以是复印件。

1. 受理下列人员和机构复印或者复制病历资料的申请:

(1)患者本人或其代理人。

(2)死亡患者近亲属或其代理人。

(3)保险机构。

2. 申请人应提供有关证明资料:

(1)申请人为患者本人的,提供其有效身份证明。

(2)申请人为患者代理人的,提供患者及其代理人的有效身份证明、申请人与患者代理关系的法定证明材料。

(3)申请人为死亡患者近亲属的,提供患者死亡证明及其近亲属的有效身份证明、申请人是死亡患者近亲属的法定证明材料。

(4)申请人为死亡患者近亲属代理人的,提供患者死亡证明、死亡患者近亲属及其代理人的有效身份证明,死亡患者与其近亲属关系的法定证明材料,申请人与死亡患者近亲属代理关系的法定证明材料。

(5)申请人为保险机构的,应当提供保险合同复印件,承办人员的有效身份证明,患者本人或者其代理人同意的法定证明材料;患者死亡的,应当提供保险合同复印件,承办人员的有效身份证明,死亡患者近亲属或者其代理人同意的法定证明材料。

(6)公安、司法机关因办理案件,需要查阅、复印或者复制病历资料的,医疗机构应当在公安、司法机关出具采集证据的法定证明及执行公务人员的有效身份证明后予以协助。

《侵权法》第六十一条:"医疗机构及其医务人员应当按照规定填写并妥善保管住院志、医嘱单、检验报告、手术及麻醉记录、病理资料、护理记录、医疗费用等病历资料。患者要求查阅、复制前款规定的病历资料的,医疗机构应当提供。"患者的委托书具有法律作用。申请代理人获得病案资料必须填写委托同意书。同意书的内容包括:① 患者的姓名、病案号;② 索取患者病历资料的机构或个人姓名;③ 获取病历的内容;④ 患者或监护人的签字和时间。

三、病案的保密

病案分为长期保密和暂时性保密。密级分为绝密级、机密级、秘密级。党和国家主要领导人及来访的外国国家元首、政府首脑的健康状况、医疗方案、病历记录为机密,其保密期限为长期,国家副主席、全国人大常委会副委员长、国务院副总理、全国政协副主席、最高人民法院院长、最高人民检察院检察长及重要外宾的健康资料、病情及医疗情况为机密,其保密期限不得短于20年。各级卫生部门统计的病案首页中的重要数字、方法、病例为机密,其保密期限为长期。另外,未经卫生健康行政部门公布的传染病疫情、职业病病例数也属保密的范围,其保密期限为从发生之日起至公布之日止。

四、患者隐私权的维护

隐私权就是公民有与公共利益无关的一切个人信息、个人领域不受他人侵扰的权利。具体包括:身体与他人保持一定的距离,不被观察。私人的信息,如家庭住址、工作单位、电话号码、身份证号等不能播散。个人作出的决定,带有自主性。患者的家庭生活和社会关系秘密,包括夫妻生活关系、家庭伦理关系、亲属情感状况和其他各种社会关系。患者的财产秘密,包括患者的经济收入、储蓄等其他财产状况。患者都有权拒绝他人侵扰。患者享有隐私权不受侵犯的权利。

第四节　病案相关法规

一、病案的建立与保管

管理规定中明确了对同一患者建立唯一的标识号码。已建立电子病历的医疗机构,应当将病历标识号码与患者身份证明编号相关联,使用标识号码和身份证明编号均能对病历进行检索。同时对住院病历和病案的装订保存的排序进行了明确。

《病历管理规定》中第十条至第十四条对病历的保管进行了进一步的明确。

第十条　门(急)诊病历原则上由患者负责保管。医疗机构建有门(急)诊病历档案室或者已建立门(急)诊电子病历的,经患者或者其法定代理人同意,其门(急)诊病历可以由医疗机构负责保管。住院病历由医疗机构负责保管。

第十一条　门(急)诊病历由患者保管的,医疗机构应当将检查检验结果及时交由患者保管。

第十二条　门(急)诊病历由医疗机构保管的,医疗机构应当在收到检查检验结果后24小时内,将检查检验结果归入或者录入门(急)诊病历,并在每次诊疗活动结束后首个工作日内将门(急)诊病历归档。

第十三条　患者住院期间,住院病历由所在病区统一保管。因医疗活动或者工作需要,需将住院病历带离病区时,应当由病区指定的专门人员负责携带和保管。医疗机构应当在收到住院患者检查检验结果和相关资料后 24 小时内归入或者录入住院病历。患者出院后,住院病历由病案管理部门或者专(兼)职人员统一保存、管理。

第十四条　医疗机构应当严格病历管理,任何人不得随意涂改病历,严禁伪造、隐匿、销毁、抢夺、窃取病历。病案是医患纠纷中的重要依据。医疗机构应按照职责加强管理工作,严防病案丢失、毁损等情况,以免带来风险。

二、病案的借阅与复印

病案记载了患者的私人信息,是患者与医务人员之间为医治疾病进行交流的产物;同时也是医疗机构为患者服务的集体智慧,为提高医疗专业技术水平,医务人员需要使用与研究病案,以便更好地服务于病人。病案兼具卫生档案和法律效力两个特性。保护患者的隐私权,对病案使用设置权限以及对病案内容保密,是法律的要求,也是医务人员职业道德的要求。《病历管理规定》的第十五条至第二十三条对病历的借阅与复制进行了明确界定,医疗机构和病案管理人员应充分考虑医患之间的权利及义务,避免不必要的纠纷。

第十五条　除为患者提供诊疗服务的医务人员,以及经卫生计生行政部门、中医药管理部门或者医疗机构授权的负责病案管理、医疗管理的部门或者人员外,其他任何机构和个人不得擅自查阅患者病历。

第十六条　其他医疗机构及医务人员因科研、教学需要查阅、借阅病历的,应当向患者就诊医疗机构提出申请,经同意并办理相应手续后方可查阅、借阅。查阅后应当立即归还,借阅病历应当在 3 个工作日内归还。查阅的病历资料不得带离患者就诊医疗机构。

第十七条　医疗机构应当受理下列人员和机构复制或者查阅病历资料的申请,并依规定提供病历复制或者查阅服务:

(一)患者本人或者其委托代理人;

(二)死亡患者法定继承人或者其代理人。

第十八条　医疗机构应当指定部门或者专(兼)职人员负责受理复制病历资料的申请。受理申请时,应当要求申请人提供有关证明材料,并对申请材料的形式进行审核。

(一)申请人为患者本人的,应当提供其有效身份证明;

(二)申请人为患者代理人的,应当提供患者及其代理人的有效身份证明,以及代理人与患者代理关系的法定证明材料和授权委托书;

(三)申请人为死亡患者法定继承人的,应当提供患者死亡证明、死亡患者法定继承人的有效身份证明、死亡患者与法定继承人关系的法定证明材料;

(四)申请人为死亡患者法定继承人代理人的,应当提供患者死亡证明、死亡患者法定继承人及其代理人的有效身份证明、死亡患者与法定继承人关系的法定证明材料、代理人与法定继承人代理关系的法定证明材料及授权委托书。

第十九条　医疗机构可以为申请人复制门(急)诊病历和住院病历中的体温单、医嘱单、住院志(入院记录)、手术同意书、麻醉同意书、麻醉记录、手术记录、病重(病危)患者护理记、出院记录、输血治疗知情同意书、特殊检查(特殊治疗)同意书、病理报告、检验报告等辅助检查报告单、医学影像检查资料等病历资料。

第二十条 公安、司法、人力资源社会保障、保险以及负责医疗事故技术鉴定的部门，因办理案件、依法实施专业技术鉴定、医疗保险审核或仲裁、商业保险审核等需要，提出审核、查阅或者复制病历资料要求的，经办人员提供以下证明材料后，医疗机构可以根据需要提供患者部分或全部病历：

（一）该行政机关、司法机关、保险或者负责医疗事故技术鉴定部门出具的调取病历的法定证明；

（二）经办人本人有效身份证明；

（三）经办人本人有效工作证明（需与该行政机关、司法机关、保险或者负责医疗事故技术鉴定部门一致）。

保险机构因商业保险审核等需要，提出审核、查阅或者复制病历资料要求的，还应当提供保险合同复印件、患者本人或者其代理人同意的法定证明材料；患者死亡的，应当提供保险合同复印件、死亡患者法定继承人或者其代理人同意的法定证明材料。合同或者法律另有规定的除外。

第二十一条 按照《病历书写基本规范》和《中医病历书写基本规范》要求，病历尚未完成，申请人要求复制病历时，可以对已完成病历先行复制，在医务人员按照规定完成病历后，再对新完成部分进行复制。

第二十二条 医疗机构受理复制病历资料申请后，由指定部门或者专（兼）职人员通知病案管理部门或专（兼）职人员，在规定时间内将需要复制的病历资料送至指定地点，并在申请人在场的情况下复制；复制的病历资料经申请人和医疗机构双方确认无误后，加盖医疗机构证明印记。

第二十三条 医疗机构复制病历资料，可以按照规定收取工本费。

负责病案借阅与复印的病案管理人员应对相关法律法规加强学习，按照法律的规定针对不同情况查验证件及有关资料，确定来访者是否可使用、借阅与复印病案，注意自我保护，一方面管好病案，另一方面发挥好病案作用。

三、电子签名法

《中华人民共和国电子签名法》于 2005 年 4 月 1 日实施，电子签名是指数据电文中以电子形式所含、所附用于识别签名人身份并标明签名人认可其内容的数据。所谓数据电文，是指以电子、光学、磁或者类似手段生成、发送、接收或者储存的信息。

《电子签名法》确立了电子签名的法律效力；规范了电子签名的行为；明确了认证机构的法律地位及认证程序；规定了电子签名的安全保障措施。

《电子签名法》为电子病历签发了通行证。电子病历符合一定的条件，可以作为证据使用。符合法律规定的"书面形式""原件形式""保存形式"的条件下，在审查电子病历的数据作为证据的真实性时，可根据《电子签名法》第八条：生成、储存或者传递数据电文方法的可靠性；保持内容完整性方法的可靠性；用以鉴别发件人方法的可靠性。

数字签名与书面文件签名有相同之处，数字签名能够确认两点：① 信息是由签名者发送的；② 信息自签发后到收到为止未曾做过任何的修改。数字签名的目的就是防止修改已经确认并发送的电子信息或冒名发送电子信息。

四、病案的保存

1982 年《医院工作制度》指出，"住院病案原则上应永久保存"。如果按照医疗诉讼时效计算保存年限，《中华人民共和国民法通则》第 137 条规定：诉讼时效期间从知道或者应当知道权利被侵害时起计算。但是，从权利被侵害之日起超过二十年的，人民法院不予保护。故普通住院病案至少应保存 20 年。但以前要求住院病案的保存不少于 30 年，原则上应永远保存。2002 年《医疗事故处理条例》规定：门（急）诊病历档案的保存时间自患者最后一次就诊之日起不少于 15 年。2013 年《病历管理规定》第二十九条明确指出，"门（急）诊病历由医疗机构保管的，保存时间自患者最后一次就诊之日起不少于 15 年；住院病历保存时间自患者最后一次住院出院之日起不少于 30 年。"同时第三十条对医疗机构名称的变更和撤销也做了规定："医疗机构变更名称时，所保管的病历应当由变更后医疗机构继续保管。医疗机构撤销后，所保管的病历可以由省级卫生计生行政部门、中医药管理部门或者省级卫生计生行政部门、中医药管理部门指定的机构按照规定妥善保管。"病案管理部门应根据自己的实际情况建立相应规模的病案库保管病案，做好防水、防虫、防尘等措施。采用扫描存储早期病案和发展电子病历是病案管理的发展趋向。

病案是医患纠纷中的重要依据。医疗机构应按照职责加强管理工作，严防病案丢失、毁损等情况，以免带来风险。

五、病案的封存与启封

病历资料在医疗事故技术鉴定过程中的至关重要的地位，决定了一方面要求医务人员必须坚持尊重科学、注重客观、实事求是、认真负责的原则如实记录病历，另一方面也要有相关规定，以保证患者及其家属可以采取相关措施以保证原始病历的真实性，2013 年颁布的《病历管理规定》进行了明确要求。

第二十四条　依法需要封存病历时，应当在医疗机构或者其委托代理人、患者或者其代理人在场的情况下，对病历共同进行确认，签封病历复制件。

医疗机构申请封存病历时，医疗机构应当告知患者或者其代理人共同实施病历封存；但患者或者其代理人拒绝或者放弃实施病历封存的，医疗机构可以在公证机构公证的情况下，对病历进行确认，由公证机构签封病历复制件。

第二十五条　医疗机构负责封存病历复制件的保管。

第二十六条　封存后病历的原件可以继续记录和使用。

按照《病历书写基本规范》和《中医病历书写基本规范》要求，病历尚未完成，需要封存病历时，可以对已完成病历先行封存，当医师按照规定完成病历后，再对新完成部分进行封存。

第二十七条　开启封存病历应当在签封各方在场的情况下实施。

病案也是一种科技档案，中国档案出版社 1996 年出版的《专门档案管理问答》中明确指出："医疗记录很多，只有按照一定要求集中保管起来的医疗记录材料才是病历档案，它必须具有内在的联系。是客观、全面地反映病情、发病过程和医疗效果的整体病历档案。与其他各种档案一样，属于国家全部档案的一个组成部分。"因此，国家制定的很多有关档案的法律法规完全适用于病案管理，相关条目摘录如下：

《中华人民共和国档案法》(摘录)

第七条 机关、团体、企业事业单位和其他组织的档案机构或者档案工作人员,负责保管本单位的档案,并对所属机构的档案工作实行监督和指导。

第九条 档案工作人员应当忠于职守,遵守纪律,具备专业知识。

第十三条 各级各类档案馆,机关、团体、企业事业单位和其他组织的档案机构,应当建立科学的管理制度,便于对档案的利用;配置必要的设施;确保档案的安全;采用先进技术,实现档案管理的现代化。

第二十三条 各级各类档案馆应当配备研究人员,加强对档案的研究整理,有计划地组织编辑出版档案材料,在不同范围内发行。

第二十四条 有下列行为之一的,由县级以上人民政府档案行政管理部门、有关主管部门对直接负责的主管人员或者其他直接责任人员依法给予行政处分;构成犯罪的,依法追究刑事责任:

(一)损毁、丢失属于国家所有的档案的;

(二)擅自提供、抄录、公布、销毁属于国家所有的档案的;

(三)涂改、伪造档案的;

(四)明知所保存的档案面临危险而不采取措施,造成档案损失的;

(五)档案工作管理人员玩忽职守,造成档案损失的。

《医药卫生档案管理暂行办法》(摘录)(1991年3月9日卫生部令第10号发布施行)

第三条 医药卫生档案,是国家档案的重要组成部分,是深入和发展医药卫生事业及其他各项工作的必要条件和依据,是重要的信息资源,是国家的宝贵财富,必须遵循统一领导、分级管理的原则,确保档案的完整、准确、系统、安全,便于开发利用。

第四条 各级医药卫生部门,必须把档案工作纳入本单位工作的开展计划,在档案机构、人员配备、经费、库房等方面给予保证。

第二十条 医药卫生部门的档案馆、室对接收的档案进行分类、排列、登记、编目及必要的加工整理。

第二十三条 对因档案管理混乱、工作失职给档案工作造成严重损失的,报请有关行政部门按照《档案法》的有关规定追究当事人和主管领导的责任。

第二十九条 查阅、摘录和复制尚未开放的档案,需经档案部门负责人批准,涉及未公开的技术问题,需经有关部门负责人批准。查阅绝密档案需经分管档案工作的行政领导批准。

病案是医疗行为的唯一载体,是证明医疗行为正确与否的主要证据。病案工作中目前仍存在一些"有法不依、执法不严"的现象。极个别医生碍于情面或出于个人利益,在病案中记录并不存在的症状、体征,任意夸大或缩小,甚至篡改病案,改变病情伤情及程度,出具伪证的现象仍未杜绝,正是由于病案没有立法,执法监督力度不够,上述现象屡禁不止,从而导致医疗纠纷,也给解决医疗纠纷的医疗技术鉴定、司法鉴定带来困难,因此作为医院管理者、医生,尤其是病案管理人员应了解与病案相关的法规。

第五节　医疗知情同意权

一、知情同意权

知情同意权由知情权和同意权两个密切相连的权利组成。知情权是指知悉、获取信息的自由与权利,包括从官方或非官方知悉、获取相关信息。知情权是同意权得以获取信息的基础,同意权又是知情权的价值体现。

患者的知情同意权是指患者所享有的知悉自己的病情、医疗措施、医疗风险、医疗费用的基本情况、技术水平等医疗信息,并可以对医务人员所采取的医疗措施决定取舍的权利。

(一) 患者知情同意权的范围

1. 了解权;

2. 被告知权;

3. 选择权;

4. 拒绝权和同意权。

(二) 患者知情同意权行使的主体

作为医疗法律关系当事人的患者,知情同意权应由其本人行使。但在一些情况下,由于患者的行为能力的缺陷,患者可以委托他人行使或在由患者行使对其本人不利的情况下,由患者家属或关系人代患者行使知情同意权。

二、告知义务

告知义务相对应知情权,也是诚信原则的具体体现。告知义务是指拥有知情权的主体要求相对主体履行与之相关的告知的义务,这种告知义务可以是约定的,也可能是法定的。医疗机构及其医务人员告知义务是指在医疗活动中,医疗机构及其医务人员应当将患者的病情、医疗措施、医疗风险等如实告知患者,并及时解答患者的咨询。

(一) 医疗机构告知义务内容

医疗机构有义务告知患者如下内容:

1. 就诊医疗机构和医务人员基本情况和医学专长,包括医疗机构的基本情况、专业特长,医务人员的职称、学术专长、以往治疗效果等。

2. 医院规章制度中与其利益有关的内容。

3. 医疗机构及其医务人员的诊断手段、诊断措施。

4. 所采用的治疗仪器和药品等的疗效、副作用等问题。

5. 手术的成功率、目的、方法、预期效果、手术过程中可能要承受的不适和麻烦以及手术不成功可能想象到的后果、潜在危险等。

6. 患者的病情。

7. 患者所患疾病的治疗措施,即可能采用的各种治疗措施的内容、通常能够达到的效果、可能出现的风险等。

8. 告知患者需要的费用。

9. 从事医学科研和教学观摩活动。

10. 其他。

(二) 医疗机构及其医务人员告知义务的免除

在医疗活动中,下列情形下,可以免除告知义务:

1. 患者明确表示不需告知的(需要患者出具书面说明);

2. 暂时免除告知义务情形:患者的生命或者健康受到紧急、重大危险的威胁,而客观上无法取得同意权人同意时;

3. 法定强制医疗情形:依据法律、法规给予医疗机构强制治疗的权限;

4. 轻微侵袭,即危险性轻微且发生的可能性极低的医疗行为。

 思考练习题

1. 简述病案相关的法律法规有哪些?

2. 病案的借阅与复印。

3. 患者的知情同意权。

参考文献

[1] 刘爱民.病案信息学[M].北京：人民卫生出版社,2017.

[2] 常欢欢,杨兴宇,于丽华等.C-DRG 病案首页管理和质量控制[J].中国医院,2018,22(6):68-70.

[3] 李强.基于 CN-DRGs 的 A 医院预付制医保费用管控策略研究[D].秦皇岛：燕山大学,2020.

[4] 国家 DRGs 质控中心.CN-DRGs 简介[EB/OL].[2018-04-09].http://www.cn-DRG.org.cn/CN-DRG

[5] 吴晶,赵博雅,朱玄,等.DRGs 分组策略与支付标准界定的国内外比较[J].中国医疗保险,2021(2):75-80.

[6] Barnara OW, Molly S. Evaluation of severity-adjusted DRGs systems：addendum to the interim report. [2010-05-17]. http://www.cms.gov/reports/downloads/WR434Z1.pdf.

[7] Palmer G, Reid B, Aisbett C, et al. Evaluating the performance of the Australian National Diagnosis Related Groups[M]. Sydney：The Centre for Hospital Management and Information Systems Research, University of New South Wales, 1997.

[8] Beth R, Stephen S. Comparing diagnosis-related group systems to identify design improvements [J]. Health Policy, 2008, 87：82-91.

[9] George P, Beth R. Evaluation of the performance of diagnosis-related groups and similar case-mix systems：methodological issues[J]. Health Services Management Research, 2001, 14：71-81.

[10] Lichtig LK. Hospital information system for case mix management[M].New York：John Wiley & Sons Press, 1986.

[11] 邓小虹.北京 DRGs 系统的研究与应用[M].北京：北京大学医学出版社,2015.

[12] 简伟妍,胡牧,崔涛,等.运用疾病诊断相关组进行临床服务绩效评价初探[J].中华医院管理杂志,2006,22(11):736-739.

[13] 简伟妍,胡牧,王洪源,等.诊断相关组死亡风险分级在医疗质量评估中的应用[J].北京大学学报(医学版),2007,39(2):145-148.

[14] Jian WY, Lu M, Cui T, et.al.Evaluating performance of local case-mix system by international comparison：a case study in Beijing, China. International Journal of Health Planning and Management, 2011, 26(4)：471-481.

[15] 李婧,胡光宇.DRGs 在医院精细化管理中的应用[J].中国管理信息化,2016(19).

[16] 郭岩.卫生事业管理.2 版[M].北京：北京大学医学出版社,2011.

[17] Kattcy E. Two decades of case mix. Department of Health and Ageing. [2011-09-14]. http://www.health.gov.au/internet/main/publishing.nsf/Content/.../Kathy%20Eagar.pp.

[18] 张晨,郭娜,焦卫平.DRGs 入组率的调查分析[J].中国病案,2014(11):37-38.

[19] 刘婕,李彩红.我院 DRGs 入组数据分析及对策探讨[J].中国医院管理,2014(34):31-32.

[20] Adams TP. Case mix index：nursing's new management too[J]. Nurs Manage, 1996, 27(9):31-32.

[21] Palmer D. Case-mix indexes：do they adversely affect some hospitals[J]. Healthc Financ Manage, 1985, 39(7):512-514.

[22]蒋文君,周维玲.某三级甲等医院平均住院日影响因素及对策研究[J].医疗装备,2016,29(19):65-66.

[23]陈明,潘松林,郭圣龙,等.影响平均住院日的原因分析及对策研究[J].中国病案,2015,16(5):49-51.

[24]邵华民,万青.应用 DRGs 方法评价医疗服务绩效的效果研究[J].医院管理论坛,2018,35(11):16-18.

[25]崔斌,朱兆芳.国家医疗保障疾病诊断相关分组(CHS-DRG)制定与实施的关键环节探讨[J].中国医疗保险,2021(5):47-51.

[26]应亚珍. DIP 与 DRGs:相同与差异[J]. 中国医疗保险,2021(1):39-42.